中医药治疗
骨与关节退行性疾病
循证实践

主　　编：朱立国　魏　戊

执行主编：苏友新　赵继荣　孙　凯

副 主 编：姜　宏　袁普卫　于　杰　李玲慧

编　　委（按姓氏笔画排序）

于　杰　于　波　马　佳　马　勇　王　旭
王　浩　王　梅　王尚全　王诗忠　尹逊路
冯天笑　冯敏山　朱立国　朱晓峰　刘　宁
齐保玉　孙　凯　孙传睿　苏友新　李　琰
李义凯　李念虎　李玲慧　李振华　李路广
杨少锋　杨克新　吴承亮　何海军　冷向阳
汪国友　张　清　张伟业　张建华　张荣华
张晓峰　陈　忻　陈　明　陈　涛　陈少清
金哲峰　赵继荣　段伟利　姜　宏　秦晓宽
袁普卫　聂　颖　徐西林　高春雨　高景华
郭洁梅　展嘉文　黄　勇　曹向阳　银　河
康武林　章轶立　梁　龙　韩　涛　熊　辉
魏　戊

编写秘书：张伟业　金子开　王晓阳　肖想玉

人民卫生出版社

·北　京·

图书在版编目（CIP）数据

中医药治疗骨与关节退行性疾病循证实践 / 朱立国，魏戌主编. -- 北京 ：人民卫生出版社，2025. 7.
ISBN 978-7-117-38273-1

Ⅰ. R274

中国国家版本馆 CIP 数据核字第 2025U3W901 号

人卫智网	www.ipmph.com	医学教育、学术、考试、健康，购书智慧智能综合服务平台
人卫官网	www.pmph.com	人卫官方资讯发布平台

中医药治疗骨与关节退行性疾病循证实践

Zhongyiyao Zhiliao Gu yu Guanjie Tuixingxing Jibing Xunzheng Shijian

主　　编： 朱立国　魏　戌
出版发行： 人民卫生出版社（中继线 010-59780011）
地　　址： 北京市朝阳区潘家园南里 19 号
邮　　编： 100021
E - mail： pmph @ pmph.com
购书热线： 010-59787592　010-59787584　010-65264830
印　　刷： 保定市中画美凯印刷有限公司
经　　销： 新华书店
开　　本： 787 × 1092　1/16　　**印张：** 26
字　　数： 584 千字
版　　次： 2025 年 7 月第 1 版
印　　次： 2025 年 9 月第 1 次印刷
标准书号： ISBN 978-7-117-38273-1
定　　价： 158.00 元
打击盗版举报电话：010-59787491　E-mail：WQ @ pmph.com
质量问题联系电话：010-59787234　E-mail：zhiliang @ pmph.com
数字融合服务电话：4001118166　E-mail：zengzhi @ pmph.com

张　序

中医药传承发展数千年，历久弥新，学术长青。中医骨伤科学作为中医药伟大宝库中的一颗璀璨明珠，其历史悠久，特色鲜明，疗效独特，流派纷呈，凭借丰富的学术内容和卓著的医疗成就，为保障人民生命健康做出了重要贡献。

临床疗效是中医药传承的根本，也是创新发展的内生动力。2019 年印发的《中共中央国务院关于促进中医药传承创新发展的意见》明确提出：加快中医药循证医学中心建设，用 3 年左右时间，筛选 50 个中医治疗优势病种和 100 项适宜技术、100 个疗效独特的中药品种，及时向社会发布。中医骨伤科学作为中医药领域专业化优势明显的特色学科之一，采用循证医学的方法，进一步明确其在临床实践中的临床优势定位及优势病种，形成中医与中西医结合干预骨伤科疾患的诊疗路径及防治模式，已成为新时代中医骨伤科学的重要任务。

当前，骨伤科疾病谱发病特点由以急性创伤为主逐渐向以骨退行性疾病、骨代谢疾病、运动损伤等为主转变。为适应临床需求和技术进步，中医药防治骨与关节退行性疾病研究的高级别研究证据不断涌现，为中医药疗法临床应用的有效性和安全性提供了科学支撑，也为中医骨伤学科的发展带来新的机遇和挑战。

由朱立国院士和魏戌教授领衔，汇聚来自全国中西医临床和骨伤科方法学研究领域的众多知名专家共同编写的《中医药治疗骨与关节退行性疾病循证实践》一书，系统梳理和评价了当前中医药防治骨与关节退行性疾病领域的高质量临床证据，较全面反映了本领域当下研究的现状，并按临床常见病种分类，有效搭建了从研究到实践的证据桥梁。本著作将有利于进一步明确中医骨伤科的特色优势，深入挖掘中西医各自的优势，明确中西医结合的关键着力点，对持续推进中西医协同发展，促进优势互补，为患者提供更好的服务和照护具有重要意义。同时也促进了中医骨伤学科的发展和学术进步，并为其他学科作出示范。

当前，中医药迈向高质量发展的重要驱动力之一就是循证研究。临床疗效的价值提升与科学评价作为传承发展的根基，亟需循证范式提供坚实的支撑。但在推动新时代中医药研究证据高质量发展的同时，我们仍应思考如何保持中医药哲学思维和理念内核的相对稳定。20 多年前，王永炎院士就提出，对于循证医学，一要学、二要用、三要知道其局限性。后来我又补充了一条，要勇于创立基于循证理念并适合中医药个体化诊疗特点的新的评价方法，这个观点由中国循证医学中心李幼平教授转达给英国 Cochrane 中心，并得到认可。在促进评价方法不断进步的同时，还要促成中医诊疗技术方法与时俱进，将现代科技为我所用，赋予中医药时代的科技内涵，为用中国式办法解决世界医学难题提供思路。

本书聚焦中医药治疗骨与关节退行性疾病循证实践，不仅系统总结了该领域重要研究进展，更将为中医骨伤学科循证研究范式的深化奠定基础，引领未来研究方向，为诠释中医药疗效的科学内涵提供坚实的临床支撑。

书将付梓，谨以感言，权充为序。

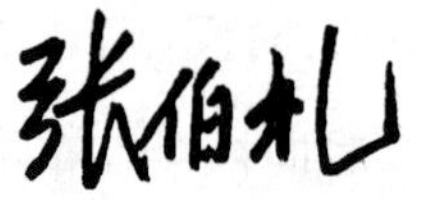

中国工程院院士　国医大师

中国中医科学院　名誉院长

天津中医药大学　名誉校长

2025 年初秋于天津静海团泊湖畔

唐　　序

党的二十大报告提出“促进中医药传承创新发展”。中医骨伤科学作为传统医学智慧与现代医学技术相结合的典范，历经千载的传承与实践，已形成独特的理论体系和临床经验，是当前推动中医药现代化、标准化和国际化的重要载体，也是中医药事业在新时代传承创新发展的生动缩影。

伴随社会经济发展与民众生活方式改变，骨伤科疾病谱系正经历显著变化，骨与关节退行性疾病已取代急性创伤成为主要的公共卫生挑战。该类疾病多起病隐匿、病因复杂，且公众认知及防范意识普遍不足，呈现出“发病率高、致残率高、复发率高、知晓率低”的“三高一低”的特征，成为当前临床和基础研究亟待突破的重点方向。中医药在防治骨与关节退行性疾病方向拥有系统的理论支持和独特的诊疗优势。因此，如何在临床实践中有效传承推广中医骨伤科优势适宜技术，在科学研究中深入探索并阐释其作用机制，从而构建中医药防治此类疾病的防控体系，是值得进一步深入思考和探讨的重要议题。

循证医学理念与方法引入我国推广传播已有二十余载，已成为现代医学发展的重要指引。值得关注的是，近年来在中医药防治骨与关节退行性疾病领域，高质量的原始研究证据、二次研究证据及转化研究证据正不断涌现，这些证据不仅显著提升了中医骨伤科服务效率，有效促进其优势适宜技术与诊疗路径的应用普及，更切实为该学科的发展注入了新动能。

新时代中医骨伤科学的发展，既需要继承发扬传统骨伤理论精髓，也需要不断吸纳借鉴现代医学的先进成果。《中医药治疗骨与关节退行性疾病循证实践》一书由朱立国院士领衔编著，正是融汇传统中医药学的深邃智慧与现代循证医学科学方法的典范之作。本书凝聚了国内众多中医骨伤领域专家的集体智慧，编写团队系统梳理并总结了中医药防治脊柱退行性疾病、关节退行性疾病、骨代谢疾病及其他骨病的现有研究证据，全面呈现了该领域的证据全貌，尤为重要的是，本书科学回应了“当下研究证据在哪里？”“未来研究方向在何处？”的关键问题，为提升中医骨伤学科循证研究能力提供了重要支持。

值此著作付梓之际，深感编写团队对中医骨伤事业的热忱奉献，也洞见本书对于骨伤科临床实践的重要价值，欣然作序。冀望本书的出版，能为骨伤科临床诊疗提供可靠依据，为中医骨伤科的传承、创新与发展奠定坚实证据基础，进而助力学科迈向高质量发展新阶段。

中国工程院院士

国家骨科与运动康复临床医学研究中心主任

解放军总医院骨科医学部主任

2025 年 7 月 20 日

前 言

中医骨伤科学作为中医学的重要组成部分，具有丰富的理论体系与实际应用价值。党的二十大报告指出，要推进健康中国建设，把保障人民健康放在优先发展的战略位置，实施积极应对人口老龄化国家战略，促进中医药传承创新发展。随着人口老龄化时代的到来，以骨与关节退行性疾病为代表的慢性骨伤科疾病占据骨伤科疾病谱主流，整体呈现发病率高、致残率高、复发率高的“三高”特点，成为影响国家经济社会发展的重大公共卫生问题。深入贯彻党的二十大精神，推动中医骨伤科学传承创新发展，是保护和发掘中医药价值、切实保障人民群众生命健康的重要举措。

从党的十八大报告“扶持中医药和民族医药事业发展”至党的二十大报告“促进中医药传承创新发展”，充分体现了党中央对中医药工作的高度重视与殷切期盼，展现了党“切实把中医药这一祖先留给我们的宝贵财富继承好、发展好、利用好”的坚定信念与决心。中医骨伤科学在继承传统基础上，经历新时代融合发展，已成为特色鲜明、优势突出、最能体现中西医并重的学科之一。在诊断技术方法上与现代医学深度结合，在治疗手段上除手术外，更有手法、针灸、方剂内服、中药外用、功能锻炼等多种特色疗法。历经千年积淀，新时代中医骨伤科学正涌动奋进热潮，焕发勃勃生机。

近年来，随着骨伤科事业的快速发展，整合中西医诊疗经验、重视研究证据、以患者为中心，成为中医骨伤科循证能力建设的核心内容。《中共中央 国务院关于促进中医药传承创新发展的意见》指出要总结形成诊疗方案、巩固扩大优势、带动特色发展的要求。2019 年，中国中医药循证医学中心将骨伤科疾病作为九类研究病种之一，并对学科发展提出了明确要求。遵循临床流行病学的基本原则，运用循证医学研究方法系统梳理骨伤科临床评价循证证据，全面提升骨伤科临床与科研人员循证研究能力，成为学科建设与人才培养亟待突破的关键问题，也是中医骨伤科实现跨越式再发展的重要保障。

本书编写团队由多所全国知名中、西医医院以及综合院校、医科大学、中医药大学等单位的中青年临床与科研骨干组成，同时邀请从事中医药临床方法学研究的专业人员共同撰写本书，2021 年 12 月正式启动编写任务。本书将骨与关节退行性疾病分为脊柱退行性疾病、关节退行性疾病、骨病三大部分，涵盖了颈椎病、膝骨关节炎、骨质疏松症等骨伤科常见病，荟萃了中药、针灸、手法等中医药疗法的高质量临床研究证据、系统评价与 Meta 分析，同时纳入国内外临床实践指南对中医药疗法的推荐意见与等级等，充分运用循证医学理念客观评价中医药疗法对骨与关节退行性疾病的疗效与安全性。力求在解决实际临床问题、总结高质量临床证据范式的同时，发现目前中医骨伤科临床研究短板，助力中医骨伤科疗法远期推广与应用。

铢积寸累，日就月将。我从事中医骨伤科临床、教学、科研已经 40 余年，在持续的摸索与总结中，我认为中医骨伤科应立足中医骨伤疗法的理论基础与临床实践特点，将骨与关节退行性疾病等优势病种与循证医学研究方法相结合，现代医学指标评价与中医辨证论治等内容有机结合，才能形成具有中医骨伤科特色的高质量临床证据。通过本书的编写，我们希冀从方法学角度进一步总结、评价中医药疗法在骨与关节退行性疾病领域优势，为寻求高质量临床证据指明方向。值此国家“十五五”规划启航之际，我们将继续致力于推动骨伤科的传承与创新，为谱写骨伤科学高质量发展的新篇章贡献力量。

中国工程院院士

中国医师协会副会长

全国中医运动医学中心主任

2024 年 10 月 1 日

目　录

上篇　脊柱退行性疾病

中篇　关节退行性疾病

下篇　骨　　病

上篇
脊柱退行性疾病

脊柱退行性疾病是指增龄虚衰、慢性劳损等多种因素引起的脊柱退行性病变的统称，其包括颈椎病、腰椎间盘突出症、退行性腰椎滑脱症等诸多临床常见及疑难疾病。随着人口老龄化及社会生活方式改变，该类疾病患者日趋增多，具有发病率高、易复发、生活质量低等特点，已成为严重危害人民健康的重大公共卫生问题。

近年来，诸多研究者发表了大量中医药手段（手法、针刺、中药等）治疗脊柱退行性疾病的临床研究和系统评价，但目前存在文献繁杂、未对现有研究进行有效归类整理、缺乏系统评价意见等问题，因而给广大临床和科研工作者带来了一定困扰。本书上篇以颈椎病、腰椎间盘突出症、退行性腰椎滑脱症等疾病为例，详细梳理中医药防治该类疾病的系统评价与随机对照试验相关证据，以期推动中医药治疗脊柱退行性疾病研究高质量发展。

第一章 颈椎病

颈椎病是脊柱退行性疾病中最为常见的疾病，是骨伤科临床治疗的优势病种，大部分类型的颈椎病以非手术治疗为主。中医药治疗颈椎病历史悠久，中药、手法、针刺、传统的功能锻炼等治疗方法在临床中被广泛应用，尤其是近年来以手法为代表的非药物疗法治疗神经根型颈椎病被纳入国际循证临床实践指南，受到了广泛关注。本章将详细梳理中医药防治颈椎病的系统评价与随机对照试验等相关证据，为临床实践及未来研究提供重要参考依据。

第一节 概 述

颈椎病（cervical spondylosis，CS）是以颈椎间盘退行性改变，及其继发的相邻结构病理改变累及周围组织结构（如神经、脊髓、血管等），而产生相应症状和体征的综合征。美国物理治疗协会（APTA）、荷兰皇家物理治疗学会（KNGF）发布的指南将颈椎病统称为颈部疼痛，根据病因及伴随症状主要分为颈部疼痛伴活动障碍、颈部疼痛伴运动协调障碍、颈源性头痛及颈部放射痛四类。此外，国外研究根据颈椎间盘的退行性改变程度及相关临床症状，将颈椎病分为局部颈痛（local neck pain，LNP）、颈神经根病变（cervical radiculopathy，CR）及颈脊髓病变（cervical myelopathy，CM）三类。而国内颈椎病常见的分型包括颈型颈椎病、神经根型颈椎病、脊髓型颈椎病、椎动脉型颈椎病、交感神经型颈椎病。颈椎间盘由髓核、纤维环和上下软骨板构成，受年龄增长或脊柱形态改变压迫等因素影响，发生退行性改变，导致椎间盘膨出或突出、椎体移位、椎间隙变窄、骨赘形成，这些病理改变对脊髓、血管、神经等结构构成静态机械压迫。除导致 LNP、CR、CM 外，压迫寰枕交界处的椎动脉（vertebral artery，LVA），引起椎基底动脉供血不足（vertebro-basi-lar artery insufficiency，VBI），容易出现椎动脉型颈椎病（cervical spondylosis of vertebral artery type，CSA）。颈椎过度屈伸可引起或加重对神经元的静态压迫，突出的椎间盘与后方黄韧带可能对脊髓构成动态机械压迫，从而导致脊髓相关病变。颈脊髓病变时，脊髓受压迫造成灰质或内侧白质血液回流阻塞，可导致灌注受阻，引起慢性缺血缺氧损伤。一系列的血管损伤随后可导致神经元或少突胶质细胞凋亡反应激活，从而出现早期脱髓鞘病变等神经系统症状。

颈椎病在全世界的发病率较高，且其进一步的退行性改变可导致严重的身体残疾，严重威胁世界人民健康，是亟须解决的临床问题之一。在《2010 全球疾病负担研究（GBD 2010）》涉及的 291 种疾病中，颈椎病在总负担方面排名第 21 位，在致残因素方面排名第 4 位。在我国，颈椎病发病率为 17.6%，呈逐年升高和年轻化趋势，45 岁到 60 岁之间的人群患病率最高。

一般认为颈椎病的发病是多种因素共同作用的结果，其中椎间盘退变是始动因素，疼痛程度与颈椎间盘退行性改变程度相关，目前公认的发病机制主要有机械压迫学说、颈椎失稳学说和血液循环学说。此外，最新研究发现炎症反应和体感重塑均会引起颈椎病。研究表明，椎间盘退变可见椎间盘细胞自身分泌的炎性细胞因子，如肿瘤坏死因子 -α（tumor necrosis factor-α，TNF-α）、白细胞介素（interleukin，IL-1α/β、IL-2、IL-4、IL-6、IL-8、IL-10、IL-17、IL-20）和 γ 干扰素（interferon-γ，IFN-γ）水平升高。退变的椎间盘释放趋化因子可促进 T 淋巴细胞（T 细胞）和 B 淋巴细胞（B 细胞）、巨噬细胞和肥大细胞的浸润和激活，进一步放大炎症级联效应和神经营养因子的释放，从而诱发如细胞凋亡等多种致病反应，导致颈椎病的发生发展。颈椎病患者的病程较长，大脑倾向于长期皮质重组状态，包括负责感觉信息的感知和整合、运动调节和疼痛调节的区域。脊髓受压后感知整合、运动调节相关功能网络连接代偿性增强，可出现体感重塑现象，当脊髓受压缓解后，可观察到此重塑现象逐渐弱化。

目前对于颈椎病的治疗以手术疗法与非手术治疗两类为主。非手术治疗包括使用非甾体抗炎药（NSAID）、麻醉药、肌肉松弛剂、物理疗法、经皮神经电刺激疗法（transcutaneous electrical nerve stimulation，TENS）等，保守治疗的主要目的是缓解疼痛，改善颈部功能及患者生活质量。当保守治疗无效，或神经系统症状进一步发展时，需要手术治疗。总体来说，手术治疗对于颈椎病的慢性疼痛症状控制不佳，且受患者年龄、基础疾病等因素影响较大，难以普遍推广。近年来，美国和欧洲专业协会发布的两项指南推荐采用非手术治疗方法作为颈部疼痛的首选疗法，如健康教育、颈椎耐力训练、按摩等。中医药疗法作为治疗颈椎病的特色疗法，包括中药内服、针灸、手法治疗、拔罐等，因其疗效确切、副作用小、安全性高，近年来被广泛运用于临床实践，且发表了较多临床研究及系统评价，但目前尚无中医药治疗该病循证证据相关总结，因此，系统梳理该领域循证证据具有重要意义。

第二节　临床研究证据纵览

一、神经根型颈椎病

（一）中药治疗

中成药、经典名方与临床经验方在治疗神经根型颈椎病（cervical spondylotic radiculopathy，CSR）中，从改善疼痛症状、纠正颈椎功能障碍等方面证实了中药疗法的临床疗效与安全性。其中，中成药治疗 CSR 的临床研究成果已在国际期刊发表。

1. 系统评价 /Meta 分析　颈痛颗粒是国内治疗 CSR 的中成药之一，主要功效是活血化瘀、行气止痛，中医辨证属血瘀气滞、脉络痹阻证，症见颈、肩、上肢疼痛、发僵或窜痛。一项系统评价检索了从 2008 年至 2013 年出版的所有颈痛颗粒治疗 CSR 的随机对照试验(randomized controlled trial,RCT)。依据北美脊柱协会发布的 CSR 指南,推荐使用视觉模拟评分法(visual analogue scale,VAS)作为主要结局指标,采用颈椎功能障碍指数(neck disability index,NDI)和健康调查量表 36(36-Item Short Form Health Survey,SF-36)作为次要结局指标。最后纳入 3 项研究,共涉及 400 名研究受试者。Meta 分析结果表明,颈痛颗粒联合常规镇痛剂较单独使用常规镇痛剂的患者显著降低 VAS 评分(P<0.000 01)。安慰剂 RCT 表明颈痛颗粒较安慰剂有更明显的 VAS 评分变化,此外中西药联用较单用镇痛剂在改善 NDI 评分方面更有效。然而纳入的 3 项研究都缺乏对 SF-36 指标的观察,安全性研究相对有限,需要在未来的研究中进行设计和报告。

黄芪桂枝五物汤出自《金匮要略》,原文记载“血痹阴阳俱微,寸口关上微,尺中小紧,外证身体不仁,如风痹状,黄芪桂枝五物汤主之”,该方具有益气温经、和血通痹之功效。近期发表的一项系统评价,检索截至 2018 年 8 月的 RCT,以临床疗效作为主要结局指标,VAS 和 NDI 作为次要指标,经筛选后纳入 8 项研究,包括 783 名患者。Meta 分析结果显示,在临床有效率方面,共纳入 7 项研究,涉及 693 例患者,各研究之间异质性不显著(I^2=12%,P=0.34),黄芪桂枝五物汤治疗 CSR 在临床疗效上改善明显(RR=1.12;95%CI:1.06~1.19;P=0.000 2)。在 VAS 评分方面,共纳入 5 项研究,涉及 469 例患者,各研究间异质性显著(I^2=86%,P<0.000 01),采用黄芪桂枝五物汤治疗的患者 VAS 水平明显下降(MD=0.99;95%CI:0.83~1.14;P<0.000 01)。NDI 评分方面,共纳入 3 项研究,各研究间有显著异质性(I^2=96%,P<0.000 01),结果表明黄芪桂枝五物汤治疗比其他治疗患者 NDI 改善更显著(MD=9.2;95%CI:8.28~10.11;P<0.000 01)。在纳入的 8 项研究中,均未报道不良反应等安全性事件。研究认为黄芪桂枝五物汤是 CSR 潜在治疗方剂,但是由于相关试验的高异质性和较低的方法学质量,后期还需要进一步设计大规模、高质量、长期随访的 RCT 来提供更可靠的证据支持。

还有学者聚焦研究活血化瘀类中药治疗 CSR,检索截至 2021 年 4 月所有相关 RCT,最终纳入 23 篇研究,涉及 2 110 例患者。研究以临床总有效率、治愈率、VAS 评分、现时疼痛强度(present pain intensity,PPI)作为结局指标,活血化瘀中药的界定以全国高等中医药院校教材《中药学》中活血化瘀类中药为准。临床总有效率结果表明,与对照组相比,活血化瘀类中药组在提高总有效率方面具有优势(OR=4.16;95%CI:3.02~5.72;P<0.000 01)。治愈率方面,共纳入 19 项研究,结果表明治疗组在提高治愈率方面具有优势,且差异具有统计学意义(OR=2.31;95%CI:1.84~2.89;P<0.000 01)。VAS 评分方面,共纳入 7 项研究,治疗组在改善 VAS 评分方面具有优势(SMD=−2.28;95%CI:−3.19~−1.38;P<0.000 01)。PPI 评分方面,共纳入 2 项研究,治疗组在改善 PPI 方面具有优势(SMD=−0.58;95%CI:−0.88~−0.29;P=0.000 1)。研究对纳入研究的结局指标进行 GRADE 等级评价,结果显示总有效率、治愈率及 PPI 评分均为低质量证据,VAS 评分为极低质量证据。目前研究证据质量偏低,仍然需要更多的大样本、高质量、多中心的 RCT,以提高验证结果的准确性。

2. 随机对照试验　中成药颈舒颗粒由三七、当归、川芎、红花、天麻、人工牛黄等药物组成,具有活血化瘀、温经通窍止痛的功效,适用于 CSR 瘀血阻络证,症见颈肩部僵硬、疼痛,患侧上肢窜痛等。由北京协和医院牵头的一项前瞻性、多中心、双盲 RCT 旨在评估颈舒颗粒治疗 CSR 临床疗效和安全性，研究时间从 2015 年 8 月至 2017 年 7 月，全国 13 家大中型医院参与。试验组患者口服颈舒颗粒，1 袋 / 次，3 次 /d；对照组患者口服安慰剂（其包装、给药方法和味道与颈舒颗粒组相同），1 袋 / 次，3 次 /d。疗效评价中主要指标为 VAS 评分。治疗时间为连续 4 周，并于第 2 周和第 4 周进行随访。纳入患者随机分为颈舒颗粒组 360 例，安慰剂对照组 120 例，最终 386 例患者完成了研究（颈舒颗粒组 299 例，安慰剂对照组 87 例）。符合方案数据集分析，治疗 2 周后，安慰剂对照组和颈舒颗粒组疼痛 VAS 评分分别为（49.31 ± 6.97）分和（50.06 ± 7.33）分，两组间差异无统计学意义（$P>0.05$）；治疗 4 周时，对照组和颈舒颗粒组 VAS 评分分别下降为（12.86 ± 13.45）分和（22.72 ± 15.08）分，组间差异有统计学意义（$P<0.000\ 1$）。全数据集分析，治疗 4 周后颈舒颗粒组 VAS 评分的降低和改变率高于对照组（$P<0.05$）。此外，第 4 周 VAS 评分较基线显著降低，且颈舒颗粒组的降幅明显大于对照组。由此认为颈舒颗粒能有效缓解神经根疼痛，并能在一定程度上改善患者颈椎功能等。

另一种治疗 CSR 的中成药芪麝丸，具有益气化瘀、祛风通络、舒筋止痛的功效，主治 CSR 气虚血瘀证。全国 6 家中医医院于 2004 年 11 月至 2005 年 4 月对芪麝丸治疗 CSR（气虚血瘀证）进行了Ⅲ期临床试验，共纳入 440 例 CSR 患者，随机分为试验组（芪麝丸组）和对照组（颈复康颗粒组）。试验组予芪麝丸 + 颈复康颗粒模拟剂，对照组予颈复康颗粒 + 芪麝丸模拟剂，均为每次 1 袋，一日 2 次，口服，疗程 4 周。最终 416 例患者完成试验，治疗后两组颈项部疼痛或不适、上肢放射性疼痛、上肢麻木等各单项症状和体征评分均显著下降，试验组神疲症状评分下降幅度大于对照组（$P<0.01$），其他评分无显著差异（$P>0.05$）。治疗后试验组症状和体征总分为（6.9 ± 5.2）分，低于对照组（8.2 ± 5.9）分（$P<0.05$）。试验组、对照组总有效率分别为 90.4%、83.8%，但无显著差异（$P>0.05$）。两组治疗后颈椎曲度无明显变化，组间比较亦无显著差异（$P>0.05$）。两组均无严重不良反应发生，试验组不良反应发生率为 5.0%，对照组为 3.6%（$P>0.05$）。

一项单中心研究探讨了临床经验方豨莶狗脊仙灵脾汤治疗寒湿型 CSR 的有效性与安全性。选取 2018 年 6 月至 2019 年 5 月就诊的符合纳入标准的寒湿型 CSR 患者 100 例，随机分为试验组和对照组，最终纳入患者 95 例（试验组 48 例，对照组 47 例）。对照组患者予口服塞来昔布胶囊 1 粒 / 次，2 次 /d；试验组口服豨莶狗脊仙灵脾汤（豨莶草 15g，狗脊 12g，葛根 15g，仙灵脾 12g，当归 9g，生黄芪 30g，地龙 15g，全蝎 4g，炒白芍 15g，续断 12g，桃仁 8g，红花 5g，桂枝 6g，生甘草 5g），1 剂 /d，分早晚 2 次，空腹温服。试验组治疗后 1 个月、3 个月的 VAS 评分、麻木评分、颈椎功能障碍指数（NDI）改善显著优于对照组，差异有统计学意义（$P<0.05$）；治疗后 3 个月试验组总有效率为 97.92%，显著优于对照组 93.62%（$P<0.001$）。表明口服豨莶狗脊仙灵脾汤治疗寒湿型 CSR 患者的临床疗效优于塞来昔布胶囊，可缓解肩臂部疼痛及麻木，值得临床推广应用。

（二）非药物疗法

以手法、功能锻炼、针灸为代表的非药物疗法在 CSR 临床治疗中应用较广，尤其是颈椎扳动类手法治疗 CSR 受到广泛关注，“旋提手法治疗神经根型颈椎病的临床和基础研究及应用”荣获 2009 年国家科学技术进步奖二等奖。

1. 系统评价 /Meta 分析　多项临床指南推荐使用手法治疗非特异性慢性颈痛，然而手法治疗颈神经根性病变这一类特异性颈部疼痛的有效性与安全性临床证据较少。一项 Meta 分析检索了 2014 年 12 月 25 日前所有手法治疗颈神经根性病变的文献，共检索到 2 518 篇相关报道，经过筛选最后纳入 3 篇报道，涉及 502 名 CSR 患者。三项试验的干预类型包括三种颈椎扳动类操作手法，对照组均为颈椎牵引，治疗时间范围在 2 周到 4 周不等。只有一项试验设计了 1 个月随访，一项试验报道了不良事件。结局指标主要采用 VAS 评分，随机效应模型结果表明研究间存在较高的异质性（Chi^2=8.57；P=0.01；I^2=77%）。Meta 分析结果表明颈椎扳动类手法相较于牵引治疗，手法治疗在改善疼痛方面具备较好的即时效果（MD：1.28；95%CI：0.80~1.75；P＜0.000 01）。

传统功能锻炼（八段锦、颈椎康复操等）作为干预手段的 Meta 分析，检索了截至 2018 年 12 月之前治疗 CSR 的 RCT，以 VAS 评分作为主要结局指标，SF-36 评分、SF-12 评分及 NDI 评分作为次要指标。共检索 3 786 项研究，经筛选剔除，最终纳入 10 项 RCT，涉及 871 例 CSR 患者。VAS 评分方面，共纳入 9 项研究，结果表明传统功能锻炼联合针灸、按摩等中医药疗法相较于单独使用中医药疗法在改善 VAS 评分方面效果更佳，结果具有统计学意义（SMD=0.89；95%CI：1.34~0.44；P＜0.001）。NDI 评分方面，共纳入 5 项研究，提示接受传统功能锻炼联合中医药疗法比单纯使用中医药疗法患者 NDI 评分下降更为显著，具有统计学意义（MD=3.60；95%CI；6.27~0.94；P=0.008）。生活质量评分方面，纳入的 10 项研究中均未涉及评价内容。但现有研究之间存在高异质性和发表偏倚，纳入证据质量较低，尤其对原始研究对照组应严谨设计。

有学者检索了 2015 年以前的热敏灸疗法治疗 CSR 的研究文献，以总有效率和治愈率作为主要结局指标，VAS 评分、麦吉尔疼痛问卷和相关实验室指标作为次要结局指标，最终纳入 10 篇研究，涉及 1 009 例患者。总有效率方面，共纳入 10 项研究，Meta 分析显示试验组总有效率高于对照组，差异有统计学意义（RR=1.13；95%CI：1.06~1.21；P=0.000 4）。治愈率方面，结果显示试验组治愈率高于对照组，差异具有统计学意义（RR=1.80；95%CI：1.52~2.13；P＜0.000 01）。麦吉尔疼痛问卷方面，试验组评分改善效果优于对照组，差异具有统计学意义（MD=−4.44；95%CI：−6.38~−2.50；P＜0.000 01）。VAS 评分方面，结果表明试验组 VAS 改善情况优于对照组，差异具有统计学意义（MD=−0.36；95%CI：−0.50~−0.23；P＜0.000 01）。实验室指标方面，试验组 IL-6 的改善程度优于对照组，差异有统计学意义（MD=−7.32；95%CI：−11.49~−3.14；P=0.000 6）。本文纳入的研究中只有 2 项试验设计了随访，建议进行足够长时间的随访，深入观察热敏灸疗法的安全性。

2. 随机对照试验　一项前瞻性 RCT 评估颈椎手法与牵引治疗 CSR 的有效性，选取自 2012 年 2 月至 2013 年 5 月就诊的 360 例 CSR 患者，采用随机分组方法，最终 322 例患者完成试验。手法组行颈椎手法；牵引组患者取坐位，头部前倾约 10°~15°，基于 2010 年《颈椎病诊断和治疗及康复指南》的操作要点，持续性颈部机械牵引 20min。采取 VAS 评分、NDI

评分、SF-36 评分作为观察指标，于治疗的第 2、4、12 和 24 周进行随访。每次访视时，与基线相比，手法组的 NDI 和 VAS 评分变化较牵引组更为显著（$P<0.01$），提示在 CSR 相关疼痛和颈部残障程度的治疗中，手法治疗的疗效较牵引更好。

在针灸治疗 CSR 的临床研究中，有学者对比了分经辨证取穴与常规取穴针灸治疗 CSR 的临床疗效差异。纳入 2013 年 7 月至 2014 年 12 月就诊的 CSR 患者 60 例，随机分为试验组和对照组，每组 30 例。试验组进行分经针灸，选取疾病所在经脉（阳性反应点所在的经脉）在颈项部的阿是穴（即“六合穴”），对照组患者采取俯卧位，取患侧风池、天柱、颈夹脊、肩井、后溪、合谷和外关，施以平补平泻法，得气后留针 30min。两组治疗均隔日 1 次，3 次 / 周，共 12 次。以田中靖久颈椎病症状量表 20 分法评分和 VAS 评分为疗效指标。治疗前后指标差值比较，两组间差异具有统计学意义（$P<0.05$），试验组改善临床症状、体征效果优于对照组。治疗结束后，试验组有效率为 93.3%，高于对照组的 66.7%，差异具有统计学意义（$P<0.05$），综合分析认为分经辨证针灸治疗 CSR 疗效显著，优于常规取穴治疗。

颈椎定点引伸手法治疗 CSR 的临床试验，纳入 2010 年 7 月至 2011 年 6 月的 84 例受试者，最后纳入统计 79 例，其中试验组 41 例，对照组 38 例。对照组应用电脑控制牵引装置行间歇式牵引，患者取坐位体前屈，牵引重量起始为 3~5kg，逐步加重，以患者舒适为度，牵引 20min，1 次 /d，连续 14 天。试验组采用颈椎定点引伸手法治疗，患者端坐位，医师用点压、点揉、点拨、捋顺等手法放松颈肩背部软组织 5~10min，再取仰卧位，颈后垫枕，病变在上颈段时颈部与床面的夹角约为 10°，中颈段为 20°，下颈段为 30°，行颈椎定点引伸手法。采用 VAS 评分作为主要疗效指标，试验组治疗前后 VAS 评分差值显著优于对照组（$t=7.494$，$P<0.01$）；在红外热成像检测中，试验组治疗前后，患者健侧、患侧上肢温度差值变化较对照组有显著统计学差异（$t=5.321$，$P<0.01$）。研究表明颈椎定点引伸手法治疗 CSR 的疗效明显优于颈椎牵引，可作为临床治疗 CSR 的选择方法之一。

（三）综合疗法

在临床实践中，综合疗法包括中医综合疗法与中西医结合疗法。基于系统评价与随机对照试验研究证据，综合疗法主要包括手法、中药、针刺、针刀、颈椎康复操等方法的联合使用。

1. 系统评价 /Meta 分析　小针刀联合手法治疗 CSR 的 Meta 分析，检索了截至 2018 年 4 月的所有相关 RCT，筛选后纳入了 10 篇研究，涉及 768 例患者。总有效率方面，结果显示，与对照组相比，小针刀配合手法治疗 CSR 在提高总有效率方面具有优势，且差异具有统计学意义（$OR=4.60$；95%CI：2.63~8.05；$P<0.000\,01$）。痊愈率方面，小针刀配合手法治疗 CSR 较对照组具有优势，且差异具有统计学意义（$OR=2.02$；95%CI：1.46~2.79；$P<0.000\,1$）。VAS 评分方面，小针刀配合手法治疗 CSR 能够有效降低 VAS 评分，缓解疼痛程度，与对照组相比差异具有统计学意义（$WMD=-1.62$；95%CI：−2.38~0.86；$P<0.000\,1$）。综上所述，小针刀配合手法治疗 CSR 可有效提高临床的总有效率、痊愈率，同时降低 VAS 评分，缓解 CSR 疼痛症状。但是本研究纳入文献质量普遍偏低，大多数研究未提及随机分配方法，分配隐藏和盲法实施与否不详，这使得结果的论证强度受到一定的限制。

2. 随机对照试验　中医综合疗法治疗 CSR 更接近临床实践，但一直缺乏高质量循证研究及远期随访数据。在科技部“十一五”支撑计划项目资助下，全国 6 家中、西医三甲医院自 2008 年 4 月至 2010 年 4 月纳入就诊的 CSR 患者 480 例，采用中央随机系统进行随机分组，每组各 240 例，最终试验组 235 例、对照组 232 例进行数据分析。试验组采用中医综合疗法，具体包括手法、中药内服和功能锻炼。旋提手法：患者端坐位，医者采用放松手法放松颈部 5~10min，嘱患者头部主动水平旋转，最大屈曲，再次旋转到最大范围；医生以肘部托患者下颌，轻轻向上牵引 3~5s，肘部短时间发力快速向上提拉，后续配合颈肩部肌肉放松，隔天 1 次，每次约 10~15min。配合颈痛颗粒（主要组成：三七，川芎，延胡索，白芍，威灵仙，葛根，羌活），开水冲服，1 袋 / 次，3 次 /d，饭后服用。再行颈椎康复操，即前屈后伸、旋颈望踵、回头望月、雏鸟起飞、摇转双肩等术式，锻炼 5~10min/ 次，2 次 /d。对照组采用坐位枕颌布兜牵引，1 次 /d，30min/ 次；服用双氯芬酸钠缓释片（75mg/ 片），开水冲服，1 片 / 次，1 次 /d；并佩戴颈围疗法，应用统一制式的颈围，每天治疗后即刻颈围佩戴 4 小时。两组疗程均为 2 周，治疗后第 1、3、6 个月进行现场随访，治疗后第 3、5 年进行电话随访。疗效评价采用 CSR 疗效评定体系（35 分法），随访期进行复发评价。结果显示，试验组愈显率、有效率分别为 53.61% 和 96.17%，对照组愈显率、有效率分别为 12.93% 和 79.31%，试验组均优于对照组，两组差异有统计学意义（$P<0.05$）；两组复发情况比较，经 χ^2 检验，1 个月时试验组复发 5 人，对照组 4 人，差异无统计学意义；3 个月时试验组复发 9 人，对照组 12 人，差异有统计学意义（$P<0.05$）；6 个月时试验组复发 11 人，对照组 13 人，差异亦有统计学意义（$P<0.05$）；长期随访发现，3 年后试验组复发率 32.85%，低于对照组的 34.97%，5 年后试验组复发率 44.38%，低于对照组的 47.03%。由此认为中医综合疗法治疗 CSR 疗效显著，长期随访复发率较低，部分患者需后续治疗，接受手术治疗比例较低。

有学者观察了针刺联合雷火灸治疗风寒湿型 CSR 的疗效，及对正中神经、尺神经 F 波的传导速度和血清中超敏 C 反应蛋白（hypersensitive C-reactive protein，hs-CRP）、IL-6、IL-1β、TNF-α 的影响。研究纳入 2019 年 3 月至 2020 年 6 月的风寒湿型 CSR 患者 100 例，采用随机分组，最终完成研究 94 例（对照组 47 例，联合组 47 例）。对照组进行常规针刺治疗，患者俯卧位，取患侧风池、天柱、颈夹脊、大椎、肩井、天宗、曲池、外关、合谷、后溪，用一次性无菌针灸针（0.30mm × 40mm）进行针刺，得气后行平补平泻手法，30min/ 次，1 次 /d，5 次 / 周，共 4 周；联合组在对照组基础上于风池、颈夹脊、大椎、肩井和天宗进行雷火灸治疗，患者取俯卧位，选用雷火灸（25g/ 支），20min/ 次，隔日 1 次，3 次 / 周，共 4 周。研究采用简式麦吉尔疼痛问卷（SF-MPQ）、颈部特异性量表和 SF-36 评分进行疗效指标，并测量患者正中神经和尺神经 F 波的传导速度，进行血清中炎症因子检测。结果发现，联合组总有效率为 95.7%，临床疗效优于对照组的 80.9%；与本组治疗前比较，两组的 VAS 评分、PRI 评分、PPI 评分均下降，其中联合组各评分下降更为明显；两组的 NDI 评分及 Northwick Park 颈痛量表（Northwick Park questionnaire，NPQ）与治疗前比较有所下降（$P<0.05$），即颈椎症状均有所改善；两组田中靖久颈椎病症状量表 20 分法和颈椎病临床评价量表（clinical assessment scale for cervical spondylosis，CASCS）症状、体征、社会适应能力评分均上升（$P<0.05$），提示两组

生活质量均改善，联合组上述指标改变更为显著（$P<0.05$）；两组患者在生理功能、生理职能、躯体疼痛等 8 个维度的评分均上升（$P<0.05$），联合组治疗后评分高于对照组（$P<0.05$）；两组患者正中神经和尺神经 F 波传导速度较治疗前加快（$P<0.05$），患者血清中 hs-CRP、IL-6、IL-1β 和 TNF-α 的含量较治疗前均下降（$P<0.05$），且联合组改变均更明显（$P<0.05$）。该研究说明，针刺联合雷火灸可改善风寒湿型 CSR 患者的临床症状，减轻炎性反应，且其临床疗效高于普通针刺疗法。

二、椎动脉型颈椎病

（一）中药治疗

基于现有的临床研究证据，中药治疗椎动脉型颈椎病（cervical spondylosis of vertebral artery type，CSA）主要从活血化瘀、化痰通络等方面开展治疗，但近年来发表的系统评价与随机对照试验相对有限，研究质量也有待进一步提升。

1. 系统评价 /Meta 分析　活血化瘀类药物常用于治疗 CSA，一项 Meta 分析检索了截至 2016 年 12 月发表的活血化瘀药物治疗 CSA 的 RCT，评价了活血化瘀类药的疗效与安全性，以总有效率、治愈率、颈椎病临床评价量表、VAS 评分、不良反应等为结局指标，共纳入 10 篇，涉及病例 1 209 例。研究证实试验组总有效率显著高于对照组，差异具有统计学意义（RR=1.15；95%CI：1.10~1.20；$P<0.000\ 1$）。试验组治愈率显著高于对照组，差异具有统计学意义（RR=1.62；95%CI：1.31~2.01；$P<0.000\ 1$）。较少研究以颈椎病临床评价量表为结局指标，原始研究发现活血化瘀类药物治疗后评分大于对照组，差异有统计学意义（$P<0.01$）。大部分研究报道两组均未出现不良反应。现有的证据表明，活血化瘀类中药治疗 CSA 有一定效果，但纳入研究数量偏少且质量偏低，尚需要更多大样本、多中心、双盲的 RCT 来进一步证实其临床疗效。

2. 随机对照试验　在 CSA 病证结合研究方面，从治疗 CSA 痰瘀阻络证角度验证了中药复方平眩方的临床疗效。该研究采用随机分组方法，每组纳入 30 例患者。试验组内服平眩方汤剂，1 剂 /d，早晚 2 次温服；对照组服用颈复康颗粒（5g/ 袋），1 袋 / 次，2 次 /d。疗程为 4 周，并在治疗后第 2、4、6 个月时进行随访。两组治疗后眩晕、颈肩部不适、耳鸣耳聋、视物模糊、恶心呕吐等症状均有不同程度改善，试验组治疗后临床症状积分降低为（5.63 ± 2.31）分，对照组为（5.80 ± 2.44）分，但组间差异无统计学意义（$P>0.05$）。然而，试验组治疗后左椎动脉的收缩期峰值血流速度、舒张期峰值血流速度和基底动脉的收缩期峰值血流速度均升高，且试验组较对照组改善明显（$P<0.05$），说明平眩方改善椎基底动脉血流方面的效果优于对照组。在复发情况随访中，两组在治疗后第 2、4 个月随访无明显差异，第 6 个月后试验组复发 5 例，对照组复发 12 例。因此，研究认为运用平眩方治疗 CSA 痰瘀阻络证的疗效确切、复发率低，是一种值得临床推广应用的治疗 CSA 的有效方法。

（二）非药物疗法

非药物疗法与中药治疗 CSA 相比，临床研究开展较多，不同类型的推拿手法与针刺疗法在临床实践中最为常见。

1. 系统评价/Meta分析　近期发表的一项推拿治疗CSA的有效性和安全性系统评价，检索了2018年9月18日之前的RCT，结局指标为有效率与CSA评价量表（evaluation scale for cervical vertigo，ESCSA）。最终纳入8项研究，涉及909名患者。有效率方面，5项RCT比较了推拿与常见的放松类手法，结果显示推拿的有效率更显著（RR=1.11；95%CI：1.05~1.17；P<0.000 1）；2项RCT对推拿和牵引进行了比较，分析表明，与坐位颈椎牵引相比推拿有效率更高，差异具有统计学意义（RR=1.37；95%CI：1.09~1.72；P=0.007）。此外，推拿能显著改善患者ESCSA评分（WMD=2.52；95%CI：1.11~3.94；P<0.000 1），在改善ESCSA评分方面优于常见的放松类手法。有一项RCT报告了不良反应，对照组的两名参与者在治疗8周后出现不良反应，包括2例恶心呕吐和1例过敏性皮疹。因此，提示推拿疗法能够提高CSA患者治疗的有效率和ESCSA评分，但现有证据的水平较低，应进行更大样本量和优化设计的RCT。

2. 随机对照试验　颈椎旋提手法是在传统颈椎旋转手法基础上经过长期临床实践创新改良而成的正骨手法。一项多中心、前瞻性、随机对照研究观察了旋提手法对CSA患者经颅多普勒超声（transcranial Doppler，TCD）指标的影响，并探讨TCD的临床价值。研究纳入2007年1月至2009年5月的患者195例，最终纳入统计分析为试验组86例，对照组88例，此外有30例正常对照组来自同时期参加体检的健康志愿者。试验组采用旋提手法，患者端坐位，医者用按法、揉法等手法放松颈部软组织3~5min，让患者的头部水平旋转至极限角度，最大屈曲，一手托患者后枕部，一肘托患者下颌，嘱其放松肌肉，肘部和手快速用力向上提拉，隔日1次；对照组采用颈椎牵引疗法，1次/d。两组均治疗2周。主要观测指标为双侧椎动脉和基底动脉血流量相关指标。结果显示，与正常组同侧比较，治疗前两组患者双侧椎动脉收缩期血流速度峰值（vertebral artery peak systolic velocity，VPSV）、平均血流速度（mean blood flow velocity，Mv）、舒张末期血流速度（end diastolic velocity，EDV）水平及基底动脉PSV、Mv水平均明显升高与本组同侧治疗前比较，试验组治疗后双侧椎动脉PSV、脉动指数（pulsatility index，PI）水平降低，基底动脉PSV、Mv水平明显降低（P<0.05或P<0.01）；对照组治疗后双侧椎动脉PSV降低、左侧PI水平升高（P<0.05或P<0.01）。试验组治疗后基底动脉Mv水平亦明显低于对照组治疗后（P<0.05）。两组治疗前后基底动脉EDV、PI水平差异均无统计学意义（P>0.05）。该研究表明，旋提手法可改善CSA患者TCD指标，从而改善椎基底动脉血流速度，TCD可作为CSA的疗效评价指标之一。

对于气血亏虚型CSA患者，有学者对比了针刺督脉与任脉经穴的疗效差异。患者随机分为试验组和对照组，各30例。试验组采用针刺督脉经穴为主治疗，取神庭、百会、风府、大椎、身柱、夹脊穴（C_6、C_7）、足三里、三阴交。C_6、C_7夹脊穴连接HANS-100A型电针仪，频率2~100Hz，以能耐受为度，留针30min。对照组采用针刺任脉经穴为主治疗，取膻中、中脘、下脘、关元、气海、夹脊穴（C_6、C_7）、足三里、三阴交，C_6、C_7同试验组接电针治疗，留针30min。两组治疗频率均为隔日1次，10次为1疗程，治疗2个疗程后评估疗效。以CSA症状与功能评估量表评分、气血亏虚型证候量表评分、TCD检查为观察指标。结果显示，试验组在CSA症状与功能评估量表评分上优于对照组（P<0.01），而对照组在改善心悸气短方面优于

试验组($P<0.01$),神疲倦怠、面色、舌质、脉象等中医证候方面在组间均无统计学差异。试验组治疗后椎动脉、基底动脉的平均血流速度改善效果优于对照组($P<0.01$)。研究证实"通督疗法"治疗气血亏虚型CSA较任脉取穴为主具有更为显著的疗效,可明显改善CSA症状及椎动脉、基底动脉平均血流速度。对气血亏虚证候较甚者,采用督任二脉穴位结合可能会收到更好的疗效。

针对痰浊阻络型CSA患者,一项临床试验探讨了腹部推拿治疗的临床疗效。该研究纳入2015年1月至2016年4月就诊的80例患者,按随机分配原则分为腹部推拿组(试验组)和传统推拿组(对照组),每组40例。试验组进行腹部推拿,推拿方法参照中医传统脏腑学说、经络学说制定;对照组采用传统推拿方法,参照全国中医药行业高等教育"十二五"规划教材《推拿学》中关于治疗CSA的推拿处方,3周为1疗程。采用ESCSA、VAS、NDI评分量表为结局指标。结果表明,试验组和对照组治疗前ESCSA评分分别为(15.16 ± 2.30)分、(23.44 ± 3.37)分,治疗后分别为(15.56 ± 2.50)分、(20.05 ± 3.63)分,试验组改善眩晕症状较对照组更显著($P<0.05$);试验组和对照组治疗前VAS评分分别为(5.25 ± 1.97)分、(2.58 ± 1.26)分,治疗后分别为(5.63 ± 2.13)分、(3.78 ± 1.42)分,试验组改善VAS评分较对照组更显著($P<0.05$);试验组和对照组治疗前NDI评分分别为(33.13 ± 6.24)分、(13.03 ± 5.59)分,治疗后分别为(31.83 ± 6.03)分、(22.43 ± 6.20)分,试验组改善NDI评分较对照组更显著($P<0.05$)。临床疗效方面,试验组愈显率为27.5%,总有效率为97.5%,均高于对照组的7.5%和67.5%,两组疗效差异具有统计学意义($P<0.05$),提示腹部推拿治疗CSA疗效优于传统推拿治疗,但该试验存在疗程短、样本量小、未进行随访等因素,今后应进一步完善研究以明确治疗效果。

(三)综合疗法

中医综合疗法治疗CSA的临床报道较多,已发表的系统评价与随机对照试验分析了推拿手法联合针刺、中药联合针刺、中药联合推拿手法、针刀联合艾灸等综合疗法的临床效应。

1. 系统评价/Meta分析　一项Meta分析评价了正骨手法联合针灸治疗CSA的有效性和安全性,检索了截至2017年2月15日所有相关RCT,主要结局指标为临床总体疗效,次要结局指标为CSA症状与功能评估、椎动脉与基底动脉平均流速(Vm)。检索筛选后纳入18项RCT,涉及1 915例患者。研究显示,正骨联合针灸治疗CSA的有效率显著优于单纯使用针灸(RR=1.17;95%CI:1.12~1.23;$P<0.000\ 01$),或者单纯使用正骨(RR=1.16;95%CI:1.10~1.23;$P<0.000\ 01$)。正骨联合针灸在改善CSA症状与功能方面优于单纯使用针灸(MD=3.42;95%CI:2.29~4.56;$P<0.000\ 01$),或单纯使用正骨(MD=6.45;95%CI:5.56~7.33;$P<0.000\ 01$)。在椎动脉与基底动脉Vm方面,正骨联合针灸治疗优于单纯正骨(MD=7.54;95%CI:1.08~13.99;P=0.02)。鉴于此,正骨疗法联合针灸治疗CSA在有效性和症状功能改善方面优于单纯应用针灸或正骨。然而,因为纳入研究的数量和质量限制,上述结论有待更多高质量研究予以验证。

益气聪明汤是金元时期《东垣试效方》中的著名方剂,主治中气不足、清阳不升而致风热上扰、头痛眩晕等症状,由黄芪、甘草、白芍、黄柏、人参、升麻、葛根、蔓荆子等药物组成。一项系统评价总结了益气聪明汤联合针灸治疗 CSA 的临床证据，检索截至 2019 年 10 月的 RCT，最终纳入文献 15 篇。主要结局指标为总有效率，次要结局指标包括眩晕症状评分、椎基底动脉血流速度、脉动指数（PI）、血纤维蛋白原（fibrinogen，FIB）、总胆固醇（total cholesterol，TC）。与单纯针刺组比较，联合治疗组有效率（OR=4.18；95%CI：2.79~6.27；P<0.000 01）、改善眩晕症状评分（SMD=1.12；95%CI：0.24~2.00；P<0.000 01）均优于对照组。此外，联合治疗组椎基底动脉血流速度（SMD=–1.36；95%CI：–1.87~–0.86；P<0.000 01）、FIB（SMD=–1.37；95%CI：–1.75~–0.99；P<0.000 01）、TC（SMD=–0.88；95%CI：–1.22~–0.53；P<0.000 01）均低于对照组。研究提示益气聪明汤联合针灸治疗 CSA 的效果显著，优于单一治疗，为临床治疗方案提供参考。但由于部分原始研究未描述随机方法及给出完整数据，且纳入研究的样本量较小，故此结论有待大样本、多中心、高质量 RCT 进一步证实。

针刺联合推拿治疗 CSA 研究方面，国内研究者检索了 2006 年 1 月至 2017 年 2 月期间发表的关于该综合疗法的 RCT，主要结局指标为总有效率，次要指标为 TCD 测得的血流动力学指标和颈部眩晕症状评分。经筛选最终纳入文献 11 篇，涉及患者 1 086 例。总有效率方面，与单纯针刺治疗相比，针灸推拿并用总有效率更高（OR=5.12；95%CI：3.18~8.23；P<0.000 01）；与西药组相比，针灸推拿组总有效率更高（OR=8.37；95%CI：2.29~30.52；P=0.01）。基底动脉血流速度方面，分析结果提示较单纯针刺治疗相比，针灸推拿并用在改善基底动脉血流方面效果更佳（OR=4.11；95%CI：2.97~5.25；P<0.000 01）。证据表明针灸推拿并用治疗 CSA 有一定优势，但由于纳入文献数量较少、质量偏低、存在发表偏倚等，今后仍有必要开展大样本、多中心、高质量的 RCT 以深入研究。

2. 随机对照试验　临床实践中常运用中药复方联合推拿手法治疗 CSA，中药息晕方联合旋提手法的临床研究选取 2018 年 6 月至 2019 年 8 月的 70 例 CSA 患者，随机分为试验组和对照组，每组各 35 例。对照组给予常规按摩和颈部牵引治疗，嘱患者颈部放松，医师采用点按、滚揉、拿法、拨法等手法施术于患者颈肩部肌肉，治疗 5~10min/ 次；然后行颈部牵引治疗，牵引 20min/ 次，1 次 /d，共治疗 14 次。试验组在对照组常规按摩治疗的基础上给予中药息晕方联合颈椎旋提手法治疗，息晕方药液约 300ml，1 剂 /d，早晚 2 次温服；旋提手法隔日 1 次，共治疗 7 次。两组疗程均为 2 周。以 CSA 功能评定量表（functional scale for CSA，FS-CSA）评分和颈椎活动度评分为结局指标。结果表明，治疗后试验组 FS-CSA 评分（1.93 ± 0.35）分及颈椎活动度评分（1.21 ± 0.12）分均较治疗前明显改善（P<0.05），对照组 FS-CSA 评分（6.48 ± 0.42）分及颈椎活动度评分（2.55 ± 0.23）分，均较治疗前明显改善（P<0.05），且试验组改善均优于对照组，差异有统计学意义（P<0.05）。

另一项 RCT 评价了针刀与艾灸联合治疗 CSA 的临床疗效。研究选取 60 例自 2014 年 12 月至 2017 年 12 月就诊的患者，按随机数字表法随机分为试验组和对照组，每组 30 例。试验组予以针刀联合清艾条灸百会、神庭、天柱、玉枕、头维等穴治疗，针刀每周 1 次，最多行 3 次治疗，艾灸每日 1 次，每周治疗 6 次；对照组予以甲磺酸倍他司汀，12mg/ 次，2 次 /d，双氯芬酸钠胶囊 75mg/ 次，1 次 /d，口服治疗。两组均连续治疗 3 周，治疗后 3 个月时随访。主要观察指标为 CSA 的症状与功能评价量表。结果显示，试验组和对照组患者治疗后及随访时眩晕症状与功能评价量表 5 个单项评分及总评分均有不同程度升高（$P<0.05$ 及 $P<0.01$）。与对照组治疗后及随访时同时间点比较，试验组眩晕症状与功能评价量表总评分及 5 个单项评分均明显提高（$P<0.05$ 及 $P<0.01$）。研究认为，针刀联合清艾条灸法能明显减轻 CSA 患者头晕、头痛、颈肩痛，并能提高患者的生活质量，疗效较西药为优，并有较好的远期疗效。

半夏白术天麻汤出自清代医家程国彭的《医学心悟》，功用为燥湿化痰、平肝息风，临床常用于治疗因痰浊夹肝风上逆头目所致的眩晕、头痛等症。在此基础上，一项研究观察了半夏白术天麻汤加减联合推拿手法治疗 CSA 患者的临床疗效。将 2016 年 12 月至 2018 年 1 月就诊的 100 例 CSA 患者随机分为试验组和对照组，每组各 50 人。对照组接受推拿手法治疗，首先对患者风府、风池行指掐、揉、按的推拿手法 5min，随后在肩井以拿法、滚法按摩 5min 左右，后揉太阳、翳风、百会 3min，采用按、滚和揉法按摩颈项背部；当患者肌肉完全放松时，于颈椎关节行拔伸手法约 5min，1 次 /d。试验组在对照组基础上另给予半夏白术天麻汤辨证治疗，眩晕较甚、频繁呕吐者可加赭石（先煎）、竹茹，热甚者酌量加黄芪、生石膏、知母，耳鸣严重者合用郁金、石菖蒲加减，以 300ml 水煎服，1 剂 /d，分早晚 2 次服。两组治疗均持续 2 周。治疗后试验组的总有效率为 94%，以及各临床症状评分、局部血容量、局部血流量均高于对照组，而平均通过时间及达峰时间均低于对照组（$P<0.05$）。试验组治疗后的内皮素 -1、D- 二聚体水平低于对照组，而人降钙素基因相关肽水平高于对照组（$P<0.05$）。对照组出现 1 例疼痛加重者，不良反应发生率为 2%；试验组出现 1 例胃肠道不适和 1 例皮疹患者，不良反应发生率为 4%，两组比较无显著统计学差异。研究认为半夏白术天麻汤加减联合推拿手法治疗可明显降低血液中 D- 二聚体、内皮素 -1 水平，提高人降钙素基因相关肽水平，从而改善 CSA 患者的临床症状和脑血流灌注状态。

三、脊髓型颈椎病

（一）中药治疗

在脊髓型颈椎病（cervical spondylotic myelopathy，CSM）的非手术疗法中，药物治疗最为常见，其中益气活血类、活血化瘀类中药在临床中应用较多。此外，中药亦可用于治疗 CSM 术后的患者。

1. 系统评价 /Meta 分析　一项 Meta 分析评价了活血化瘀中药治疗 CSM 的有效性和安全性，检索截至 2014 年 2 月所有相关 RCT。有效性评价指标为总有效率、治愈率及综合评分，综合评分包括第二届颈椎病专题座谈会拟定 CSM 脊髓功能状态评分（40 分制）、JOA 的 CSM 功能评分（17 分制）；安全性评价指标为不良反应 / 不良事件发生率。共纳入 14 项研究，涉及病例数 1 140 例。治愈率方面，Meta 分析结果表明活血化瘀类中药制剂治愈率优于西药组（OR=4.65；95%CI 2.65~7.49；$P<0.000\ 01$）。总有效率方面，活血化瘀中药制剂总有效率优于西药组（OR=3.94；95%CI 2.42~6.41；$P<0.000\ 01$）。综合评分方面，6 项研究的合并结果显示，活血化瘀中药改善脊髓功能状态评分（40 分）优于对照组（MD=3.15；95%CI

2.11~4.18；$P<0.000\ 01$），5 项研究的合并结果显示，活血化瘀中药改善 JOA-CSM 功能评分优于对照组（MD=1.51；95%CI 1.13~1.89；$P<0.000\ 01$）。有 5 项研究报道了不良反应发生情况，共有 11 例（0.96%）患者发生不良反应，服用活血化瘀中药制剂后出现大便次数增多、咽部异物感及疼痛、声音嘶哑等情况。该研究表明，活血化瘀中药制剂是较为安全的治疗措施，但由于所纳入的试验样本量少等因素，尚需要开展高质量相同对照的 RCT 进一步验证。

除应用于 CSM 患者外，有学者还进行了益气活血中药改善 CSM 术后残留症状疗效的评价研究。纳入的原始研究发表于 2010 年至 2017 年，结局指标为总有效率、治愈率以及综合评分。Meta 分析证实，益气活血中药或联合西药治疗组在改善 CSM 术后残留症状总有效率上优于单纯西药对照组（OR=2.98；95%CI：1.62~5.48；P=0.000 4）。治愈率方面，益气活血中药或联合西药治疗组在改善 CSM 术后残留症状优于单纯西药对照组（OR=4.02；95%CI：2.45~6.60；$P<0.000\ 01$）。CSM 脊髓功能状态评分（40 分制）分析方面，结果表明益气活血中药或联合西药治疗组改善 CSM 脊髓功能状态优于单纯西药对照组（MD=2.47；95%CI：1.56~3.37；$P<0.000\ 01$）。JOA-CSM 脊髓功能评分（17 分制）方面，益气活血类中药或联合西药治疗组改善 JOA-CSM 脊髓功能评分优于单纯西药对照组（SMD=1.03；95%CI：0.54~1.52；$P<0.000\ 1$）。基于以上结果，益气活血中药相较于单纯西药治疗 CSM 术后残留症状有更好的恢复效果，但鉴于纳入的原始文献质量不高，其疗效尚不能得出肯定结论，仍需开展规范的 RCT 来提供更有效的证据支持。

2. 随机对照试验　补阳还五汤出自清代名医王清任的《医林改错》，由黄芪、当归、赤芍、地龙、川芎、桃仁、红花组成，具有补气、活血、通络的作用。一项 RCT 研究了补阳还五汤对 CSM 术后 β- 淀粉样蛋白、血浆内皮素（endothelin，ET）及一氧化氮（nitric oxide，NO）表达的影响，探讨了 CSM 神经损伤病理变化及术后中医药对神经损伤修复的干预机制。2016 年 3 月至 2017 年 2 月就诊的 60 例 CSM 患者随机分为试验组、对照组各 30 例，两组术后均给予西医常规治疗。试验组口服补阳还五汤，煎煮药液至 125ml，1 剂 /d，早晚两次服用；对照组仅使用术后常规治疗。结果表明，与对照组比较，试验组术后第 1 周及第 4 周平均 NO 水平差异有统计学意义（$P<0.05$）。与对照组比较，试验组术后第 4 周平均 β- 淀粉样蛋白水平差异有统计学意义（$P<0.05$）。与对照组术后第 1 周及第 4 周比较，试验组患者术后第 1 周（140.278 ± 5.253）分、第 4 周（109.264 ± 3.637）分，日本骨科协会评估治疗分数（JOA 评分）差异有统计学意义（$P<0.05$）。术后第 4 周肌电图检测神经根损伤阳性情况，试验组阳性患者 3 例，对照组阳性患者 10 例，差异有统计学意义（$P<0.05$）。该研究认为采用中医补气通络法，口服补阳还五汤对参与 CSM 术后神经功能恢复的理化因子有调节作用，对术后神经功能恢复有积极作用。

另一项临床研究观察了具有补气通络效果的益气通络汤治疗 CSM 术后残余脊髓神经功能障碍的临床疗效。该试验纳入 2012 年 3 月至 2015 年 3 月的 CSM 行颈椎前路手术患者 56 例，随机分成试验组和对照组，每组各 28 例。两组病例术后均执行预防感染及镇痛治疗，预防感染 1 天，镇痛 3 天。试验组于术后第 1 天开始口服益气通络汤，早、中、晚分服，

1剂/d，7天为1疗程，连续服用4周。所有患者手术前及停服中药后行常规的血尿常规、肝肾功能检查。研究结果显示，试验组在第8周（13.54 ± 1.45）分、第12周（13.57 ± 1.4）分，JOA评分较对照组改善，差异均有统计学意义（P<0.05）。试验组在第4周（34.14 ± 2.62）分、第8周（34.36 ± 2.68）分、第12周（34.50 ± 2.6）分，脊髓功能状态评分较对照组改善，差异均有统计学意义（P<0.05）。从而提示CSM术后服用益气通络汤，能够改善麻木、冷胀、紧束、沉重、步态不稳等残留症状，进一步促进受损的脊髓神经功能恢复。

此外，一项RCT观察了通痹胶囊配合颈前路零切迹椎间融合内固定系统（zero profile anterior cervical interbody fusion system，Zero-P）治疗CSM患者的疗效及对氧化应激状态的影响。将2014年3月至2016年3月治疗的112例CSM患者随机分为试验组与对照组。对照组患者行Zero-P治疗，术后给予预防感染、补液、抗凝、抗炎止痛、营养神经等治疗，指导患者进行功能锻炼。试验组在对照组治疗基础上于术后第1天给予通痹胶囊口服，2粒/次，3次/d，疗程为6个月。结果表明，两组治疗第1、3、6个月的JOA评分、椎间隙高度、颈椎Cobb角、Barthel指数评定量表评分较治疗前均明显升高（P<0.05），NDI、VAS评分较治疗前均降低（P<0.05），试验组上述指标改善情况均明显优于对照组（P<0.05）。两组治疗后血清脂质过氧化产物丙二醛水平均降低（P<0.05），而超氧化物歧化酶水平升高（P<0.05），试验组上述指标改善情况显著优于对照组（P<0.05）。该研究提示通痹胶囊联合Zero-P治疗CSM能够显著改善患者临床症状，促进颈椎曲度及椎间隙高度的恢复，减轻患者疼痛并提高独立活动功能，这可能与抑制患者氧化应激状态有关。

（二）非药物疗法

推拿手法治疗CSM的系统评价检索了截至2015年5月10日的RCT，以《中医病证诊断疗效标准》为主要结局指标，JOA评分为次要结局指标。由于推拿手法在该病严格的适应证，最终纳入4篇文献，涉及患者350例。原始研究比较了试验组（采用单纯推拿手法治疗）和对照组（采用其他疗法治疗，如针灸、理疗等）治疗CSM。与对照组相比，3项研究合并结果显示推拿手法治愈率更高（RR=1.44；95%CI：1.01~2.06；P=0.04）。有效率方面，3项研究合并结果尚不能认为推拿手法治疗有效率优于对照组（RR=1.08；95%CI：0.85~1.37；P=0.52）。JOA评分方面，仅有1项研究表明试验组在上肢感觉功能、上肢运动功能、下肢感觉功能、下肢运动功能、膀胱功能及躯干感觉功能6个方面优于对照组。所有研究均未描述不良反应发生情况。

（三）综合疗法

在治疗CSM的综合疗法临床研究中，中医综合治疗与中西医结合治疗方案均有报道。中药、推拿手法、电针组成的中医综合疗法治疗CSM，选择2009年1月至2012年12月的CSM患者60例，随机均分为试验组和对照组。试验组采用颈椎病Ⅲ号方组方，1剂/d；颈椎旋提手法，3次/周；配合电针，以颈夹脊穴、手三里、足三里为主穴，臂臑、曲池、外关、合谷、环跳、风市、阳陵泉、悬钟为辅助穴，选择疏密波形，定时15min，3次/周。对照组采用牵引治疗，30min/次，1次/d；配合口服腺苷钴胺片，500μg/次，3次/d，加维生素B_1片，10mg/次，3次/d；并用电脑中频治疗仪理疗，治疗部位为颈背部，20min/次，3次/周。两组均连续治疗 3 周，于治疗后 3 个月进行随访，采用“北医三院颈椎脊髓功能状态评定法”进行效果评定。治疗后试验组（50.20 ± 8.28）分和对照组（44.06 ± 9.15）分，脊髓功能状态评分与治疗前比较，组内和组间差异均具有统计学意义（$P<0.01$）。3 个月后，试验组（51.13 ± 8.38）分、对照组（43.20 ± 11.65）分，脊髓功能状态评分与治疗 3 周时比较，组内和组间差异具有统计学意义（$P<0.01$）；治疗组有效率为 93.3%，对照组为 83.4%，差异有统计学意义（$P<0.05$）。然而颈椎曲度、角度位置、水平位移、突出物矢状径、椎管矢状径等影像学观察同组治疗前后及组间比较差异均无统计学意义；两组 CSM 患者治疗前后体感诱发电位比较，即 N13-N20 潜伏期差值比较，差异亦无统计学意义。研究认为 CSM 中医综合治疗效果肯定，影像学及体感诱发电位指标评估中医综合疗法安全可行，且影像学可作为保守治疗选择的依据。

中西医结合治疗 CSM 研究方面，有学者观察中药益气化瘀方结合神经妥乐平对 CSM 术后患者神经功能恢复、生活质量及氧化应激反应的影响。选取 68 例 CSM 患者，随机分为试验组和对照组各 34 例。两组患者颈椎手术均实现颈脊髓减压，术后均常规给予抗感染、补液等治疗，颈托外固定 2 周。对照组术后给予神经妥乐平口服，4 片 /d，分早晚 2 次服；试验组则予神经妥乐平和益气化瘀颗粒剂口服治疗，1 剂 /d，分早晚 2 次冲服。两组均连用 1 个月。于术后 2 周、1 个月、3 个月、6 个月和 1 年进行随访。观察指标包括颈椎 JOA 评分、NDI 评分、脂过氧化产物丙二醛（malondialdehyde，MDA）、总抗氧化能力（total antioxidant capacity，T-AOC）、去甲肾上腺素（norepinephrine，NE）及皮质醇（cortisol，Cor）水平。研究结果显示，两组 CSM 患者术后各时间段颈椎 JOA 评分均明显高于术前（$P<0.05$）；患者术前、术后 2 周及术后 1 个月、术后 3 个月颈椎 JOA 评分比较无显著统计学差异（$P>0.05$），试验组术后 3 个月、6 个月、1 年的颈椎 JOA 评分均明显高于对照组（$P<0.05$）。患者术后各时间段 NDI 评分均明显低于术前（$P<0.05$），试验组患者术后 2 周、1 个月、3 个月的 NDI 评分均明显低于对照组（$P<0.05$），但术后 6 个月、术后 1 年，两组 NDI 评分比较无显著统计学差异（$P>0.05$）。治疗 1 个月后，试验组血清 MDA、NE 及 Cor 水平均明显低于对照组，T-AOC 水平明显高于对照组，有显著统计学差异（$P<0.05$）。研究认为，益气化瘀方联合神经妥乐平治疗 CSM 在早期可通过消炎止痛、减轻氧化应激反应作用，减轻术后患者疼痛，保护神经，改善患者生活质量，在长期疗效中能够显著促进患者术后神经功能恢复。

第三节　临床指南与专家共识

一、国际临床指南与专家共识

（一）退行性颈神经根病变的诊断和治疗（2011 版）

北美脊柱协会（the North American Spine Society，NASS）于 2011 年发布了退行性病变所致颈神经根病变（cervical radiculopathy，CR）的诊断与治疗循证临床实践指南。所有文献检索截至 2009 年 5 月，由至少三名评审员使用 NASS 采用的标准化证据水平对文献进行独立评分。同时，综合专家组提出的系列临床问题，共制定 18 个临床问题，涉及退行性疾病引起的颈神经根病的定义、自然史、诊断和治疗等。为每个问题建立了一个证据等级表，通过工作小组讨论并结合循证医学证据，得出针对临床问题的最终推荐意见，所有证据均有不同证据等级的推荐意见。该指南的建议有助于医生对这种常见疾病进行最佳有效的治疗和功能恢复。

在制定的 18 个临床问题中，除了明确 CR 的定义、自然史、体格检查与影像学检查外，重点推荐了评估 CR 最恰当的结局指标：NDI、VAS、SF-36 和 SF-12。推荐治疗部分，仍推荐手术为治疗 CR 的主要方法。中医药疗法相关的药物疗法缺乏相关临床证据；手法治疗缺乏相关临床证据，且有文献报道手法治疗容易引发脑血管病变等不良事件，在临床使用前使用影像学检查可以减少不良事件发生；针灸等辅助疗法缺乏高质量临床证据，虽然可以改善疼痛症状，但是相对于 CR 患者的自然史而言，其改善效果有待商榷，临床可以考虑使用。具体内容见表 1-1。

表 1-1 北美脊柱协会 CR 循证临床实践指南治疗推荐意见

干预措施	推荐意见
手术	与内科 / 介入治疗相比，手术干预被建议用于快速缓解退行性疾病引起的颈椎病症状（推荐等级 B），长期疗效良好（推荐等级 C）
药物疗法	缺乏临床证据支持药物疗法治疗 CR
物理治疗 / 功能锻炼	缺乏临床证据支持物理治疗 / 功能锻炼治疗 CR。但是治疗时应考虑患者情绪因素（推荐等级 Ⅰ）
手法 / 整脊疗法	缺乏临床证据支持手法 / 整脊疗法治疗 CR，应进一步关注手法操作安全性，治疗操作前应常规进行影像学检查，减少脑血管病变等不良事件
其他辅助治疗	缺乏临床证据支持辅助疗法治疗 CR，临床可以考虑使用。但是治疗时应考虑患者情绪因素（推荐等级 Ⅰ）

（二）颈部疼痛和相关疾病的管理：来自加拿大安大略交通伤害管理部门合作的临床实践指南（2016 版）

随着颈痛相关障碍（neck pain-associated disorder，NAD）的发病率越来越高，造成的社会经济负担日益加重，NAD 已成为值得关注的临床问题之一。根据 NAD 的症状和体征，可分为 Ⅰ ~ Ⅳ级，但由于临床中Ⅳ级病程大于六个月，且需要外科手术的介入，故不纳入研究范围。NAD Ⅰ级没有明显的结构性病理迹象或症状，对日常生活活动没有或有轻微的干扰；Ⅱ级没有重大结构性病理的迹象或症状，但对日常生活活动有重大干扰；Ⅲ级没有主要结构病理学的体征或症状，但存在神经学体征，如深腱反射下降，虚弱或感觉缺陷。

NAD 的临床管理常常具有挑战性，且目前临床实践指南的质量参差不一，Pierre Côté 等人基于此情况与加拿大安大略交通伤害管理部门合作，检索 1990 年 1 月到 2015 年 1 月相关文献，为病程小于 6 个月的 NAD（Ⅰ ~ Ⅲ级）的管理制定了一份临床实践指南。该指南围绕近期发病（病程 0~3 个月）和持续性（病程 4~6 个月）NAD（Ⅰ~Ⅲ级）的成年人的治疗康复，旨在为颈部疼痛及其相关疾病制定循证临床实践指南。

该指南基于对文献的系统审查和最新的循证证据，提出了 6 条建议，重点推荐了颈部运动作为主要干预措施，不推荐使用止痛剂或牵引来治疗颈痛。针刺、认知行为疗法和生物反馈等循证证据不足，不能说明其对Ⅰ~Ⅱ级 NAD 的有效性。从 2008 年起，有高质量的 RCT 证明综合疗法（功能锻炼＋手法治疗）对近期发病（病程 0~3 个月）NAD 疗效确切，并且艾扬格瑜伽、气功和手法治疗可能有益于持续性（病程 4~6 个月）NAD 患者。具体内容见表 1-2。

表 1-2 《颈部疼痛和相关疾病的管理：来自安大略交通伤害管理部门合作的临床实践指南》的干预措施汇总

NAD 分级、分期	推荐内容	不推荐内容
Ⅰ~Ⅱ级，近期发病（病程 0~3 个月）	无监督的颈部活动范围练习 综合疗法（自我活动，无监督的颈部活动范围练习，肌肉松弛剂）	以口头或书面形式的健康宣教、放松类手法操作、佩戴颈托、肌肉电刺激、热疗、电针疗法
Ⅰ~Ⅱ级，持续性（病程 4~6 个月）	有监督的气功练习 艾扬格瑜伽 综合疗法（颈椎活动度内的颈部锻炼、手法操作、低水平激光治疗、非甾体抗炎药）	有监督的高剂量功能锻炼、放松类手法操作、经皮神经电刺激、肌肉电刺激、脉冲短波透热疗法、热疗、电针、肉毒杆菌毒素注射
Ⅲ级，近期发病（病程 0~3 个月）	健康宣教 有监督的分级颈部功能强化运动	低水平激光治疗、间歇性颈椎牵引、佩戴颈托

（三）近期发病的 CR 患者非手术治疗的国家临床指南（2017 年）

由丹麦卫生署牵头编写的《近期发病的 CR 患者非手术治疗的国家临床指南》于 2017 年发布，文献检索截至 2014 年 12 月，工作组基于对文献的系统回顾和 Meta 分析，平衡循证证据、不良事件与患者选择偏好，提供了 9 项近期发病（12 周内）的 CR 患者的非手术治疗建议，运用 GRADE 方法对建议进行推荐分级。

CR 治疗方面，主要涉及健康宣教、功能锻炼、药物疗法、手法治疗、中医按摩和针灸等干预措施。然而由于存在较高的偏倚、纳入样本量小等原因，纳入的 RCT 质量较低，缺乏高质量临床证据。指南的治疗建议主要基于间接证据和工作组成员共识。中医药疗法相关的中医按摩、针灸疗法被认为是一种补充替代疗法，指南建议在其他治疗基础上使用，由于缺乏临床证据支持，推荐在其他疗法无效或有不良反应发生时使用，若出现不良事件，应立即停止使用（表 1-3）。

（四）颈部疼痛（2017 年）

美国物理治疗协会（American Physical Therapy Association，APTA）骨科学组基于 2008 版指南于 2017 年更新发布了 *Neck Pain：Revision 2017*，更新了具有循证证据支持的颈部疼痛（neck pain，NP）的分类、诊断、结局指标、干预措施及预后，主要供骨科物理治疗师及临床医师参考使用。工作小组检索了 2007 年 1 月至 2016 年 8 月的相关文献，注重纳入相关主题的系统综述和 Meta 分析，运用 GRADE 分级法对建议推荐使用。建议等级从高至低依次为 A、B、C。

表 1-3 近期发病的 CR 非手术治疗方法及推荐意见

干预措施	推荐意见	是否有循证证据支撑
手法治疗	弱推荐	是
颈部牵引	弱推荐	是
颈部运动控制锻炼	弱推荐	是
使用非阿片类中枢性镇痛药替代非甾体抗炎药	考虑使用	否
健康宣教	考虑使用	否
个体化、定向运动治疗	考虑使用	否
中医按摩	一般不考虑使用	否
针灸	一般不考虑使用	否

诊断方面，指南仅推荐了 X 线检查作为 NP 的常规影像学检查项目，并强调虽然存在 NP 症状，但是可能存在影像学的假阴性现象，是否常规使用 CT、MRI 等影像工具仍有争议。对纳入的证据进行回顾性分析后，根据临床症状持续时间划分 NP 阶段：急性期（<6 周），亚急性期（6~12 周），慢性期（>12 周）。关于 CR 治疗，表 1-4 列出指南中对 NP 患者具体干预措施的建议，指南采用了基于疾病全周期的干预分解思路，将 NP 分为 NP 伴活动障碍、NP 伴运动协调障碍、NP 伴头痛（颈源性）、NP 伴放射痛（神经根性）四型。治疗颈痛建议多为建议等级 B、C，认为颈椎病的康复治疗手段应以非手术治疗为主。结局指标方面，应评估与疼痛、颈椎功能、生活质量和社会心理变化的相关评分。后期的康复评定主要包括结局指标、活动与参与受限评估及躯体损伤评估三部分。

表 1-4 颈部疼痛：2017 年临床实践指南修订版干预方法建议

颈痛类型	病程	具体干预措施
NP 伴活动障碍	急性期	胸廓操作，颈部关节活动度练习计划，以及肩胛骨胸廓和上肢伸展和加强练习（建议等级 B）；颈椎操作和 / 或活动（建议等级 C）
	亚急性期	颈肩带耐力运动（建议等级 B）；胸部操作，颈椎操作和 / 或活动（建议等级 C）
	慢性期	使用多模式干预方法，包括胸部 / 颈椎操作或活动；颈椎 / 肩胛骨胸椎区域的混合运动、耐力训练；干针刺 / 间歇性牵引（建议等级 B）；颈肩及躯干耐力锻炼方法，以及患者的教育和咨询策略（建议等级 C）
NP 伴运动协调障碍	急性期	教育患者尽快恢复正常的、非活动性的事故前活动，尽量减少颈托的使用以减少疼痛和增加关节活动度；向患者保证，预计将在 2~3 个月内恢复（建议等级 B）；对预期经历中度到缓慢恢复并持续损伤的患者使用多模式干预方法（建议等级 B）；向病情进展为慢性的风险较低的患者提供由早期建议、锻炼指导和教育组成的单一课程，全面的锻炼计划以及 TENS（建议等级 C）
	慢性期	患者教育和提供建议；动员结合个体化、渐进式次极量运动计划；TENS（建议等级 C）

续表

颈痛类型	病程	具体干预措施
NP 伴头痛(颈源性)	急性期	提供有监督的主动活动训练指导(建议等级 B);利用 $C_{1\sim2}$ 自我障碍训练(建议等级 C)
	亚急性期	颈部操作和活动(建议等级 B);$C_{1\sim2}$ 自我障碍训练(建议等级 C)
	慢性期	颈肩或颈胸操作或活动,拉伸和耐力锻炼(建议等级 B)
NP 伴放射痛(神经根性)	急性期	活动和稳定训练、激光,短期使用颈托(建议等级 C)
	慢性期	机械间歇性颈部牵引并结合其他措施(建议等级 B);提供教育和咨询,鼓励患者参与锻炼活动(建议等级 B)

(五) 最佳实践建议:颈部疼痛患者的手法治疗管理(2019 年)

美国国家健康科学大学基于现有的循证医学证据与领域专家意见,于 2019 年发布了《最佳实践建议:颈部疼痛患者的手法治疗管理》。该指南涵盖了手法临床诊疗颈部疼痛的各个方面,注重诊疗全流程的制定与管理,包括诊断、评估、治疗及转诊。56 名专家针对内容草案进行评分(9 分制),经过 3 轮修改与评审,将中位数评分为 7~9 分或者 80% 以上评审专家评分为 7 的条目认定为共识条目。

该指南主要推荐了以手法治疗为主,结合健康宣教、功能锻炼的多模式治疗方法,同时根据 NP 病程长短推荐治疗策略。NP 可分为急性期(病程<6 周),亚急性期(6 周 ≤ 病程 ≤ 3 个月),慢性期(病程>3 个月),同时包括颈痛相关障碍(neck pain-associated disorder,NAD)、鞭击伤(whiplash-associated disorder,WAD)。不同阶段的治疗原则大致相同。病程持续时间越长、症状越重,预后越差。对于疗效的评估,指南推荐使用 NDI、数字分级评分法(numerical rating scale,NRS)、患者特定功能量表(patient-specific functional scale,PSFS)结合体格检查进行评估。指南还阐述了在治疗过程中,除考虑疾病病程外,还需考虑其他因素,如神经功能障碍。但只要未出现明显进行性神经功能缺损,均可采用以手法治疗为主的多模式治疗方法(表 1-5)。

表 1-5 以手法治疗为主的多模式疗法治疗颈部疼痛

疼痛情况	治疗策略	治疗频率	疗效评估
急性期、亚急性期 NP	手法治疗;渐进性功能锻炼;瑜伽训练;强调健康宣教,考虑将观察等待和临床监测作为急性期的循证治疗选择。同时,可结合颈椎牵引一类的被动物理治疗	手法的最佳治疗频率缺乏循证证据支撑;渐进性功能锻炼为 1 周 2 次,持续 6 周;瑜伽训练为 1 周 1 次,持续 9 周	每 6~8 次治疗进行 1 次疗效评估
慢性期 NP	手法治疗;针刺治疗;功能锻炼;力量训练;压力管理课程。同时,可结合颈椎牵引一类的被动物理治疗	手法治疗每次 60 分钟,1 周 3 次,持续 4 周;力量训练每次 20 分钟,1 周 3 次	每 6~12 次治疗进行 1 次疗效评估
NAD、WAD	手法治疗;功能锻炼;健康宣教	1 周 3 次,持续 4 周。严重疼痛(NRS 评分 7~10 分)与中重度功能障碍患者 1 周 7 次治疗,持续 1 周	每 6~12 次治疗进行 1 次疗效评估

二、国内临床指南与专家共识

（一）颈椎病诊治与康复指南（2010 版）

随着现代从事低头工作方式的人群增多，以及空调的广泛使用，人们屈颈和外感风寒湿邪的机会不断增加，造成颈椎病的患病率不断上升，且发病年龄有年轻化的趋势。

中国康复医学会颈椎病专业委员会于 2010 年 8 月发布《颈椎病诊治与康复指南》，对其分型、临床表现、诊断标准、治疗方法、预防途径进行详细叙述。根据受累组织和结构的不同，指南将颈椎病分为颈型（又称软组织型）、神经根型、脊髓型、交感型、椎动脉型、其他型（目前主要指食管压迫型）、混合型。影像学检查方面，指南推荐使用 X 线作为判断颈椎损伤严重程度、选择治疗方法、评价疗效等的影像学基础。常拍摄全颈椎正侧位片，颈椎伸屈动态侧位片，必要时拍摄颈椎 1~2 开口位片和断层片。推荐 MRI 作为颈椎病、颈椎损伤、肿瘤的诊断。脊髓内出血或实质性损害一般在 T_2 加权图像上表现为暗淡和灰暗影像；而脊髓水肿常以密度均匀的条索状或梭形信号出现。推荐使用经颅彩色多普勒（transcranial Doppler，TCD）、数字减影血管造影（digital subtraction angiography，DSA）、磁共振血管成像（magnetic resonance angiography，MRA）探查基底动脉血流、椎动脉颅内血流，推测椎动脉缺血情况，主要用于诊断椎动脉型颈椎病。颈椎病的治疗部分，指南推荐建议主要见表 1-6。

表 1-6 颈椎病诊治与康复指南中医药治疗建议

干预措施类型	具体治疗建议	
中医中药治疗	中药内服	颈型颈椎病：推荐使用桂枝加葛根汤、葛根汤
		神经根型颈椎病：以痛为主，瘀阻寒凝者，推荐使用身痛逐瘀汤；湿热证者，推荐使用当归拈痛汤
		椎动脉型颈椎病：头晕伴头痛，偏瘀血者，推荐使用血府逐瘀汤；偏痰湿者，推荐使用半夏白术天麻汤；头晕头胀如裹，胁痛、口苦、失眠，推荐使用温胆汤；头晕神疲乏力、面色少华者，推荐使用益气聪明汤
		脊髓型颈椎病：肌张力增高者，推荐使用复元活血汤；下肢无力、肌肉萎缩者，推荐使用地黄饮子合圣愈汤
	中药外治	推荐使用具有行气散瘀、温经散寒、舒筋活络或清热解毒功效的中药制剂，应用在颈肩、手臂等部位
	推拿和正骨手法	推荐使用基本手法：摩法、揉法、点法、按法、扳法 禁忌证：椎动脉型、脊髓型患者不宜施用后关节整复手法。可疑椎管内肿瘤、椎管发育性狭窄、脊髓受压、椎体及附件骨性破坏、后纵韧带骨化患者，有明显精神障碍者，以及诊断不明的情况下，禁止使用任何推拿和正骨手法
	针灸疗法	推荐使用，并可施加适当手法刺激

（二）WHO 西太平洋区域传统医学治疗 CR 临床实践指南（2011 年）

随着中医药疗法在 CR 预防、诊断、治疗、康复方面的研究不断深入，包括针对 CR 中医证型辨证论治规律的探讨、颈复康颗粒等中药新药的开发应用、中医综合治疗方案的随机对照临床试验等，在运用中医药治疗 CR 的模式与方法上基本达成了共识，逐步形成了针对 CR 的中医药治疗方案，并自 2001 年以来开展了多中心的随机对照临床试验，对治疗方案进行了疗效评价，力求提供高质量临床证据。由我国专家学者主导的 WHO 西太平洋区域传统医学治疗 CR 临床实践指南于 2011 年 1 月发布，该指南系统收集、评价、综合我国中医药领域颈椎病临床研究证据，同时结合领域知名专家经验制定（表 1-7）。

表 1-7 WHO 西太平洋区域传统医学治疗 CR 及推荐意见

干预措施	是否纳入系统评价	推荐意见
中药	否	采用补益肝肾、益气活血化瘀法为基本治法，葛根、白芍、羌活、川芎、桂枝为高频药物，推荐强度 B
手法	否	可显著改善颈臂疼痛、颈椎活动度、颈部压痛等症状体征，其安全性在于手法操作的规范性、可控性和可重复性，有多项 I 级临床证据，推荐强度 A
针灸	否	以腹针、毫针和电针最为常用，以局部取穴法为主，颈夹脊、风池、曲池、外关、合谷、阿是穴等为高频穴位，推荐强度 B
牵引	否	疗效确切，适用于 CR 的急性期、缓解期和后遗症期，缺乏高质量临床证据，推荐强度 B
针刀	是	疗效确切，缺乏远期疗效评估，高质量临床证据较少，推荐强度 B
综合疗法	否	目前尚未形成高级别证据支持的成熟综合治疗方案，推荐强度 C
康复	否	在 CR 各期均可使用，缺乏高质量临床证据与不良事件报道，推荐强度 C
护理	否	对预后与提高生存质量有重要作用，缺乏高质量临床证据，推荐强度 C

指南主要供初级保健医生、骨科医生、中医科医生及其他相关科室医生和护士参考使用。主要目的是推荐有循证医学证据的 CR 的中医药诊断与治疗方法，规范临床医生、护理人员使用中医药治疗 CR 的相关操作；加强对 CR 患者的疾病全流程管理；提高患者及其家属对 CR 防治知识的知晓率。证据分级标准参考刘建平教授提出的关于传统医学证据体的构成及证据分级的建议，推荐强度参考美国国家临床指南交换所建议分级划分标准，并作适当修改。

随后，参考第三方运用 AGREE 工具对该指南进行独立评价的意见，指南编写小组于 2015 年启动了指南修订工作，在参与人员、清晰性与可读性、应用性等方面加以改进，补充了 CR 中医药疗法系统评价、综合疗法治疗 CR 高质量临床证据。此外进一步细化干预措施，将针灸疗法分为针刺、艾灸两个模块，对手法不同表述（如英文通常有以下几种翻译：massage，manipulation，mobilization，manual therapy）的证据也会有所区分，同时增加 "功能锻炼" "颈围" 等干预措施的推荐意见。

（三）应用改良德尔菲法制定 CR 治疗专家共识（2015 年）

我国国内各地区 CR 治疗方案存在较大差异，且部分治疗方式缺乏高质量循证证据支撑，影响了 CR 的规范诊疗。通过检索 2002 年 1 月至 2012 年 1 月相关文献，参考国内诊疗资料及规范,制定专家共识草案,涉及非手术治疗有效比、颈部制动、理疗、药物治疗、手术适应证、手术禁忌证、颈前路手术减压、颈前路手术内固定植入 8 个方面,包含 23 个问题。2012 年 2 月至 2014 年 6 月,30 名全国范围内脊柱领域的专家团队基于德尔菲法进行三轮问卷筛选和匿名投票,对草案内容进行筛选优化,最终在 7 个方面共 18 个问题达成共识,纳入专家赞同百分比 ≥ 70% 的项目,最终形成 CR 的中国专家共识意见。具体意见见表 1-8。

表 1-8 基于德尔菲法达成共识的治疗方案

共识意见	具体内容	是否有循证证据支撑
手术适应证	颈肩痛明显,疼痛、麻木向一侧或双侧上肢放射,持续 8 周以上,经保守治疗无效者,或患者有明确要求	否
手术禁忌证	有严重内科疾病,年老体弱不能耐受者;有精神疾患者;有严重的四肢广泛肌肉萎缩及脊髓功能障碍者	否
手术方式	颈椎前路椎间隙减压 + 融合,颈椎前路椎间隙减压 + 人工颈椎间盘植入,局部神经根减压	是
非手术治疗有效比	约 90% 神经根型颈椎病患者的临床表现可通过保守治疗缓解,仅 10% 患者经保守治疗无效而需手术治疗	是
颈部制动	症状较轻或站立活动时应佩戴颈托制动;症状较重或卧位休息时推荐平卧硬板床制动,治疗期间应尽可能卧床,并减少坐位及屈颈动作,时间 1~3 周	是
理疗(选择性推荐)	持续颈部牵引、针灸治疗、红外线频谱照射等改善症状	是
药物治疗	非甾体抗炎药(NSAID),阿片类止痛药物,神经营养药物,选择性推荐肌肉松弛剂、脱水药、类固醇类药物	否

在达成共识的治疗意见中,手术治疗 CR 共有 3 条建议,包括 CR 手术适应证、手术禁忌证、手术方式。非手术治疗 CR 共有 4 条建议,包括非手术治疗有效比、颈部制动、理疗(选择性推荐)、药物治疗。中医药疗法只有针刺被纳入选择性推荐选项中,且具备循证证据支撑。“颈肩肌肉的放松按摩”“活血化瘀等中药类”均未被纳入最终共识。

(四)颈椎病的分型、诊断及非手术治疗专家共识(2018 年)

为了进一步规范颈椎病的诊断及临床治疗,由《中华外科杂志》编辑部牵头组织,分别于 1984 年、1992 年和 2008 年发表颈椎病专题座谈会纪要相关内容。在此基础上,根据近年来国内外颈椎病最新研究进展,结合颈椎病临床诊疗实际情况,重点就颈椎病的临床诊断、分型及非手术治疗问题进行了深入讨论。经过对专家提出建议的归纳和争议问题的梳理,形成了专家共识,于 2018 年发表。

临床诊断方面,该共识认为同时具备以下三点方可诊断为颈椎病:具有颈椎病的临床表现;影像学检查显示颈椎椎间盘或椎间关节有退行性改变;具备相应的影像学依据,即影像学所见能够解释临床表现。分型方面,共识明确了颈型、神经根型、脊髓型颈椎病的分型,将椎动脉型、交感神经型归为其他型。治疗方面,共识主要就非手术疗法方面形成专家建议,认为非手术疗法应被视为颈型、神经根型及其他型颈椎病的首选和基本疗法，且明确了临床实际应用原则。其中，推荐使用中医药疗法的手法疗法，但是建议谨慎使用旋转类手法，避免脊髓损伤等不良事件发生。具体内容见表 1-9。

表 1-9 《颈椎病的分型、诊断及非手术治疗专家共识（2018）》治疗建议

疗法类型	应用原则
头颈牵引	以安全、有效为前提，强调小重量、长时间、缓慢、持续的原则。牵引重量为患者体重的1/14~1/12。同时可在牵引下进行颈背部肌肉锻炼
物理治疗	颈托制动、热疗、电疗等治疗方法，可能有助于改善症状
运动疗法	适度运动有利于颈椎康复，但不提倡使颈椎过度活动的高强度运动
药物疗法	非甾体抗炎药、神经营养药物及骨骼肌松弛类药物有助于缓解症状
传统医学疗法	可予以适度按摩，但应慎重操作。手法治疗颈椎病（特别是旋转手法）有造成脊髓损伤的风险，应谨慎应用

第四节　研究述评与展望

颈椎病作为骨科最常见的退行性疾病之一，具有病程较长、发展隐匿、易迁延反复、致残概率较高等特点，严重威胁我国人民的健康及生命财产安全。寻求安全可靠、疗效确切、价格低廉的颈椎病防治方法符合“全民健康”“健康中国”的国家健康战略需求。作为颈椎病保守治疗方案中的常用治疗方法，中医药在颈椎病的防治工作中占据重要地位，其诊疗手段多样、兼具基础理论指导与临床实践经验、治疗安全性高、无明显副作用且临床疗效确切，适宜于大范围推广应用。但目前的研究显示，中医药防治颈椎病的研究质量及整体循证证据等级仍较低，不足以支持中医药疗法的推广应用。2011 年发布的《WHO 西太平洋区域传统医学治疗 CR 临床实践指南》着重推荐中医药疗法对神经根型颈椎病的诊断、治疗、康复全过程，手法治疗推荐等级为 A，其余疗法推荐等级均较低，未得到高质量临床证据支持；2015 年发布的《基于德尔菲法构建神经根型颈椎病保守治疗的专家共识》仅将中医药疗法中的针刺纳入选择性推荐建议中。中医药防治颈椎病的临床研究质量控制方面仍有诸多困难与挑战，而如何克服这些困难并进一步提升中医药治疗颈椎病的临床研究证据等级，是促进中医药现代化，实现国家全民健康战略的重中之重。

一、中医药防治颈椎病临床研究面临的挑战

颈椎病属于骨科慢性疾病，具有高发病率、易迁延反复、患者生活质量低等特点，中医药防治颈椎病临床研究所存在的许多困难与颈椎病自身的疾病特点及中医药治疗本身的特点密切相关。

（一）颈椎病患者观察周期的确定及随访存在难度

由于颈椎病易迁延反复且具有一定的自愈倾向，因此该病的症状变化是一个渐变且反复的过程，在临床研究时设立访视次数相对较多，研究周期较长，故需在治疗结束后进行多次、长期随访。对于访视与随访次数较多的临床研究项目，保证临床数据的完整性、真实性以及受试者、研究者的依从性是存在难度的。另外，中医药疗法中可涉及中药口服外用、手法、针灸、功能锻炼等干预措施，不同的干预措施相对应的治疗周期、治疗频次各有特点，也需要依据其特点设置符合规律及临床研究原则的观察时间和随访方案。同时，颈椎病分型众多，根据2018年度由《中华外科杂志》颁布的颈椎病专家共识，颈椎病被分为颈型、神经根型、脊髓型颈椎病和其他型等四种类型，而不同类型的颈椎病具有不同的病程特点，且其适宜的中医药防治策略及用药时间也有差异。这些客观因素都导致了设置颈椎病患者观察周期及随访周期的难度增大。

（二）临床经验对部分疗法的疗效有显著影响

部分中医特色非药物干预措施属于技能型操作技术，临床医师的治疗经验与技能熟练度，或患者对锻炼方式的熟练程度，可能与其治疗效果密切相关，如手法治疗、针灸治疗、传统功法、功能锻炼等。某些技术操作不当甚至会产生严重不良反应，如手法操作不当时可能导致颈动脉粥样斑块脱落、周围软组织挫伤等不良反应，严重时甚至可导致脊髓损伤；针刺治疗操作不当时可能导致晕针、滞针等不良反应。在研究开展过程中，不仅要对治疗操作者进行严格的培训与考核，还应关注不同研究者操作实施时可能存在的差异。如何保证各中心研究者在“同质”的水平下开展治疗与临床评价，是验证中医药干预措施疗效的难点之一。

（三）缺乏可靠的疗效评价指标

颈椎病本身缺乏可靠且公认的客观疗效评价指标。大多数骨与关节退行性疾病可选择非手术治疗，具有严格手术适应证的患者建议首选手术治疗。与重大心脑血管疾病的结局事件不同，颈椎病一般缺乏类似“死亡”“残疾”等明确的结局指标，临床疗效评价指标以主观疗效指标为主，如疼痛、麻木症状的改善程度评估等。该类症状程度的变化难以进行充分的定量评价，一般以定性评价为主；为系统、规范、相对客观评价该类指标，增强研究的可信度，现临床多采用量表形式半定量研究症状程度的变化。以颈椎病最常见的一种类型——神经根型颈椎病为例，北美脊柱协会推荐颈椎功能障碍指数（NDI）、健康调查量表（SF-36，SF-12）、视觉模拟评分法（visual analogue scale，VAS）作为其评价指标，但这些指标相对主观，结合颈椎病的自愈倾向，便很难明确治疗方案的疗效是否确切。另外，目前许多临床研究基于以上的评分或量表总结出“有效率”或“显效率”等评价指标，但这些指标本质上来源于评分或量表，同样难以客观反映疗效。在访视与随访过程中，保证主观评价指标相对客观化，同样是研究结果得到公认的难点。

（四）影像学技术的测量误差

在颈椎病的临床诊断及分型过程中，通常会采用影像学资料进行诊断与疗效评价。影像学数据库的建立与有效管理，一方面能够使研究者方便快捷地核查受试者真实信息，完成影像学数据的溯源,提高数据分析的可靠性;另一方面有利于积累同一病种的影像学信息,为临床真实世界评估提供基础数据。但目前,影像学技术仍存在测量误差,难以稳定地评价疗效,且相关的影像学资料库仍较少见。在临床疗效评价中,如何减少影像学指标的测量误差,是提高研究真实性和可靠性的重要挑战。

二、中医药防治颈椎病临床研究质量控制的保障

通过成立专家指导与质量控制小组、建立操作技术培训与考核程序、形成主观数据采集标准与规范影像学数据测量流程是常用的质量控制方式,为相关临床研究的质量提供了有效保障。

(一) 成立专家指导与质量控制小组

在相关课题开展过程中,形成稳定的专家队伍,从课题的顶层设计入手能够有效保障课题方案的质量。专家指导小组通常由临床专家(包括中医、西医专家)、临床流行病学与循证医学方法学专家、医学统计学专家等构成,全程参与方案优化、中期评估、课题总结过程。此外,临床专家还需要对临床事件进行解读与判断,而方法学专家与统计学专家则需要对数据质量进行评估。如在实施国家中医药管理局中医药行业科研专项课题"脊髓型颈椎病中医综合方案防治研究"时,考虑到该类疾病患者在研究中有转向颈椎手术的可能性,因此专家指导小组在方案实施前明确规定:在研究全程,因疾病变化且符合颈椎手术指征的情况下受试者转向手术治疗定义为结局事件,并充分随访手术预后。在实施阶段,与结局密切相关的研究病例需要重点监查,必要时提交专家指导小组讨论。

另外,对于基于多中心开展的临床研究,分中心主要研究者的重视程度、研究秘书的工作态度往往决定了临床试验的成败。基于前期多项临床研究的实施经验,研究实施前组成质量控制小组至关重要,一般包括课题承担单位 2 人,课题参加单位至少 1 人。在临床研究实施方案、研究者手册与病例报告表确定后,该小组成员在临床方案实施前负责制定质量控制方案,确定其内容、具体考核指标、质控时间等。如笔者团队在组织开展国家中医药管理局中医药行业科研专项课题"脊柱失稳中医手法治疗方案及推广应用研究"时,鉴于各分中心较多的情况,由各分中心成员共同参与的质量控制小组在课题开始前即组织制定了一系列质量控制监察计划与流程,包括《退行性腰椎滑脱症课题质控监察计划》《退行性腰椎滑脱症课题现场质控监察流程》《退行性腰椎滑脱症课题现场质控监察标准》等,加深了各分中心研究者对课题的理解和认识,保障了相关研究的有序推进。

(二) 建立操作技术培训与考核程序

中医特色非药物疗法是中医治疗颈椎病的有效手段。手法、针刺等治疗十分常用,尤其以手法治疗为著,但手法的培训、量化、考核、传承一直是业内广泛关注的难点。手法治疗颈椎、腰椎疾病的临床与基础研究一直是笔者团队的研究方向之一。在科技部"十二五"科技支撑计划课题"中医骨伤的规范手法传承模式及推广应用研究"中,对不同培训传承模式下手法教学效果进行对比分析。结果表明,教学仪器培训传承模式在旋提手法治疗神经根型颈椎病手法考核时合格率较高,其传承效果优于视频教学和师承模式。该模式中采用规范

的旋提手法及旋提手法智能教学机器人，提高了手法操作的可重复性和安全性，避免了因医生旋转力超出生理范围而造成的损伤；该教学系统对学员进行量化考核，进一步规范化了手法操作，降低了因研究者手法操作误差而引起的偏倚，提高了手法研究课题实施的可靠性，提升了相关研究结果的证据等级和临床质量，促进了中医药非药物疗法的现代化进程。

（三）形成主观数据采集标准

为保证研究方案的统一实施，除制定一系列标准操作规程之外，在颈椎病的疗效观察指标中，诸如疼痛等主观评价尤为常见。以最常使用的疼痛测量工具——VAS 评分为例，该评分主要用以评估治疗前后疼痛程度的变化，虽然为国际公认测量工具，但该指标测量时也存在主观性。为降低测量性偏倚，首先是保证负责治疗的研究者与疼痛指标采集人员分离，由受试者相对客观地在标尺中记录疼痛变化，每一次治疗后签字确认。其次，关于颈肩痛或者腰腿痛的测量，疼痛程度可能会存在不同部位或者不同时间段不一致的时候，研究过程中我们统一采用治疗前后疼痛的最大值进行记录。此外，多量表的联合应用也有助于提高疗效评判的证据等级，但过多的量表条目也可能滋生患者的抵触情绪，影响结果可靠性。因此，在实际操作过程中，研究者应根据研究本身的特点选择客观且适合的疗效评判指标。

（四）规范影像学数据测量流程

在国家中医药管理局中医临床研究基地课题“旋提手法治疗椎动脉型颈椎病的多中心随机对照研究”中，为提高定量指标的客观性及可信度，减小直尺测量所造成的误差，课题组应用 ImageJ 软件对相关数据进行测量，该软件能够在一定程度上降低数据测量误差所造成的偏倚，提高结果的精确性。同时，针对同一份影像学资料，采用独立双人、多次测量的方法，以减少人为因素所造成的偏倚，对不同测量人员记录的数据采用取平均值的方法确定最终测量值。此外，通过影像组学技术，集中并分析同一临床表现患者的影像学特征，也有利于新疗效评价指标及诊断指标的发现。影像学能够最直观地观察颈椎的结构与变化，有成为诊断指标及疗效评价指标的潜力，如通过双侧椎弓根的对称程度判断手法复位效果等，应进一步挖掘这些可能用于疗效评价的客观指标，充分利用影像学技术的优势和特点，促进中医药防治颈椎病临床证据等级的提升。

三、中医药防治颈椎病临床研究的发展方向

现阶段，中医药防治颈椎病的临床研究已经广泛开展，但目前的研究仍有许多不足，需要进一步克服，这些不足也为接下来中医药防治颈椎病的临床研究指明了发展方向。

（一）遵循“证据为重、中西共识”的原则

在研究的设计、测量与评价阶段充分利用临床流行病学、循证医学、药物临床试验质量管理规范、统计学和卫生经济学等现代科学技术方法，确证单一疗法或者复杂干预措施在骨与关节退行性疾病中应用的临床优势，基于科学决策理念提供高质量证据，形成以中医药防治骨与关节退行性疾病为导向的综合医疗技术价值评价模式，彰显中医药优势。在实施层面，应选择出针对性明确的中医治疗优势病种，聚焦具有一定疗效优势和特色的中医或中西医结合治疗方案或方药、操作技术等，结合文献的系统分析，以临床效果为依据，遵循国际通

行的研究方法，采用适宜的临床结局指标，开展高质量的临床评价研究，从而获得中、西医共识疗效的评价。取得颈椎病中医药防治方案的高级别临床证据仍然是未来研究重点任务之一。

（二）规范中医诊疗信息采集并构建临床生物样本库

临床信息的规范化采集及生物样本合理地采集、处理、储存、分析是临床生物样本库构建与应用的重要内容。中医药防治颈椎病研究除需采集研究人群特征、干预措施细节信息、评价指标外，尤其应关注中医诊疗信息的规范化采集，如中医症状、证候信息，中医药干预远期随访信息等，条件具备的情况下客观采集舌象与脉象信息。开展前瞻性临床研究的过程中，将中医诊疗信息库与临床生物样本库有机结合，能够很好地实现骨伤科慢性疾病信息的统筹管理和信息共享，提升中医药医疗服务的水平，为疾病流行病学调查、预防干预和评估预后提供依据。例如，一项于 2017—2020 年开展的、通过组织北京市社区中医药防治骨质疏松症的研究，对 45~80 岁骨质疏松症患者进行血液样本采集，以探究国际公认的骨代谢指标与骨密度、中医证候等信息的关联性，建立了临床流行病学调查与标本采集、转运、处理、储存、分析的规范。该研究可为颈椎病中医药慢病防控研究提供借鉴，生物样本库的建立可进一步明确疾病的致病因素、危险因素、诊断指标、疗效评价指标，为疾病发生发展防治的探究奠定坚实的物质基础。

（三）融合现代科学技术，研发中医关键技术装备

发挥中医药在颈椎病治疗与康复中的优势，提高临床服务能力和水平，研发中医关键技术装备，既是创新的载体，也是中医药现代化发展的必然趋势。研究策略主要是融合人工智能、云计算、大数据等为代表的新一代科学技术，以中医药优势方案或技术为依托，解决中医关键技术装备研发的瓶颈问题，实现技术创新与优化，达到治疗及康复的规范化和标准化。目前，中医手法机械模拟及控制技术、针灸（针刀）治疗的优化技术和基于经筋功能状态评估的诊疗技术等是值得关注的研究内容。中国中医科学院望京医院朱立国团队联合北京理工大学研制完成旋提手法培训考核系统，将智能控制技术、交互性界面的语言和视觉分析技术等前沿科技运用到中医手法的量化培训与考核研究中，为中医手法提供了良好的实践平台，开创了科学、可重复的手法传承及评价新模式，促进了中医特色疗法的现代化进程与推广。另外，如三维有限元、多普勒彩色超声、红外血氧监测、功能磁共振成像、脑电溯源定位等全新技术也能够与中医学联合，成为评估中医特色疗法的疗效评级指标。如国外学者通过对比治疗前后的患者头颅 MRI 发现，在对颈痛患者予以胸部推拿手法治疗后，患者岛叶皮质中激活的有害刺激产生区域明显减少，而这一指标同样可用于评估手法疗效，成为全新的疗效评价指标。积极与其他学科联系，打造多学科交叉互惠新局面，将有利于中医药现代化及中医药治疗颈椎病临床研究的证据等级。

（四）整合优势资源，实现协同攻关组织模式

国家近年来相继推出“赛马机制”、“揭榜挂帅”、签订“军令状”与“里程碑”考核管理等创新性的科研组织形式，聚焦国家战略亟需解决的问题、以标志性成果产出为主的攻关任务，提倡组建优势团队实现协同创新攻关。中医药研究以预防疾病发生发展、提升临床疗

效、形成创新性成果为目标,以重点研究病种为纽带,探索中医药科技资源整合和高效运行的组织形式对科研团队大协作、大联合非常重要。以中国中医科学院为例,中国中医科学院从 2021 年实施科技创新工程,望京医院作为中医骨伤学科的项目依托单位,联合跨学科优势资源团队共同参与研究项目,实现资源共享与优势互补,同时建立了"项目依托单位—课题牵头单位—参加单位"的责任制度。整个项目以骨与关节退行性疾病中医病因病机及临床研究、创伤与运动损伤疾病特色技术与方药研究、中医骨伤康复方案研究、中医药治疗骨代谢疾病循证评价、中医骨伤关键技术装备研发作为指南方向,从科研项目 / 平台、人才计划、代表性论文、代表性专著、行业标准与指南、科技奖励、专利、产品、转化应用等方面严格制定量化的考核指标,针对完成课题研究任务的关键节点确定里程碑指标,制定研究成果共享方案,确保攻关任务的实现。

(五) 积极开展相关基础实验

现阶段中医非药物疗法临床研究的主要困难是无法通过客观疗效评价指标对疗效进行可靠评估,而这需要通过基础实验探索验证。临床研究需要基础研究进一步深入探讨其疗效机制,明确治疗靶点,促进学科认同;而相关指标的发掘亦能够作为临床疗效评价指标反哺临床研究,提升临床研究疗效指标可靠性,进一步促进相关治疗的现代化与推广应用。基础实验与临床研究相辅相成。如大量的针刺疗效基础研究的开展证实了针刺治疗的疗效机制,促进了针刺治疗的现代化进程,高水平的基础研究进一步提升了针刺治疗的认可度,提升了针刺疗法的证据等级。因此,诸多疗法的推广应用离不开高水平基础研究。

颈椎病作为中医骨伤科的优势病种,也是明确中医药疗法疗效及起效机制、促进中医药推广的媒介。基于目前研究,一方面,中医药治疗颈椎病的临床研究仍需要更高质量的循证证据提供支撑;另一方面,许多中医药特色的效应机制特别是神经内环境层面的作用机制仍不明确,从而给手法的推广和临床应用带来了困难。今后开展手法治疗颈椎病的临床与基础研究,坚持以循证评价、手法量化、疗效作用机制等内容作为主要方向,严格遵循临床研究 PICOS 设计原则,重视手法的质量控制,选择公认的评价指标,努力探索主观与客观指标相结合的临床评价方法,开展高质量的前瞻性、多中心随机对照研究来提升循证证据等级;重视从离体、在体及生物力学模型等多层面多角度证实手法治疗的科学性,深入阐释手法作用的科学内涵。综上所述,推进手法治疗标准化,进一步证实手法治疗的疗效、安全性及作用机制,是今后的努力方向。

【参考文献】

[1] D J B, M G W S, Bart J S, et al. Clinical Practice Guideline for Physical Therapy Assessment and Treatment in Patients With Nonspecific Neck Pain [J]. Physical therapy, 2018, 98 (3): 162-171.

[2] R P B, R A G, M J E, et al. Neck Pain: Revision 2017 [J]. The Journal of orthopaedic and sports physical therapy, 2017, 47 (7): A1-A83.

[3] Bono M C, Ghiselli G, Gilbert J T, et al. An evidence-based clinical guideline for the diagnosis and treatment of cervical radiculopathy from degenerative disorders [J]. The Spine Journal, 2010, 11 (1): 64-72.

[4] A M C, A B B. Nonoperative Management of Cervical Radiculopathy [J]. American family physician, 2016, 93 (9): 746-754.

[5] Vos T, Allen C, Arora M, et al. Global, regional, and national incidence, prevalence, and years lived with disability for 310 diseases and injuries, 1990â 2015: a systematic analysis for the Global Burden of Disease Study 2015 [J]. The Lancet, 2016, 388 (10053): 1545-1602.

[6] Pierre C, J J W, Deborah S, et al. Management of neck pain and associated disorders: A clinical practice guideline from the Ontario Protocol for Traffic Injury Management (OPTIMa) Collaboration [J]. European spine journal: official publication of the European Spine Society, the European Spinal Deformity Society, and the European Section of the Cervical Spine Research Society, 2016, 25 (7): 2000-2022.

[7] M D C. Complications of cervical spine manipulation therapy: 5-year retrospective study in a single-group practice [J]. Neurosurgical focus, 2002, 13 (6): 1 p following ecp1.

[8] Xue-Jun C, Min Y, Xiu-Lan Y, et al. Shi-style cervical manipulations for cervical radiculopathy: A multicenter randomized-controlled clinical trial [J]. Medicine, 2017, 96 (31): e7276.

[9] Zhen D, Kuan W, Huihao W, et al. A finite element study of traditional Chinese cervical manipulation [J]. European spine journal: official publication of the European Spine Society, the European Spinal Deformity Society, and the European Section of the Cervical Spine Research Society, 2017, 26 (9): 2308-2317.

[10] Fehlings G M, Tetreault A L, Riew D K, et al. A Clinical Practice Guideline for the Management of Patients With Degenerative Cervical Myelopathy: Recommendations for Patients With Mild, Moderate, and Severe Disease and Nonmyelopathic Patients With Evidence of Cord Compression [J]. Global Spine Journal, 2017, 7 (3S): 70S-83S.

[11] A L F. The biomechanics of cervical spondylosis [J]. Advances in orthopedics, 2012, 2012493605.

[12] Foresi B, Shah A, Meade S, et al. Tumor markers in non-small cell lung cancer spine metastasis: an assessment of prognosis and overall survival [J]. European Spine Journal, 2024,(prepublish): 1-7.

[13] Fabio G, Marc R V, Keita I, et al. Ageing and degenerative changes of the intervertebral disc and their impact on spinal flexibility [J]. European spine journal: official publication of the European Spine Society, the European Spinal Deformity Society, and the European Section of the Cervical Spine Research Society, 2014, 23 Suppl 3 (Suppl. 3): S324-332.

[14] José G, E M V D, G M C, et al. Intervertebral disc, sensory nerves and neurotrophins: who is who in discogenic pain？ [J]. Journal of anatomy, 2010, 217 (1): 1-15.

[15] Jaime G, L E H, J L C, et al. A new conceptual model of neck pain: linking onset, course, and care: the Bone and Joint Decade 2000-2010 Task Force on Neck Pain and Its Associated Disorders [J]. Spine, 2008, 33 (4S): S14-23.

[16] Healy T A, Lee S B, Walsh K, et al. Bow hunter's syndrome secondary to bilateral dynamic vertebral artery compression [J]. Journal of Clinical Neuroscience, 2015, 22 (1): 209-212.

[17] A L H, M S G, M P M, et al. Functional reorganization of the brain in humans following spinal cord injury: evidence for underlying changes in cortical anatomy [J]. The Journal of neuroscience: the official journal of the Society for Neuroscience, 2011, 31 (7): 2630-2637.

[18] Jianhua H, Feng C, Guixing Q, et al. Jingshu Keli for treating cervical spondylotic radiculopathy: The first multicenter, randomized, controlled clinical trial [J]. Journal of Orthopaedic Translation, 2021, 2744-2756.

[19] Huang F, Zhao S, Dai L, et al. Tuina for cervical vertigo: A systematic review and meta-analysis of randomized controlled trials [J]. Complementary Therapies in Clinical Practice, 2020, 39 (C): 101115.

[20] Xuecheng H, Linqiang Y, Zixian W, et al. Biomechanical Effects of Lateral Bending Position on Performing Cervical Spinal Manipulation for Cervical Disc Herniation: A Three-Dimensional Finite Element Analysis [J]. Evidence-based complementary and alternative medicine: eCAM, 2018, 20182798396.

[21] Yuancan H, Shuai L, Minshan F, et al. Cervical Spine Mechanism for Reproduction of the Biomechanical Behaviours of the Human Neck during Rotation-Traction Manipulation [J]. Applied bionics and biomechanics, 2017, 2017: 1-14.

[22] Dina L, Khan I N, Kelly H, et al. Manipulation of Dysfunctional Spinal Joints Affects Sensorimotor Integration in the Prefrontal Cortex: A Brain Source Localization Study [J]. Neural plasticity, 2016, 20163704964.

[23] Long L, Minshan F, Xin C, et al. The effect of exercise on cervical radiculopathy: A systematic review and meta-analysis [J]. Medicine, 2019, 98 (45): e17733.

[24] Long L, Xu W, Minshan F, et al. Huangqi Guizhi Wuwu Decoction for treating cervical radiculopathy: A systematic review and meta-analysis of randomized controlled trials [J]. Medicine, 2020, 99 (7): e19137.

[25] Lu Y, Cai X, Shen J, et al. Development and validation of a prediction model for vertebral recompression and adjacent vertebral fracture after kyphoplasty in geriatric patients [J]. European Spine Journal, 2024,(prepublish): 1-13.

[26] Yanwei L, Wei T, Dafang C, et al. The prevalence and associated factors of symptomatic cervical Spondylosis in Chinese adults: a community-based cross-sectional study [J]. BMC musculoskeletal disorders, 2018, 19 (1): 325.

[27] Murray L J C, Vos T, Lozano R, et al. Disability-adjusted life years (DALYs) for 291 diseases and injuries in 21 regions, 1990-2010: a systematic analysis for the Global Burden of Disease Study 2010 [J]. The Lancet, 2013, 380 (9859): 2197-2223.

[28] Samran M N, Dina L, Khan I N, et al. The effects of chiropractic spinal manipulation on central processing of tonic pain-a pilot study using standardized low-resolution brain electromagnetic tomography (sLORETA) [J]. Scientific reports, 2019, 9 (1): 6925.

[29] Elena S N, Giovanni M, Amedeo G, et al. Inflammatory mediators and signalling pathways controlling intervertebral disc degeneration [J]. Histology and histopathology, 2017, 32 (6): 523-542.

[30] Oppenheim S J, Spitzer E D, Segal H D. Nonvascular complications following spinal manipulation [J]. The Spine Journal, 2005, 5 (6): 660-666.

[31] C L P, A L. Pain, coping, emotional state and physical function in patients with chronic radicular neck pain. A comparison between patients treated with surgery, physiotherapy or neck collar—a blinded, prospective randomized study [J]. Disability and rehabilitation, 2001, 23 (8): 325-335.

[32] Daniel R, Daniel P, Rainer L, et al. Qigong versus exercise versus no therapy for patients with chronic neck pain: a randomized controlled trial [J]. Spine, 2011, 36 (6): 419-427.

[33] Sarkar J, Wolfe Q S, Ching H B, et al. Bow Hunter's Syndrome Causing Vertebrobasilar Insufficiency in a Young Man with Neck Muscle Hypertrophy [J]. Annals of Vascular Surgery, 2014, 28 (4): 1032. e1-1032. e10.

[34] Sayit E, Daubs D M, Aghdasi B, et al. Dynamic Changes of the Ligamentum Flavum in the Cervical Spine Assessed with Kinetic Magnetic Resonance Imaging [J]. Global Spine Journal, 2013, 3 (2): 69-74.

[35] Shearer M H, Carroll J L, Wong J J, et al. Are psychological interventions effective for the management of neck pain and whiplash-associated disorders？ A systematic review by the Ontario Protocol for Traffic Injury Management (OPTIMa) Collaboration [J]. The Spine Journal, 2016, 16 (12): 1566-1581.

[36] J K S, C D C, J R H, et al. Randomized trial of therapeutic massage for chronic neck pain [J]. The Clinical

journal of pain, 2009, 25 (3): 233-238.

[37] Sparks L C, Liu C W, Cleland A J, et al. Functional Magnetic Resonance Imaging of Cerebral Hemodynamic Responses to Pain Following Thoracic Thrust Manipulation in Individuals With Neck Pain: A Randomized Trial [J]. Journal of Manipulative and Physiological Therapeutics, 2017, 40 (9): 625-634.

[38] Menghua S, Yili Z, Hao S, et al. Prevalence of and Risk Factors for Community-Based Osteoporosis and Associated Fractures in Beijing: Study Protocol for a Cross-Sectional and Prospective Study [J]. Frontiers in Medicine, 2020, 7544697-544697.

[39] Sutton A D, Côté P, Wong J J, et al. Is multimodal care effective for the management of patients with whiplash-associated disorders or neck pain and associated disorders？ A systematic review by the Ontario Protocol for Traffic Injury Management (OPTIMa) Collaboration [J]. The Spine Journal, 2016, 16 (12): 1541-1565.

[40] Nicholas T. Degenerative Cervical Spondylosis [J]. The New England journal of medicine, 2020, 383 (2): 159-168.

[41] Philipp T V, Maria A W, Rainer L, et al. Qigong and Exercise Therapy for Elderly Patients With Chronic Neck Pain (QIBANE): A Randomized Controlled Study [J]. Journal of Pain, 2008, 10 (5): 501-508.

[42] Chencai W, T. L H, Talia O, et al. Detection of cerebral reorganization associated with degenerative cervical myelopathy using diffusion spectral imaging (DSI)[J]. Journal of Clinical Neuroscience, 2021, 86164-86173.

[43] Chuanling W, Fuming T, Yingjun Z, et al. The incidence of cervical spondylosis decreases with aging in the elderly, and increases with aging in the young and adult population: a hospital-based clinical analysis [J]. Clinical interventions in aging, 2016, 11 (default): 47-53.

[44] Whalen W, Farabaugh J R, Hawk C, et al. Best-Practice Recommendations for Chiropractic Management of Patients With Neck Pain [J]. Journal of Manipulative and Physiological Therapeutics, 2019, 42 (9): 635-650.

[45] Wong, J. J, Shearer, et al. Are manual therapies, passive physical modalities, or acupuncture effective for the management of patients with whiplash-associated disorders or neck pain and associated disorders？ An update of the Bone and Joint Decade Task Force on Neck Pain and Its Associated Disorders [J]. The spine journal: official journal of the North American Spine Society, 2016, 16 (12): 1598-1630.

[46] Fan X, Zujiang C, Han Y, et al. Effects of cervical rotatory manipulation on the cervical spinal cord: a finite element study [J]. Journal of orthopaedic surgery and research, 2021, 16 (1): 737.

[47] Lei Z, Ning F, Yong H, et al. Using the modified Delphi method to establish a new Chinese clinical consensus of the treatments for cervical radiculopathy [J]. European spine journal: official publication of the European Spine Society, the European Spinal Deformity Society, and the European Section of the Cervical Spine Research Society, 2015, 24 (6): 1116-1126.

[48] Liguo Z, Jinghua G, Jie Y, et al. Jingtong Granule: A Chinese Patent Medicine for Cervical Radiculopathy [J]. Evidence-based complementary and alternative medicine: eCAM, 2015, 2015158453.

[49] Zhu L, Wei X, Wang S. Does cervical spine manipulation reduce pain in people with degenerative cervical radiculopathy? A systematic review of the evidence, and a meta-analysis [J]. Clinical Rehabilitation, 2016, 30 (2): 145-155.

[50] 于杰, 朱立国, 洪毅, 等. 中医综合疗法治疗神经根型颈椎病的疗效评价与长期随访 [J]. 中国中医骨伤科杂志, 2016, 24 (09): 11-13+17.

[51] 侍昊, 黄谦, 姚文平, 等. 针刺联合雷火灸治疗风寒湿型神经根型颈椎病的随机对照研究 [J]. 针刺研究, 2021, 46 (12): 1036-1042.

[52] 候转转, 许世兵, 邬伟刚, 等. "通督疗法"治疗气血亏虚型颈性眩晕: 随机对照研究 [J]. 中国针灸, 2016, 36 (09): 901-905.
[53] 刘建平. 传统医学证据体的构成及证据分级的建议 [J]. 中国中西医结合杂志, 2007,(12): 1061-1065.
[54] 刘智君, 费宇彤, 邢建民, 等. 技能型随机对照试验方法及其在针灸临床研究中的设计与应用 [J]. 中国针灸, 2012, 32 (5): 455-458.
[55] 卜寒梅, 李远栋, 杨光, 等. 活血化瘀类中成药治疗神经根型颈椎病临床疗效和安全性的 Meta 分析及 GRADE 证据等级评价 [J]. 中草药, 2021, 52 (20): 6323-6335.
[56] 吕亚南, 杨嘉珍. 推拿治疗颈部疾病中急性颈髓损伤的预防探析 [J]. 四川中医, 2002,(9): 78-79.
[57] 吕爱平, 谢雁鸣, 韩学杰, 等. 基于循证医学的中医临床实践指南编制方法与范例 [M]. 北京: 中国中医药出版社, 2013.
[58] 吴秋君, 李华南, 张玮, 等. 腹部推拿治疗痰浊阻络型椎动脉型颈椎病的随机对照试验 [J]. 中华中医药学刊, 2017, 35 (08): 2006-2009.
[59] 周娅妮, 黄月莲, 易光强, 等. 分经针灸治疗神经根型颈椎病: 随机对照研究 [J]. 中国针灸, 2016, 36 (06): 587-590.
[60] 周润津, 郭昌, 庞博, 等. 益气聪明汤联合针灸治疗颈性眩晕疗效 Meta 分析 [J]. 时珍国医国药, 2020, 31 (10): 2528-2532.
[61] 唐萌芽, 夏晓斌, 张沂, 等. 豨莶狗脊仙灵脾汤治疗寒湿型神经根型颈椎病临床随机对照试验 [J]. 中国中医骨伤科杂志, 2020, 28 (09): 48-51+55.
[62] 岳寿伟, 魏慧, 邵山. 颈椎病评估与康复治疗进展 [J]. 中国康复医学杂志, 2019, 34 (11): 1273-1277.
[63] 张彬, 池科德, 吴俊哲, 等. 中药息晕方联合旋提手法治疗椎动脉型颈椎病眩晕的疗效观察 [J]. 广州中医药大学学报, 2020, 37 (10): 1860-1864.
[64] 张阳, 周美启, 唐巍, 等. 热敏灸疗法治疗神经根型颈椎病临床疗效系统评价与 Meta 分析 (英文)[J]. World Journal of Acupuncture-Moxibustion, 2016, 26 (04): 41-49.
[65] 曹洪欣.《中医循证临床实践指南》(英文)[J]. China Standardization, 2015,(4): 102-105.
[66] 中国中医科学院. 中医循证临床实践指南: 专科专病 [M]. 北京: 中国中医药出版社, 2011.
[67] 朱成林, 徐波, 李艳, 等. 推拿治疗脊髓型颈椎病的系统评价 [J]. 陕西中医药大学学报, 2016, 39 (02): 71-74.
[68] 朱文艺, 藏磊, 海涌, 等. 基于德尔菲法构建神经根型颈椎病保守治疗的专家共识 [J]. 中华老年医学杂志, 2015, 34 (11): 1195-1198.
[69] 朱立国, 韩涛, 于杰, 等. 中医骨伤科旋提手法规范化操作传承模式初探 [J]. 中医杂志, 2018, 59 (11): 927-931.
[70] 李义凯. 手法治疗颈椎病的若干问题 [J]. 中医正骨, 2018, 30 (03): 4-6.
[71] 李俊杰, 赵宝力, 白罡, 等. 脊髓型颈椎病中医综合治疗的临床研究 [J]. 中国医药导报, 2014, 11 (32): 77-82.
[72] 李永文, 庞梅桂, 薛翠珍, 等. 益气通络汤对脊髓型颈椎病术后残余脊髓神经功能的影响 [J]. 中国中医骨伤科杂志, 2017, 25 (06): 15-18.
[73] 李腾龙, 熊辉, 陆小龙, 等. 平眩方治疗椎动脉型颈椎病 (痰瘀阻络证) 的临床观察 [J]. 湖南中医药大学学报, 2017, 37 (03): 336-339.
[74] 李飞, 姜天鑫. 针刀联合清艾条压灸治疗颈性眩晕: 随机对照研究 [J]. 中国针灸, 2018, 38 (09): 936-939+952.
[75] 潘明柱, 张洁瑛, 荣兵, 等. 半夏白术天麻汤加减结合穴位手法推拿治疗颈性眩晕的临床研究 [J]. 中国中医基础医学杂志, 2019, 25 (09): 1285-1288.
[76] 王丽, 韦丹, 刘一然, 等. 针灸联合推拿治疗椎动脉型颈椎病的 Meta 分析 [J]. 中国中医基础医学杂志,

2018, 24 (09): 1283-1286+1329.
[77] 王鹤玮, 贾杰. 全周期康复视角下的颈椎病康复相关指南及专家共识解读 [J]. 中国医刊, 2021, 56 (08): 825-829.
[78] 葛继荣, 王和鸣, 孟翠霞, 等. 芪麝丸治疗神经根型颈椎病Ⅲ期临床试验 [J]. 中国新药与临床杂志, 2014, 33 (07): 510-514.
[79] 蒋崇博, 王军, 郑志新, 等. 颈椎定点引伸手法治疗神经根型颈椎病的随机对照研究 [J]. 中西医结合学报, 2012, 10 (01): 54-58.
[80] 藏磊, 杜鹏, 海涌, 等. Delphi 法在建立神经根型颈椎病诊疗共识中的应用 [J]. 中国矫形外科杂志, 2015, 23 (7): 654-657.
[81] 赵秀泉, 季海龙, 张伟, 等. 通痹胶囊配合颈前路零切迹椎间融合内固定系统治疗脊髓型颈椎病的疗效及对氧化应激状态的影响 [J]. 现代中西医结合杂志, 2017, 26 (10): 1080-1083.
[82] 郭汝松, 黄帆, 赵思怡, 等. 正骨联合针灸治疗颈性眩晕有效性和安全性的系统评价 [J]. 中国循证医学杂志, 2017, 17 (12): 1428-1436.
[83] 钟远鸣, 陈震, 张翼升, 等. 益气活血类中药改善脊髓型颈椎病术后残留症状 Meta 分析 [J]. 辽宁中医药大学学报, 2018, 20 (10): 14-18.
[84] 闫乾, 陈锋, 黄有荣, 等. 活血化瘀中药制剂治疗脊髓型颈椎病有效性和安全性的系统评价 [J]. 西部中医药, 2015, 28 (02): 53-62.
[85] 陈晓东, 翟明玉, 欧传双, 等. 补气通络法对脊髓型颈椎病术后 Aβ 蛋白、ET 及 NO 表达的影响 [J]. 中国中医骨伤科杂志, 2018, 26 (04): 18-23+28.
[86] 陈江, 孙悦礼, 马增斌, 等. 益气化瘀方结合神经妥乐平对脊髓型颈椎病术后神经功能恢复及 MDA、T-AOC、NE、Cor 水平的影响 [J]. 现代中西医结合杂志, 2022, 31 (01): 21-25.
[87] 陈超云, 陈培红, 陈斌, 等. 活血化瘀药治疗椎动脉型颈椎病的 Meta 分析 [J]. 风湿病与关节炎, 2017, 6 (11): 34-37+68.
[88] 魏戌, 朱立国, 高景华, 等. 旋提手法对椎动脉型颈椎病患者经颅多普勒相关指标的影响 [J]. 中医杂志, 2017, 58 (18): 1573-1576.
[89] 黄思聪, 刘学东, 陈玉芳, 等. 小针刀配合手法对神经根型颈椎病治疗效果的系统评价 [J]. 广州中医药大学学报, 2019, 36 (04): 526-531.
[90] 黄通, 邹思力, 沈旭, 等. 彩色多普勒超声及数字减影血管造影对颈动脉狭窄患者颈动脉分叉水平及颅外段颈内动脉形态的评估 [J]. 中华医学杂志, 2022, 102 (11): 781-786.

第二章 腰椎小关节紊乱症

腰椎小关节紊乱症是骨伤科门诊常见疾病，20~40 岁为多见，男性发病率高于女性。随着电子设备的普及和现代生活方式的改变，人们不恰当的姿势或者长时间的负重，是诱发本病的常见原因。在中医学中，腰椎小关节紊乱症属于"伤筋"范畴，"骨错缝，筋出槽"是其病理过程。目前对于本病的治疗以手法、针灸、中药等为主，也常联合几种方式进行综合治疗，往往效如桴鼓，且安全性高。随着近些年公众对本病的重视，一些临床研究、临床指南也在逐步开展和编纂以指导临床实践。本章将详细梳理中医药特色疗法治疗腰椎小关节紊乱的随机对照试验、系统评价相关证据和临床指南，为临床实践及未来研究提供一定的参考依据。

第一节 概 述

腰椎小关节紊乱症（lumbar facet joint disorder，LFJD），又称腰椎关节滑膜嵌顿，是低能量损伤或者累积性应力导致腰背部疼痛的一类疾病，可能会发展成慢性疼痛及长期功能障碍，是成人腰痛的常见原因，也是临床上常见的腰腿疼原因之一。本病在国外被称为 lumbar zygapophysial（facet）joint pain、lumbar facet joint disease、lumbar facet joint degeneration、lumbar facet joint osteoarthritis 等。腰椎小关节紊乱所致腰痛约占所有慢性腰痛的 15%~52%，严重影响患者的工作能力及生活质量，给社会带来了沉重的经济负担，除了本病直接和间接产生的诊断治疗费用外，社会经济负担还包括无法重返工作岗位而导致生产力降低的情况。除此之外，随着年龄增大，腰椎小关节紊乱发病率会越来越高。一项国外对社区人员进行的影像学调查研究发现：年龄低于 45 周岁的人员，约有 36% 存在腰椎小关节影像学上的异常；45~64 岁人员，影像学异常者约占到 67%；65 岁以上人员，约 89% 的腰椎小关节在影像学上表现异常；并且年龄越大，结构异常的程度越严重。

腰椎的小关节由上位椎体的下关节突和下位椎体的上关节突组成，并且关节突完全连接在椎板上，可以起到应力传导的作用。腰椎的小关节有着典型的滑膜关节的特征，小关节的表面覆盖一层关节软骨，提供低摩擦系数，让腰椎完成活动，在软骨边缘部分有着滑膜桥连接，外面有纤维关节囊覆盖着关节。关节软骨可以承受压缩、拉伸和剪切应力，但关节面之间摩擦运动较少，这种机械性能是由于软骨组织的特殊结构和软骨基质的力学性质决定的。关节滑膜在保持关节面的低摩擦环境中也起到重要作用，这一层周围结缔组织可以分泌滑液，用于润滑和滋养关节软骨面，并且该结缔组织还可以调节滑液和血液交换，结缔组织内含有巨噬细胞，可以吞噬关节腔内的细胞碎片和废物杂质。与髋关节、膝关节等大关节一样，小关节的关节囊覆盖在滑膜上，并紧密包裹着小关节。一项研究表明，腰椎小关节囊前部厚度大约在 3.2mm，后部厚度大约为 2mm，上下区域厚度大约为 2.4mm。并且软骨下骨、滑膜等都有着丰富的机械感觉、本体感觉和伤害性神经末梢，当异常的机械负荷加载到小关节含有神经组织的部位，就可以激活神经末梢，从而引起腰部疼痛和功能障碍。小关节的关节囊也有着丰富的神经分布，而且每个小关节均接受来自本节段和上节段脊神经后内支的小分支纤维的双重支配。另外，已有研究显示小关节的神经系统还可以调节关节突关节的整体机械反应，当神经末梢遭受机械刺激会向大脑提供刺激的强度和频率反馈，这时中枢神经系统可以调节周围的肌肉运动来纠正腰椎小关节的契合异常。

脊柱不同部位的小关节面的方向也是不同的。在腰椎部分，小关节的关节面几乎是垂直的，这就限制了腰椎的过度侧屈和旋转，腰椎的旋转角度主要是受小关节来控制的。并且这种限制是尤为必要的，可以保护椎间盘和脊髓免受过度牵拉或者扭转而发生损伤及病变。当脊柱后伸时，腰椎小关节会承受和传递更多的应力；而当脊柱前屈时，腰椎小关节则可以承受及传递的应力较小。有关于腰椎应力实验研究表明，腰椎的垂直压缩载荷中，75%~97% 是由椎间盘承担，而小关节承受了大约 3%~25% 的应力载荷。双侧的腰椎小关节和椎间盘被称为“三关节复合体”，也是基本运动单元，所以在以椎间盘最先退变为特征的脊柱退行性疾病中，腰椎小关节会承受更多应力，这也导致腰椎小关节产生错位和异常神经刺激，引起腰痛及腰部活动障碍的表现。另外，当体位改变造成腰椎小关节改变而关节面不对称时，一个轻微的外力作用就可导致小关节的正常位置改变，形成小关节位移（紊乱）。生物力学把腰椎小关节看作一个运动幅度较大的力传导系统，它不仅能限制腰椎过度前后屈伸活动，还具有承受与传递载荷的作用。当脊柱活动时，小关节内的压力在后伸时增高，前屈时降低。同时，在同一关节内上下端的压力变化是不一致的。在活动时，作用在腰椎后关节的压力，不是集中在关节的上端就是在下端，这种受力不均匀的现象，是形成小关节位移的重要内在因素。当关节内压力发生变化时，一旦关节滑膜嵌入其中，则形成滑膜嵌顿，可引起腰部剧烈疼痛。以上都是产生临床症状的重要病因。

腰椎小关节紊乱在中医上称为弹背、闪腰、骨错缝、骨缝裂开等，属于腰部伤筋、腰痛、痹症范畴，该病的症状体征及病因病机在很多古籍和现代文献中均有记载和报道。《仙授理伤续断秘方》载有：“凡左右损处，只相度骨缝，仔细捻捺，忖度便见大概。”说明医者对外伤后患者需要进行仔细体格检查，手摸心会，通过触摸关节骨缝的位置，来明确有无脱位。该“骨缝”泛指关节间隙，同时强调伤后对骨缝检查的重要性。《医宗金鉴·正骨心法要旨》有：“或因跌仆闪失，以致骨缝开错，气血郁滞，为肿为痛，宜用按摩法，按其经络，以通郁闭之气，摩其壅聚，以散瘀结之肿，其患可愈。”这里指出骨错缝的病因之一是外伤，外伤骨错缝的病机是气滞血瘀，最后提出可进行推拿手法干预治疗。《伤科汇纂》中有：“大抵脊筋离出位，至于骨缝裂开绷，将筋按捺归原处，筋若宽舒病体轻。”也认为伤筋离位可能导致骨缝裂开，可通过将筋归位来进行干预，当离筋恢复原位，裂开的骨缝随之复原，肢体即感轻松舒适。《伤科补要》中说道：“若骨缝叠出，俯仰不能，疼痛难忍，腰筋僵硬。”说明了骨缝开错的病因、症状体征及复位的治疗方法。我们都知道“筋”和“骨”的位置关系是相互影响的，筋束骨，骨张筋，腰椎小关节紊乱的基本病机主要是急性跌扑损伤导致腰椎小关节的关节囊损伤，束缚作用减弱而导致关节的微错缝，或肝肾亏虚、筋弛骨萎使小关节的关节囊松弛，导致腰椎小关节的错位而引发本病。所以本病的病机主要可以分成筋骨失和、气滞血瘀和筋骨萎软、肝肾亏虚两大类，而两者最终都会导致气血运行不畅，不通则痛，从而诱发腰椎小关节紊乱的症状。

在无其他严重骨折脱位时，本病一般不采用手术治疗，非手术疗法是首选治疗手段。其治疗目的是缓解患者腰部疼痛，改善腰部功能障碍，提高患者生活质量，避免病情加重、病情缠绵或引起其他疾病。腰椎小关节紊乱的危险因素有很多，包括年龄、性别、超重、身体创伤、职业因素、吸烟等，所以在治疗同时也需要规避一些可能的危险因素，如减肥和戒烟等。对于腰椎小关节紊乱的治疗，在西药方面，非甾体抗炎药是一线药物，有研究报道，肌肉松弛剂和抗抑郁药物也会对本病有帮助。另外，在腰椎小关节部位进行关节腔内药物注射可能也会改善该病的临床症状，注射的药物有类固醇类药物、透明质酸、生理盐水等。还有研究报道，使用射频去除小关节部位神经化可以缓解腰部疼痛。此外，中医药的干预措施也较为丰富，推拿手法是临床上治疗本病应用较多的方式，其次还有针灸、中药的内服外用、练功疗法等。有证据证明，中医药干预的疗效确切、副作用小、安全性高，近年来被广泛运用于临床实践，获得广大医生和患者的共同认可，成为治疗本病的特色和优势。以“腰椎小关节紊乱”为主题词在中国知网（CNKI）中进行检索，共检索出 192 篇文献，国内最早一篇发表该主题的文章是在 1983 年。对其中的随机对照试验研究进行严格筛选，总共得到 41 篇文献，发现该病第一篇随机对照试验是在 1999 年发表的，在 2012 年后研究逐渐火热，2019 年是研究热点高峰，尽管近年来有所下降，但仍有反弹趋势。国内研究腰椎小关节紊乱（发表随机对照试验）的团队有很多，其中有中国中医科学院望京医院的朱立国教授团队、上海中医药大学曙光医院的沈卫东教授团队、河南省洛阳正骨医院的周英杰教授团队等。

本章节对腰椎小关节紊乱循证证据进行系统梳理并概述，以此为骨伤科临床实践提供参考及相关建议。

第二节　临床研究证据纵览

一、手法治疗

腰部之所以容易发生小关节紊乱，与其多个生理解剖特征有关：①腰椎活动范围广及活动量大；②脊柱负重应力较大；③没有肋骨支撑；④腰部是躯干活动段与固定段的交界点。与此同时，这些特征也给了手法治疗本病的契机。另外，《医宗金鉴》云：“或因跌扑闪失，以致骨缝开错，气血郁滞，为肿为痛，宜用按摩法。”还有“或有骨节间微有错落不合缝者，是伤虽平，而气血之流行未畅……惟宜推拿，以通经络气血也。”可见手法是临床上治疗本病常用的疗法。

（一）系统评价 /Meta 分析

通过检索中国知网(CNKI)、万方数据知识服务平台、中文科技期刊数据库(VIP)、MEDLINE 数据库，暂未发现手法治疗腰椎小关节紊乱的 Meta 分析或系统评价。检索时间为 2024 年 6 月 1 日。

（二）随机对照试验

一篇由上海中医药大学附属岳阳中西医结合医院牵头开展的关于使用振荡调整手法治疗青少年运动员腰椎小关节紊乱研究，依据《临床诊疗指南·骨科分册》中腰椎小关节紊乱的诊断标准选取了 11~18 岁青少年患者，再将其随机分成手法组和对照组，其中手法组 49 人，对照组 47 人。手法组先予以放松类手法，如㨰法、按揉法、平推法作用腰骶部肌肉大约 7 分钟，触诊以确定病变节段关节，再进行侧卧位斜扳法，同时结合频率由低递增的震荡手法，听到“咔嗒”样弹响声，或术者中指有弹跳感，或虽然无弹响声或弹跳感但患者腰部旋转已经超过限制位的 3°~5° 时，即为手法完成，每周 5 次治疗，每次 10 分钟。对照组患者采用超短波电疗机进行治疗，每周 5 次，每次 30 分钟。研究结果表明，两组受试者治疗前后 VAS 评分有显著性差异($P<0.05$)。手法组各时间点与治疗前均有显著性差异($P<0.05$)；不同时间点组间对照分别于 2 次和 3 次治疗后有显著性差异($P<0.05$)。因此，两种治疗方法对该人群 VAS 评分均有改善作用，并且手法组所需治疗时间更短。在改善竖脊肌张力方面，两组受试者治疗前后均有显著性差异($P<0.05$)，不同时间点患侧竖脊肌手法组 3 次和 5 次治疗后与对照组有显著性差异($P<0.05$)，对侧竖脊肌手法组 2 次和 5 次治疗后与对照组有显著性差异($P<0.05$)。研究结果显示，虽然两种治疗方法对该人群双侧竖脊肌张力均有改善作用，但手法组见效更快。另外，两组受试者患侧腋中线 / 髂嵴与肋弓中点肌张力手法组治疗前后总体有显著性差异($P<0.05$)，对侧腋中线 / 髂嵴与肋弓中点肌张力手法组和对照组各时间点测值均无显著性差异($P>0.05$)。所以，两种治疗方法对该人群患侧腋中线 / 髂嵴与肋弓中点肌张力均有改善作用，但手法组见效更快，对侧腋中线 / 髂嵴与肋弓中点肌张力测值无明显影响。综合上述研究，振荡调整手法是一种有效缓解青少年运动员腰椎小关节紊乱症状的治疗手段。

腰椎斜板法是治疗腰椎小关节紊乱的常用手法，操作方法如下：受试者侧卧位，上侧肢体屈曲，下侧肢体伸直，整个过程中患者上半身属于放松状态，施术者用左右肘部或者手部分别抵于患者的肩部及臀部，两上肢协调用力，作相反方向上的轻缓推动(即手掌用力将肩部向前推动，肘部用力将臀部向后按压)，扭动受试者腰部，使得腰椎小关节复位。广东省中医院推拿科在 2018 年发表的一项研究中，选取符合标准的 80 例腰椎小关节紊乱患者，采用随机数字表法将其随机分成两组，试验组予以提拉旋转斜扳法，对照组予以腰椎斜扳法，每组各 40 例，干预周期是隔天 1 次，每周 3 次，1 周为 1 个疗程，1 个疗程之后判定疗效。最终研究结果表明治疗 1 次后，试验组患者的即时镇痛率为 90%，而对照组仅为 75%，试验组的疗效更佳（$P<0.05$）。干预一个疗程后，试验组的总有效率为 92.5%，显著高于对照组的 82.5%，且两组差异有统计学意义（$P<0.05$）。说明提拉旋转斜扳法较腰椎斜板法在治疗腰椎小关节紊乱方面更有优势，临床疗效更好。

国内的另一项研究比较了 Mulligan 关节松动术和腰椎斜扳法对治疗腰椎小关节紊乱的疗效差异。共纳入符合标准的 94 例患者，随机分成试验组和对照组，每组各 47 例，对照组采用腰椎斜扳法进行治疗，试验组患者进行 Mulligan 关节松动术治疗。将两组治疗前、治疗后 VAS 评分进行对比，同时对比两组治疗前、治疗后肌酸激酶（creatine kinase，CK）和乳酸脱氢酶（lactate dehydrogenase，LDH）的水平变化情况。结果表明，治疗前试验组与对照组 VAS 评分无显著性差异（$P>0.05$），治疗后试验组 VAS 评分明显低于对照组（$P<0.05$）；治疗前试验组与对照组 CK、LDH 值比较无显著性差异（$P>0.05$），治疗后试验组 CK、LDH 改善情况明显优于对照组（$P<0.05$）。因此，上述研究发现，采用 Mulligan 关节松动术治疗腰椎小关节紊乱可明显减轻患者疼痛程度，并能改善相关临床指标，进一步提升治疗效果，具备临床实施意义与运用价值。

二、针灸治疗

腰椎小关节紊乱引起的腰痛位于后背，是背部的膀胱经和督脉循行的路径，所以该病的针灸论治多从这两经的穴位开展。

（一）系统评价 /Meta 分析

通过检索中国知网（CNKI）、万方数据知识服务平台、中文科技期刊数据库（VIP）、MEDLINE 数据库，未发现针灸疗法治疗腰椎小关节紊乱的 Meta 分析或系统评价。

（二）随机对照试验

承山是足太阳膀胱经穴，位于腓肠肌两肌腹之间凹陷的顶端，可调节膀胱经经气、疏通经络、调和气血，气血通则身体不痛。国内有学者研究针刺承山治疗腰椎小关节紊乱的疗效，选取 106 例腰椎小关节紊乱患者，随机分成试验组和对照组。试验组予以针刺承山，常规消毒双侧承山后，直刺 1~2 寸，留针，同时嘱患者做幅度由小到大的腰部环转运动，随后嘱患者带针行走，30 分钟后取出。取针后嘱患者平卧板床休息 3 日，3 日复诊未愈者可再针刺治疗 1 次。对照组予以美洛昔康口服，7.5mg/ 次，1~2 次 /d（视疼痛轻重而定）。最终发现试验组中仅有 2 例无效，总有效率达到 97.7%，对照组的总有效率为 90%。经统计分析，两组差异具有显著统计学意义（$P<0.05$），且试验组优于对照组，结果提示针刺承山治疗腰椎小关节紊乱简单安全，经济实惠，疗效可靠，值得进一步研究与推广。

后溪为八脉交会穴，通于督脉，位于小指尺侧第 5 掌骨小头后方，小指展肌起点外缘处，可通调督脉经气，振奋阳气，通经活络，使气机顺畅，经络瘀阻得解，通则不痛。《拦江赋》中有“后溪专治督脉病”之说，故针刺后溪穴可疏通腰背部经气、活血通络、解痉镇痛。有学者在针刺后溪穴治疗急性腰椎小关节紊乱的临床研究中，将 77 例急性腰椎小关节紊乱的患者随机分成两组。试验组 39 例患者，予以针刺双侧后溪穴，选用 0.3mm × 40mm 针灸针，垂直刺入 25~30mm，进针得气后采用捻转泻法，每隔 15 分钟行针 1 次，结合患者腰部活动，随着疼痛减轻，活动幅度逐渐增大，直至疼痛停止，留针0.5~1小时，每日一次；对照组38例，予以针刺腰部阿是穴及双侧委中穴，患者取俯卧或侧卧位，选腰部压痛点、双侧委中穴，进针得气后行泻法操作，留针30分钟，中间行针1次，每日1次。两组均治疗3天。治疗后，试验组的总有效率为94.9%，对照组的总有效率为71.1%，且差异有显著统计学意义（$P<0.05$），表明针刺后溪是一种治疗腰椎小关节紊乱可靠有效的治法，能够快速减轻患者疼痛，提高患者生活质量。

三、综合疗法

在临床实践中，很多医师都会综合多种方案来治疗腰椎小关节紊乱，因为综合疗法起效快、效果好。综合方案的组合也有很多，比如手法+中药、手法+西药、针灸+手法等。

（一）系统评价/Meta分析

通过检索中国知网（CNKI）、万方数据知识服务平台、中文科技期刊数据库（VIP）、MEDLINE数据库，未发现综合疗法治疗腰椎小关节紊乱的Meta分析或系统评价。

（二）随机对照试验

国内有研究学者将符合标准的92例腰椎小关节紊乱症患者，采用随机数字表法随机分成试验组和对照组，每组各46例。两组均采用手法治疗。对照组：嘱患者俯卧，对腰背部肌肉施以按、揉手法3~5min；以拇指或肘尖点压阿是穴、病变节段双侧夹脊穴，每穴1min。然后患者侧卧，术者一手肘抵住患者肩前侧，一手肘抵住臀部，同时用力做相反方向扳动，左右各1次；最后以拍击法结束。每日治疗1次。试验组：在此基础上增加核心稳定性训练。①双桥式：患者仰卧，两足跟放置于瑞士球上，抬起臀部，双肩着地，使肩、骨盆与双足成一直线，保持30s后恢复初始姿态。②单桥式：双桥式基础上缓缓抬起一侧下肢与地面呈45°，保持15s后恢复初始姿态，另侧下肢完成相同的动作。③反桥式：患者肩背部仰卧在瑞士球上，双足着地与肩同宽，屈膝90°，保持1min。④单腿反桥式：在反桥式基础上，一侧下肢伸直，保持10s，另侧下肢完成相同的动作。每个动作重复10次，每日训练1次。两组的干预疗程均为4周，选取VAS评分来评估腰部疼痛程度，选取腰椎Oswestry功能障碍指数（Oswestry disability index，ODI）来评判腰椎功能障碍情况，以复发率来查看病情复发情况。研究结果发现，两组患者治疗前VAS评分和ODI指数均没有统计学差异（$P>0.05$）；干预2周、4周后，VAS评分和ODI指数两组均逐步降低，但是试验组改善幅度明显要强于对照组，且两组差异有统计学意义（$P<0.05$）。同时，对照组的总有效率是91.3%，试验组的总有效率是97.82%，两组差异有显著统计学意义（$P<0.05$）。在复发率方面，治疗结束后6个月随访中，试验组复发4例，复发率为8.69%，对照组复发12例，复发率21.74%，两组复发率比较，差异有统计学意义（$P<0.05$）。

中西医结合疗法一直是临床治疗腰椎小关节紊乱的常用方法。国内有学者探讨了相关研究，使用腰椎斜扳手法作为基础干预措施，对照组在手法的基础上加用小关节注射治疗，X线定位下找到病变腰椎小关节，先予以2%利多卡因局部麻醉，再使用22号穿刺针穿刺至小关节腔，注入2%利多卡因注射液2ml及0.9%氯化钠注射液2ml的混合药液，治疗结束后观察 20min，无不适后返回病房，佩戴腰围休息，1 次 /5d，共治疗 3 次。试验组在手法的基础上加用冲击波治疗，探头为 R20，压强为 $(1.8\sim2.2)\times10^5$Pa，频率为 8~10Hz，定位准确后，通常压痛点最明显病变小关节处即为击打点，每个压痛点击打 300~500 次，相邻及对侧相同位置小关节也适当击打，共 2 000~3 000 击，1 次 /5d，共击打 3 次。研究者选取 VAS 评分评判疼痛，ODI 指数评判腰部功能障碍状态，JOA 评分改善率评价临床疗效。研究结果显示，两组 VAS 评分、ODI 评分治疗后较治疗前显著降低（$P<0.05$）；治疗前后，两组 VAS 评分、ODI 评分及 JOA 评分临床疗效无显著性差异（$P>0.05$）。同时，治疗 3 个月后随访，试验组复发率及 ODI 功能障碍评分明显低于对照组。说明冲击波联合手法复位不仅早期疗效确切，且后期稳定性好，复发率低，功能障碍改善更持久。此外，冲击波疗法相比于神经阻滞风险低、安全性好，更易被患者接受。但对于不同病变部位的体外冲击波参数，选择何种个性化的方案，及两种治疗方法深层次机制的相关性如何，仍需进一步研究。

另外，国内学者想明确平乐正骨舒筋活血祛痛膏结合改良腰椎斜扳法治疗腰椎小关节紊乱与改良腰椎斜扳法联合塞来昔布胶囊的疗效差异，选取患者 64 例，按照随机数字表，随机分为两组。其中，试验组 32 例，予以脊柱手法配合膏药外用治疗；对照组 32 例，予以改良腰椎斜扳法联合塞来昔布胶囊。在治疗前及治疗 2 周、1 个月、3 个月后使用 VAS 评分来评判疼痛，采用术前及术后 3 个月两个时间点的 ODI 指数评定疗效情况。研究结果如下，治疗后 2 周、1 个月、3 个月，两组 VAS 评分均较治疗前降低（$P<0.05$）；治疗后 2 周，两组 VAS 评分比较，差异无统计学意义（$P>0.05$）；治疗后 1 个月、3 个月，试验组 VAS 评分低于对照组（$P<0.05$）；两组自身治疗前后比较，治疗后 ODI 评分均较治疗前明显降低（$P<0.05$）；治疗后 3 个月两组比较，试验组 ODI 评分低于对照组（$P<0.05$）；且治疗后 3 个月，试验组总有效率为 93.3%，对照组总有效率为 77.4%，试验组疗效优于对照组，差异有统计学意义（$P<0.05$）。

四、其他疗法

（一）系统评价 /Meta 分析

一项韩国的系统评价和 Meta 分析研究小关节射频去神经化来治疗腰椎小关节紊乱，研究检索了 MEDLINE、EMBASE、Web of Science 和 Cochrane 数据库，最终纳入了 7 篇相关文献，总样本量为 454 例，其中 231 例腰椎小关节紊乱患者接受射频去神经化处理为试验组，223 例进行了模拟手术或硬膜外封闭治疗作为对照组。结果表明，在 1~3 个月的随访中，试验组腰部疼痛 VAS 评分较对照组仅降低了 0.51 分（95%*CI*：–0.45~1.47）。因此，射频去神经化处理组与对照组无显著统计学差异。在随访 6 个月时，试验组 VAS 评分较对照组降低了 1.52 分（95%*CI*：0.16~2.89）；在随访 12 个月时，试验组与对照组相比，VAS 评分改善了 3.55 分（95%*CI*：0.51~6.59）；整个一年的随访中，射频去神经化处理组较对照组改善了 1.01 分（95%*CI*：0.25~1.77）。所以，射频治疗组在 1 年的随访中，腰痛 VAS 评分明显改善。尽管 VAS 评分的平均改善超过了最小临床重要性差值（minimal clinically important difference,

MCID)，但 95%CI 的下限包含了 MCID。故最后本研究得出结论：与模拟手术或硬膜外神经阻滞相比，在前 12 个月内，腰椎小关节射频去神经支配可显著减轻由于关节突关节病变引起的腰痛。还有一项系统评价和 Meta 分析研究比较了热射频、冷射频和脉冲射频三种类型对腰椎小关节紊乱性腰痛改善作用的差异，最终发现，与治疗前相比，这三种技术在长达 12 个月的腰椎小关节紊乱性腰痛方面都有显著改善。在 6 个月的随访中，冷射频治疗腰椎小关节紊乱疼痛最有效，其次是热射频和脉冲射频。

影像学的透视和引导是介入和微创手术成功实施的重要前提，一项 Meta 分析研究比较了超声引导和 CT 引导下进行腰椎小关节注射治疗腰椎小关节紊乱的疗效，通过检索 MEDLINE、OVID MEDLINE、OVID EMBASE、EBSCO 和 Web of Science 五个数据库，结果共纳入了 3 个研究，共有 202 例患者。注射后两组疼痛评分和改良腰椎 Oswestry 功能障碍指数评分，差异无统计学意义（$P>0.05$），检验值 I^2=78%，WMD：0.07（−0.15~0.65），P=0.80，I^2=0，WMD：−0.55（−1.31~0.22），P=0.16。两组的平均手术持续时间也没有统计学上的显著差异（$P>0.05$），统计值为 I^2=97%，SMD：0.97（−1.01~2.94）。虽然研究结果表明，所有观察指标均跨越无效线，两种腰椎小关节注射引导方式疗效相似，但超声引导下穿刺可以最大限度地减少患者和医师的辐射暴露。如果医师掌握超声引导小关节穿刺技术，可以首选超声方式。

腰椎小关节紊乱的介入微创治疗，主要是小关节部位封闭注射治疗和小关节射频消融术，一项印度尼西亚的 Meta 分析比较了皮质类固醇药物小关节注射和小关节射频消融术治疗腰椎小关节紊乱的疗效，对 3、6 和 12 个月测量的结果进行分析，主要指标包括疼痛强度和腰部功能障碍。与射频消融相比，皮质类固醇药物小关节注射在 3、6、12 个月时的疼痛评分较高，3 个月时对比结果为（SMD=1.09；95%CI：0.79~1.38；$P<0.000\,01$；I^2=96%）、6 个月时对比结果为（SMD=2.10；95%CI：0.98~3.22；P=0.000 02；I^2=96%）和 12 个月时对比结果为（SMD=2.15；95%CI：−0.26~4.56；P=0.08；I^2=98%）。与射频消融相比，皮质类固醇药物小关节注射对 6 个月时功能障碍评分的估计影响显著增加（SMD=18.78；95%CI：16.20~21.36；$P<0.000\,01$；I^2=98%）。因此，这两种治疗腰椎小关节紊乱的方法中，射频消融临床疗效更为明显。因结果提示异质性较高，故需要更多的高质量临床试验来验证这一结论。

（二）随机对照试验

体外冲击波是一种通过物理学机制，由介质（空气或气体）传导的机械性脉冲压强波，该设备通过治疗探头的定位和移动，可以对疼痛发生较广泛的人体组织产生良好的治疗效果，是近年来治疗跟腱炎、膝关节炎等运动相关肌肉肌腱及关节疾病的新型疗法。一项国内的研究将其设备应用到治疗腰椎小关节紊乱上，选取 90 例患者，采用随机数字表分成对照组和试验组，每组各 45 例。对照组采用口服洛索洛芬钠片，每日两次，每次 60mg，根据疼痛情况酌情增减剂量，配合局部腰椎小关节封闭治疗，连续注射 3 次，每周 1 次。试验组在此基础上联合体外冲击波治疗，每次治疗 15~30 分钟，每周 2 次，避开局部封闭治疗当日，连续治疗 4 周，治疗过程中询问患者情况调整冲击波频率、强度等。选取 VAS 评分、JOA 评分、直腿抬高度数来评估腰部疼痛及功能活动情况，Macnab 疗效评定标准来评判临床疗效。结果发现，两组治疗后 JOA 评分、直腿抬高角度显著增加，VAS 评分显著降低，治疗后试验组各项指标均优于对照组，差异有统计学意义（$P<0.05$）；试验组治疗优良率为 91.11%，显著高于对照组的 80.00%，差异有统计学意义（$P<0.05$）。因此，通过该研究证实冲击波是治疗本病的一种有效安全的选择手段。

几丁糖是一类具有良好生物相容性、可降解性及生物学活性的多糖类物质，是治疗膝、肩关节炎常用的关节腔注射药物。一项研究观察了超声引导下针刀松解联合几丁糖关节腔注射治疗腰椎小关节紊乱的安全性及有效性，将 40 例腰椎小关节紊乱患者随机分为试验组和对照组，每组 20 例。试验组采用超声引导下小关节针刀松解联合小关节腔注射几丁糖，对照组采用单纯超声引导腰椎小关节针刀松解。每周治疗 1 次，3 次为 1 个疗程。观察两组患者治疗前、疗程结束后、疗程结束 3 个月后的 VAS 评分与 JOA 评分，并进行比较。研究结果显示：①疗程结束后，两组 VAS 评分均降低，差异有统计学意义（$P<0.05$）；JOA 评分均升高，差异有统计学意义（$P<0.05$）；且治疗组 VAS 评分低于对照组，差异有统计学意义（$P<0.05$）；治疗组 JOA 评分高于对照组，差异有统计学意义（$P<0.05$）。②疗程结束 3 个月后，两组患者的 VAS 评分均呈上升趋势但仍低于治疗前，差异有统计学意义（$P<0.05$）；JOA 评分均呈下降趋势但仍高于治疗前，差异有统计学意义（$P<0.05$）；治疗组 VAS 评分低于对照组（$P<0.05$），JOA 评分高于对照组（$P<0.05$）。两组患者均未出现不良反应。因此，超声引导针刀松解联合关节腔注射几丁糖治疗腰椎小关节紊乱安全、准确而有效，且疗效优于单纯的小关节针刀松解。

此外，据一项美国的研究提示，下腰痛是导致无法工作、肢体功能障碍和工人索赔的重要原因，其中 15%~45% 的人的腰痛是来源于腰椎关节突关节。对于多种保守治疗方法无效的患者可考虑行介入手术治疗。其中一种术式是腰椎小关节内侧支神经射频消融手术，传统的射频消融手术（radio frequency ablation，T-RFA）已经应用了几十年，但是该技术要求 T-RFA 电极需要与腰椎小关节内侧支神经根平行放置才能提高手术的成功率。目前兴起一种冷却射频消融术（cool-tip radio frequency ablation，C-RFA），可以使得干预范围向前并呈球形，所以更有机会接触到腰椎小关节内侧支神经根。一项美国的研究就比较了这两种技术治疗腰椎小关节源性腰痛的临床疗效，符合标准的 43 名参与者被随机分为 C-RFA 组（n=22）和 T-RFA 组（n=21）。两组基线变量无显著差异（$P>0.05$）。在 C-RFA 组和 T-RFA 组中，疼痛指标 NRS 下降一半及以上的患者分别占各组总人数的 52%（95%*CI*：31%~74%）和 47%（95%*CI*：26%~71%）（$P=0.75$）。在 ODI 指数方面，分数改善了 15%~30% 的 C-RFA 组为 62%（95%*CI*：39%~80%），而 T-RFA 组为 42%（95%*CI*：22%~66%）。因此，在 6 个月的随访中，当采用单一诊断神经阻滞模式且疼痛减轻的阈值大于 75% 时，C-RFA 的治疗成功率大于 50%，以生理功能改善为标准时，成功率大于 60%。两种射频消融方式之间没有显著的统计学差异（$P>0.05$）。

第三节　临床指南与专家共识

一、国际临床指南与专家共识

（一）腰椎小关节疼痛干预共识实践指南

在临床实践中，腰椎小关节紊乱从患病率到诊断标准和治疗方法都是非常具有争议性的。在患病率方面，在全国多中心腰痛调查中，骨科和神经脊柱外科医生诊断为腰椎小关节紊乱的患者仅占4.8%，而介入科医生诊断该病的发病率为50%。对于诊断标准，目前尚无统一公认的标准，影像学上结构的改变与腰痛症状之间的相关性尚不明确，诊断性封闭注射治疗是否能作为诊断标准尚无法明确。对于腰椎小关节紊乱的最佳及适宜治疗方法，更是未予确定。因此，由美国局部麻醉和疼痛医学学会（ASRA Pain Medicine）牵头制定了《腰椎小关节疼痛干预共识实践指南》，主要以问题形式进行描述，具体内容见表2-1。

表2-1 《腰椎小关节疼痛干预共识实践指南》内容概述

临床问题	指南建议
1. 病史和体格检查是否可以明确诊断腰椎小关节疼痛，是否需要进行诊断性封闭注射？	尽管腰椎小关节的压痛点一般不在棘突正中，常出现在腰椎小关节周围。但是对于腰椎小关节的局部干预，对该病的诊断价值不是很有优势。当小关节封闭治疗后，出现咳嗽后疼痛加剧和膝盖以下放射性疼痛等与神经根症状相关的表现是常见的小关节封闭注射试验阴性特征。行腰椎小关节封闭治疗，节段应该根据临床表现来确定。
2. 影像学检查结果与小关节的疼痛或者射频消融结果有无相关性？行诊断性封闭注射前是否需要先行影像学检查？	在进行内侧支阻滞之前需要使用单光子发射计算机断层显像（single photon emission computed tomography，SPECT）对腰椎小关节进行检查；对于支持腰椎小关节内注射之前是否进行SPECT检查的证据尚不充足。此外，在进行内侧支阻滞和关节突关节内注射治疗之前是否需要进行磁共振和CT检查也尚未明确证据。
3. 行诊断性封闭治疗前是否需要进行保守治疗？如果需要应持续多久？以及保守治能否和诊断性封闭治疗同时进行？	在小关节介入治疗前进行为期3个月的多种保守治疗方案。保守治疗包括药物治疗、物理治疗、综合治疗和其他治疗。目前尚无明确证据证明腰椎小关节封闭的最佳时机以及封闭前需要持续多久的保守治疗。另外，理疗和保守治疗方法能否与诊断性封闭治疗同时进行也需进一步的证据来证实。
4. 腰椎小关节封闭注射和射频消融治疗是否需要影像学引导？	对腰椎小关节使用射频消融术时可以使用CT引导或者进行X线透视。超声引导一般适用于如孕妇一类的特殊人群，对于腰椎小关节内药物注射，仍建议使用CT引导来增加准确性。对于使用腰椎内侧支射频消融手术患者，建议使用X线透视。

续表

临床问题	指南建议
5. 腰椎小关节的关节内注射和射频消融术的区别?	腰椎小关节的关节内注射属于诊断性治疗的方法,其预测能力不如腰椎射频消融术,且有着很高的操作失败率。腰椎射频消融手术主要受限于腰椎小关节神经可能出现的变异。
6. 如果患者选择射频消融时,内侧支阻滞是否都会优于关节腔内注射?	腰椎小关节内侧支阻滞应该作为腰椎小关节射频消融的筛查检测。腰椎小关节类固醇激素注射可能对某些人群有治疗作用,主要适合存在炎性疼痛的小关节患者。该疗法的相对禁忌证是肌肉的去神经化。而射频消融治疗的高风险人群包括装有起搏器和使用自动植入式心脏复律除颤器的患者。
7. 镇定药的使用对腰椎小关节的关节内注射和内侧支阻滞的诊断和预测价值有何影响?	如果在缺乏合理适应证的情况下,诊断或预后价值的关节内注射不应常规使用镇静剂。当使用镇静剂时,患者检测结果的假阳性风险增加,如确有必要使用镇静剂,应给予最低剂量的短效镇静剂,最好不含阿片类药物。
8. 预测性腰椎关节内注射最适宜的注射量是多少?	腰椎小关节内侧支阻滞注射的总量应该小于 0.5ml,避免注射液体向周边组织扩散。对于腰椎小关节的关节内注射药物的总量应该小于 1.5ml,避免关节囊破裂以及药物向周边组织扩散。
9. 腰椎小关节的关节内注射和腰椎小关节内侧支阻滞是否需要注射类固醇类激素?	相比腰椎小关节内侧支阻滞,指南建议使用腰椎小关节的关节内注射为非常规治疗,即使小关节内侧支阻滞也有一定手术风险。同时指南推荐在关节突关节进行类固醇激素注射,也许可以获得中期的疗效。
10. 将腰椎小关节阻滞试验定性为阳性的阈值的范围是什么?	指南中推荐将疼痛减少一半以上视为腰椎小关节阻滞试验阳性,但仍需要研究来明确是否有更低的最佳阈值。在决定是否进行或者持续小关节射频消融时,应考虑其他因素,如射频消融期间药物的使用、活动量的大小。
11. 行腰椎小关节射频消融术前,需行预测性封闭注射的次数是多少?	指南建议使用单次封闭注射治疗,同时在个体化医疗时代,指南推荐应该采取已知的措施来根据个别患者的需求和医疗环境来制定干预策略。
12. 越大的切口范围是否可以增加腰椎小关节射频消融术的疗效?如果是这样,多大的切口是合适的?	由于治疗靶点(腰椎小关节内侧支和背支)的范围小,创造更大的切口可以增加干预到靶点的机会,但是也应该注意对非靶点结构的损伤情况。所以可以选择使用扩大干预范围来提高捕捉目标神经的能力,但是扩大干预范围对疼痛缓解时间的延迟与否,尚无明确证据给出结论。
13. 电极具体应该如何放置才能产生更好的疗效?	根据解剖学和现有文献,建议尽量平行放置电极,通过增加干预范围来增加内侧支神经射频消融的可能性。
14. 在腰椎小关节射频消融手术之前是否需行感觉和运动刺激?	指南推荐如进行单一病变或者切口时可进行感觉刺激治疗,但计划设计多个干预靶点时,感觉刺激治疗的证据不充分。对于运动刺激治疗,它可能有利于治疗的疗效和安全性。

续表

临床问题	指南建议
15. 腰椎小关节紊乱介入治疗最常见的并发症是什么？如何避免或减少并发症的发生？	(1)血管损伤。在进行射频消融前可使用造影剂结合X线透视来明确针尖的位置,并且尽量减少液体的注射量。 (2)射频相关的疼痛。在射频消融手术后,通过套管注射类固醇激素可显著减少射频术后的疼痛和不适感。 (3)脊髓和神经根的损伤。指南建议,术中需要进行多次多种方向的透视来明确所操作的范围在神经根孔外侧。 (4)射频相关的脊柱结构和肌肉的退变。医务工作者可以在射频消融手术前后应用理疗方案以改善椎旁肌肉功能。 (5)射频消融对体内植入物的影响。在准备实施射频消融手术之前,应咨询负责管理植入设备的医疗团队。如果进行射频消融,植入的电子设备应编程为零伏输出,并在手术前关闭,同时与患者充分讨论设备损坏的风险。对于起搏器和除颤器,应在小关节内侧支射频消融之前咨询心脏病学团队和设备制造商。在射频消融手术后,打开术前关闭的仪器。尽量不使用或者少使用镇静剂,防止任何潜在的中枢神经系统或心血管失代偿的发生。 (6)组织烧伤。在进行操作前,建议检查所有设备,确保其正常工作,并将单极射频接地垫定位在最佳位置和方向。在干燥、备皮干净、没有瘢痕或文身的下肢接一个大的、正确定位的接地垫,将组织烧伤的风险降到最低。 (7)射频消融对操作周边脊柱内固定的影响。应使用多平面透视成像引导射频消融术,确保射频套管与椎弓根螺钉接触,避免对植入的脊柱硬件周围的组织造成热损伤。
16. 在临床试验和临床实践中选择腰椎小关节射频消融患者纳入标准是否有差异？	严格筛选患者对腰椎内侧支射频消融手术疗效有着一定影响。指南认为,采用不同的临床实践和临床试验标准,特别是旨在显示疗效的标准是合理的。这些差异反映了研究者、医生、患者的不同目标。
17. 哪些患者应考虑多次射频消融,成功的概率有多大？是否需多次诊断性封闭注射？	指南推荐,在经历最少3个月(最好半年)的缓解期后复发者可考虑进行重复的腰椎小关节内侧支射频消融术。考虑到手术的有效率和改善的平均持续时间,指南建议每年不超过两次射频消融手术。

(二)慢性脊柱疼痛管理中关节突关节管理循证指南

2020年由美国介入疼痛医师协会(American society of interventional pain physicians，ASIPP)牵头制定了一个关于脊柱关节突关节治疗的循证指南《慢性脊柱疼痛管理中关节突关节管理循证指南》。慢性的脊柱轴性疼痛是导致人们严重功能障碍及医疗费用增加的重要原因,其中小关节问题是公认的导致其疼痛的原因之一。指南中介绍了脊柱小关节紊乱的诊断及治疗,其中包括颈椎、胸椎、腰椎部分,这里只介绍关于腰椎小关节紊乱的相关指南推荐。具体见表2-2。

表 2-2 《慢性脊柱疼痛管理中关节突关节管理循证指南》内容概述

指南问题	指南意见
非介入性诊断（病史和体征）	对于保守治疗无效至少 3 个月的患者可以选择进行腰椎小关节神经封闭注射治疗（推荐等级强）；使用体格检查来明确腰椎小关节疼痛的诊断（推荐等级低）
影像学方面	在进行腰椎小关节介入治疗时，尽量选择 X 线或者 CT 进行引导低等级推荐使用 SPECT、磁共振、CT 和造影剂对其进行诊断（推荐等级强）
介入诊断	进行腰椎小关节诊断性封闭注射（推荐等级中）
治疗	使用腰椎小关节射频消融手术（推荐等级强）；使用腰椎小关节封闭注射（推荐等级中）；使用腰椎小关节的关节内注射疗法（推荐等级低）
其他	腰椎小关节介入手术需根据每个个体的情况来决定是否实施抗血栓治疗；在腰椎小关节介入手术中避免使用阿片类止痛药，但是在实施腰椎小关节介入治疗手术时，可以适当给予一定的镇静药（推荐等级中）

二、国内临床指南与专家共识

腰椎小关节疼痛介入治疗中美专家共识（2024）

检索了国内中国知网（CNKI）、万方数据知识服务平台、中文科技期刊数据库（VIP）等，未检索到关于腰椎小关节紊乱的国内临床指南，但 2024 年中美腰椎小关节疼痛介入治疗共识工作组发布了腰椎小关节疼痛介入治疗中美专家共识（2024）。

2023 年 11 月 1 日，由美国克利夫兰医学中心疼痛科许继军教授牵头，组织中美疼痛医学领域多位专家成立了共识工作组。工作组 6 位海外成员来自美国不同地区大学或私立医院 / 诊所，12 位国内成员来自我国不同地区大学附属医院。以“lumbar facetogenic pain”“lumbar spondylosis”“lumbar facet intervention”“facet injection”“medial branch block（MBB）”“facet radiofrequency ablation（RFA）”“facet denervation”为关键词，检索 PubMed、MEDLINE、Embase、Ovid 和 Cochrane 图书馆数据库，检索时间为建库至 2023 年 12 月 1 日，共检索到系统评价和其他高质量临床试验及队列研究 20 余篇，同时参考了相关指南。2023 年 12 月 31 日完成共识初稿撰写，随后对共识进行讨论并凝练推荐意见，将证据等级分为高、中、低 3 个等级，同时根据美国预防服务工作组推荐意见、等级定义和实践建议，给出推荐意见。随后采用德尔菲法，经过 3 轮专家讨论和沟通，最终形成了基于 6 个临床问题的专家共识。具体推荐意见参见表 2-3。

表 2-3 《腰椎小关节疼痛介入治疗中美专家共识（2024）》拟解决的临床问题及推荐意见

序号	临床问题	推荐意见
1	腰椎小关节疼痛的诊断	当选择阻滞靶点时，应基于临床表现（影像学表现、压痛部位、牵涉痛的类型等）明确选择具体的腰椎小关节（净获益证据等级低；推荐强度 C）
2	介入治疗前的保守治疗	建议在进行腰椎小关节介入前尝试 3 个月的保守治疗，保守治疗可能包括药物（如非甾体抗炎药、抗抑郁药）、物理治疗（锻炼、热疗 / 冷疗、按摩）、中医针灸、激痛点疗法、整脊，及营养、减重、睡眠健康等其他方法（净获益证据等级低；推荐强度 C）

续表

序号	临床问题	推荐意见
3	诊断性注射或阻滞	1)在进行腰椎小关节射频消融前,MBB是首选的诊断性阻滞手段(净获益证据等级低;推荐强度B) 2)部分患者(如装有心脏起搏器或带有植入型自动转复除颤器的患者)可能存在射频治疗禁忌证和并发症,此类患者可能从腰椎小关节注射中获益(净获益证据等级中;推荐强度C) 3)建议在腰椎MBB时使用CT或C臂机,如担心辐射暴露可能对患者(如孕妇)产生潜在危害,或缺乏放射影像设备时,可选择使用超声引导(净获益证据等级中;推荐强度B) 4)对于腰椎小关节注射,建议使用CT扫描以提高准确性,在无小关节狭窄的情况下,也可考虑使用C臂机(成本及辐射暴露率均较低)(净获益证据等级低;推荐强度C) 5)对于脊神经后内侧支射频消融,建议使用C臂机(净获益证据等级低;推荐强度B) 6)操作前镇静剂的使用:如使用镇静剂,应告知患者假阳性风险增加,且应尽量使用最低剂量不含阿片类药物的短效镇静剂(净获益证据等级低至中;推荐强度B) 7)注射药物:腰椎小关节注射药物容积应<1.5ml,以确保治疗的安全性(净获益证据等级低;推荐强度C) 8)对于腰椎小关节反复介入后风险增加的患者(如年轻运动员、正在使用抗凝药物或有植入心脏设备的老年人),或阻滞成功率很高的患者(即既往在诊断性注射中获得长期缓解者),可考虑在阻滞中添加类固醇,以期获得长期症状缓解(净获益证据等级中;推荐强度D) 9)预测后续射频消融的阻滞疗效截断值:在无更可靠的治疗选择的情况下,建议使用≥50%的疼痛缓解作为预测后续射频消融的截断值(净获益证据等级中;推荐强度B) 10)进行射频消融前的预测性阻滞次数:单次或2次预测性阻滞均是合理的选择(净获益证据等级低至中;推荐强度C)
4	射频消融治疗	1)射频消融毁损范围:如果使用较大的毁损范围,应注意限制对非目标结构的损害(净获益证据等级低;推荐强度C) 2)射频针与靶神经的相对位置:建议射频电极与后内侧支近乎平行放置,以增加射频消融的可靠性和容错率(净获益证据等级低;推荐强度B) 3)射频消融前的感觉神经和运动神经测试:在进行射频消融前强烈建议进行运动神经和感觉神经测试(净获益证据等级低;推荐强度C),运动神经测试可能对保证治疗的安全性和有效性有益(净获益证据等级低;推荐强度B) 4)重复射频消融:在初始射频消融治疗后的3个月或更长时间内,疼痛缓解50%以上的患者证据表明,重复神经射频可能增加成功率(净获益证据等级中;推荐强度B)
5	介入治疗常见并发症	1)误穿或血管损伤:对于存在高血栓栓塞并发症风险的患者,建议在MBB或射频消融术前继续使用非肝素类抗凝药,且进行介入手术前,医患应共同评估手术出血和血栓的发生风险(净获益证据等级中;推荐强度B) 2)组织灼伤:建议操作前检查所有设备,以确保其能够正常运行;将单极射频接地电极放置于干燥、干净、无瘢痕或文身的下肢上,或使用较大的接地电极片可最大限度降低组织灼伤风险(净获益证据等级中至高;推荐强度B)

续表

序号	临床问题	推荐意见
5	介入治疗常见并发症	3)射频消融相关疼痛和不适：在射频消融后通过射频导管注射类固醇(如甲基强的松龙乙酸盐 10mg)或可减轻射频消融后的疼痛与不适(净获益证据等级低；推荐强度 C) 4)脊髓或脊神经根损伤：行运动神经测试能够减少对脊髓和脊神经根损伤的可能性(净获益证据等级低；推荐强度 B) 5)射频消融相关脊柱肌肉退化：在进行射频消融前后，建议结合物理疗法治疗，目的在于恢复腰部肌肉的功能，从而改善治疗效果(净获益证据等级低；推荐强度 C)
6	介入治疗时植入物的处理	1)植入电子设备：植入的电子设备(如神经刺激器)应设置为 0V 输出并在术前关闭；起搏器应设置为非同步模式；除颤器应在体表放置一块磁铁，以防止射频消融触发除颤；射频消融术后应重启神经刺激器至手术前设置(净获益证据等级低；推荐强度 C) 2)临近脊柱植入物：应使用多平面影像引导的射频消融技术，以确保射频针与椎弓根内螺钉不接触，避免对脊柱植入物周围组织造成热损伤(净获益证据等级低；推荐强度 C)

第四节　研究述评与展望

一、腰椎小关节紊乱疾病的特点及中医药干预的可行性

腰椎小关节紊乱症是临床腰痛的重要原因之一，早在 1911 年 Goldthwaite 就提出关节突关节的异常是腰背痛和腰椎不稳的重要来源。Ghormleyz 在 1933 年首次提出“小关节紊乱综合征”这一名词，并给出相关定义，即其临床症状是一种腰骶部疼痛，无论是否伴有坐骨神经痛，这种疼痛主要是在腰椎突然发生旋转或劳损后出现的一系列症状。而到了 1941 年，Badgley 发表的一篇研究阐述，80% 的腰背部疼痛和坐骨神经痛都是由腰椎小关节的异常而诱发的，而不是直接的神经根压迫所导致的。自此不断有多个研究探讨下腰痛的发生发展和腰椎小关节的关系，得出的结论也多有差异，但是腰椎小关节的异常可导致腰痛的观点基本得到肯定。

腰椎小关节作为滑膜关节，是关节软骨、滑膜、关节囊围成的一个独特的关节间隙，其间可以容纳 1~1.5ml 的液体，并且腰椎小关节的关节囊大多由胶原组织构成，主要是横向排列，且后方关节囊较前方偏后，这样可以提供最大的抗屈曲能力。一些组织学研究发现腰椎小关节周围有着丰富的神经末梢，除了传递伤害性信息外，小关节的关节囊还起着本体感觉的作用。腰椎退行性改变患者在行手术治疗中，从切除的关节突关节的关节软骨和滑膜中检测到 IL-1β、TNF-α 和 IL-6 等炎性介质含量很高，所以患有腰椎退行性改变疾病的腰痛患者，其疼痛症状可能是由腰椎关节突关节内的炎性介质增多导致的。如果关节突关节反复

劳损和发生炎症反应，腰椎小关节的关节间隙会充满液体并膨胀，如果椎管本身有狭窄表现，膨胀的小关节可能会刺激到神经根，从而引起神经症状。同时，肿胀的关节囊刺激周围神经末梢，会引起竖脊肌、多棘肌和其他棘旁肌反射性痉挛，也会引起和加重腰痛症状。甚至一项来自日本的研究发现腰椎管狭窄症患者的退变，其小关节的炎性细胞因子可以通过腹侧小关节囊外侧渗漏到椎管，从而引起疼痛症状。

众所周知，同一节段间的成对腰椎小关节和椎间盘构成了脊柱的基本解剖单位——三关节复合体，起到支撑和稳定脊柱的作用，而腰椎小关节的受力随着脊柱姿势和运动的不同也不尽相同。一般情况下，腰椎小关节可以承受 6%~30% 的轴向挤压力，但是当椎间盘发生退变后，会影响该三关节复合体的受力，使得腰椎小关节承受的载荷增加。有研究发现，当椎间盘间隙严重变窄，椎间盘功能几乎丢失的时候，腰椎小关节最多可承受 70% 的纵轴压力。腰椎退变的始动因素是椎间盘的退变，椎间盘承受的载荷减少，腰椎小关节承担的应力增加，导致小关节的不断退变，小关节的退变又会加重椎间盘的退变，形成恶性循环，进而导致整个三关节复合体的退变，产生相应节段的神经症状。另外，腰椎小关节的先天性结构异常，也会加速椎间盘的退变，进而引起小关节的受力异常，导致小关节发生骨质增生等改变，进而发生腰痛等症状。

在中医学中，根据腰椎小关节紊乱症的症状，可归入“腰痛”“闪腰”等范畴，而根据其发病机制，可归入“筋出槽，骨错缝”范畴。腰椎小关节紊乱症的病因病机可以分成两大类，第一类是急性外伤引起的，多见于年轻人，首先是腰椎小关节的关节囊撕裂或损伤，导致腰椎小关节错位，引起筋骨位置改变，筋不柔则骨不正，同时筋损伤后有血溢脉外的表现，会有小关节的关节囊内及周围的血液水肿表现，如使用腰椎磁共振检测，在 T_2 加权像上可看到腰椎小关节周围的高密度影，而症状上会出现“俯仰不能，疼痛难忍，腰筋僵硬”的现象。第二类是慢性劳损导致的，多见于老年人。高龄患者肝肾亏虚，肝主筋、肾主骨，由此出现筋弛骨萎的症状，筋弛主要表现在腰椎小关节的关节囊松弛、增生、肥厚和钙化，使其束骨能力下降，这样会导致关节面的两个骨端失稳，骨端骨质增生，另外，两骨端的不稳定，可造成关节面软骨的不断磨损及软骨下骨的裸露等。骨萎的主要表现是关节两个骨端的骨质增生及软骨的破坏。由于腰椎小关节是滑膜关节，发生磨损后会出现含有大量炎性介质的积液，进而出现腰部疼痛等临床症状。

由此，能得到腰椎小关节紊乱症的治则治法，不管哪一类的病因病机，针对“筋出槽，骨错缝”的治疗，应首选中医外治法，包括推拿手法和针灸治疗等。手法的作用机制为通过理筋类手法，使得紧张痉挛的肌肉得到松解，进而使脊柱两侧的应力平衡，从而发挥“筋束骨”的作用，经筋治骨，使得“筋柔”带动“骨正”；另外，扳动类手法中，可以直接将力传到错位的小关节，使其错缝得以复位。而针灸治疗本病，一方面是针灸对肌肉张力的松弛作用，可以恢复肌肉的正常应力，通过肌肉的牵拉使得关节复位；另一方面是通过对穴位的配伍应用来制定相应的治则治法来治疗本病。如腰椎小关节紊乱症的疼痛大多位于足太阳膀胱经和足少阳胆经周围，所以可以选取这两经上的穴位（像大肠俞、肾俞、环跳等）进行本病的治疗，还可以采用辨证施治，如配伍选用膏肓、气海等穴位，取其补益肝肾的功效。

另外，对于跌扑闪挫导致的急性腰椎小关节紊乱的患者，其腰椎小关节的关节囊，甚至小关节周围的韧带和肌肉可能有拉伤，按照中医骨伤学中“动静结合”的原则，在急性损伤早期需要进行制动治疗，可嘱其卧床休息、腰部支具固定等。而对于由劳损退变引起的腰椎小关节紊乱的患者，需要嘱其进行练功治疗，对腰背肌和关节韧带等软组织进行强化训练，起到强筋壮骨的作用。最后，腰椎小关节的关节囊内或周围产生的瘀血和含有炎症介质积液的患者，在中医属于“瘀血”“风寒湿邪”范畴，所以对腰椎小关节紊乱症的治疗可应用活血化瘀、祛风散寒除湿类中药。瘀血、邪气郁阻腰椎小关节局部，导致局部气滞血瘀，所以可配合使用行气通络止痛之法辅助治疗。还有，第二类腰椎小关节紊乱症的患者，多是肝肾亏虚、筋弛骨萎所致。正如《杂病源流犀烛·腰脐病源流》中指出：“腰痛，精气虚而邪客病也。……肾虚其本也，风寒湿热痰饮，气滞血瘀闪挫其标也。”所以此类患者在祛除邪气的同时需要配合补肝肾、强筋骨类的中药。

通过中国知网（CNKI）对中药治疗腰椎小关节紊乱症相关临床试验或应用经验进行检索。使用专业检索，检索式为“SU = 腰椎小关节 AND（SU = 中医 OR SU = 中药 OR TKA = 方 OR TKA = 汤 OR TKA = 膏 OR TKA = 丸）”，共检索到 54 篇文献，通过阅读摘要、全文，最终纳入 15 篇关于使用中药治疗腰椎小关节紊乱的研究（具体见表 2-4）。共纳入 16 个方剂，其中 7 个是中药外用，9 个是中药内服，但是部分研究没有给出完整的方剂组成。从公布的方药中进行频数统计发现，总共使用了 69 味中药治疗腰椎小关节紊乱症，其中，使用频数在三次及以上的有 25 味，分别是当归（11 次），红花（8 次），牛膝（8 次），续断（7 次），熟地（6 次），杜仲（6 次），白芍（6 次），川芎（5 次），党参（5 次），龙血竭（4 次），三七（4 次），秦艽（4 次），甘草（4 次），山茱萸（4 次），独活（4 次），茯苓（4 次），桑寄生（4 次），肉桂（4 次），透骨草（4 次），乳香（3 次），没药（3 次），防风（3 次），细辛（3 次），生地（3 次），威灵仙（3 次）。从药物功用上分析，这些药物具有活血化瘀、行气通络、补肝肾、强筋骨功效，兼有祛风湿止痛的作用。这与我们提出的对于腰椎小关节紊乱症的辨证基本相符，所以中医药疗法对腰椎小关节紊乱症可信度较好。

表 2-4　中药治疗腰椎小关节紊乱症的概况（来源于 CNKI）

中药用法	治则治法	中药方名	中药组成	文献来源
中药外用	祛风除湿，活血止痛	未命名	红花，乳香，没药，龙血竭，生大黄，栀子，三七粉，白芷，木瓜，木香，续断，薄荷	陈德鑫，朱锦明，梁娴芳．中药外敷、口服非甾体类消炎药治疗与局部封闭注射治疗腰椎小关节骨关节炎的临床疗效对比分析［J］．中医临床研究，2021，13（4）：83-85.
中药内服	活血化瘀，舒筋通络	身痛逐瘀汤	牛膝，红花，桃仁，当归，香附，秦艽，羌活，炒灵脂，地龙，没药，甘草，川芎	丁宁，王涓涓，刘加宝，等．身痛逐瘀汤合脊柱脉冲治疗腰椎小关节骨性关节炎的临床观察［J］．内蒙古中医药，2021，40（1）：1-3.

续表

中药用法	治则治法	中药方名	中药组成	文献来源
中药内服	补益肝肾，强筋健骨	补肾壮筋汤	熟地黄，当归，杜仲，山茱萸，白芍，五加皮，牛膝，茯苓，青皮	张志伟，陈慧华，李利，等．补肾壮筋汤联合腰椎小关节松解治疗脊神经后支源性下腰痛的疗效研究［J］．河北中医药学报，2020，35（5）：19-23.
中药内服	补益肝肾，活血通络，祛风散寒，除痹止痛	活络通痹方	独活，防风，当归，熟地，茯苓，桑寄生，秦艽，白芍，川芎，怀牛膝，细辛，肉桂，党参，杜仲，甘草	杜江．针刀松解术联合活络通痹方治疗腰椎小关节源性下腰痛的效果及对腰椎功能的影响［J］．国际医药卫生导报，2019，25（14）：2353-2355.
中药内服	补益肝肾，补气补血	健肾强骨膏方汤剂	熟地黄，淫羊藿，巴戟天，菟丝子，山茱萸，杜仲，肉苁蓉（酒），仙茅（酒），枸杞，肉桂皮，白芍，生地黄，当归，党参，茯苓，黄芪，山药，炙甘草	黄知见，陈锋，闫乾，等．基于“肝主筋，肾主骨”从肝肾论治腰椎小关节骨关节炎34例［J］．湖南中医杂志，2019，35（5）：65-67.
中药内服	滋养肝肾，散寒胜湿，祛风通络，活血除痹	独活寄生汤	独活，桑寄生，怀牛膝，杜仲，防风，秦艽，细辛，当归身，白芍，肉桂心，熟地，川芎，党参，茯苓，甘草	简媇．针刀松解联合独活寄生汤治疗腰椎小关节源性下腰痛的临床观察［D］．武汉：湖北中医药大学，2018.
中药外用	活血祛瘀，消肿止痛，祛风除湿	舒筋活血祛痛膏	当归，血竭，乳香，没药，红花，三七等	黄勇，周英杰．舒筋活血祛痛膏结合改良斜扳法治疗腰椎小关节紊乱症的疗效观察［J］．中医药导报，2018，24（4）：90-92.
中药内服	补益肝肾，祛风除湿，通络止痛	补肾壮筋汤	熟地，当归，山萸肉，云苓，川续断，牛膝，杜仲，白芍，五加皮，青皮	李华威．补肾壮筋汤合腰椎小关节松解治疗脊神经后支源性下腰痛的疗效观察［D］．武汉：湖北中医药大学，2016.
中药外用	补益肝肾，温经活血通络	自拟外用熏洗散	当归，川芎，川续断，川木瓜，透骨草，艾叶	付知勤，贺浚洮，魏文坤，等．中医综合治疗腰椎小关节紊乱症164例［J］．四川中医，2012，30（5）：97-98.
中药外用	舒筋活络，活血化瘀	郑氏舒活灵	生地黄，三七，麝香，红花，血竭，冰片，白酒等	秦雪飞，王泉巅，蒋昊．中医药综合治疗腰椎小关节紊乱临床疗效观察［J］．四川中医，2011，29（8）：101-103.
中药外用	活血通络	中药酒贴剂	血竭，红花，三七，防风，威灵仙，透骨草，白酒等	聂继锋．推拿配合中药酒贴敷治疗腰椎小关节紊乱症［J］．中国民间疗法，2011，19（4）：30.

续表

中药用法	治则治法	中药方名	中药组成	文献来源
中药外用	活血通络，祛风除湿	未命名	伸筋草，透骨草，草乌头，红花，泽兰，白芍，牛膝	任丽霞，于少平，吉文彬．手法、冷冻与中药热敷交替治疗腰椎小关节紊乱症 286 例[J]. 山东中医杂志，2010，29(11): 772.
中药内服	活血化瘀通络	活血祛瘀汤	当归，赤芍，续断，丹参，红花，大黄，地龙，穿山甲，土鳖虫，威灵仙，延胡索等	王祥善，梅伟．中西医结合治疗急性腰椎小关节紊乱 127 例临床观察[J]. 医药论坛杂志，2010，31(7): 103-104.
中药外用	祛风散寒，除湿通络	未命名	当归，川芎，透骨草，桂枝，红花，土牛膝，大活血藤，川椒，羌活，独活，白芷，苏木，威灵仙，川乌，草乌	陶家安．手法配合中药薰蒸治疗腰椎小关节错缝[J]. 中医药临床杂志，2006(2): 193.
中药内服	急性期：祛风散寒除湿，行气活血，镇痉止痛； 恢复期：补肝肾，健脾胃，养气血	急性期：肾府止痛汤 1 号方； 恢复期：肾府止痛汤 2 号方	急性期：独活，桑寄生，秦艽，细辛，肉桂，炮姜，制乳香，制没药，桃仁，续断，当归，党参，炒白术，红花，香附，五加皮，全蝎，乌梢蛇，土鳖虫 恢复期：杜仲，山茱萸，巴戟天，菟丝子，枸杞子，党参，炒白术，怀山药，鸡血藤，桑寄生，川续断，怀牛膝，熟地黄	陈广祯，段玉民．肾府止痛汤治疗腰椎小关节紊乱症 27 例[J]. 山东中医学院学报，1995(2): 114-115.

二、中医药防治腰椎小关节紊乱的临床及研究难点

（一）诊断标准公认度不高

首先，关于腰椎小关节紊乱的症状体征，大部分中医文献都表述为腰部疼痛伴有活动受限，但是没有明确是否伴有下肢疼痛。我们通过检索国外文献，发现有几篇文献对腰椎小关节紊乱症的表现进行了阐述。Fairbank 对 25 例下腰痛患者进行腰椎小关节封闭注射治疗，结果 14 例得到了暂时的症状缓解，而且症状缓解人群相对于症状未缓解人群来说，疼痛范围主要局限在腰背部及大腿部位，在腰部前屈时会有疼痛加重。Helbig 也进行了类似的试验，结果发现更多的腰椎小关节紊乱患者的疼痛分布在腹股沟和大腿部位，棘突旁有压痛，当后伸并旋转的复合动作出现疼痛加重时，一般不会出现膝关节以下的放射痛。同时，与腰椎间盘突出症和腰椎管狭窄症鉴别，本病不会出现皮肤感觉的异常、肌力的下降、肌肉萎缩等现象。其次，关于影像学表现，一般患者需要进行腰椎 CT 或磁共振的检查，当检测到小关节退变，比如关节面形态异常、关节面增生等时，患者可以没有显著的腰椎小关节紊乱的症状，大概有 8%~14% 人群的小关节发生退变，但并无明显的疼痛症状。最后，目前应用较广的诊断腰椎小关节紊乱症的方法是小关节封闭注射治疗，但是该方法的假阳性率也很高，有文献报道可达到 25%，同时跟操作者的经验有关系，所以这些都给腰椎小关节紊乱症的诊

断带来了困难。

（二）腰椎小关节紊乱疗效指标的特异度不高且客观指标少

检索中英文文献发现，腰椎小关节紊乱的指标多是疼痛、腰部功能活动评分、患者满意度等，这些都是主观指标，缺乏相应的客观指标。同时，选用的指标对腰椎小关节紊乱症的特异性反映不高，无法通过一个指标明确腰椎小关节的局部情况。

（三）部分中医药干预措施难以进行规范化或量化

对于腰椎小关节紊乱症最常用的治疗方式是手法治疗，但是由于没有直接可视化的观察，医生对于手法的操作几乎完全取决于个人经验，即使是同一种手法，不同施术者操作也有所差异。尤其需要注意的是，在没有对手法进行量化和规范化的情况下，初学者在给患者做手法治疗时很容易造成并发症。另外，针灸治疗的不同取穴以及中药的辨证施治都很难做到标准化和量化。

三、中医药防治腰椎小关节紊乱可能的未来发展方向

首先，需要更多的临床试验来总结出更多高质量的循证证据，筛选出更为合适的治疗方案，明确腰椎小关节紊乱症的诊断标准。在对腰椎小关节紊乱症特异性指标的选择上，可以考虑加用腰椎 CT 和 MRI 来评估小关节局部的情况，如评估治疗前后关节间隙的大小、关节积液的情况、关节囊内体积的变化等。而对于手法难以量化的情况，可以借助现代的先进技术，与理工学科进行交叉发展。力学量化能将手法操作过程的力学特征进行数理化提取及分析，可作为客观的评价方法运用于实践。量化手法的意义在于可以区分不同的手法操作，有利于对临床结果进行评价，以及有助于学生的模仿训练。手法的效应途径与作用环节基本上都是通过手法力学的动态变化而产生的，因此，手法力学参数的研究不仅可以反映手法的力学特征，还有助于总结手法操作的经验，是手法研究的重要内容。对于机制的探讨，可以选择动态捕捉技术和三维有限元分析技术。有限元分析于 1943 年首次创立，是把一个连续体划分成为由有限单位构成的离散化模型，以此替代原有的物体，根据原有物体的几何材料特性以及受力条件采用不同的单元种类，单元之间用节点相连接，通过能量原理并借助位移法的解题思路，采取矩阵代数表达式的一种数值法。1974 年 Belytschko 首先报道了将有限元分析法成功运用于脊椎生物力学的研究中，同时确立二维间盘模型，标志着有限元技术在骨科生物力学分析中应用的开端，随后经历由二维模型转化为三维、由线性单一转变为非线性复合的过程。动态捕捉技术是一项广泛应用于动画、游戏的 3D 人物使其细腻流畅运行的高新技术。该技术通过对实时动作进行捕捉，充分收集各种动作信息，利用相关软件处理，优化所得数据，生成与真实动作高度一致的画面，以此来增加动画或游戏的逼真性和观赏性。近年来，动态捕捉技术在医学临床及科研中也得到重视和发展，尤其是运动创伤方面。手法的标准和量化可以借助一些力学仪器，通过动态捕捉技术测量出手法的角度、位移和速度等参数，从而明确手法的标准。获得手法的标准参数后，可以构建腰椎的三维有限元模型，再将手法获得的参数加载到模型上，可以获得手法干预后的应力分布、应变等情况，从而有利于探讨其机制。

清代吴谦认为:“手法者,诚正骨之首务哉。”《医学金鉴》:“因跌扑闪失,以致骨缝开错,气血郁滞,为肿为痛,宜用按摩法,按其经络,以通郁闭之气,摩其壅聚,以散瘀结之肿,其患可愈。”说明通过手法的治疗不仅能整复骨关节错位,又可以起到活血化瘀、舒筋止痛的作用。随着时间和医学技术的发展,中医手法也在不断地创新,且根据患者的病情和实际情况需要制定个体化的手法治疗方案。从针灸角度来讲,通过针刺大肠俞、环跳、委中、承山、腰夹脊等穴位,能够促进腰部的血液循环,疏通经络,调和气血,消除小关节周围软组织的炎症反应,可以有效缓解肌肉紧张状态,能够迅速减轻该病所引起的疼痛症状。但是关于针灸和中医药的标准化,目前没有统一的治疗推荐意见,因此我们可采取大样本、多中心配合完善研究试验,制定更多符合中医药特点的指南和共识来进行规范,同时,诸多中医药疗法仍需要更高质量的循证证据提供支撑,以实现更大的推广及应用。

【参考文献】

[1] Jean-Sébastien B, P G S, G M C, et al. Neural control of superficial and deep neck muscles in humans [J]. Journal of neurophysiology, 2007, 98 (2): 920-928.

[2] P S C, Arun B, Anuj B, et al. Consensus practice guidelines on interventions for lumbar facet joint pain from a multispecialty, international working group [J]. Regional anesthesia and pain medicine, 2020, 45 (6): 424-467.

[3] P S C, N S R. Pathogenesis, diagnosis, and treatment of lumbar zygapophysial (facet) joint pain [J]. Anesthesiology, 2007, 106 (3): 591-614.

[4] C A G, N J K, Pradeep S. Osteoarthritis of the spine: the facet joints [J]. Nature reviews. Rheumatology, 2013, 9 (4): 216-224.

[5] Hewett E T, Myer D G, Ford R K, et al. Biomechanical Measures of Neuromuscular Control and Valgus Loading of the Knee Predict Anterior Cruciate Ligament Injury Risk in Female Athletes: A Prospective Study [J]. The American Journal of Sports Medicine, 2005, 33 (4): 492-501.

[6] Igarashi A, Kikuchi S, Konno S. Correlation between inflammatory cytokines released from the lumbar facet joint tissue and symptoms in degenerative lumbar spinal disorders [J]. Journal of Orthopaedic Science, 2007, 12 (2): 154-160.

[7] Akira I, Shinichi K, Shinichi K, et al. Inflammatory cytokines released from the facet joint tissue in degenerative lumbar spinal disorders [J]. Spine, 2004, 29 (19): 2091-2095.

[8] Nozomu I, Espinoza A A O, Kazuyuki S. Biomechanics of the Lumbar Facet Joint [J]. Spine surgery and related research, 2020, 4 (1): 1-7.

[9] V N J, C W W, A B W. Spinal facet joint biomechanics and mechanotransduction in normal, injury and degenerative conditions [J]. Journal of biomechanical engineering, 2011, 133 (7): 071010.

[10] Kalichman L, Hunter J D. Lumbar Facet Joint Osteoarthritis: A Review [J]. Seminars in Arthritis and Rheumatism, 2007, 37 (2): 69-80.

[11] S K, N G. Anatomy of lumbar facet joint: a comprehensive review [J]. Folia morphologica, 2021, 80 (4): 799-805.

[12] Lee H C, Chung K C, Kim H C. 82 The Efficacy of Conventional Radiofrequency Denervation in

Patients with Chronic Low Back Pain Originating from the Facet Joints: A Meta-analysis of Randomized Controlled Trials [J]. The Spine Journal, 2017, 17 (10S): s119.
[13] Loftice J, Fleisig S G, Zheng N, et al. Biomechanics of the elbow in sports [J]. Clinics in Sports Medicine, 2004, 23 (4): 519-530.
[14] Laxmaiah M, D A K, Amol S, et al. Comprehensive Evidence-Based Guidelines for Facet Joint Interventions in the Management of Chronic Spinal Pain: American Society of Interventional Pain Physicians (ASIPP) Guidelines Facet Joint Interventions 2020 Guidelines [J]. Pain physician, 2020, 23 (3S): S1-S127.
[15] L M, V P, B F, et al. The diagnostic validity and therapeutic value of lumbar facet joint nerve blocks with or without adjuvant agents [J]. Current review of pain, 2000, 4 (5): 337-344.
[16] Aditya M, Rusheel N, A A P. Therapeutic Facet Joint Interventions in the Lumbar Spine: An Economic Value Perspective [J]. Clinical spine surgery, 2020, 33 (10): 411-417.
[17] L Z M, Heejung C, Rajiv R, et al. Randomized prospective trial of cooled versus traditional radiofrequency ablation of the medial branch nerves for the treatment of lumbar facet joint pain [J]. Regional anesthesia and pain medicine, 2019, 44 (3): 389-397.
[18] SATO S, OGUMA H, MURAKAMI G, et al. Morphometrical Study of the Joint Surface and Capsule of the Lumbar Zygapophysial Joint with Special Reference to Their Laterality [J]. Okajimas Folia Anatomica Japonica, 2002, 79 (1): 43-53.
[19] Shih C, Shen P, Lu C, et al. A comparison of efficacy among different radiofrequency ablation techniques for the treatment of lumbar facet joint and sacroiliac joint pain: a systematic review and meta-analysis [J]. Clinical Neurology and Neurosurgery, 2020, 195 (prepublish): 105854.
[20] P G S, Jean-Sébastien B, R J B, et al. Electromyography of superficial and deep neck muscles during isometric, voluntary, and reflex contractions [J]. Journal of biomechanical engineering, 2007, 129 (1): 66-77.
[21] Pradeep S, Asako M, J D H, et al. Does lumbar spinal degeneration begin with the anterior structures？ A study of the observed epidemiology in a community-based population [J]. BMC musculoskeletal disorders, 2011, 12 (1): 202.
[22] N A V, W B P, L S D. Three-dimensional spatial tuning of neck muscle activation in humans [J]. Experimental brain research, 2002, 147 (4): 437-448.
[23] Ardyan W, Risma I, Halim S. Comparison of Radiofrequency and Corticosteroid Injection for Treatment of Lumbar Facet Joint Pain: A Meta-Analysis [J]. Asian journal of anesthesiology, 2022, 60 (2): 10. 6859.
[24] Yin J, Liu Z, Li C, et al. Effect of facet-joint degeneration on the in vivo motion of the lower lumbar spine [J]. Journal of orthopaedic surgery and research, 2020, 15 (1): 340.
[25] 吕强, 焦毅超, 张超, 等. 振荡调整手法对青少年运动员腰椎小关节紊乱的疗效观察 [J]. 体育科研, 2018, 39 (3): 71-75+80.
[26] 周驰, 夏玲华. 针刺后溪穴治疗急性腰椎小关节紊乱 39 例 [J]. 浙江中医杂志, 2011, 46 (3): 203.
[27] 唐振坤, 刘晋闽, 范奕松, 等. 手法整复治疗腰椎小关节紊乱症研究进展 [J]. 新中医, 2020, 52 (5): 17-19.
[28] 姚晖, 朱瑜琪, 王楠, 等. 超声引导下针刀松解联合几丁糖关节腔注射治疗腰椎小关节紊乱 [J]. 中国中医骨伤科杂志, 2017, 25 (12): 13-16.
[29] 姜华伟, 裴铁铮. 体外冲击波治疗腰椎小关节紊乱综合征的临床研究 [J]. 颈腰痛杂志, 2019, 40 (6): 855-856.
[30] 庄志杰. 针刺承山穴治疗腰椎小关节紊乱症疗效观察 [J]. 上海中医药杂志, 2005 (4): 39.
[31] 张慧, 张军, 钱秀清, 等. 有限元分析法在脊柱生物力学中的应用与进展 [J]. 中国中医骨伤科杂志,

2014, 22 (10): 71-73.

［32］文王强, 徐浩翔, 张泽佩, 等. 腰椎小关节退变的相关因素及生物力学特点 [J]. 中国组织工程研究, 2020, 24 (24): 3883-3889.

［33］杜春林, 王庆普, 黄沪, 等. 腰椎小关节紊乱症临床症状与影像学相关性的研究 [J]. 中国中医骨伤科杂志, 2010, 18 (10): 20-21+24.

［34］林海文, 查思想, 范思佳. Mulligan 手法治疗腰椎小关节紊乱的临床疗效观察 [J]. 首都食品与医药, 2018, 25 (16): 17-18.

［35］祝波, 张卓, 蒋灼, 等. 体外冲击波联合手法复位治疗腰椎小关节紊乱疗效观察 [J]. 颈腰痛杂志, 2020, 41 (4): 496-497.

［36］谢旭洲. 三维动漫制作与虚拟现实结合技术研究 [J]. 美术教育研究, 2018 (3): 87.

［37］黄勇, 周英杰. 舒筋活血祛痛膏结合改良斜扳法治疗腰椎小关节紊乱症的疗效观察 [J]. 中医药导报, 2018, 24 (4): 90-92.

［38］韩振华, 江蓉星, 王培荣, 等. 浅议《伤科补要》对中医伤科学的贡献 [J]. 湖南中医杂志, 2013, 29 (03): 1-2.

第三章　腰椎间盘突出症

腰椎间盘突出症是骨科临床常见疾病之一，其发病机制主要是责任节段的椎间盘发生退行性变，在外力作用下导致纤维环破裂，髓核向外突出，刺激或压迫周围神经根引起相应病变，临床上常表现为腰背痛和坐骨神经痛等症状。而腰椎间盘突出症的治疗，手术治疗与保守治疗在长期随访中疗效相差不大，结合循证临床指南以及相关专家共识，保守治疗仍是腰椎间盘突出症的首选方案。本章将总结非手术方式防治腰椎间盘突出症的系统评价与随机对照观察相关证据，以期为腰椎间盘突出症临床保守治疗的诊治提供依据及理论指导。

第一节　概　　述

腰椎间盘突出症（lumbar disc herniation，LDH）是指腰椎间盘各部分（髓核、纤维环及软骨终板），尤其是髓核，有不同程度的退行性改变，在外力因素的作用下，椎间盘的纤维环破裂，髓核组织从破裂处突出（或脱出）于后方椎管内，压迫神经根或马尾所导致的临床综合征，表现为腰痛、下肢放射痛、下肢麻木、下肢无力、大小便功能障碍等。Macnab 根据突出物的移位程度及后纵韧带破裂与否，将腰椎间盘突出症分为四型：P 型（凸起型，protrusion）、SE 型（后纵韧带下突出型，subligamentous extrusion）、TE 型（后纵韧带后突出型，transligamentous extrusion）、SQ 型（游离突出型，sequestration）。这是腰椎间盘突出最为常用的病理学分型之一。以 MRI 及 CT 影像为基础，根据突出椎间盘在矢状位、冠状位、水平位的位置，可以将其进行区域分型，包括：矢状位分层（Ⅰ层面：椎间盘层面；Ⅱ层面：上一椎体椎弓根下切迹椎体平面至椎间盘上界；Ⅲ层面：椎间盘下界至下一椎体椎弓根下切迹椎体平面）、水平面分区（以椎体后缘为分界区，两侧椎弓根内界为 1、2 区，中 1/3 为 1 区，左右 1/3 为左右侧 2 区，椎弓根内外侧之间为 3 区，椎弓根外侧以外为 4 区）、冠状位分域（将骨性椎管矢状径分为四等分，分别为 a 域、b 域、c 域、d 域）。此种区域定位可以反映不同病理类型、不同严重程度的椎间盘突出的精确定位诊断，为治疗方式的选择和手术的实施提供依据。此外，根据后纵韧带是否破裂为依据则可以将腰椎间盘突出症分为包容型与非包容型两类。根据对腰椎间盘突出症自然病程的随访研究，目前大多数证据表明，随着时间的推移突出的椎间盘组织会出现不同程度的减小 / 重吸收，并伴随患者临床症状的改善，但此种现象多见于非包容型突出，其机制可能与免疫效应相关。

LDH 是临床常见的疾患之一，其发病率高，严重影响患者生活质量。2012 年发布的“全球疾病负担研究（The Global Burden of Disease Study）”显示，腰痛是导致全球 6.32 亿人口劳动力丧失和残疾的主要原因之一。腰痛带来了沉重的社会经济负担，每年全球由腰椎退行性疾病带来的直接和间接经济花费达到惊人的 1 000 亿美元，与腰椎间盘相关的约占其中的 39%。研究显示 LDH 发病率大约为 2%~3%，35 岁以上的女性约为 2.5%，而男性则约为 4.8%。随着社会发展和生活方式改变，其发病率还在逐年增高。

目前认为，椎间盘本身的退变和外部损伤共同导致了疾病的发生，其病因包括退行性改变、损伤、腰骶先天异常、遗传因素，以及妊娠、肥胖、糖尿病、高脂血症、吸烟、感染等危险因素。随着年龄增大，椎间盘不可避免地发生退变，Ⅱ型胶原蛋白减少，而Ⅰ型胶原蛋白增多，椎间盘弹性下降，椎间盘变性，在外力损伤后难以自行修复。久坐、久蹲、长期弯腰以及体力劳作时，椎间盘内压增加，最终导致 LDH 的发生。此外，免疫炎症反应、细胞外基质代谢异常等亦是本病发生的重要机制，这与加速椎间盘的退变有关。本病腰腿痛临床症状的发生机制目前主要包括机械压迫、自身免疫、神经根炎症、循环障碍及心理因素等方面。

腰椎间盘突出症的治疗方法主要分为手术治疗与非手术治疗两大类。本病的手术治疗主要包括开放式手术、微创手术、腰椎融合术、人工椎间盘假体置换术等。微创手术是目前主流的手术方式，包括微创介入技术（激光椎间盘减压、射频消融、低温等离子切除、臭氧注射、化学溶核等）、显微内窥镜技术、经皮椎间孔镜技术（YESS 技术、TESSYS 技术）等。基于对腰椎间盘突出症自然病史的研究，目前认为，大部分腰椎间盘突出症患者可以通过非手术治疗缓解临床症状，因此非手术治疗应该作为不伴有严重神经损害的 LDH 患者的首选治疗方法。该病的非手术治疗主要包括卧床休息、药物（非甾体抗炎药、糖皮质激素、阿片类镇痛药、肌松药等）、牵引、封闭疗法、针灸推拿及心理治疗等。对于无显著神经损害的患者，非手术治疗推荐为 6~12 周。如果患者存在持续性功能障碍且生存质量严重受损，经非手术治疗无改善，可以考虑进行手术治疗。

中医学对于本病的诊治多见于“腰痛”“腰腿痛”“腰痹”等论述中，通过中医药方式治疗 LDH 具有疗效满意、经济安全、副作用小等优点，因此梳理中医药治疗腰椎间盘突出症的循证医学依据可以进一步证实中医药治疗对于本病的临床价值。此项研究的完成，无疑对本病非手术治疗的选择、非手术治疗指征的把握，以及提高中医药治疗本病的疗效具有重要意义。

第二节　临床研究证据纵览

腰椎间盘突出症在中医学中被归类于“腰痛”“腰腿痛”“腰痹”等范畴，其发病机制主要与寒湿、湿热、肾虚、瘀血、外伤等有关。关于 LDH 治疗方案的选择，保守治疗仍是首选方案，临床上约 80% 的 LDH 患者可经非手术疗法实现腰腿疼痛症状好转。其作用机制可能与突出椎间盘组织物理回纳、突出组织自发吸收或者受刺激神经根的炎性水肿消退有关，通过椎管内解压、抑制责任节段神经根炎性水肿可实现 LDH 临床症状的缓解。

一、中药治疗

中药经方治疗腰椎间盘突出症具有悠久历史，常用药物有活血止痛、补肝肾强筋骨、活血通络、祛风湿、补气等功效，具有抗炎、镇痛、调节免疫功能、增强巨噬细胞的吞噬功能、改善血液供应、保护神经、促进胶原合成等作用。根据不同的病机证型，临床上又有散寒化湿、清热祛湿、补肾强腰、活血化瘀等治则划分，代表方有独活寄生汤、防己黄芪汤、身痛逐瘀汤等。而在当代，中药经方与现代药理相结合，中医药治疗腰椎间盘突出症得到了进一步的临床应用和发展，如促进突出椎间盘重吸收的益气活血方、改善神经根痛敏反应的枳壳甘草方等方组，均取得了良好的临床反馈，并在国内外发表了多篇相关研究论文，为腰椎间盘突出症的保守治疗交出了颇具中医特色的临床方案。

（一）系统评价 /Meta 分析

独活寄生汤出自唐代孙思邈所著《备急千金要方》，具有祛风湿、止痹痛、益肝肾、补气血、通经络的功效。现代药理研究表明，独活寄生汤具有抗炎、镇痛、调节免疫功能、扩张血管、抑制血小板聚集等作用，多种机制共同作用，促进 LDH 临床症状的缓解。为探讨独活寄生汤的临床疗效，一项 Meta 分析检索截止日期为 2012 年 1 月 30 日的 RCT 相关文献，将临床疗效有效率、视觉模拟评分法（visual analogue scale，VAS）以及不良结局作为效应指标，最终共纳入 29 篇研究、涉及 3 179 例腰椎间盘突出症患者。最终结果提示，独活寄生汤联合牵引、针灸、推拿、拔罐、西医治疗，与牵引、针灸、推拿、拔罐、西医治疗的临床疗效有效率比较，差异均有统计学意义（$P<0.05$）；VAS 评分差异均有统计学意义（$P<0.05$ 及 $P<0.01$），表明独活寄生汤单独使用或者联合其他疗法均可改善腰椎间盘突出症患者临床症状，并且临床未见有明显不良反应，证实其临床治疗安全可靠。但是所有纳入的文献质量偏低，纳入的 29 项研究中有 4 篇观察采用随机数字表法，1 篇观察采用抽签法，其余 24 篇没有提及随机分配方案的隐藏，也没有提及盲法的应用情况以及不完整结局报告，其他研究的评价条目均显示不清楚。并且，方法学上可能存在假随机的研究；没有文献报道随机方案的隐藏信息；没有文献报道是否使用盲法；也没有文献报道观察前样本含量的估算，降低了试验的可信度。

身痛逐瘀汤是清代著名医家王清任活血化瘀法的经典代表方剂，具有行气活血、祛瘀通络、通痹止痛等功效。身痛逐瘀汤在既往研究中被证明具有改善微循环、减少炎症介质、促进神经功能恢复等多方面作用，并被广泛应用在 LDH 的治疗中。2019 年一项 Meta 分析纳入 9 项研究、总病例数 824 例（试验组 421 例，对照组 403 例）。治疗措施为试验组均采用身痛逐瘀汤加减治疗，对照组包括西医常规治疗、非甾体抗炎药及目前临床治疗 LDH 的常用中成药，疗效判定标准基本参照国家中医药管理局颁布的《中医病证诊断疗效标准》，观察指标主要包括总有效率、VAS 评分等。最终分析结果表明，在总有效率方面，两组具有显著统计学差异（$RR=1.19$，$P<0.001$）；在 VAS 疼痛评分方面，3 项研究报告异质性检验结果显示 $I^2=98\%$，存在明显异质性，并且在进一步的随机效应模型分析中显示，VAS 疼痛评分试验组优于对照组（$MD=-3.70$，$P=0.005$）；在安全性研究方面，9 项研究中 1 项研究未报告总有效

率，但有4项研究报告了不良事件发生情况，因此应加强对身痛逐瘀汤使用过程中不良事件的监测。并且由于选用总有效率作为指标存在相对较模糊、偏倚标准评估不完全、用药标准不一致等因素，该研究得出的结论也可能存在偏差。如何开展大样本、多中心的随机对照观察，提升临床证据等级等，应当是下一步的研究方向。

而除了传统汤药，腰痹通胶囊、腰痛宁胶囊、舒筋健腰丸等也是目前治疗LDH常用的中成药。

腰痹通胶囊属于理血类中成药，主要构成有三七、川芎、延胡索、白芍、独活等，具有活血化瘀、祛风除湿、行气止痛的功效，适用于气滞血瘀、脉络痹阻所致的腰痛。现代药物作用机制基础研究，通过建立动物实验模型，验证了腰痹通胶囊对LDH的疗效，发现腰痹通胶囊可改善大鼠LDH模型的症状和神经根病变，调高血清炎症因子含量，其机制可能与调节机体内分泌免疫状态和炎症因子释放有关。为了系统评价腰痹通胶囊与非甾体抗炎药(NSAIDs)治疗LDH的疗效和安全性，一项Meta分析搜集相关数据库自建库以来至2019年6月腰痹通胶囊治疗LDH的RCT，最终共有10篇研究符合标准，合计1 088例患者纳入该项研究。最终结果显示，腰痹通胶囊治疗LDH在提高临床总有效率，降低VAS评分，改善白细胞介素-1β(IL-1β)、白细胞介素-6(IL-6)、白细胞介素-8(IL-8)、肿瘤坏死因子-α(TNF-α)水平方面均有优势($P<0.001$)；并且在安全性方面，纳入的10篇研究中均未出现明显不良反应的患者，临床使用相对安全。证实腰痹通胶囊相比于NSAIDs能明显提高LDH患者的临床疗效、改善相关指标，且不良反应较少。但值得注意的是，本研究仍存在一定的局限性，第一是纳入的文献样本量较小，且缺乏多中心研究；第二是纳入的文献数量较少，并且均为中文文献，可能存在语言偏倚；第三是纳入的文献诊断标准不一，评价指标不完全一致，且不良反应仅3篇提及；第四是纳入的文献质量偏低，均为低质量文献，部分文献随机方法交代不清，且未明确提出分配隐藏、盲法、退出与随访等信息。因此，对腰痹通胶囊治疗LDH的有效性及安全性的评价，仍需开展大样本、多中心、高质量的随机对照观察，以作出进一步的验证。

腰痛宁胶囊含有马钱子粉、土鳖虫、麻黄、乳香、没药、川牛膝、全蝎等多种有效成分。本研究系统评价腰痛宁胶囊治疗LDH的临床疗效和安全性，以期为临床用药提供参考。计算机检索中国知网(CNKI)、万方数据知识服务平台、中文科技期刊数据库(VIP)、中国生物医学文献服务系统(SinoMed)、MEDLINE、Cochrane Library等数据库，检索各数据库建库至2020年10月6日腰痛宁胶囊治疗腰椎间盘突出症的随机对照观察。采用RevMan 5.3软件进行疗效与安全性Meta分析，按照GRADE标准进行证据质量评价。所纳入的8篇文献总样本量为1 088例，包括试验组545例，对照组543例。其中，腰痛宁胶囊联合西药对比西药的文献2篇，腰痛宁胶囊对比中成药的文献3篇，腰痛宁胶囊对比牵引疗法的文献1篇，腰痛宁胶囊联合针刺对比针刺的文献2篇。西医用药包括塞来昔布、甘露醇、地塞米松等，中成药包括腰痹通胶囊、小活络丹。主要结局指标包括腰痛宁胶囊治疗LDH的总有效率、疼痛视觉模拟评分(VAS)；次要结局指标包括日本骨科协会评估治疗分数(JOA评分)、腰椎活动度、血液学指标和不良反应。Meta分析显示，在总有效率方面，腰痛宁胶囊联合西药治疗优于单独西药治疗；腰痛宁胶囊治疗优于其他中成药(腰痹通胶囊、小活络丹)的治疗效果；腰痛宁胶囊联合针刺治疗优于单独针刺治疗。在降低疼痛视觉模拟评分方面，腰痛宁胶囊联合西药治疗优于单独西药治疗；腰痛宁胶囊治疗优于其他中成药(腰痹通胶囊、小活络丹)治疗效果；腰痛宁胶囊联合针刺优于单独针刺治疗(均 $P<0.001$)。根据 GRADE 标准，总有效率、VAS 疼痛评分证据质量为非常低。综上，本研究运用 Meta 分析的方法表明腰痛宁胶囊治疗 LDH 能够一定程度改善患者症状，不良反应发生较少。在今后的研究中应尽可能采取更高质量的方法学研究，选取更全面的结局指标，以更加规范的方式报道研究结果，为腰痛宁胶囊治疗 LDH 提供更高级别的证据支撑。

（二）随机对照试验

黄桂成教授将 LDH 的病因归为虚、寒、湿、瘀、络阻五者，以肾虚为本，寒、湿、瘀、络阻为标，故治疗上以温肾祛寒利湿、活血化瘀通络为大法，治以温经通络汤随症加减，具体组成有制附子 10g、桂枝 8g、泽泻 10g、土茯苓 30g、陈皮 10g、醋延胡索 15g、蜈蚣 2 条、全蝎 3g、胆南星 10g、熟地黄 30g、怀牛膝 10g、甘草 10g 等。有学者为验证温经通络方的临床疗效设计了一场随机对照观察，将 64 例 LDH 患者按信封法随机分为试验组和对照组，每组 32 例。两组给予相同的常规保守治疗，试验组在此基础上给予温经通络汤口服，对照组不给予其他干预，治疗周期为 21 天，观察指标为 VAS 疼痛评分、腰椎 JOA 评分、Oswestry 腰背及下肢功能障碍指数(ODI 指数)及临床疗效。最终结果表明，治疗后两组 VAS、JOA 评分、ODI 评分明显改善($P<0.01$)，且试验组优于对照组($P<0.01$)；试验组总有效率(93.33%)高于对照组(70.37%)，且有统计学意义($P<0.05$)。结果证实，温经通络汤可有效减轻患者临床疼痛症状，使得 LDH 患者功能活动得到有效改善，其疗效优于常规保守治疗，但其作用机制有待进一步明确。

而一项关于扶阳宣痹汤的 RCT 研究共纳入来自 2015 年 6 月至 2016 年 5 月符合标准的 140 例受试者，分为试验组与对照组，每组各 70 例。两组均嘱受试者注意保暖，避免感受寒湿，避免久坐，必要时佩戴腰围，避免做增加腹压的活动(咳嗽、怒责等)，多静卧休息，卧软硬适度的床，改善居住环境，饮食有节，保持良好心情等。试验组除基础治疗外，予经验方扶阳宣痹汤口服治疗，其主要药物组成如下：黄芪 40g、桂枝 20g、炒白芍 20g、葛根 30g、鸡血藤 15g、僵蚕 10g、淫羊藿 15g、干姜 5g、附子 12g、炙甘草 10g 等。14 天为 1 个疗程，1 个疗程后休息 3 天，再服用第 2 疗程。对照组除基础治疗外，予口服腰痹通胶囊，该胶囊具有活血化瘀、祛风除湿、行气止痛的功效，用于血瘀气滞、脉络闭阻所致腰痛，症见腰腿疼痛，痛有定处，痛处拒按，轻者俯仰不便，重者剧痛不能转侧者。用法：口服，每天 3 次，每次 3 粒，1 个月为 1 个疗程，第 15 天后休息 3 天再继续服用第 2 个疗程，其间忌酒，消化道功能不良者需与食物同服。在疗程结束后，试验组脱落 2 例、剔除 2 例，合格病例 66 例；对照组脱落 1 例、剔除 1 例，合格病例 68 例。观察指标为主要症状积分、生活质量评价、安全性评价。本研究发现，扶阳宣痹汤在治疗中老年寒湿型 LDH 所致疼痛、寒凉感、麻木感以及长期疗效方面均优于腰痹通胶囊，能够显著提高患者生活质量，且无不良反应。两组在僵硬感症状的改善方面未见明显差异，且无论试验组或对照组在僵硬感方面的治疗效果都不太理想，这或许提示在治疗肌肉僵硬时仅采用口服药物疗效不佳，可能需要同时配合针灸、推拿、理疗等直接作用于僵硬处的外治手段。值得一提的是，试验组在寒凉感改善方面较对照组有显著性差异（$P<0.01$），此结果验证了扶阳宣痹汤的组方依据和预想目标，为进一步研究提供直接证据。本研究为扶阳宣痹汤治疗 LDH 临床疗效提供依据，具有一定程度的指导作用。

相对于传统的中药方汤剂，中成药具有服用携带方便、服用量少、接受程度高等优势，临床上治疗 LDH 常见中成药有腰痹通胶囊、腰痛宁胶囊、舒筋健腰丸等。有学者为观察腰痹通胶囊治疗 LDH 的临床疗效进行了一次 RCT，选取了 152 例 LDH 患者，采用随机数字表法分为对照组和试验组，每组 76 例。治疗方案上，两组均进行常规理疗，对照组在此基础上加用美洛昔康胶囊，试验组加用腰痹通胶囊，两组患者的治疗周期均为 6 周，观察指标为治疗前后视觉模拟评分法（VAS）和日本骨科协会评估治疗分数（JOA 评分），观察时间节点为治疗后的临床疗效及随访 6 个月时的远期疗效，完成相关随访记录，并监测不良反应发生情况。最终结果表明，治疗后两组患者 VAS 评分均较治疗前降低（$P<0.01$），且试验组患者的 VAS 评分较对照组降低更显著（$P<0.01$）；两组患者治疗后 JOA 评分均较治疗前升高（$P<0.01$），试验组的 JOA 评分较对照组上升更显著（$P<0.01$）。治疗 4 周后，试验组总有效率为 92.11%，对照组总有效率为 71.05%，有统计学意义（$P<0.01$）。治疗后 6 个月随访时，试验组患者总有效率为 81.58%，对照组总有效率为 60.52%，差异有统计学意义（$P<0.01$）。证实腰痹通胶囊能够有效改善 LDH 患者的症状、体征，缓解疼痛，且长期疗效可靠，在进一步的随访中患者腰痛症状未出现明显反复。另有学者为探讨腰痹通胶囊治疗腰椎间盘突出症的作用机制，收集 114 例 LDH 患者，并随机分为试验组和对照组各 57 例。试验组在腰椎机械牵引加推拿的基础上，加用腰痹通胶囊，每日 3 次，每次 1 粒，疗程 4 周；对照组口服萘普生缓释胶囊，每天 1 次，每次半粒，疗程 5 天。观察指标为腰痛程度、血清白细胞介素 -1β（IL-1β），肿瘤坏死因子 -α（TNF-α）水平。最终结果显示，28 天时试验组腰痛评分（1.03 ± 0.27）分低于对照组（2.06 ± 0.08）分；且经治疗后试验组血清 IL-1β、TNF-α 水平分别为（0.20 ± 0.07）μg/ml、（1.22 ± 0.34）μg/ml，低于对照组（0.31 ± 0.09）μg/ml、（1.48 ± 0.35）μg/ml，两组治疗均能降低腰痛程度，两组腰痛评分、血清 IL-1β、TNF-α 水平均无显著性差异（$P<0.01$）。结果表明腰痹通胶囊能有效改善 LDH 临床症状，提高 LDH 临床治愈率，效果可观，其作用机制可能与降低 LDH 患者 IL-1β、TNF-α 有关。

腰痛宁胶囊具有活血通络、化瘀止痛、疏风散寒的功效，在缓解肌肉痉挛、加快疼痛相关炎性物质吸收、减轻受压迫神经根的水肿、改善缺氧缺血等方面具有较好的效果，能有效缓解 LDH 患者临床疼痛症状，提高其生活质量。一项研究为评价腰痛宁胶囊治疗腰椎间盘突出症（寒湿瘀阻证）的有效性和安全性，采用分层区组随机、盲法（第 3 方评价）、阳性药对照、多中心临床研究方法，根据 SAS 9.1.3 生成的随机数字分为观察 A 组（4 粒组）120 例，观察 B 组（6 粒组）120 例，对照组 120 例。予试验组口服腰痛宁胶囊，对照组口服腰痹通胶囊，疗程 4 周。观察节点为治疗前、治疗 2 周后与治疗 4 周后。观察指标为视觉模拟评分（VAS）、Oswestry 功能障碍指数（ODI 指数），并记录患者治疗疼痛的起效时间，于治疗后评价疗效及安全性。结果显示，治疗 4 周后 ODI 等级疗效，A 组（4 粒组）的有效率为 85.83%、对照组为

73.95%、B 组(6 粒组)为 85.00%,观察 A 组优于观察 B 组及对照组,且不良反应最少;VAS 评分和 ODI 的下降值,观察 B 组优于观察 A 组,且两组均优于对照组。结论表明,腰痛宁胶囊治疗腰椎间盘突出症(寒湿瘀阻证)临床疗效确切,且安全性可靠。急性期可服用 6 粒快速缓解疼痛和改善腰椎功能,待症状缓解后服用 4 粒,能取得较好疗效。

舒筋健腰丸也是临床上治疗 LDH 腰腿痛症状的常用中成药之一。为了对舒筋健腰丸治疗腰椎间盘突出所致坐骨神经痛的临床疗效和不良反应进行评价,一项研究收集了 72 例 LDH 患者,将其随机分为试验组和对照组(每组 36 例),试验组服用舒筋健腰丸,对照组服用布洛芬和维生素 B_1,观察服药后的临床疗效和不良反应。本研究所用的舒筋健腰丸由狗脊、黑老虎、牛大力、千斤拔、鸡血藤、女贞子、菟丝子、金樱子、桑寄生、延胡索、两面针、乳香、没药共 13 味中药组成,具有补益肝肾、强健筋骨、祛风除湿、活络止痛的功效,临床可用于治疗腰膝酸痛、坐骨神经痛等。观察指标为 Oswestry 功能障碍指数(ODI 指数)、腰椎功能改善率、不良反应。最终结果显示,在缓解腿痛、改善生活自理能力及行走功能方面,试验组优于对照组($P<0.05$);临床疗效方面,试验组总有效率 94.4%,对照组总有效率 83.3%,试验组显著高于对照组($P<0.05$);不良反应的发生率方面,试验组显著低于对照组($P<0.05$)。结论证实舒筋健腰丸能有效改善腰椎间盘突出所致坐骨神经痛的临床症状,改善患者的功能障碍,且不良反应发生率低,值得在临床推广。

二、非药物治疗

非药物疗法治疗 LDH 也有相当多的临床研究。常见的治疗方式有推拿理疗、物理牵引、针灸等。手法治疗可改善腰背部疼痛及功能状态,可改善没有手术指征的轻中度腰骶神经痛患者相应的根性症状,但急性发作期 LDH 进行手法治疗有加重相关症状的风险;腰椎牵引是治疗腰椎间盘突出症的传统手段,但牵引治疗应当在专业医师的指导下进行,避免长时间、大重量的牵引;热敷、针灸对缓解 LDH 的临床症状也有一定功效;而功能锻炼,如运动疗法(包括核心肌群肌力训练、方向特异性训练等)也能一定程度上缓解腰椎间盘突出症的临床症状,但是长期随访中对于减轻疼痛没有明显获益。

(一) 系统评价 /Meta 分析

推拿治疗是非药物治疗 LDH 的常见方式之一,关于其临床疗效及安全性,推拿治疗 LDH 的系统评价可供参考。文献检索未设定语种限制,检索日期截至 2011 年 11 月,最终共检索到文献 2 356 篇,剔除重复文献,并在参考纳入标准详细分析资料,剔除前后数据矛盾、诊断标准不符、重复发表的文章后,最终共纳入符合标准的文献 52 篇,共计 10 602 例,单个研究的样本 50~2 000 例不等,评价指标为有效率、远期疗效和复发率以及不良事件发生情况。最终结果发现,22 项研究将单纯推拿与推拿以外的其他疗法进行比较,Meta 分析结果显示推拿治疗优于牵引[RR=1.17,95%CI(1.10,1.25)]、中药[RR=1.18,95%CI(1.08,1.30)],以及其他综合疗法[RR=1.20,95%CI(1.12,1.27)];推拿与微波、推拿与西药疗效比较,差异无统计学意义。30 项研究将推拿联合其他疗法与其他疗法进行比较,Meta 分析结果显示,推拿联合熏蒸对比单纯熏蒸,推拿联合针刀对比单纯针刀治疗,相关疗效无统计学意义。4 项研究报告了随访情况，随访周期 1 个月至 1 年，对随访患者进行总有效率评价，结果显示，推拿联合其他疗法与其他疗法相比，总有效率无显著差异。1 项研究报道手法组未发现不良反应，热敷牵引组有 2 例出现皮肤烫伤、出水疱现象；1 项报道两组患者在针刺治疗时，除了轻微疼痛、轻微出血外，均没有出现明显的病情加重及其他不良反应。综上所述，推拿治疗腰椎间盘突出症在疗效方面作用较为明显，且未见明显不良反应的报道。但是由于纳入的研究中影响结果的因素较多，从而降低了本系统评价结论的可靠性，故研究的方法学质量有待提高。建议今后此方面的研究应进行合理的研究设计、进行多中心大样本的随机对照双盲观察来进一步验证其疗效，增加观察样本数量并进行严格执行及过程监督，以期得出更为可靠的结论。

温针灸是指同时进行针刺和艾灸两种方法，结合了针刺与艾灸的双重功效，具有通络、止痛、温阳、行气的作用，可通过降低血清炎症因子缓解 LDH 临床症状，被广泛应用于腰椎间盘突出症的临床治疗中。有学者对温针灸治疗 LDH 相关文献进行 Meta 分析和观察序贯分析（TSA），系统评价临床疗效，为该病防治提供循证医学依据。计算机检索中国知网（CNKI）、万方数据知识服务平台、中文科技期刊数据库（VIP）、中国生物医学文献服务系统（SinoMed）、MEDLINE、Cochrane Library、Embase 等数据库中温针灸治疗 LDH 临床随机对照观察的相关文献，检索范围均为建库至 2017 年 3 月。按照 Cochrane 系统评价手册 5.2.0 偏倚风险评估工具对纳入文献进行质量评价，采用 Revman 5.2 软件进行 Meta 分析，采用 TSAv 0.9 软件进行 TSA，结果共纳入文献 10 篇，总计受试者 1 035 例。最终 Meta 分析结果显示，温针灸治疗 LDH 在总有效率（z=6.31，P<0.001）、疼痛指数（z=6.77，P<0.001）、腰椎功能（z=3.62，P=0.000 3）方面均优于其他疗法，差异有统计学意义。结论证实温针灸治疗 LDH 疗效明确，有一定优势。但本研究也存在问题，主要在于纳入文献质量不高，通过更大样本、多中心的临床随机对照观察进一步验证该结论应该是下一步的努力方向。

而除了推拿、针灸等常见理疗方法，针刀治疗也是目前治疗 LDH 的可选方案之一。针刀是近年来兴起的一项非手术治疗手段，既有“针刺”活血通络的作用，又结合了西医“刀”的原理，在松解组织粘连、解除神经卡压方面有其独到的优势。既往实验研究发现，针刀治疗 LDH 具有改善局部微循环、降低血清炎性细胞因子、发挥中枢镇痛等作用。而为了评价针刀与针灸治疗腰椎间盘突出症的有效性和安全性差异，一项 Meta 分析电子检索中国知网（CNKI）、万方数据知识服务平台、中文科技期刊数据库（VIP）、MEDLINE 和 Cochrane library（2016 年第 1 期），纳入针刀与针灸对比治疗腰椎间盘突出症的临床随机对照观察。由两名评价员根据 Cochrane 系统评价手册 5.0 的要求独立提取资料并交叉核对，采用 RevMan 5.2 软件进行 Meta 分析。最终纳入 8 个符合标准的随机对照观察，共 772 例患者。疗效方面，Meta 分析结果显示，试验组和对照组的近期、远期总有效率比较，均具有同质性（P>0.05），采用固定效应模式统计，试验组近期和远期总有效率均高于对照组；试验组和对照组的近期、远期痊愈率比较，均具有同质性（P>0.05），采用固定效应模式统计，Meta 分析显示试验组近期和远期痊愈率均高于对照组，且试验组复发率低于对照组。研究证实，针刀疗法治疗腰椎间盘突出症安全有效，且远期疗效稳定，表明腰椎间盘突出症是针刀的适应证和优势病种，与之前相关研究结论一致。随着循证医学在针刀研究中越发受到重视，相关临床研究更加严谨规范。本研究纳入的临床观察方法学质量较高，所得结论较可靠，对临床具有指导意义。

（二）随机对照试验

电针通过电频率和强度变化可代替手捻针辅助针刺，与一般针灸共同起到舒经活络、通络止痛的功效，广泛应用于针刺镇痛和治疗痉挛性疾病，疗效较为可观。而为了进一步验证电针的临床疗效，近年来有学者针对 120 例 LDH 患者进行了一项随机对照观察，对照组 60 例采用常规针灸治疗，试验组 60 例采用中医电针治疗。两组均以 5 天为 1 个疗程，连续治疗 2 个疗程。对比分析两组 VAS 和 PPI 评分、疗效、血清 IL-6 和 TNF-α 含量变化、血浆血栓素 B_2 含量变化及不良反应发生情况。最终结果表明，两组 VAS 和 PPI 治疗后较治疗前均显著减少（$P<0.05$）；试验组 VAS 和 PPI 治疗后显著低于对照组（$P<0.05$）；试验组治疗 2 个疗程后总有效率（88.33%）高于对照组（71.67%），且具有显著性差异（$P<0.05$）；两组血清 IL-6、TNF-α 含量治疗后较治疗前均显著降低（$P<0.05$）；试验组血清 IL-6、TNF-α 含量治疗后显著低于对照组（$P<0.05$）；两组血浆血栓素 B_2 含量治疗后较治疗前均显著降低（$P<0.05$）；试验组血浆血栓素 B_2 含量治疗后显著低于对照组（$P<0.05$）；治疗期间均未见明显不良反应发生。结果证实，中医电针治疗腰椎间盘突出症患者临床疗效显著，安全可靠，其作用机制可能是通过降低血清炎症因子和血浆血栓素 B_2 减轻患者疼痛。

而另一项研究为观察温针灸配合委中穴拍打放血治疗腰椎间盘突出症的临床疗效，将 86 例腰椎间盘突出症患者随机分为试验组和对照组各 43 例，试验组给予温针灸配合委中穴拍打放血，对照组给予单纯温针灸治疗。两组均每日治疗 1 次，7 次为 1 个疗程，疗程间隔 2 天，治疗 3 个疗程后统计疗效。治疗后比较两组临床疗效、疼痛评分，并检测治疗前后血清中 C 反应蛋白（CRP）、白细胞介素 -1（IL-1）、白细胞介素 -6（IL-6）、β- 内啡肽（β-EP）含量。结果试验组与对照组临床疗效总有效率分别为 92.68%、85.71%，试验组优于对照组（$P<0.05$）。与治疗前比较，两组疼痛评分均显著降低（$P<0.05$）；治疗后两组疼痛评分比较，试验组均低于对照组（$P<0.05$）。与本组治疗前比较，两组 CRP、IL-1、IL-6 均明显降低，β-EP 均明显升高（$P<0.05$）；治疗后试验组 IL-1、IL-6 低于对照组，β-EP 高于对照组（$P<0.05$）。结论证实，温针灸配合委中穴拍打放血能更有效地改善腰椎间盘突出症患者的疼痛症状，LDH 临床症状的缓解多伴随 CRP、IL-1、IL-6 等炎症因子指标降低与 β-EP 升高，对临床实践中如何进一步提高针灸治疗 LDH 的疗效具有指导意义。

三、联合治疗

常见的 LDH 保守疗法如中药、中成药、推拿理疗、物理牵引、针灸等均可实现 LDH 临床症状的缓解，但在长期的随访中都存在不同程度的复发情况。因此，为了加强对于 LDH 的治疗效果，除单独应用外，目前也有多项研究将中药、针灸及拔罐、推拿技术联合运用于 LDH 的治疗，并取得了理想的疗效。笔者对于相关研究的 Meta 分析及 RCT 研究做整理总结，以期对骨科医师的临床治疗提供相关参考，具体如下。

(一)系统评价/Meta 分析

有学者为评价针灸单独或联合拔罐、推拿治疗腰椎间盘突出症的临床疗效进行了一次 Meta 分析,纳入的研究均为随机对照观察,共纳入研究对象 2 589 例,实施地点均在中国。根据干预措施特点,纳入研究可分为针灸联合拔罐与针灸对照 10 篇,针灸联合推拿与针灸对照 16 篇;针灸联合拔罐联合推拿与针灸联合拔罐对照 2 篇,针灸联合拔罐联合推拿与针灸联合推拿对照 2 篇。在点分法模型下,P 均大于 0.05,说明在疼痛改善、有效率、治愈率和复发率 4 个方面均没有统计学差异,说明一致性良好。在一致性模型下,PSRF 参数均接近 1,说明收敛性良好。网状 Meta 分析结果显示,VAS 得分在针灸联合拔罐与单独针灸之间的差异具有统计学意义($P<0.05$),针灸联合推拿与单独针灸之间的差异有统计学意义($P<0.05$),但针灸联合拔罐、针灸联合推拿之间的差异无统计学意义($P>0.05$)。有效率、治愈率与复发率在各组间差异均有统计学意义($P<0.05$)。综上所述,针灸联合拔罐及推拿较单纯针灸、拔罐或推拿的疗效更佳。但本次实验的不足在于以下几点:尽管本研究非一致性检验显示差异无统计学意义($P>0.05$),但纳入研究所用的各种手法的取穴、方法、刺激量以及疗程等不尽相同,且干预周期、测量指标以及间隔时间等方面存在差异,可能导致潜在的非一致性。此外,纳入本网状 Meta 分析的研究质量普遍不高,且未使用盲法和分配隐藏,存在产生偏倚的可能,使得本研究的证据强度降低,并降低了结论的可靠性。

为评价中药汤剂口服联合正骨手法治疗腰椎间盘突出症的有效性和安全性。一项 Meta 研究应用计算机检索中国知网(CNKI)、万方数据知识服务平台、中文科技期刊数据库(VIP)、中国生物医学文献服务系统(SinoMed)、MEDLINE、Cochrane library、Embase、Web of Science,搜集应用中药汤剂口服联合正骨手法治疗 LDH 的随机对照观察文献,检索时限均为建库至 2020 年 12 月 1 日。试验组干预措施为中药汤剂口服联合正骨手法,对照组干预措施为单纯中药汤剂口服或正骨手法。由两位研究者检索、筛选文献、提取数据并评价纳入研究的偏倚风险后,采用 RevMan5.3 软件对治疗总有效率、腰部疼痛视觉模拟评分法(VAS)、日本骨科协会评估治疗分数(JOA 评分)、腰痛疾患评分及并发症发生率进行 Meta 分析,同时通过改变效应模型进行敏感性分析,结果共纳入 14 篇文献。最终分析结果显示,试验组的治疗总有效率高于对照组;VAS 评分方面,试验组在治疗开始后 20 天以内评价的腰部疼痛低于对照组,治疗开始后 20~30 天评价的腰部疼痛 VAS 评分低于对照组,治疗开始后 30 天以上评价的腰部疼痛 VAS 评分低于对照组;JOA 评分方面,两组在治疗开始后 21 天以内评价的腰痛疾患评分的差异无统计学意义,试验组在治疗开始后 21 天评价的 JOA 腰痛疾患评分高于对照组,试验组在治疗开始后 21 天以上评价的 JOA 腰痛疾患评分高于对照组(均 $P<0.001$)。不良反应方面,仅 1 项研究报道了治疗后的并发症发生情况,两组均仅发生局部损伤、胃肠道反应、皮肤潮红等轻微并发症,经对症处理后明显缓解。改变效应模型后,各结局指标结果无明显变化,提示本研究 Meta 分析结果较为稳定。基于治疗总有效率和腰部疼痛 VAS 评分的漏斗图均显示,各研究点分布不完全对称,提示可能存在发表偏倚。证据质量评价结果显示,4 个结局指标的证据质量均为中或低。结论表明,中药汤剂口服联合正骨手法治疗 LDH 具有较好的临床疗效和安全性,疗效优于单纯中药汤剂口服或

正骨手法治疗。

（二）随机对照试验

为探究益痹汤联合针灸治疗腰椎间盘突出症的临床价值，帮助 LDH 患者恢复健康，改善生活质量，一项研究选取 2019 年 1 月至 2020 年 2 月就诊的 104 例 LDH 患者作为研究对象，设计了一次 RCT。将这 104 例 LDH 患者采取随机数字表法分为试验组与对照组（各 52 例），对照组患者予常规西医治疗，试验组患者予常规西医治疗结合益痹汤及针灸治疗，对比两组患者临床治疗效果，治疗前后患者腰椎关节活动度、Oswestry 功能障碍指数（ODI）、日本骨科协会评估治疗分数（JOA 评分）、McGill 疼痛量表评分及匹兹堡睡眠质量指数（PSQI）变化，治疗前后患者 5- 羟色胺（5-HT）、血清前列腺素 E_2（PGE_2）及超氧化物歧化酶（SOD）水平变化，患者不良反应情况及满意率情况。最终结果显示，试验组有效率高达 98.08%（51/52），显著高于对照组 86.54%（45/52）（$P<0.05$）；治疗前，两组患者腰椎关节活动度、ODI 指数、JOA 评分、McGill 疼痛量表评分、PSQI 评分及 5-HT、PGE_2、SOD 水平等不具有显著差异（$P>0.05$），治疗后各组患者腰椎关节活动度、ODI 指数、JOA 评分、McGill 疼痛量表评分、PSQI 评分、5-HT 及 PGE_2、SOD 水平均改善，试验组各项指标均优于对照组（$P<0.05$）；不良反应方面，试验组治疗过程中出现 1 例乏力，对照组出现 1 例恶心、1 例头晕；试验组患者满意率为 96.15%（50/52），高于对照组 80.77%（42/52）（$P<0.05$）。最终结果显示，益痹汤联合针灸干预可显著提升腰椎间盘突出症患者疗效，改善患者症状，缓解患者疼痛，不良反应少，安全可靠，患者满意度高，具有临床应用价值及推广意义。

另有学者为探究身痛逐瘀汤联合艾灸对于 LDH 的疗效进行了一项单中心 RCT。选取 2016 年 4 月至 2018 年 1 月就诊的老年腰椎间盘突出症患者 154 例，遵循随机分配原则将其分为对照组和试验组，每组各 77 例。对照组给予艾灸治疗，试验组在对照组的基础上给予身痛逐瘀汤，疗程各为 8 周。观察比较两组患者的临床症状、骨密度指标变化。试验组治愈率 29.8%，总有效率 92.2%；对照组治愈率 18.2%，总有效率 85.7%。两组组间比较，经 Ridit 分析后，试验组患者治愈率及总有效率明显高于对照组，差异具有统计学意义（$P<0.05$）。试验组治疗前后患者骨密度 T 值分别为（-4.58 ± 0.5）、（-0.34 ± 0.34），对照组治疗前后患者骨密度 T 值分别为（-4.85 ± 0.46）、（-3.78 ± 0.57）。两组相比较，试验组治疗前后患者骨密度 T 值差异有统计学意义（$P=0.032$），对照组治疗前后骨密度 T 值差异无统计学意义（$P=0.785$）。试验组治疗后的生存质量评分明显高于对照组，差异具有统计学意义（$P<0.05$）。最终结果证实，采用身痛逐瘀汤联合艾灸治疗老年腰椎间盘突出症可取得较满意的临床疗效，提高患者满意度和生活质量，值得在临床推广。

活血通络汤方由桃红四物汤化裁而来，具体组成及服用方法如下：正川芎 10g，杭白芍 20g、威灵仙 20g、北细辛 6g、宣木瓜 30g、川牛膝 15g、路路通 10g、伸筋草 15g、建神曲 10g 等煎服，每日一剂；蛇蝎散（中川蚣、清全虫、乌梢蛇共研细末），每次 5g，加入上方药液中冲服，每日 2 次。为探讨研究活血通络汤联合中医骨伤手法按摩、针灸治疗腰椎间盘突出症的临床疗效，观察其对患者治疗后相关指标改善的影响，一项研究纳入了 65 例腰椎间盘突出症患者，按照数字表法将所有患者随机分为两组，试验组 33 例，行中医骨伤手法、活血通络汤方联合温针灸进行治疗；对照组 32 例，行中医骨伤按摩手法联合活血通络汤方治疗。观察并评估两组患者治疗后的 VAS 评分、JOA 评分、临床疗效及相关免疫指标水平变化。结果表明，试验组治疗后的 JOA 评分明显高于对照组，差异具有统计学意义（$P<0.05$）；两组治疗前的 VAS 评分无显著差异（$P>0.05$），治疗后试验组患者的 VAS 评分显著低于对照组，差异具有统计学意义（$P<0.05$）；试验组治疗后临床疗效有效率明显高于对照组，差异具有统计学意义（$P<0.05$）；所有患者治疗后的 IL-1、TNF-α 指标水平均较治疗前明显改善，且试验组治疗后的 IL-1、TNF-α 指标水平显著低于对照组，差异具有统计学意义（$P<0.05$）。证实活血通络汤、骨伤手法按摩联合温针灸治疗腰椎间盘突出症，可明显改善患者的临床症状，显著降低疼痛感，整体疗效更好，适合临床医师选择应用。

腰椎间盘突出的一个重要原因就是腰椎生物力学结构失衡，腰部屈肌群与伸肌群力学关系失衡，导致脊柱运动协调力下降，腰椎骨性结构、韧带等关节发生损伤，产生疼痛。由于疼痛，患者腰部活动明显受限，继而出现肌肉失用性萎缩或者反射性抑制，使肌力失衡。而肌肉力量的不平衡又可能加重脊柱运动不稳定，进一步导致腰痛，形成恶性循环。故重视腰背肌的锻炼是维持脊柱力学稳定、缓解疼痛的重要手段之一。既往研究表明，合理进行八段锦功能锻炼对于治疗非急性期的 LDH 短期内疗效优异，可相当程度上缓解 LDH 临床症状，且不良反应少。但在长期的随访中大部分患者均出现了腰腿疼痛症状的反复，部分患者症状较之前加重。有学者为加强功能锻炼治疗 LDH 的临床疗效，尝试将八段锦功能锻炼联合椎间盘方治疗肝肾亏虚型腰椎间盘突出症，并进行一次 RCT 研究，取得了较好的临床反馈。椎间盘方的组成为杜仲 15g、巴戟天 15g、淫羊藿 15g、薏苡仁 40g、路路通 15g、桑枝 15g、蜈蚣 3 条、王不留行 10g、络石藤 15g。具体实验设计如下：将符合要求的 66 例腰椎间盘突出症患者随机分为两组，每组各 33 例。试验组采用八段锦功能锻炼联合椎间盘方治疗，对照组采用五点支撑功能锻炼联合椎间盘方治疗，均治疗 4 周。观察节点与指标为治疗前、治疗 2 周后及治疗 4 周后的 JOA 评分、VAS 评分，完成随访研究并记录临床疗效和不良反应事件的差异，作为临床疗效观察有效值。最终试验组 1 例患者和对照组 4 例患者未能坚持完成治疗，予以剔除，两组患者治疗期间均未出现并发症。而就临床疗效而言，治疗后，试验组治愈率为 12.50%，显效率为 62.50%，总有效率为 93.75%；对照组治愈率为 10.34%，显效率为 48.29%，总有效率为 89.66%。经秩和检验，$u=330.00$，$P=0.035$，提示试验组在治疗效果上优于对照组。经治疗后，两组患者不同时间点腰椎 JOA 评分、VAS 评分较治疗前差异有统计学意义，存在时间效应（JOA 评分：$F=108.565$，$P<0.001$；VAS 评分：$F=157.456$，$P<0.001$）。其中，就 JOA 评分而言，试验组优于对照组（$P<0.05$），且治疗 4 周后，试验组明显优于对照组，差异有统计学意义（$P<0.01$）；就 VAS 评分而言，虽然试验组评分低于对照组，但是两组差异无统计学意义（$P>0.05$）。最终结果证实，八段锦功能锻炼联合椎间盘方可缓解肝肾亏虚型腰椎间盘突出症患者症状，就功能评分而言，其效果明显优于五点支撑功能锻炼联合椎间盘方组，更有利于腰椎肌肉功能性恢复与协调，且长期疗效更明显。但就止痛效果而言，二者无明显差异。

太极拳也是日常生活中常见的功能锻炼方法之一，对 LDH 有一定的防治作用，但长期随访中存在 LDH 症状反复的现象。为增强太极拳对 LDH 的临床疗效，一项 RCT 尝试运用太极拳运动疗法联合中药热熏对复位后腰椎间盘突出症患者进行治疗，探讨其疗效。实验收集了 130 例复位后腰椎间盘突出症患者，随机分为对照组和试验组（各 65 例）。对照组采用牵引、按摩等常规物理治疗，试验组在对照组基础上加用太极拳运动疗法联合中药热熏。观察指标为总有效率、护理满意率、疼痛评分以及直腿抬高角度。最终试验组总有效率为 96.92%，高于对照组的 87.69%；试验组护理满意率为 100.00%，高于对照组的 89.23%；治疗后试验组患者疼痛评分为（2.51 ± 0.72）分，低于对照组的（3.86 ± 0.85）分；治疗后试验组患者直腿抬高角度为（62.12 ± 9.26）°，高于对照组的（53.26 ± 8.75）°，差异均具有统计学意义（P<0.05）。治疗后试验组患者生理、心理精神、环境及舒适状况总分均优于对照组，其差异具有统计学意义（P<0.01）。结果证实，太极拳运动疗法联合中药热熏，能够有效缓解复位后腰椎间盘突出症患者疼痛，减轻椎间盘压力，改善患者生活质量，提高护理满意率，疗效可靠，未出现明显不良反应。大样本、多中心的长期随访应该是下一步的努力方向。

第三节　临床指南与专家共识

一、国际临床指南与专家共识

（一）腰椎间盘突出症伴神经根病诊疗指南（2013）

北美脊柱协会（NASS）于 2013 年发布了《腰椎间盘突出症伴神经根病诊疗指南》。所有文献检索截至 2011 年 7 月，经由特别循证分析培训的多学科专家组成小组，按照 NASS 采用的标准化证据水平对文献进行独立的检索与评分。同时综合专家组提出的系列临床问题，提出并解决了 29 个临床问题，重点围绕腰椎间盘突出症合并神经根病的定义、自然史、诊断和治疗问题。同时为每个问题建立了一个证据等级表，通过工作小组讨论及循证医学证据，得出针对临床问题的最终推荐意见，所有证据均有不同证据等级的推荐意见。个别问题的建议缺乏Ⅰ级至Ⅳ级证据，工作组采用专家共识并特别备注。

在疾病诊断方面，MRI 可作为首选影像学检查手段；若存在 MRI 禁忌证时，CT 可成为第二选择（推荐等级 A）；肌电图可作为影像检查的补充，但其本身对腰椎间盘突出症合并神经根病的诊断不具有特异性（推荐等级 B）。治疗部分，基于现有的证据，微创手术仍是临床治疗腰椎间盘突出症合并神经根病的首选方案。中医药疗法相关的药物治疗问题未提及；手法治疗可作为缓解症状的选择（推荐等级 C）；佩戴支具、针灸、电针等疗法均缺乏高质量临床证据。指南特别提出成本 - 疗效研究的方法学质量评判标准，但由于评级方法尚未成熟，评委在评估成本 - 疗效研究方面相对缺乏经验，目前仍难以对治疗相关文献采取此评价方法（表 3-1）。

表 3-1 《腰椎间盘突出症伴神经根病诊疗指南》治疗推荐意见

干预措施	推荐意见
药物治疗	缺乏临床证据支持药物治疗，不建议使用肿瘤坏死因子 α 抑制剂（推荐等级 B）
锻炼	缺乏临床证据支持锻炼疗法（工作组认为对于轻、中度症状的患者，定量的结构化运动可能有效缓解症状）
手法治疗	脊柱手法治疗是腰椎间盘突出症合并神经根病变患者缓解症状的一种选择（推荐等级 C），缺乏与其他治疗方案的疗效对比
牵引治疗	缺乏临床证据支持牵引治疗
硬膜外类固醇注射（ESI）	硬膜外类固醇注射对于短期（2~4 周）缓解疼痛有效（推荐等级 A），建议在超声、造影及透视下进行以提高给药的准确性（推荐等级 A），关于长期疗效，目前缺乏临床证据支持
支具、电刺激、针灸、电针疗法	缺乏临床证据支持

（二）16 岁以上人群腰痛和坐骨神经痛的评估和治疗（2016 年首发，2020 年修订）

英国国家卫生与临床优化研究所（National Institute for Health and Clinical Excellence，NICE）于 2016 年发布的指南，与其之前关于 18 岁及以上成年人 6 周至 12 个月持续腰痛管理指南相比，提供了对 16 岁及以上成年人群从首次出现腰痛和坐骨神经痛开始的评估和管理指南。所有文献检索截至 2015 年 12 月，对于诊断与干预措施方面的研究着重围绕 PICO 格式建立，该指南涵盖了物理、心理、药物和手术治疗。在病情评估与诊断方面，该指南特别提出一定要注意排除腰痛的特定原因，例如癌症、感染、创伤或炎症性疾病（如脊柱关节炎）。并且，对于初次发作的腰痛，无论是否伴有坐骨神经痛，均应考虑使用风险分层评估（例如使用 STarT Back 风险评估工具）。在 2020 年的修订版中，官方还修改了阿片类药物相关的使用说明部分，以回应英国卫生部关于处方药的相关审查（表 3-2）。

表 3-2 16 岁以上人群腰痛和坐骨神经痛评估和治疗：非手术干预方法及推荐意见

干预措施		推荐意见
自我管理	健康宣教，鼓励正常活动	考虑使用
锻炼	提供包含但不限于生物力学、有氧、身心或综合方法等方面的锻炼方式	考虑使用
矫形	佩戴腰带、紧身衣、弧形底鞋子、足部矫形支具	一般不考虑使用
手法治疗	推拿、按摩	弱推荐
腰椎牵引	—	一般不考虑使用
针刺治疗	—	一般不考虑使用
电刺激治疗	超声波疗法、经皮电刺激、干扰波电疗法	一般不考虑使用
心理治疗	认知行为疗法	弱推荐
身心综合治疗	当现有治疗方案无效或患者对病情存在误解时，可采取锻炼结合认知行为治疗的综合治疗模式	考虑使用

续表

干预措施		推荐意见
重返工作岗位方案	促进患者重返工作岗位或正常生活	考虑使用
非甾体抗炎药	开具非甾体抗炎药物时，应充分考虑到副作用以及患者的危险因素，在尽可能短的时间、尽可能低的剂量下使用	弱推荐
阿片类药物	仅当非甾体抗炎药有禁忌证、不耐受或无效时，才考虑使用弱阿片类药物治疗急性腰痛	一般不考虑使用
加巴喷丁类及其他药物	有证据表明加巴喷丁类药物、其他抗癫痫药、口服皮质类固醇或苯二氮䓬类药物不但无明确疗效，还有明显副作用	一般不考虑使用

（三）近期发病的腰痛及腰椎神经根病变患者非手术治疗的国家临床指南（2017）

丹麦卫生署（DHA）在 2016 年分别对非特异性腰痛（LBP）和腰椎神经根病（LR）发布了两则指南，但由于临床实践中二者的诊断与治疗决策常常存在重叠，给临床实践造成了一定困难。于是以此为基础，DHA 于 2017 年发布了《近期发病的腰痛及腰椎神经根病变患者非手术治疗的国家临床指南》。LR 方面的文献检索截至 2014 年 12 月，LBP 相关文献截至 2016 年 12 月。工作组基于对文献的系统回顾和 Meta 分析，平衡循证证据、不良事件与患者选择偏好，总结了关于最近发病（12 周内）的 LBP 和 LR 的非手术干预建议 20 项，其中 16 项来源于 RCT 研究，4 项来源于专家共识，并对这些建议使用 GRADE 方法进行推荐分级。治疗方面主要涉及健康宣教、功能锻炼、药物疗法、手法治疗、中医按摩和针灸等干预措施。指南特别指出，作为建议来源的 RCT 与专家共识证据等级均有所欠缺，指南的治疗建议主要基于间接证据和工作组成员共识，但结果与国际上的同类指南无显著差异。

中医药疗法相关的中医按摩、针灸疗法均被认为是一种补充替代疗法，指南建议在其他治疗基础上使用，推荐在其他疗法无效或有不良反应发生时使用，若出现不良事件，应立即停止使用（表 3-3）。

表 3-3　近期发病的腰痛及腰椎神经根病变患者非手术治疗方法及推荐意见

干预措施	腰痛	腰椎神经根病变	证据等级
自我活动	弱推荐	弱推荐	低
健康教育	弱推荐	—	极低
靶向治疗	考虑使用	—	专家共识（非常规）
影像学检查（X 线、MRI）	弱反对	弱反对	极低
手法治疗	弱推荐（低）	弱推荐（极低）	存在差异
有监督的锻炼	弱推荐	弱推荐	低
定向运动锻炼	—	弱推荐	极低
定向运动结合运动控制锻炼	—	考虑使用	专家共识

续表

干预措施	腰痛	腰椎神经根病变	证据等级
有监督的锻炼与手法治疗的比较	—	考虑使用(疗效无明显差异)	专家共识
针灸	弱反对(低)	考虑使用(专家共识:非首选方案)	存在差异
对乙酰氨基酚治疗	弱反对	—	中等
阿片类药物治疗	弱反对	—	低
非甾体抗炎药物治疗	弱反对	—	低
椎间孔外注射糖皮质激素治疗	—	弱反对	低
12 周内的手术治疗	—	考虑使用	专家共识

(四) 急性、亚急性、慢性腰痛保守治疗临床实践指南(2017)

美国内科医师协会(the American College of Physicians,ACP)在 2017 年发布了关于急性、亚急性、慢性腰痛无创治疗的临床指南。该指南纳入关于保守治疗腰痛的 RCT 和系统回顾,以对治疗结果进行评价,评价的指标包括腰痛的缓解,腰痛和整体功能的改善,与健康相关的生活质量的改善,工作残疾和重返工作岗位的减少,总体改善,背痛发作或发作间隔时间,患者满意度,以及不良反应。所有文献检索截至 2016 年 11 月。指南对急性腰痛的定义为病程 4 周以内,亚急性腰痛为 4~12 周,慢性腰痛为 12 周以上。该指南特别提出“高性价比治疗”概念,意为临床医生应该让患者放心,无论采取治疗方法如何,急性或亚急性腰痛通常都会随着时间的推移而改善。因此,临床医生应该避免为这些患者开出昂贵且可能有害的治疗药物,特别是阿片类药物。对于慢性下腰痛的治疗,临床医生应该选择危害最小、成本最低的治疗方法,因为大多数治疗方法之间没有明显的比较优势。(表 3-4)

表 3-4　急性、亚急性、慢性腰痛保守治疗临床实践指南治疗推荐意见

病程	干预措施	功能	疗效	证据质量
急性期、亚急性期				
非药物治疗	表面热疗	改善疼痛和功能	中等	中等
	按摩	改善疼痛和功能	弱至中等	低
	针灸	改善疼痛	弱	低
	按摩	改善疼痛	弱	低
	手法整脊	改善疼痛	弱	低
药物治疗	非甾体抗炎药	改善疼痛	弱	中等
	肌肉松弛药	改善疼痛	弱	中等

续表

病程	干预措施	功能	疗效	证据质量
慢性期				
非药物治疗	锻炼	改善疼痛和功能	弱	中等
	运动控制练习	改善疼痛	中等	中等
	运动控制练习	改善功能	弱	中等
	太极	改善疼痛	中等	低
	太极	改善功能	弱	低
	正念减压	改善疼痛和功能	中等	中等
	瑜伽	改善疼痛和功能	弱至中等	低
	渐进放松	改善疼痛和功能	中等	低
	多学科康复	改善疼痛	中等	中等
	多学科康复	改善功能	无疗效至弱	中等
	针灸	改善疼痛	中等	中等
	针灸	改善功能	无疗效至中等	中等
	激光治疗	改善疼痛和功能	弱	低
	手术治疗	改善疼痛和功能	弱	低
	认知行为疗法	改善疼痛	中等	低
	手法整脊	改善疼痛	弱	低
	电刺激	改善疼痛	中等	低
药物治疗	非甾体抗炎药	改善疼痛	弱至中等	中等
	非甾体抗炎药	改善功能	无疗效至弱	中等
	阿片类药物	改善疼痛和功能	弱	中等
	曲马多	改善疼痛	中等	中等
	曲马多	改善功能	弱	中等

（五）腰痛治疗临床实践指南（2019 年）

日本骨科协会（JOA）根据 2014 年《临床实践指南制定手册》中提出的临床指南方法修订了先前于 2012 年发布的腰痛治疗指南。修订版更注重于“证据主体”和“利与害平衡”，共定了 9 个背景问题和 9 个临床问题，然后对每个问题进行文献检索，并进行 Meta 分析，所有文献截至 2016 年 3 月，证据和建议的力度由委员会成员决定。2019 修订版中大部分临床问题与原始版本相同，但背景问题部分，新增了关于定义、病理生理、自然史、检查和诊断，这部分问题未进行系统的文献检索和分析。临床问题中的预防与治疗部分着重进行了 Meta 分析和综述（表 3-5）。

表 3-5　腰痛治疗：2019 年临床实践指南修订版干预方法建议

干预方法			推荐等级	证据质量
对于急性下腰痛患者，建议继续正常活动比卧床休息更有效，而对于坐骨神经痛患者，建议继续正常活动和建议卧床休息无差异			弱推荐	低
药物治疗	急性期	非甾体抗炎药	强烈推荐	高
		肌肉松弛药	弱推荐	低
		对乙酰氨基酚	弱推荐	极低
		弱阿片类	弱推荐	低
		痘苗病毒接种兔炎症皮肤组织提取物	弱推荐	低
	慢性期	血清素和去甲肾上腺素再摄取抑制剂	弱推荐	高
		弱阿片类	弱推荐	高
		痘苗病毒接种兔炎症皮肤组织提取物	弱推荐	低
		非甾体抗炎药	弱推荐	中等
		对乙酰氨基酚	弱推荐	极低
		强阿片类	弱反对	极低
		三环类抗抑郁药	—	低
	坐骨神经痛	非甾体抗炎药	强烈推荐	中等
		血清素和去甲肾上腺素再摄取抑制剂	弱推荐	低
物理疗法	牵引、超声波、经皮电神经刺激、热疗、腰椎支撑		弱推荐	低
运动疗法	对急性和亚急性腰痛的疗效尚无明确证据，但慢性腰痛有效		强烈推荐	中等
健康宣教和认知行为治疗	—		弱推荐	低
介入疗法	硬膜外阻滞和神经根阻滞		弱推荐	低
	椎间孔外注射		弱推荐	低
腰椎融合术	—		弱推荐	中等
其他疗法	手法治疗、针灸、按摩、瑜伽		目前缺乏有效证据支撑	

证据和建议的强度评估是依据对所选择的 376 篇文章进行结果数据、偏差风险、缺乏方向、不一致、不足、发表偏见和其他因素方面的综合评估，以形成可行的证据体系。当超过 70% 委员会成员同意的情况下，可得出一致结论，否则会进行进一步讨论，然后进行第二次投票。

二、国内临床指南与专家共识

（一）“腰椎间盘突出症的康复治疗”中国专家共识（2017）

腰椎间盘突出症是康复医学科与骨科的常见病、多发病。共识起草小组于 2013 年进行文献检索和初筛，并对纳入研究的参考文献进行再次检索和筛选。阅读其中具有较高循证医学证据级别的研究文献，并参考国内外已发表的相关指南和专家共识，形成初稿。通过电子邮件发给中国医师协会康复医师分会骨骼肌肉专委会（以下简称“专委会”）全体常委审阅，修改后提交中国医师协会康复医师分会第二届骨科康复论坛，与会专家对《腰椎间盘突出症的康复治疗专家共识》进行第一次讨论，共识起草小组根据与会专家的意见对其进行修改。修改稿再次以电子邮件的形式发给“专委会”全体常委进行审阅、修改，并于 2014 年 12 月 15 日在第三届骨科康复论坛上进行第二次讨论，共识起草小组依据专家意见对专家共识再次进行修改，发给“专委会”的全体常委再审。2015 年 7 月 4 日于武汉举行的第四届骨科康复论坛上进行第三次讨论，2015 年 9 月共识起草小组对文献进行补充检索，并根据讨论意见和最新检索结果对专家共识再次进行修改。修改稿再次以电子邮件的形式提交“专委会”全体常委，并于 2016 年 12 月 16 日在兰州举行的第五届骨科康复论坛上进行第四次讨论，最终由全体与会委员通过。本专家共识根据 2001 年 5 月发表于英国牛津循证医学中心网络上的证据分级方法，对研究证据进行分级。证据分级由两名小组成员分别独立进行，对于有争议的问题，提交共识小组进行讨论（表 3-6）。

表 3-6 “腰椎间盘突出症的康复治疗”中国专家共识治疗方式的推荐意见

干预措施	推荐意见
健康教育	建议：①在耐受范围内维持规律的日常活动并进行一定强度锻炼，重症患者应在症状好转后回归适度的正常活动；②避免增加脊柱应力的运动以减轻神经根损伤；③中等硬度的床垫应是首选；④仅建议患者在持续工作时或一些特殊的会加重脊柱负荷的情况下佩戴使用护具
运动疗法	在专人指导下的运动疗法既可以预防腰痛的初次发生，也可以防止复发，具体包括：①核心肌力训练；②方向特异性训练与麦肯基（McKenzie）疗法；③身心训练（瑜伽、普拉提、太极）；④腰痛学校
手法治疗	对于没有明确手术指征的患者，脊柱手法治疗可用于改善腰椎间盘突出所致的根性症状。按摩治疗的长期疗效不确切
牵引治疗	持续牵引和间歇牵引均可缓解患者的临床症状
物理因子治疗	热疗、低中频电疗、弱激光治疗、超声治疗对腰椎间盘突出症患者均可产生获益
针灸治疗	针灸对慢性腰痛有效；而对急性腰痛，其结果呈阳性但不明确。针刺疗法对于那些有较高期望的患者表现出更好的获益
口服药物及硬膜外注射	建议：①乙酰氨基酚或 NSAIDs 对治疗急慢性腰痛及腰骶神经根病有一定作用；②对于保守治疗 6 周以上无效，且不准备进行手术治疗或无法耐受手术的患者，可推荐进行注射治疗
心理治疗及认知行为疗法	对于慢性疼痛患者，应针对其存在的抑郁焦虑问题进行心理辅导及康复知识教育，促使其心理状况改善，从而缓解疼痛
手术治疗	建议：①存在持续性功能障碍且生存质量严重受损，经 3~6 个月非手术治疗无改善，可以考虑进行手术治疗；②出现马尾综合征的症状和体征，或出现严重的或进行性肌肉无力，应紧急评估后急诊手术治疗
术后康复	术后康复应在康复评定后，根据评定结果合理进行

（二）中医整脊科临床诊疗指南　腰椎间盘突出症（2019）

本指南由中华中医药学会牵头，对 2012 年发布的《中医整脊科临床诊疗指南　腰椎间盘突出症》进行了全面修订。目的在于规范且更新腰椎间盘突出症的中医临床诊断、治疗，为临床中医师提供腰椎间盘突出症整脊常规处理策略与方法，全面提高腰椎间盘突出症中医临床疗效和科研水平。修订工作于 2014 年 12 月开始启动，2016 年 12 月最后定稿。其间，分别在兰州、安徽举行了专家论证会，信函调查 2 次。参与论证和信函调查的专家遍及全国 28 个省、自治区、直辖市，合计 60 余人。本指南的编写建立在专家共识基础之上，专家论证与信函调查交替进行，直至达成一致意见，最终定稿。

修改更新内容包括腰椎间盘突出症的定义、诊断、治则、治法、中医辨证，新增了预防调护与疗效评定标准。值得注意的是，本指南删除了手术疗法与其他药物疗法，旨在提供更详细的中医药治疗方案与推荐等级以指导应用。在治疗部分，本指南提出急性期治疗原则当以"理筋"为主，而缓解期治疗原则应以理筋、调曲、练功为原则，辨证施法。其后，按照辨证部分提出的分型分别给出了对应的治则与治法，对于中医药治疗腰椎间盘突出症具有较强的指导意义。用于疗效评估的指标有症状与体征的改善、影像学变化、疼痛与功能总体改善情况等（表 3-7）。

表 3-7《中医整脊科临床诊疗指南　腰椎间盘突出症》治疗方式推荐意见

<table>
<tr><th>病程</th><th>干预措施</th><th>推荐等级</th><th>治疗原则</th></tr>
<tr><td rowspan="3">急性期</td><td>治宜卧床休息、腰围保护</td><td>D</td><td rowspan="3">急性疼痛期不宜粗暴手法治疗，应当解除肌肉痉挛、消除局部水肿以止痛</td></tr>
<tr><td>针灸、推拿</td><td>C</td></tr>
<tr><td>刺血拔罐、药熨、理疗</td><td>B</td></tr>
<tr><td rowspan="14">缓解期</td><td>理筋疗法（可采用药熨法、推拿法、针灸法等治疗，也可配合电针治疗，每次 30min）</td><td></td><td rowspan="3">理筋、调曲法每天 1 次，10 天一疗程，休息 1 天，再行第二疗程。一般 2 个疗程显效，复查 X 线摄片观察椎曲恢复程度，临床疗效观察为 2~4 疗程。肌肉神经功能恢复需自主练功。经整脊治疗 4 个疗程无效，或椎间盘突入椎管较大、游离者，改用其他疗法</td></tr>
<tr><td>正脊骨法（胸腰旋转法、腰椎旋转法、腰椎侧扳法等手法调整椎体旋转，改善椎曲）</td><td>C</td></tr>
<tr><td>牵引调曲法（根据患者症状、椎曲改变，使用"四维整脊治疗仪"辨证应用一维、二维及四维调曲法以调整腰曲）</td><td>C</td></tr>
<tr><td>药物疗法</td><td></td><td></td></tr>
<tr><td>气滞血瘀证：身痛逐瘀汤（《医林改错》）加减</td><td></td><td>活血化瘀，理气止痛</td></tr>
<tr><td>寒湿痹阻证：乌头汤（《金匮要略》）加减</td><td></td><td>温经散寒，祛湿止痛</td></tr>
<tr><td>风湿痹阻证：独活寄生汤（《备急千金要方》）加减</td><td></td><td>祛风除湿、宣痹通络</td></tr>
<tr><td>肾阳亏虚证：右归饮（《景岳全书》）加减</td><td></td><td>温补肾阳、通经活络、强筋壮骨</td></tr>
<tr><td>肾阴亏虚证：左归饮（《景岳全书》）加减</td><td></td><td>滋阴补肾、舒经活络、强筋壮骨</td></tr>
<tr><td>可选用中成药，也可局部敷贴活络止痛、祛风湿类膏药</td><td></td><td>温经通络、活血止痛、滋补肝肾、强筋健骨</td></tr>
<tr><td>练功疗法</td><td></td><td></td></tr>
<tr><td>常用的练功疗法有"健脊强身十八式"中的第十三式、第十四式、第十五式和第十六式</td><td>D</td><td>舒经活络、强筋壮骨</td></tr>
</table>

（三）中华医学会骨科学分会《腰椎间盘突出症诊疗指南》(2020)

鉴于腰椎间盘突出症诊疗理念和技术手段的不断进步，有必要对腰椎间盘突出症的诊断和治疗方法进行总结和规范其诊疗流程。本指南遵循循证医学的原则，参照2013年我国卫生行业科研专项项目制定的《腰椎间盘突出症诊疗指南专家共识及临床路径》和2013年北美脊柱协会制定的《腰椎间盘突出症伴神经根病诊疗指南》，经过指南注册及指南计划书撰写、组建指南制定专家工作组及确定临床问题；参照证据推荐分级的评估、制定与评价工作组相关方法进行检索文献的证据等级和推荐等级评定，形成推荐意见；经专家组工作组三轮讨论，最终确定终稿。指南从腰椎间盘突出症的定义、自然病程、症状和体征、辅助检查、诊断标准、保守治疗、手术治疗、手术治疗评估、手术效果的影响因素等方面阐述了腰椎间盘突出症的诊疗措施，以期为腰椎间盘突出症的诊断和治疗提供可靠的临床理论依据（表3-8）。

表3-8　中华医学会骨科学分会《腰椎间盘突出症诊疗指南》意见

共识意见	具体内容
自然病程	大部分证据表明突出的椎间盘随着时间的推移会出现萎缩，并伴随患者临床症状的缓解（2级推荐）
辅助检查	① X线：不能直接显示椎间盘突出，无直接诊断意义（3级推荐）；② CT：可以很好地观察骨性结构，但软组织分辨力差（1级推荐）；③ MRI：腰椎间盘突出症的首选影像学检查手段（1级推荐）
腰椎间盘突出症区域定位	区域定位可以反映不同病理类型，不同程度的椎间盘突出的精确定位诊断，为治疗提供参考（2级推荐）
脊髓/椎间盘造影	在诊断腰椎间盘源性腰痛、症状体征与影像学不符合的病例及再手术的术前计划制定时可以选择（2级推荐）
选择性神经根造影/神经根阻滞	用于：不典型的坐骨神经痛、影像学与症状体征不符合、多节段椎间盘突出明确责任间隙、腰椎手术失败后治疗计划的制定（2级推荐）
神经电生理检查	对腰椎间盘突出症的诊断具有实用价值，可以进一步证实神经根损害的存在（2级推荐）
诊断标准	符合病史、症状、体征及影像学表现，且影像学与神经定位相符合（1级推荐）
保守治疗	非手术治疗应该作为不伴有显著神经损害的腰椎间盘突出症患者的首选治疗，但具有较高的复发概率（1级推荐）
手术治疗	(1)开放性手术：后路椎间盘摘除术，具有较好的中短期及长期优良率（1级推荐）；腹膜后路椎间盘切除术，可以保留脊柱后方的完整性，对于非包容型突出需要同时联合融合技术（3级推荐）。
	(2)微创手术：经皮穿刺介入术对内压增高型突出有一定疗效，不适用于游离/明显移位的椎间盘突出（2级推荐）；显微椎间盘切除、显微内窥镜腰椎间盘切除、经皮内镜腰椎间盘切除术，可作为开放手术的替代方案（1级推荐）。
	(3)腰椎融合术：不作为腰椎间盘突出症首选的手术方案，在特定情况下选择使用（2级推荐）。
	(4)腰椎人工椎间盘置换术：主要用于腰椎椎间盘源性腰痛，包括包容型腰椎间盘突出的患者（3级推荐）
手术疗效的影响因素	吸烟、高龄、肥胖/糖尿病、肌力减退甚至完全神经功能损伤、术前病程大于3~6个月、下肢骨关节病等（2级推荐）

（四）腰椎间盘突出症诊疗中国疼痛专家共识（2020）

腰椎间盘突出症（LDH）是临床常见病和多发病，严重危害患者身心健康。中华医学会疼痛学分会脊柱源性疼痛学组专门组织本领域专家，通过查阅文献、征求建议，反复讨论形成《腰椎间盘突出症诊疗中国疼痛专家共识》。临床医师在参照专家共识内容的基础上，结合具体情况对 LDH 患者采取有针对性的个体化诊疗管理策略。本共识检索数据库包括 MEDLINE、Web of Science、Embase、中国知网（CNKI）、Wanfang Data、The Cochrane Library、UpToDate 等数据库，以"腰椎间盘突出（lumbar disc herniation）"和"腰骶神经根病（lumbosacral radiculopathy）"作为主要关键词进行检索，以"腰痛（low back pain）"和"坐骨神经痛（sciatica）"作为次要关键词进行检索，只选择针对临床患者的随机对照试验研究论文、队列研究论文、Meta 分析论文等，并排除明确的非椎间盘源性致痛原因（如椎管狭窄、炎症、肿瘤等）的研究资料。本共识根据牛津循证医学中心证据分级方法对研究证据进行分级及评价。在诊断与鉴别诊断方面，该指南认为 LDH 诊断必须结合临床症状、体征和影像学检查进行综合判断，症状和体征反映的受累节段神经应与 MRI 或 CT 显示突出物压迫的神经支配区域相符（表 3-9）。

表 3-9 《腰椎间盘突出症诊疗中国疼痛专家共识》诊断标准

诊断标准 / 注意事项	推荐意见
诊断标准	①下肢放射性疼痛，疼痛位置与相应受累神经支配区域相符；②下肢感觉异常，相应受累神经支配区域皮肤浅感觉减弱；③直腿抬高试验、直腿抬高加强试验、健侧直腿抬高试验或股神经牵拉试验阳性；④腱反射较健侧减弱；⑤肌力下降；⑥腰椎 MRI 或 CT 显示椎间盘突出，压迫神经与症状、体征受累神经相符。 前 5 项标准中，符合其中 3 项，结合第 6 项，即可诊断为 LDH（推荐级别 A）
注意事项	①腰痛不是诊断 LDH 的必要条件，但患者常有腰痛病史；②单纯 MRI、CT 等影像学诊断不能作为诊断 LDH 的依据（推荐级别 A）；③脊髓造影术为有创操作，不作为常规推荐（推荐级别 B）；④神经电生理检查和红外热成像检查对 LDH 诊断意义有限，不做常规推荐（推荐级别 B）；⑤对于多节段 LDH，难以明确主要责任椎间盘节段时，可采用椎间盘造影术和选择性神经根阻滞术来明确责任节段

此外，在腰椎间盘突出症的诊断标准中，本指南明确指出腰椎间盘突出与腰椎间盘突出症的区别。腰椎间盘突出为形态学或影像学定义，即髓核、纤维环、软骨终板组织超越了相邻椎体边缘造成的椎间盘局部外形异常，无法作为临床诊断。而腰椎间盘突出症必须具有临床症状的表现，患者具有腰椎间盘突出症相应的病史、症状、体征及影像学表现，且影像学与神经定位符合，可诊断为腰椎间盘突出症。腰椎间盘突出症的常见症状与体征见表 3-10。

表 3-10　腰椎间盘突出症的常见症状与体征

临床症状 / 体征	具体内容
临床症状	（1）放射性神经根性痛（1 级推荐）
	（2）受累神经根支配的肌肉无力和 / 或神经支配区感觉异常（1 级推荐）
	（3）可伴有急或慢性腰背部疼痛，腰部活动受限或代偿性侧凸（1 级推荐）
	（4）儿童及青少年腰椎间盘突出症患者常表现为腘肌紧张（3 级推荐）
	（5）马尾综合征（1 级推荐）

续表

临床症状 / 体征	具体内容
体征	(1)受累神经根支配的运动和 / 或感觉障碍，腱反射减弱(1 级推荐)
	(2)神经牵拉试验阳性，主要包括股神经牵拉试验、直腿抬高试验、对侧直腿抬高试验、Lasegue 征和对侧 Lasegue 征(1 级推荐)
	(3)腰椎局部压痛，腰部活动受限，椎旁肌紧张或痉挛(1 级推荐)
	(4)马尾综合征可出现会阴部感觉障碍，肛门括约肌无力松弛(1 级推荐)

(五) 老年腰椎间盘突出症诊疗指南(2021)

腰椎间盘突出症是一种骨科常见病，随着老龄化社会的到来，老年腰椎间盘突出症患者呈逐渐增多的趋势。鉴于老年腰椎间盘突出症作为一种特殊类型的腰椎间盘突出症，有必要对其诊疗方法进行总结，并规范其诊疗流程。《老年腰椎间盘突出症诊疗指南》遵循循证医学的原则，参照 2013 年北美脊柱协会制定的《腰椎间盘突出症伴神经根病诊疗指南》和 2020 年中华医学会骨科学分会脊柱外科学组和骨科康复学组共同制定的《腰椎间盘突出症诊疗指南》，组建指南制定专家工作组及确定临床问题，根据证据推荐分级的评估、制定与评价工作组相关方法进行检索文献的证据等级和推荐等级评定，形成推荐意见；经专家工作组三轮讨论，最终确定终稿。本指南从老年腰椎间盘突出症的定义、病理特点、诊断、保守治疗、手术治疗、手术并发症、加速康复理念的应用 7 个方面对老年腰椎间盘突出症的诊疗措施进行阐述，为老年腰椎间盘突出症的诊断和治疗提供可靠的临床理论依据。

老年腰椎间盘突出症定义：老年腰椎间盘突出症是在老年人群中(≥ 60 岁)，在腰椎间盘突出的病理基础上，由突出的椎间盘组织刺激和 / 或压迫神经根、马尾神经所导致的临床综合征，表现为腰痛、下肢放射痛、下肢麻木、下肢无力、大小便功能障碍等。

腰椎间盘的退变程度与腰椎间盘突出的发生率呈明显相关性，老年腰椎间盘突出症患者更容易发生非包容性突出。腰椎间盘突出症的节段分布随年龄增长呈现出一种由尾端向头端逐渐进展的趋势，这种趋势在非包容性椎间盘突出中更加明显，年轻患者的非包容性腰椎间盘突出常见于 L_5/S_1 节段，而老年患者最常见于 L_4/L_5 节段。老年腰椎间盘突出症的症状不典型，常合并间歇性跛行，更容易出现马尾综合征；随年龄增加，行走功能受限的发生率逐渐增加，老年腰椎间盘突出症的症状逐步向腰椎管狭窄症过渡。老年腰椎间盘突出症中神经根牵拉试验阳性发生率低，跟腱反射减弱在老年腰椎间盘突出症中的诊断价值低，足背伸肌力下降在诊断老年 L_4/L_5 椎间盘突出症中的准确性更高。MRI 为老年腰椎间盘突出症首选的影像学检查手段，脊髓造影在老年腰椎间盘突出症中的假阳性率较年轻人更高(表 3-11)。

(六) 中医康复临床实践指南·腰痛(腰椎间盘突出症)(2021)

腰椎间盘突出症是临床常见病和多发病，近年来其发病率呈增高及年轻化趋势，给患者的生活、工作造成消极影响。基于循证医学制定的腰椎间盘突出症中医临床实践指南具有重要意义，有助于规范中医药临床诊疗技术，取得更好的疗效。本指南从范围、术语和定义、诊断、辨证分型、治疗、护理等方面对腰椎间盘突出症的诊疗流程进行规范，旨在为中医骨伤科、中西医结合骨科、针灸科、推拿科和康复科等相关临床医师提供诊疗指导和参考。

表 3-11 《老年腰椎间盘突出症诊疗指南》治疗方式及推荐意见

干预措施	推荐意见
保守治疗	(1)对乙酰氨基酚能有效缓解肌肉骨骼疼痛,为一线用药(2 级推荐)。 (2)NSAIDs 可缓解慢性腰背痛,但对坐骨神经痛的改善并不明确,且会增加胃肠道、心血管等相关风险,建议小剂量短期使用(2 级推荐)。 (3)中重度慢性疼痛与治疗无效的老年患者使用阿片类药物(2 级推荐)。 (4)肌肉松弛剂可用于缓解腰背痛的症状(2 级推荐)。 (5)卧床休息、硬膜外注射、运动疗法、心理干预、腰椎牵引、手法治疗等可作为老年腰椎间盘突出症患者的补充或替代治疗方案(2 级推荐)。
手术治疗适应证	(1)腰椎间盘突出症病史超过 6~12 周,经系统保守治疗无效,或保守治疗过程中症状加重或反复发作;腰椎间盘突出症疼痛剧烈,严重影响工作或生活;出现单根神经麻痹或马尾神经麻痹,表现为肌肉瘫痪,或出现直肠、膀胱症状等(1 级推荐)。 (2)腰椎间盘突出症合并其他原因所致的腰椎管狭窄(2 级推荐)。
手术方式选择	(1)开放手术、微创手术、融合手术均可取得良好的疗效(2 级推荐)。 (2)老年腰椎间盘突出症常合并腰椎管狭窄,术中需同时减压,是否选择内固定应根据患者是否合并腰椎畸形、慢性腰背痛以及术前稳定性评估和术中减压情况等进行判断(2 级推荐)。
加速康复理念	应用加速康复外科理念优化老年患者腰椎手术的围手术期管理,有利于缓解术后疼痛,改善认知功能、降低术后谵妄的发生率,同时能够缩短住院时间、降低住院费用,促进老年患者的康复(2 级推荐)。

诊断部分从病史、症状体征、影像学检查、诊断要点、鉴别诊断和证候诊断六方面展开,体现了中医学辨证论治的特色和优势。康复评定主要包括疼痛评估、功能障碍评估和神经肌肉功能评估等三方面内容。治疗部分主要分为非药物治疗、药物治疗两部分,并详细阐述各种治疗方法的适应证及推荐级别。非药物治疗主要包括健康教育、运动疗法、手法、牵引、针灸、推拿、物理因子治疗和心理健康等疗法;药物治疗主要包括中药辨证论治、药物治疗(口服药、骶管封闭疗法、硬膜外腔注射治疗)等方面。本指南还提及了护理相关内容,主要包括饮食护理、生活起居护理和情志护理,可为各级各类康复机构、中医医院或综合医院的康复从业人员进行腰椎间盘突出症的中医康复治疗提供指导,具有较好的临床适用性及有效性(表 3-12、表 3-13)。

表 3-12 《中医康复临床实践指南·腰痛(腰椎间盘突出症)》治疗方式选择及推荐意见

治疗方式		推荐等级
非药物治疗	健康教育:卧床休息并不能改善腰痛患者的疼痛情况和功能状态,在可耐受范围内维持规律的日常活动并进行一定强度锻炼,对腰痛患者的功能有所改善	专家共识
	运动疗法:根据腰痛的不同时期和症状,进行个体化治疗及肌力训练的运动方案具有较好治疗效果	专家共识
	针灸治疗:普通针刺、电针、温针灸疗法可有效改善患者腰痛、腿部麻木症状	A
	针刀疗法疗效肯定,但可能有局部血肿、神经损伤、疼痛剧烈等并发症,对医生操作技术要求较高	B
	平衡针刺法、腹针、火针、浮针、穴位注射等疗法均可有效改善患者症状	C

续表

治疗方式				推荐等级
非药物治疗	推拿疗法：推拿手法治疗腰椎间盘突出症，急性期以局部放松、解痉、点按手法为主；缓解期以理筋、练功为主			C
	手法治疗、牵引治疗、物理因子治疗、心理治疗及认知行为疗法			缺乏证据
药物治疗	对乙酰氨基酚或非甾体类药物			Ⅱ
	骶管封闭疗法			Ⅱ
	硬膜外糖皮质激素注射可改善部分存在神经根症状的椎间盘突出患者的疼痛和功能，但不推荐患者在急性期应用			Ⅰ
	辨证论治	血瘀证	身痛逐瘀汤加减	D
		寒湿证	独活寄生汤加减	B
		湿热证	大秦艽汤加减	D
		肝肾亏虚证	右归丸加减（阳虚证） 虎潜丸加减（阴虚证）	C C

表 3-13 《中医康复临床实践指南·腰痛（腰椎间盘突出症）》中医证型及治法

中医证型	临床表现	治法	方药
1. 血瘀证	腰腿痛如刺，痛有定处，日轻夜重，腰部板硬，俯仰旋转受限，痛处拒按。舌质暗紫，或有瘀斑，脉弦紧或涩	行气活血，祛瘀止痛	身痛逐瘀汤加减。常用药：川芎、当归、五灵脂、香附、甘草、羌活、没药、牛膝、秦艽等。（证据等级：D 级）
2. 寒湿证	腰腿冷痛重着，转侧不利，静卧痛不减，受寒及阴雨加重，肢体发凉。舌质淡，苔白或腻，脉沉紧或濡缓	温经散寒，祛湿通络	独活寄生汤加减。常用药：独活、桑寄生、杜仲、牛膝、党参、当归、熟地黄、白芍、川芎等。（推荐级别：B 级）
3. 湿热证	腰部疼痛，腿软无力，痛处伴有热感，遇热或雨天痛增，活动后痛减，恶热口渴，小便短赤。苔黄腻，脉濡数或弦数	清利湿热，通络止痛	大秦艽汤加减。常用药：川芎、独活、当归、白芍、地龙、甘草、秦艽、羌活、防风等。（推荐级别：D 级）
4. 肝肾亏虚证	腰酸痛，腿膝乏力，劳累更甚，卧则减轻。偏阳虚者面色㿠白，手足不温，少气懒言，腰腿发凉，或有阳痿、早泄，妇女带下清稀，舌质淡，脉沉细。偏阴虚者，咽干口渴，面色潮红，倦怠乏力，心烦失眠，多梦或有遗精，妇女带下色黄味臭，舌红少苔，脉弦细数。	补益肝肾，通络止痛	阳虚证主方：右归丸加减。常用药：山药、山茱萸、杜仲、附子、桂枝、枸杞子、鹿角胶、当归、川芎、狗脊、牛膝等。（推荐级别：C 级） 阴虚证主方：虎潜丸加减。常用药：知母、黄柏、熟地黄、锁阳、龟甲、白芍、牛膝等。（推荐级别：C 级）

（七）腰椎间盘突出症诊治与康复管理指南（2022）

腰椎间盘突出症的发病率逐年增高，且患者趋向于年轻化。目前国内外仍缺乏腰椎间盘突出症临床管理的相关规范与指南。为加强对腰椎间盘突出症患者的规范化管理，本着科学性和实用性的原则，中国康复医学会脊柱脊髓专业委员会基础研究与转化学组组织国内相关领域专家，通过检索国内外文献，在既往指南和共识的基础上，针对腰椎间盘突出症的诊治和康复管理问题，制定《腰椎间盘突出症诊治与康复管理指南》。本指南遵循循证医学的原则，针对腰椎间盘突出症诊治与康复提出科学性建议，以期规范腰椎间盘突出症诊疗与康复流程，达到改善预后，提升患者生活质量的目的。

指南认为通过腰椎间盘突出症分型系统阐述各型临床及病理学特征，可为后续诊疗提供重要参考。腰椎间盘突出症患者可用 MacNab 分型明确病变的病理学实质，MSU 分型评估病变程度和位置。分型应结合考虑腰椎间盘病变和神经及神经通道的关系，有助于诊疗方案的制定。此外，对于轻症或因个体情况不能实行手术的患者，可采取非手术治疗并密切观察病情变化，病史长且经保守治疗无效的患者应选择手术治疗，出现神经压迫症状的患者应尽早手术解除神经压迫（表 3-14）。

表 3-14 《腰椎间盘突出症诊治与康复管理指南》康复管理意见

干预措施	推荐意见
日常康复训练	（1）腰椎间盘突出症患者在可耐受范围内维持日常活动，但使脊柱负荷增加的活动、反复弯腰和旋转动作应尽量避免。（1 级推荐） （2）根据个体差异，针对性进行心理辅导，利于疼痛缓解。（1 级推荐） （3）仅建议患者在长时间高强度工作或进行会加重脊柱负荷的工作时佩戴腰部护具，并注意定时放松；可使用符合人体工学设计的腰垫和坐垫辅助维持正确的坐姿；建议腰椎间盘突出症患者使用中等硬度床垫。（1 级推荐） （4）腰椎间盘突出症患者可在专业的康复医师指导下进行核心肌群训练，以期加强腰椎稳定性。（1 级推荐） （5）腰椎间盘突出症患者可根据个体情况进行腰椎家庭适能锻炼等身心训练。（2 级推荐）
围手术期康复	术前对患者进行宣教；术后进行阶梯性康复训练，可早期进行呼吸训练、肢体肌力训练，并进行专业的康复评价。（2 级推荐）

第四节　研究述评与展望

腰椎间盘突出症是骨伤科临床上的常见病，其发病率高，发病人群覆盖面广，且容易反复发作，病情相对复杂。千百年来的临床实践证明，中医药治疗腰椎间盘突出症，多数病例可有很好的疗效，许多疗法具有独特的优势，但却缺乏统一的用药或操作规范。中医药相关的循证研究虽然较多，但普遍存在研究质量不高、证据等级偏低等问题，作为一种常见病，在高质量杂志上发表的论文数量还较少。因此在目前已知的中西医指南中，中医药疗法的推荐等级很难进一步提高。今后必须进一步加强腰椎间盘突出症中医药治疗的高质量规范化循证研究，为中医药治疗本病的有效性提供更可靠的依据，提高指南中对中医药疗法的推荐等级，是中医药走向世界、实现中医药现代化的重要途径。

一、中医药防治腰椎间盘突出症临床研究中存在的问题

（一）病理分型方式较多，缺乏公认的分型标准

虽然腰椎间盘突出症为骨科临床最常见的病种之一，但其分型一直缺乏统一的标准，目前的中西医临床循证研究中，所选用的分型方法较为杂乱。有学者曾对48名脊柱外科医师就8种椎间盘及纤维环病变的描述作调查问卷，居然有53种不同的称谓。可见椎间盘突出的类型名称之多、之杂。例如，突出物所处位置的分型，就有MacNab分型、MSU分型、胡有谷区域定位分型、ISSLS与AAOS分型、Komori分型、赵定麟分型、Fardon分型等十余种，对于同一个腰椎间盘突出病例，就可以有多个不同的突出位置分型称谓。此外，还有椎管形态的分型、突出椎间盘组织成分的分型等。并且不同的突出节段，也有各自不同的病理学和临床特征。因此，根据临床需要，制定一种相对公认、统一的分型方法，对循证研究、临床治疗与预后有着重要意义。

（二）中医药治疗手段多样，但缺乏相应规范

中医药治疗腰椎间盘突出症的方法众多，总的来说，分为药物疗法和非药物疗法两大类，药物疗法有中药内服、外敷、熏蒸、离子导入等方法，非药物疗法有针灸、针刀、手法、牵引、导引、练功等方法。

在药物疗法中，中药内服是最主要的治疗方法，所选方剂既有独活寄生汤、身痛逐瘀汤等千古名方，又有许多根据古方化裁而成的经验方。然而，通过查阅近15年来的临床循证研究文献发现：治疗腰椎间盘突出症的方剂即使是同一方名，在不同的临床研究中，药物的组成成分、比例也未统一，根据不同证型的辨证加减用药更是不尽相同；对于口服中药的服用疗程、毒副作用、不良反应等安全性研究比较薄弱，缺乏规范的循证研究；中药外敷、熏蒸、离子导入等外治法，倾向于使用成方、验方，鲜有辨证加减的研究。

在非药物疗法中，针灸、针刀、手法、牵引等治疗方法，常会带来显著的疗效，但有时可重复性却不强，有些患者经过手法治疗后反而出现症状加重的情况。因为这些非药物疗法都属于技能型操作技术，临床疗效的好坏与适应证的选择是否正确、操作过程是否规范、操作经验是否丰富等有直接的相关性。然而，目前对于这些操作技能尚未形成统一的标准和质量控制体系，在非药物疗法的安全性保障方面也较为薄弱。

（三）中医证型缺乏统一标准

中医药治疗腰椎间盘突出症应当遵循辨证论治的原则，不同证型采用不同的治疗方法。我国第一个中医药行业诊断标准《中医病证诊断疗效标准》中仅将本病分为气滞血瘀、寒湿、湿热和肝肾亏虚四个证型，但临床研究中发现并不是所有腰椎间盘突出症都遵循这四种证型的规律，还有气虚血瘀证、阳虚寒凝证、寒湿瘀阻证、脾肾阳虚证等，在舌苔、脉象等信息采集过程中，也会因时、因地、因医生而产生偏差。腰椎间盘突出症证型的不统一、证型体系的不全面、辨证信息获取主观性强等，都给临床循证研究带来了一定障碍。

（四）影像学研究仍有缺陷，量化研究可重复性差

腰椎间盘突出症的影像学辅助检查有X线检查、CT检查、MRI检查、脊髓造影、椎间盘

造影、选择性神经根造影等，最为常用的检查是 CT 和 MRI。MRI 由于无放射损害，较 CT 可更好地评估神经根与突出椎间盘的关系，突出物体积测量的精确度也更高，得出的影像学数据可靠性较高，在临床研究中便于统计和数据库的建立。然而目前建立腰椎间盘突出症患者 MRI 资料数据库还存在着以下问题：①目前多数医院 MRI 检查都需要预约，对于初发的腰椎间盘突出症患者，很难及时进行 MRI 检查；② MRI 对骨性结构的压迫分辨能力较低，对于判断预后有一定局限性，有时仍需结合 CT 检查明确；③有些患者 MRI 中椎间盘突出物大小和临床症状不成正比，有些患者虽然突出较大，但椎管管径大、突出物仅压迫硬膜囊，临床症状较轻，有些患者虽然突出物小，但神经根受到压迫刺激，或发生化学神经根炎，症状重，无法通过影像学突出物大小来评估临床症状的严重程度；④突出物体积测量方法或突出程度计算方法较多，且较为复杂，靠手工描计测量误差较大，需要多名医生在不同时段进行多次测量取平均值，费时费力，仍缺乏统一的机器计算方法和相应标准。

（五）现有疗效评价指标主观性较强，缺乏结局指标

目前腰椎间盘突出症的疗效评价指标分为两类：简单评定标准和量化评定标准。简单评定标准如中华医学会骨科分会标准、视觉模拟评分法（VAS）、《中医病证诊断疗效标准》等；量化评定指标多为问卷形式，如 Oswestry 功能障碍指数（ODI）、日本骨科协会评估治疗分数（JOA 评分）、健康调查量表 36、Roland-Morris 功能障碍调查表等。这些量表相对主观性较强，且因腰椎间盘突出症既有自愈倾向，又有反复发作的可能，所以这些量表均无法给出明确的结局指标，有时对治疗方案的疗效难以进行确切评价。

（六）腰椎间盘突出症的自然转归容易被忽视

国内外指南和最新研究进展均指出，无论治疗与否，腰椎间盘突出症的临床症状都能随着时间的推移而改善，且随着临床症状的改善，突出的椎间盘都有萎缩、重吸收的自然转归趋势，且随着突出椎间盘的萎缩与重吸收，临床症状进一步得到改善。而目前的绝大部分中医循证研究都未设置空白对照组，未对突出椎间盘大小变化进行影像学观察，忽略了疾病本身的自然转归，研究结果的可信度也容易随之降低。

二、中医药防治腰椎间盘突出症临床研究未来的发展方向

（一）规范腰椎间盘突出症的分型、诊断、治疗、评价方法

腰椎间盘突出症是西医病名，其分型、诊断标准是参考西医相关指南制定而成的。用中医的手段来治疗西医的疾病，必须有一套与之相匹配的分型、诊断、治疗、评价方法。而目前，由于前文所述的病理分型不统一、中医证型诊断不统一、治疗方法的多样性和疗效评价方法的片面性，使中医药治疗腰椎间盘突出症的循证研究受到了一定限制，变得复杂，难以实施。因此，基于循证、中西医共识，制定一个公认的中医药治疗腰椎间盘突出症指南或专家共识来对这些内容进行规范和顶层设计，尤其对于腰椎间盘突出症中医辨证分型名称进行规范；对传统中药方剂的名称、剂量、药材有效成分、炮制方法、服用方法等进行规范；对手法、针灸、针刀、牵引等各种技能型操作技术进行规范化培训、操作考核，甚至制定一些准入制度等，这些措施将更有利于循证研究的开展。

（二）规范中医药治疗腰椎间盘突出症的纳排标准，明确手术指征

大多数腰椎间盘突出症患者可以首选非手术治疗，然而本病的病情差别大，有些简单易治，有些即使多次手术也无效，种类繁多，这给临床治疗方法的选择带来了困难。中医药的介入提高了非手术治疗的成功率，降低了手术率，这是毋庸置疑的，但必须通过循证研究去验证，得出更高证据等级的结论，才能被普遍认可。然而，随着目前手术技术的普及和微创化，许多原本可以非手术治疗的病例，却早早地选择了手术治疗；相反，一部分已经具备绝对手术指征的病例，却仍在接受非手术治疗，疗效自然不佳，且具有一定风险。因此，在制定中医药治疗腰椎间盘突出症的指导原则时，首先要明确最佳适应证，剔除不适合中医药治疗或原本就有手术指征的病例；其次在治疗过程中，密切观察病情变化，对于符合手术指征的病例予以及时手术治疗。在充分考虑中医药治疗优势的情况下，中医药治疗腰椎间盘突出症纳排标准和手术指征的明确制定，有利于循证研究的开展，并可规避治疗风险、提高中医药治疗的安全性。

（三）重视腰椎间盘突出后重吸收现象以及中医药促进重吸收的研究

腰椎间盘突出后重吸收现象，是指未经外科手术干预，突出的腰椎间盘自发缩小或者消失的现象，这一现象由 Guinto 在 1984 年首次通过 CT 随访发现。1990 年，Saal 在 *Spine journal* 发表了《腰椎间盘突出症非手术疗法的自然病程》，首次通过 MRI 前后对比观察发现，腰椎间盘突出后未经外科手术治疗可以被自发性吸收（resorption），并提出这种重吸收并非以往所认识的那种复位或回纳。1998 年姜宏团队在《中华骨科杂志》率先于国内发表了《腰椎间盘突出后的自然吸收及其临床意义》一文。此后 20 多年来，国内外学者对腰椎间盘突出症重吸收现象进行临床研究观察，发表了一系列临床报道。通过近 30 年的努力探索，Meta 分析表明，腰椎间盘突出后的重吸收从原来的罕见现象逐渐转变为被广泛认可的一种转归趋势。中华医学会《腰椎间盘突出症诊疗指南》（2020）与北美脊柱协会（NASS）《腰椎间盘突出症伴神经根病诊疗指南》（2013）等国内外权威指南也纷纷指出，随着病程的推移，突出的椎间盘具有发生重吸收、萎缩等良性转归趋势。

研究表明，脱出、游离、巨大的腰椎间盘突出症更容易发生重吸收现象，通过中医药治疗可促进突出椎间盘的重吸收。而这些病例临床症状相对较重，以往常被认为是手术指征，由于对突出椎间盘重吸收这一转归趋势的认识，在严密观察下，对这部分病例首选中医药非手术治疗，可降低手术率、提高治愈率。目前在这一领域的研究，多为回顾性分析和小样本观察，进一步扩大样本量，进行多中心 RCT 研究是未来的一个发展方向。

腰椎间盘突出后的重吸收现象虽然是一种转归趋势，但在目前临床实际病例中似乎并不被认为是一种常见现象。其原因有以下两点：第一，患者临床症状缓解或治愈后，缺少影像学的复查随访；第二，能发生明显重吸收现象的多为脱出游离的重度椎间盘突出，临床医生不能确定突出椎间盘是否发生重吸收，不少患者首选了手术治疗，或仅仅经过很短时间的保守治疗就选择了手术。深入研究腰椎间盘突出后重吸收的机制及容易发生重吸收的关键因素，在大宗病例回顾性分析的基础上建立科学的突出物转归预测评价体系，筛选出容易发生重吸收的病例，首选中医药治疗，将大大提高治疗成功率。也能使得中医药促进腰椎间盘

突出后重吸收的循证研究更好地实施。

从中医骨伤科临床和学术角度，重视对椎间盘突出后重吸收的研究与观察，对进一步提高现有中医药的疗效，弘扬中医特色和优势，以及更好地防治腰椎间盘突出症具有重要的临床意义。

（四）重视中医手段治疗腰椎间盘突出症机制的基础研究

为打开中医手段治疗腰椎间盘突出症的“黑箱”，对其治疗机制进行基础研究是必不可少的，在过去的 30 年中，中医药治疗腰椎间盘突出症的机制研究一直未间断过，且不断深入。明确中医药治疗的靶点，是中医药治疗走向科学的必由之路。目前中医药治疗腰椎间盘突出症的基础研究已经涉及病理学、分子生物学、生物力学、材料科学、基因工程、组织工程、影像组学、计算机信息工程、人工智能等多个学科。近年来比较热点的研究方向为中医药延缓椎间盘退变预防腰椎间盘突出症的研究、中医药促进突出椎间盘的重吸收研究、中医药改善突出椎间盘所在神经根周围内环境的研究、针刺对腰椎间盘突出症患者神经电生理的影响研究、手法治疗对脊柱生物力学及神经生理学影响的研究等。随着高水平基础研究的增多，将为临床上中医防治腰椎间盘突出症提供科学依据，有利于中医药疗法的推广应用。

（五）深化规范随机对照研究的同时，重视真实世界的研究

随机对照试验（RCT）因能尽可能地减少偏倚而被视为评价干预措施的金标准，被认为是临床研究中的高等级证据，对临床诊疗的实施具有重要的指导与参考价值。目前 RCT 研究在心脑血管疾病、慢性呼吸道疾病、肿瘤类疾病中运用较为广泛，推动了相关疾病诊疗决策的进步。近年来围绕腰椎间盘突出症中医药治疗的 RCT 研究也在逐步增多，这些 RCT 的研究结果肯定 / 否定了一些中医药干预措施的疗效，推动了中医药治疗腰椎间盘突出症的发展。但是由于中医药类 RCT 研究起步相对较晚，有研究发现，现阶段我国中医药研究人员对 RCT 研究常用质量评价工具 / 报告规范的了解程度有限，对不同的质量评价工具 / 报告规范了解程度差异较大，因此有必要进一步深化并规范腰椎间盘突出症随机对照研究，从而提高本病治疗相关研究的科学性与可信度。规范的 RCT 研究设计应体现出研究的指导思想，即代表性、真实性、可比性和显著性，只有在此基础上得出的结论才具有较高的科学性与可信度，对临床具有较高的指导价值。其次，在 RCT 研究设计的具体内容方面（研究对象、样本量、对照组、随机化、盲法、疗效评价指标），应当进行充分考虑，从而设计出全面细致、规范、可行性高的研究流程。此外，为保障研究的顺利进行，还应当在设计、启动、实施等阶段开展全流程的质量控制。最后，科学的统计学分析也必不可少，只有科学的统计分析才能得出真实有效的研究结论。

尽管 RCT 研究为现代医学诊疗和实践提供了高等级的研究证据，但是由于严格的纳排标准、高度标准化的研究实施场景、理想化的研究对象，因此其临床观察的环境与真实的医疗实践环境还有较大距离，观察结果外推至更广大人群或在真实的医疗环境中应用时的效力不足。基于 RCT 研究的局限性，真实世界研究（real world study，RWS）被越来越多的学者所重视。RWS 是围绕相关科学问题，整合来自真实世界的多种数据，综合运用临床流行病学、统计学、循证医学等多学科方法开展研究，从而获得更符合临床实际证据的科研方

法。RWS包括观察性研究和干预性研究，其中观察性研究进一步分为描述性研究和分析性研究，干预性研究即实效性临床研究。中医药治疗腰椎间盘突出症的发展始终是基于大量的临床实践的基础之上，产生了大量的数据，因此通过RWS的方法收集现实世界的数据，并通过科学、规范的分析与处理，可以对中医药治疗腰椎间盘突出症的疗效进行更为真实有效的评价。此外，由于中医药治疗疾病往往以人为本，对于腰椎间盘突出症的治疗多立足于患者整体、病证，而非疾病本身，因此很难做到理想化的研究对象与观察场景，真实世界研究的高外部可推性以及对于真实世界人群的选择或许更加适合腰椎间盘突出症中医药治疗的研究。

（六）与现代先进技术融合，建立中医药治疗腰椎间盘突出症数据库

传统的中医药信息多以文字形式传递为主，这种方式传递效率较为低下，难以满足现代化教学科研、资源共享、远程交流等方面的需要。随着近年来全球信息化和网络化进程的不断发展，医学数据库的建立极大程度地节省医学数据存储的空间，细致地整合了医学资源，实现了信息共享，为临床工作与疾病诊疗带来了极大的便利。因此，通过大数据、云计算、人工智能等现代先进技术，建立中医药治疗腰椎间盘突出症数据库，能够进一步促进中医药在本病治疗上的发展。

大数据概念起源于电子信息领域，信息时代的不断发展也促使医疗逐步走向信息化、数字化和智能化。数据是平台运行的基础，大数据具有类型多样、处理速度快、数据种类多样等特点。将大数据运用于医学诊疗，能尽可能多地收集具有多样性、多范围、多空间等特性的样本，并快速对信息进行提取、推断和总结，其高效性、正确率远远超过传统的临床经验积累。目前大数据在中医药中的运用主要集中在中医脉诊及中医证候研究、中医学术经验传承研究、中医临床研究（疾病特征、证候诊断、方药遣用）等方面。云计算是一种新的计算和资源共享模式，是目前计算和存储任务处理的主流方案。目前云计算在中医药方面的运用主要包括诊疗信息化、电子病历信息化、中医药健康管理云服务以及中医药文献数据和产业信息化等方面。中医药治疗腰腿痛疾患具有悠久的历史，积累了丰富的临床经验、理论、技术，拥有海量的数据。中医药治疗腰椎间盘突出症要进一步发展，可以通过大数据、云计算技术对海量数据进行保存、研究和规范化整理，通过建立数据库，进一步深化中医药诊疗的现代化工作。

人工智能作为一项新兴技术，近年来在医疗领域受到越来越多的关注。该项技术通过对特定的大量数据中的原始特征进行表征分析，采用多层结构的机器学习模型，建立模拟人脑分析学习的神经网络，模拟脑神经元活动，最后计算机输出单一的诊断或结果，帮助临床决策者进行诊疗。人工智能技术在腰椎疾患上的运用目前主要包括诊断与辅助治疗两个方面。在下腰痛的诊断方面目前主要包括下腰痛的预测与定性诊断、下腰痛的病因诊断与定位价值等方面，通过人工智能可以缩小不同医者由经验、认识的差异导致做出的诊断及制定的手术方案存在的差异。人工智能在治疗方面的运用主要体现在预测腰椎退变性疾病的手术疗效、辅助手术治疗、预测腰椎术后并发症的风险等方面。采用智能手术规划与虚拟手术仿真系统辅助骨科医师熟悉局部解剖和制定术前规划，在保证手术质量的前提下，能够最大限度地减少骨质损失，并提高手术效率和准确性，从而对患者进行更优化的治疗。

三、小结与展望

腰椎间盘突出症作为最常见的脊柱退行性疾病之一，千百年来，中医药对本病的治疗发挥了独特优势。但中医药是一个复杂的理论体系，其临床治疗决策制定不仅需要考虑西医病理类型和临床症状，还需对患者的全身状况、中医体质、证型等进行综合考虑。由于这种复杂性，用现代医学的研究手段研究中药复方、手法、针刺等充满了挑战，相关临床研究也困难重重。因此，目前的中医药临床循证研究质量并不高，对于中医药治疗腰椎间盘突出症机制的研究也亟待深入，国际上对于中医药治疗的认可度仍处于相对较低的水平。

一方面，我们要加快腰椎间盘突出症中医诊断、治疗、疗效评价的顶层设计，全面推进腰椎间盘突出症中医指南和专家共识的制定。积极推进大宗、规范的多中心 RCT 研究，进行多学科合作，将现代诊断、治疗和评估技术融合到临床研究中去，进一步深化一些独特的中医药治疗方法的机制性研究。另一方面，我们还要着眼于真实世界研究，充分挖掘中医药治疗腰椎间盘突出症的有效治疗方法，并进行优化和安全性评价。目前，这些措施正在以前所未有的速度推进着，相信不久的将来，中医药治疗腰椎间盘突出症有效的循证证据会越来越多，也会被越来越多的国内、国际同行认可和采纳。

【参考文献】

[1] T R B, P S T, C S R, et al. Conservatively treated massive prolapsed discs: a 7-year follow-up [J]. Annals of the Royal College of Surgeons of England, 2010, 92 (2): 147-153.

[2] Chan D D, Gossett C P, Butz D K, et al. Comparison of intervertebral disc displacements measured under applied loading with MRI at 3. 0T and 9. 4T [J]. Journal of Biomechanics, 2014, 47 (11): 2801-2806.

[3] Cho J, Nam D, Kim K, et al. Acupuncture with Non-Steroidal Anti-Inflammatory Drugs (Nsaids) versus Acupuncture Or Nsaids Alone for the Treatment of Chronic Neck Pain: An Assessor-Blinded Randomised Controlled Pilot Study [J]. Acupuncture in Medicine, 2014, 32 (1): 17-23.

[4] Hee-Seung C, Sook-Hyun L, Jae Y L, et al. Nonsurgical integrative Korean Medicine treatment of discal cyst: A case report and a retrospective chart review analysis [J]. Medicine, 2019, 98 (27): e16189.

[5] Cuce F, Eroglu A. The prediction of MRI for the possibility of regression of herniated nucleus pulposus [J]. Clinical Neurology and Neurosurgery, 2014, 124193.

[6] Carla C, J A S, Paulo P, et al. The inflammatory response in the regression of lumbar disc herniation [J]. Arthritis research&therapy, 2018, 20 (1): 251.

[7] L G C, R A H, M R F, et al. Spontaneous resorption of a large cervical herniated nucleus pulposus [J]. American journal of orthopedics (Belle Mead, N. J.), 2014, 43 (7): E140.

[8] Dagistan Y, Cukur S, Dagistan E, et al. Importance of IL-6, MMP-1, IGF-1, and BAX Levels in Lumbar Herniated Disks and Posterior Longitudinal Ligament in Patients with Sciatic Pain [J]. World Neurosurgery, 2015, 84 (6): 1739-1746.

[9] Thuve K D, G K B, Gro J, et al. Advice to rest in bed versus advice to stay active for acute low-back pain and sciatica [J]. The Cochrane database of systematic reviews, 2010,(6): CD007612.

[10] Feng D, Peng-Fei Y, Jin-Tao L, et al.[A 5 year follow-up study on non-surgical treatment of ruptured lumbar disc herniation] [J]. Zhongguo gu shang=China journal of orthopaedics and traumatology, 2020, 33 (5): 414-419.

[11] Luca F, Anna P, Laura L, et al. FAS/FASL are dysregulated in chordoma and their loss-of-function impairs zebrafish notochord formation [J]. Oncotarget, 2014, 5 (14): 5712-5724.

[12] Stéphane G, Axel F, Françoise M, et al. Influence of cytokine inhibitors on concentration and activity of MMP-1 and MMP-3 in disc herniation [J]. Arthritis research & therapy, 2009, 11 (6): R169.

[13] Bonhyuk G, Dek-Woo R, Eun-Jung K, et al. Clinical research on the efficacy and safety of thread-embedding acupuncture for treatment of herniated intervertebral disc of the lumbar spine: a protocol for a multicenter, randomized, patient-assessor blinded, controlled, parallel, clinical trial [J]. Trials, 2018, 19 (1): 484.

[14] Yan-Jun G, Wei-Wei P, Sheng-Bing L, et al. ERK/MAPK signalling pathway and tumorigenesis [J]. Experimental and therapeutic medicine, 2020, 19 (3): 1997-2007.

[15] Bilge K, Emel E, Aynur T, et al. Spontaneous regression of extruded lumbar disc herniation: Correlation with clinical outcome [J]. Pakistan journal of medical sciences, 2019, 35 (4): 974-980.

[16] Shigeru K, Adam M, Yasuo K, et al. Ultrastructural analysis on lumbar disc herniation using surgical specimens: role of neovascularization and macrophages in hernias [J]. Spine, 2009, 34 (7): 655-662.

[17] Kreiner S D, Hwang W S, Easa E J, et al. An evidence-based clinical guideline for the diagnosis and treatment of lumbar disc herniation with radiculopathy [J]. The Spine Journal, 2014, 14 (1): 180-191.

[18] Zhijia M, Pengfei Y, Hong J, et al. Conservative Treatment for Giant Lumbar Disc Herniation: Clinical Study in 409 Cases [J]. Pain physician, 2021, 24 (5): E639-E648.

[19] Laxmaiah M, Vijay S, A K C, et al. A randomized, double-blind, active-control trial of the effectiveness of lumbar interlaminar epidural injections in disc herniation [J]. Pain physician, 2014, 17 (1): E61-74.

[20] J M M, Sandro E, Peter V, et al. A prospective cohort study of close interval computed tomography and magnetic resonance imaging after primary lumbar discectomy: factors associated with recurrent disc herniation and disc height loss [J]. Spine, 2009, 34 (19): 2044-2051.

[21] John P, Julia H, Daniel S, et al. Do MRI Findings Change Over a Period of Up to 1 Year in Patients With Low Back Pain and/or Sciatica？: A Systematic Review [J]. Spine, 2017, 42 (7): 504-512.

[22] Amir Q, J T W, M R M, et al. Noninvasive Treatments for Acute, Subacute, and Chronic Low Back Pain: A Clinical Practice Guideline From the American College of Physicians [J]. Annals of internal medicine, 2017, 166 (7): 514-530.

[23] Byung-Kwan S, Jun-Hwan L, Won-Suk S, et al. Bee venom acupuncture for the treatment of chronic low back pain: study protocol for a randomized, double-blinded, sham-controlled trial [J]. Trials, 2013, 14 (1): 16.

[24] Osamu S, Yoshiyasu A, Tetsuhiro I, et al. Formulation of Japanese Orthopaedic Association (JOA) clinical practice guideline for the management of low back pain-the revised 2019 edition [J]. Journal of orthopaedic science: official journal of the Japanese Orthopaedic Association, 2021, 27 (1): 3-30.

[25] Jensen M S, Per K, Jan H, et al. National Clinical Guidelines for non-surgical treatment of patients with recent onset low back pain or lumbar radiculopathy [J]. European spine journal: official publication of the European Spine Society, the European Spinal Deformity Society, and the European Section of the Cervical Spine Research Society, 2018, 27 (1): 60-75.

[26] Chaiyuth S, Sompoch P, Verapan K, et al. Factors predicting failure of conservative treatment in lumbar-disc herniation [J]. Journal of the Medical Association of Thailand=Chotmaihet thangphaet, 2012, 95 (5): 674-680.

[27] Okan T, Veysel A, Can Y. Spontaneous regression of herniated nucleus pulposus: The clinical findings of 76 patients [J]. Medicine, 2019, 98 (8): e14667.

[28] Okan T, Can Y. Spontaneous regression of cervical discs: Retrospective analysis of 14 cases [J]. Medicine, 2019, 98 (7): e14521.

[29] Gianluca V, Fabrizio R, Sofia B, et al. Early intervertebral disc degeneration changes in asymptomatic weightlifters assessed by t1ρ-magnetic resonance imaging [J]. Spine, 2014, 39 (22): 1881-1886.

[30] Wang Y, Dai G, Jiang L, et al. The incidence of regression after the non-surgical treatment of symptomatic lumbar disc herniation: a systematic review and meta-analysis [J]. BMC musculoskeletal disorders, 2020, 21 (1): 530.

[31] Welk B A, Werdehausen N D, Kettner W N. Conservative management of recurrent lumbar disk herniation with epidural fibrosis: a case report [J]. Journal of Chiropractic Medicine, 2012, 11 (4): 249-253.

[32] Junya Y, Koichiro M, Toru T, et al. Fas ligand plays an important role for the production of pro-inflammatory cytokines in intervertebral disc nucleus pulposus cells [J]. Journal of orthopaedic research: official publication of the Orthopaedic Research Society, 2013, 31 (4): 608-615.

[33] Peng-Fei Y, Fang-Da J, Jin-Tao L, et al. Outcomes of conservative treatment for ruptured lumbar disc herniation [J]. Acta orthopaedica Belgica, 2013, 79 (6): 726-730.

[34] An W Y, Rong S H, Kai G, et al. Integrative TCM Conservative Therapy for Low Back Pain due to Lumbar Disc Herniation: A Randomized Controlled Clinical Trial [J]. Evidence-based complementary and alternative medicine: eCAM, 2013, 2013309831.

[35] Runze Z, Wanqian L, Mengyue W, et al. Lysyl oxidase inhibits TNF-α induced rat nucleus pulposus cell apoptosis via regulating Fas/FasL pathway and the p53 pathways [J]. Life Sciences, 2020, 260118483-118483.

[36] Xiang Z, Su C, MingDi Z, et al. Contribution of chemokine CCL2/CCR2 signaling in the dorsal root ganglion and spinal cord to the maintenance of neuropathic pain in a rat model of lumbar disc herniation [J]. The journal of pain: official journal of the American Pain Society, 2014, 15 (5): 516-526.

[37] Yong Z, Tetsuro O, Takashi A, et al. Endogenous TGF-β activity limits TSLP expression in the intervertebral disc tissue by suppressing NF-κB activation [J]. Journal of orthopaedic research: official publication of the Orthopaedic Research Society, 2013, 31 (7): 1144-1149.

[38] 章薇, 娄必丹, 李金香, 等. 中医康复临床实践指南·腰痛 (腰椎间盘突出症)[J]. 康复学报, 2021, 31 (4): 265-270.

[39] 腰椎间盘突出症诊疗中国疼痛专家共识 [J]. 中国疼痛医学杂志, 2020, 26 (1): 2-6.

[40] 中华医学会骨科学分会脊柱外科学组, 中华医学会骨科学分会骨科康复学组. 腰椎间盘突出症诊疗指南 [J]. 中华骨科杂志, 2020, 40 (8): 477-487.

[41] 中国康复医学会脊柱脊髓专业委员会基础研究与转化学组. 腰椎间盘突出症诊治与康复管理指南 [J]. 中华外科杂志, 2022, 60 (5): 401-408.

[42] 俞振翰, 姜宏, 刘建文, 等. 益气逐瘀利水方对破裂型腰椎间盘突出退变髓核细胞 Col Ⅱ及 Aggrecan mRNA 的影响 [J]. 中国中医骨伤科杂志, 2014, 22 (02): 1-3+7.

[43] 俞鹏飞, 刘锦涛, 马智佳, 等. 破裂型腰椎间盘突出症转归预测因素的 Logistic 回归分析 [J]. 中国骨伤, 2018, 31 (6): 522-527.

[44] 俞鹏飞, 姜宏, 马智佳, 等. 增强 MRI 对脱出和游离型腰椎间盘突出症转归的预测价值 [J]. 中华骨科杂志, 2021, 41 (18): 1350-1360.

[45] 刁志君, 姜宏, 刘锦涛. 细胞自噬对腰椎间盘突出后重吸收的意义 [J]. 中国骨伤, 2018, 31 (4): 386-390.

[46] 刁志君, 姜宏, 刘锦涛, 等. 益气活血方介导促炎因子促进破裂型腰椎间盘突出后重吸收的机制研究 [J]. 中国中医骨伤科杂志, 2019, 27 (05): 1-6.

[47] 厉强, 刘文东, 于鹏飞. 舒筋健腰丸治疗腰椎间盘突出所致坐骨神经痛 (肝肾亏虚证) 的临床研究 [J].

中药材, 2018, 41 (3): 737-739.

[48] 吴赛君, 黄秋明, 赵君. 通筋活络胶囊治疗腰椎间盘突出症 377 例 [J]. 河南中医, 2015, 35 (3): 551-552.

[49] 周凡媛, 刘福水, 赵梅梅, 等. 针刀与针灸治疗腰椎间盘突出症疗效比较的系统评价和 Meta 分析 [J]. 辽宁中医杂志, 2017, 44 (3): 590-594.

[50] 周谋望, 岳寿伟, 何成奇, 等. “腰椎间盘突出症的康复治疗”中国专家共识 [J]. 中国康复医学杂志, 2017, 32 (2): 129-135.

[51] 姜宏, 施杞, 王拥军. 腰椎间盘突出后的自然吸收与非手术疗法的探讨 [J]. 颈腰痛杂志, 1999,(4): 74-76.

[52] 孙其斌, 张丽娜. “顺筋利节”理论指导“提拿”手法治疗腰椎间盘突出症临床观察 [J]. 中华中医药杂志, 2018, 33 (2): 795-797.

[53] 孙鑫, 张俊华, 王雯, 等. 制定中国中成药真实世界研究技术指导原则, 促进中成药临床研究向决策证据转化 [J]. 中国循证医学杂志, 2020, 20 (09): 993-999.

[54] 宋翔, 张彩荣, 左晓彤, 等. 不同针刀进针点治疗腰椎间盘突出症: 随机对照研究 [J]. 中国针灸, 2022, 42 (1): 35-40.

[55] 张仲博, 史栋梁, 杜旭召, 等. 加减肾附丸治疗腰椎间盘突出症肾虚寒凝证的疗效观察 [J]. 中国实验方剂学杂志, 2021, 27 (9): 100-105.

[56] 张师饶, 杨永菊, 关雪峰. 大数据时代中医药临床试验方案设计思考与展望 [J]. 辽宁中医药大学学报, 2018, 20 (4): 157-160.

[57] 张玉昌, 赵萍, 慕向前. 温针灸联合身痛逐瘀汤治疗腰椎间盘突出症临床研究 [J]. 新中医, 2019, 51 (12): 204-207.

[58] 张莉莉. 腰间盘突出症的中医疗法 [J]. 黑龙江科学, 2021, 12 (4): 46-47.

[59] 戎毅, 马勇, 郭杨, 等. 中医药治疗腰椎间盘突出症微创术后残留症状的研究进展 [J]. 中华中医药杂志, 2021, 36 (5): 2830-2834.

[60] 戴宇祥, 姜宏. 基于内容分析法的腰椎间盘突出重吸收影响因素分析 [J]. 颈腰痛杂志, 2019, 40 (5): 583-586.

[61] 施强慧, 张子凡, 胡博, 等. 深度学习与人工智能在颈腰椎退变性疾病诊断及治疗中的应用研究进展 [J]. 解放军医学杂志, 2021, 46 (10): 1034-1039.

[62] 朱宇, 刘锦涛, 姜宏. 益气活血方促进破裂型腰椎间盘突出重吸收的机制研究 [J]. 中国中医骨伤科杂志, 2015, 23 (09): 1-4.

[63] 李凯明, 王尚全, 李玲慧, 等. 身痛逐瘀汤治疗腰椎间盘突出症疗效与安全性的 Meta 分析 [J]. 时珍国医国药, 2020, 31 (2): 490-495.

[64] 李建华, 朱清广, 房敏, 等. 脊柱微调手法联合导引功法治疗腰椎间盘突出症临床观察 [J]. 中华中医药杂志, 2020, 35 (2): 999-1001.

[65] 李燕, 林健兴, 陈世通. 坐式八段锦联合普拉提斯运动疗法治疗腰椎间盘突出症患者效果观察 [J]. 齐鲁护理杂志, 2021, 27 (16): 99-101.

[66] 李瑶, 孙中仪, 戴健, 等. 椎间盘退变 IL-1β 激活 NF-κB 信号通路增强 ADAMTS-4 的表达 [J]. 中国矫形外科杂志, 2021, 29 (23): 2177-2181.

[67] 杨召, 苑珍珍. 炎性因子在中医药治疗椎间盘退变中的机制研究 [J]. 中国矫形外科杂志, 2021, 29 (24): 2246-2248.

[68] 杨敏, 石秦川, 徐桂华. 针灸单独或联合拔罐、推拿治疗腰椎间盘突出症的网状 Meta 分析 [J]. 中华中医药学刊, 2016, 34 (9): 2153-2157.

[69] 沈学强, 姜宏. 巨大破裂型腰椎间盘突出症重吸收 30 例随访研究 [J]. 中国矫形外科杂志, 2018, 26 (21): 1921-1926.

[70] 洪炳杰, 王道明, 张沈屹婷. 腰椎间盘突出症中医证素分布与组合规律文献研究 [J]. 中医药临床杂志, 2020, 32 (11): 2109-2113.
[71] 温泽淮, 李玲, 刘艳梅, 等. 实效性随机对照试验的技术规范 [J]. 中国循证医学杂志, 2019, 19 (07): 794-802.
[72] 牛淑芳, 李佳霖, 周媛. 身痛逐瘀汤加减治疗腰椎间盘突出症近期疗效观察 [J]. 中国实验方剂学杂志, 2013, 19 (18): 334-338.
[73] 中华医学会骨科学分会骨科康复学组, 中国康复医学会脊柱脊髓专业委员会腰椎研究学组, 王岩, 等. 老年腰椎间盘突出症诊疗指南 [J]. 中华老年骨科与康复电子杂志, 2021, 7 (03): 132-139.
[74] 王延玲. 不同针刺治疗方法对腰椎间盘突出症的疗效观察 [J]. 中国针灸, 2013, 33 (7): 605-608.
[75] 王晋桓. 益气活血方治疗破裂型腰椎间盘突出症 5 年以上随访及疗效分析 [D]. 南京: 南京中医药大学, 2020.
[76] 王瑞平, 肇晖, 李斌. 随机对照临床试验设计要点和规范 [J]. 上海医药, 2022, 43 (7): 72-77.
[77] 王雪芙. 腰痛宁胶囊的药理作用和质量控制研究进展 [J]. 中草药, 2019, 50 (9): 2224-2228.
[78] 缪心朗, 庄载世. 中药熏蒸加牵引推拿治疗腰椎间盘突出症 [J]. 北京中医药, 2014, 33 (6): 455-457.
[79] 胡博. 炎症因子调节硫酸软骨素合成酶在椎间盘退变中机制研究 [D]. 上海: 中国人民解放军海军军医大学, 2018.
[80] 蔡鑫, 唐芳, 马武开, 等. 腰痛宁胶囊治疗腰椎间盘突出症随机对照试验系统评价与 Meta 分析 [J]. 中医杂志, 2021, 62 (17): 1504-1508.
[81] 赵继荣, 冷向阳, 蒋鹏, 等. 中药汤剂口服联合正骨手法治疗腰椎间盘突出症有效性和安全性的 Meta 分析 [J]. 中医正骨, 2021, 33 (10): 29-35.
[82] 金筱妤, 邓蓉蓉, 孔佳星, 等. McKenzie 疗法治疗下腰痛临床疗效的 Meta 分析 [J]. 华南国防医学杂志, 2021, 35 (4): 282-291.
[83] 陈柏书, 尹建平, 朱美玲, 等. 温针灸治疗腰椎间盘突出症系统评价 [J]. 中国中医药信息杂志, 2018, 25 (2): 104-109.
[84] 陶林, 杨锋, 张磊, 等. 内热针与其他针刺疗法治疗腰痛的系统评价与 Meta 分析 [J]. 中国中医急症, 2021, 30 (11): 1891-1896.
[85] 陶永鹏, 刘朝霞, 项聪. 大数据背景下有关中医药现代化思路的探讨 [J]. 中华中医药杂志, 2019, 34 (2): 470-473.
[86] 韦芳欣. 太极拳运动疗法联合中药热熏对复位后腰椎间盘突出症患者康复的影响 [J]. 西部中医药, 2015, 28 (11): 99-102.
[87] 顾罗加, 孙文里, 潘浩. 中医推拿联合中药外敷治疗腰椎间盘突出症临床疗效 [J]. 辽宁中医杂志, 2015, 42 (1): 100-102.
[88] 马彦旭, 张翔, 孟开, 等. 独活寄生汤治疗腰椎间盘突出症随机对照试验的系统评价 [J]. 中医杂志, 2012, 53 (24): 2095-2099.
[89] 马智佳, 姜宏, 俞鹏飞, 等. 消髓化核汤保守治疗 130 例巨大型腰椎间盘突出症的疗效分析 [J]. 中国骨伤, 2019, 32 (3): 239-243.
[90] 马泰, 孙国平, 李家斌. 细胞自噬的研究方法 [J]. 生物化学与生物物理进展, 2012, 39 (3): 204-209.
[91] 高春鹏, 朱宇, 张鹏, 等. 破裂型椎间盘突出重吸收过程中 P38MAPK 信号通路的作用 [J]. 中国脊柱脊髓杂志, 2017, 27 (10): 938-945.
[92] 高景昌, 刘爱霞. 温针灸治疗腰椎间盘突出随机平行对照研究 [J]. 实用中医内科杂志, 2013, 27 (19): 67-68.
[93] 魏文著, 阮永队, 宁晓军, 等. 芒针结合隔药灸治疗腰椎间盘突出症临床研究 [J]. 中国针灸, 2013, 33 (08): 673-677.

第四章　退行性腰椎滑脱症

退行性腰椎滑脱症是骨科临床常见病、多发病，在严重困扰患者、降低患者生活质量的同时，也带来了沉重的社会卫生经济负担，亟须创建良好有效的防治策略。中医药治疗退行性腰椎滑脱症历史悠久，具有完备的理论基础与临床实践经验。目前，手法、中药、针刺及传统功法等被广泛应用于退行性腰椎滑脱症的临床诊疗中，基于坐位旋转手法的中医药综合治疗方案已经形成规范，且逐渐受到医务工作者关注。中医药疗法是治疗轻度滑脱的有效保守治疗方法，也可作为现代手术围手术期的辅助治疗方式，具有广阔的发展前景。本章将详细梳理中医药防治退行性腰椎滑脱症的系统评价与随机对照试验相关证据，为临床实践及未来研究提供参考依据。

第一节　概　　述

退行性腰椎滑脱症（degenerative lumbar spondylolisthesis，DLS）是指在脊柱退行性改变影响下，椎弓完整的椎体相对于其下位椎体所发生的滑移，DLS 与椎弓峡部不连所致真性椎体滑脱的区别在于椎弓是否完整。DLS 最早是 1931 年 Junghanns 在尸体腰椎标本中发现部分椎弓没有缺损也可向前滑脱，并提出假性滑脱一词。20 世纪 60 年代，Newman 和 Stone 正式将“degenerative spondylolisthesis”作为术语使用。根据 Marchetti-Bartlozzi 分型系统，椎体滑脱可由峡部裂、创伤、退变、病理性因素、发育不良及医源性因素引起，其中退变因素占比最高。

DLS 发病群体以老年患者居多，很少发生在 50 岁之前，其平均患病年龄为 71.5~75.7 岁，根据测量人群和测量方法的不同，患病率可达 19.1%~43.1%。男女患病率之比约为 1：(1.3~6.0)。年龄、性别和体重都是 DLS 的影响因素，其中性别的关联度较大。来自哥本哈根骨关节炎研究的横断面调查数据表明，身体质量指数（body mass index，BMI）和女性 DLS 显著相关，而与男性 DLS 无关。局部因素也是导致 DLS 发病及发展的关键因素，主要包括：①韧带过度松弛、肌肉功能下降及椎间盘退变所致的节段不稳。②长期节段不稳所致的关节突关节重塑，失去正常的结构支撑。举例来说，关节突角度对 DLS 的影响已经非常明确，多项研究一致表明，DLS 的风险随着小关节角度的增加而增加。

DLS 通常在无症状患者中偶然发现，部分患者可能发展为症状性腰椎管狭窄，出现典型症状，如间歇性跛行，走路或站立时臀部或腿部疼痛，坐位或腰椎屈曲时疼痛可缓解。影像学方面，DLS 的好发部位最常见于 L_4/L_5 水平，也可在 L_5/S_1 及 L_3/L_4 发生。DLS 影像学分度基于1932年建立的Meyerding方法，该法将下位椎体四等分，根据滑脱椎体相对下位椎体滑移的百分比，将椎体滑脱分为四度，每一部分占25%，即滑脱小于等于25%者为Ⅰ度滑脱，25%~50%为Ⅱ度滑脱，50%~75%为Ⅲ度滑脱，超过75%则为Ⅳ度滑脱；若滑脱椎体后缘完全超过下位椎体前缘，则称为完全脱位。发育不良和椎弓根不连所致的椎体滑脱多为高度滑脱，而DLS的滑脱则以Ⅰ度和Ⅱ度为主，其滑脱超过Ⅲ度已属少见。DLS可能存在旋转移位，而不仅仅是简单的前移。退行性改变导致椎间关节结构重塑后，椎体滑脱的方向主要取决于关节突关节病变的对称性以及载荷的分布，小关节半脱位对称时，滑脱主要见于矢状位，若半脱位不对称，则往往发生旋转移位。除滑脱外，影像学还可见到椎间隙变窄、终板硬化、骨赘、关节突关节硬化及肥大等，DLS发展至晚期时，骨赘和椎间隙高度变窄可使相应节段的活动范围减少或消失，使得稳定性反而得到恢复。在使用腰椎侧位或双斜位X线等影像学手段诊断DLS时，需注意是否存在峡部裂，以鉴别真性滑脱。

对于症状性DLS，影像学评估后，需要重点考虑患者疼痛的来源。DLS的疼痛来源主要为小关节、神经压迫及矢状面失衡。小关节源性疼痛是DLS患者中轴疼痛的重要原因，因为DLS患者往往伴随小关节肥大及活动过度增高，刺激小关节囊及小关节软骨下骨，疼痛信号通过腰椎背根内侧支传入中枢神经系统，从而产生根性疼痛。DLS发展到一定阶段，还可合并椎管狭窄。DLS会使小关节旁的横行神经根受到压迫，产生根管狭窄，滑脱程度较高时也可产生中央椎管狭窄，导致神经源性跛行的出现。矢状面失衡对脊柱侧弯的影响已经得到了大量证明，近年来，其对DLS的重要性也被逐步挖掘，与脊柱侧弯不同的是，椎体滑脱中的矢状位失衡多源于一个节段的局限病灶。矢状面正常力线消失时，为维持直立姿势，椎旁肌肉组织的活动增加，会消耗更多能量，加重疼痛。矢状面失衡对DLS具有明确影响，一项针对基线为非DLS人群的前瞻性观察性研究的12年随访结果表明，在最终发展为DLS的患者中，骨盆入射角这一重要矢状面平衡参数影响更大。

DLS的自然病史不容乐观，一项研究对145例非手术治疗患者进行了10年以上的随访，结果34%出现滑脱进展。大规模随机对照研究曾评估了手术治疗对比非手术治疗的获益，按实际治疗组分析时手术治疗具有显著优势，遗憾的是，由于失访率高，意向性分析呈现阴性结果，表明手术治疗的获益尚缺乏确凿证据。

从治疗方面而言，DLS的治疗方式可分为保守治疗和手术治疗，保守治疗包括制动、中医药治疗、非甾体抗炎药（NSAIDs）、物理治疗及硬膜外类固醇注射等。中医药疗法治疗DLS时，以正骨手法为主，可以有效改善局部力学平衡；同时中药、针灸、针刀及传统功法等，均在缓解疼痛症状与改善腰椎功能方面疗效显著。在手术治疗方面，最初首选椎板部分切除减压术，之后又发展了减压融合内固定术。目前认为，对于不合并椎管狭窄的单节段轻度DLS患者，减压融合手术和单纯减压术效果相似，但对于DLS合并椎管狭窄患者，减压融合手术可更好改善症状，并且具有更优的远期疗效。

第二节　临床研究证据纵览

一、中药治疗

中药是DLS现代中医临床治疗的重要组成部分，方药众多，多以活血化瘀、补益肝肾为主，常联合手法，或作为围手术期的辅助治疗，也可联合针灸、物理治疗及功能锻炼，部分方案已被证明可持久缓解DLS导致的腰腿痛症状。

（一）系统评价/Meta分析

DLS中医治疗以非药物疗法为主，单纯评估中药的临床研究较少，即使有研究评估了部分中药复方的疗效，也多为中药联合手法或针灸，因此目前尚缺乏单纯中药治疗DLS疗效的系统评价/Meta分析。

（二）随机对照试验

身痛逐瘀汤出自清代医家王清任的著作《医林改错》，具有活血祛瘀、通经止痛、祛风除湿的功效，是主治瘀血腰痛的名方。有学者在此基础上加减形成加味身痛逐瘀汤。一项单中心、随机、阳性对照试验探讨了加味身痛逐瘀汤结合坐姿定位旋转复位法治疗血瘀气滞型DLS的临床疗效及安全性。研究选取2018年1月至2019年1月80例符合要求的血瘀气滞型DLS患者，随机分为对照组和观察组。两组患者均使用坐姿定位旋转复位法进行治疗，在此基础上，对照组口服塞来昔布胶囊，每粒0.2g，每天1粒。观察组采用加味身痛逐瘀汤：主要成分为黄芪30g，杜仲15g，桃仁15g，鸡血藤12g，没药12g，延胡索12g，五灵脂12g，香附12g，地龙9g，秦艽10g，羌活12g，牛膝20g，红花9g，当归15g，川芎18g，续断10g，甘草10g。每日1剂，早晚2次温服。疗程为2周。治疗前后及治疗结束1个月后随访。治疗前两组视觉模拟评分（VAS）及日本骨科协会评估治疗分数（JOA评分）比较无明显差异，治疗后及随访期观察组JOA评分高于对照组（$P<0.05$），VAS评分低于对照组（$P<0.05$）。治疗后观察组总有效率为97.5%，高于对照组的82.5%（$P<0.05$）。使用塞来昔布胶囊治疗的对照组治疗期间胃肠道不良反应发生率高于观察组（$P<0.05$）。该项研究表明加味身痛逐瘀汤对比塞来昔布胶囊治疗血瘀气滞型DLS具有优势，不仅可显著降低疼痛强度、改善腰椎功能，同时安全性较高，胃肠道不良反应发生率低。该研究取得阳性结果很可能是由于采用了辨证论治，由于血瘀气滞型在DLS中占比较高，因此该治疗方案有较大的推广意义，但在此之前应进一步完善多中心研究。

补阳还五汤亦出自《医林改错》，具有补气、活血、通络的功效，临床主治气虚血瘀证。方中以黄芪为君药，配合当归补气生血，化瘀而不伤正，桃仁、红花、川芎、赤芍及当归活血化瘀，地龙舒筋通络。诸药同用，令气壮而血行，使瘀去以通络。一项随访时间长达6个月的单中心随机对照研究评估了在经椎间孔椎体间融合术（transforaminal lumbar interbody fusion，TLIF）基础上联合补阳还五汤治疗 DLS 的临床疗效。选取住院治疗的 80 例 DLS 患者，随机分为观察组和对照组各 40 例，两组基线资料比较无显著性差异（$P>0.05$），具有可比性。对照组采用 TLIF 手术治疗，治疗组在此基础上联合补阳还五汤治疗（黄芪 60g，地龙 15g，当归、桃仁各 12g，赤芍、川芎各 10g，红花 5g。水煎 2 次得药液 400ml，分早晚各服一半。每日 1 剂），7 天为 1 个疗程，共治疗 8 个疗程。两组术前 VAS 及 Oswestry 功能障碍指数（Oswestry disability index，ODI）评分对比无显著差异。术后 1 个月、3 个月及 6 个月同期对比下，治疗组相较于对照组的 VAS 评分［（3.32 ± 1.07）vs.（3.71 ± 0.82）；（1.47 ± 0.72）vs.（2.94 ± 1.21）；（0.71 ± 0.14）vs.（1.71 ± 0.48）］及 ODI 评分［（30.15 ± 5.11）vs.（44.12 ± 4.32）；（22.15 ± 3.35）vs.（33.94 ± 6.82）；（10.97 ± 2.43）vs.（17.28 ± 4.19）］均更优，差异有统计学意义（术后 1 个月、3 个月及 6 个月对比，均为 $P<0.05$）。两组患者术后滑脱角与 Taillard 指数的组间比较则无明显差异（$P>0.05$）。该研究结果表明 TLIF 手术联合补阳还五汤治疗 DLS，可以明显减轻患者疼痛，尽早恢复患者的腰椎功能，提高患者的生活质量，且疗效至少可持续 6 个月。

舒筋健腰丸由金毛狗脊、黑老虎、鸡血藤、千斤拔、桑寄生、金樱子、女贞子、菟丝子、牛大力、两面针、延胡索、乳香及没药 13 味药物组成，具有补肝肾、强筋骨、祛风湿及止痛之功效，自 1985 年上市至今，在临床被广泛用于肌肉骨骼系统疾病。一项单中心、随机、安慰剂对照试验评估了斜外侧椎间融合术（oblique lateral interbody fusion，OLIF）联合后路经皮椎弓根螺钉术后加以舒筋健腰丸口服对 DLS 患者疼痛、腰椎功能及生活质量的影响。选取 2018 年 7 月至 2019 年 9 月接受 OLIF 联合后路经皮椎弓根螺钉术治疗的 69 例 DLS 患者，随机分为观察组 34 例及对照组 35 例，两组性别、年龄、节段数比较差异均无统计学意义（$P>0.05$）。两组均给予常规 OLIF 围手术期处理，在此基础上观察组口服舒筋健腰丸，对照组给予舒筋健腰丸模拟剂，5g/ 次，3 次 /d，两组均连续治疗 1 个月。于术前及术后 1 个月对两组患者进行评估。术后 1 个月时，观察组的数字分级评分法（NRS）［（2.1 ± 0.8）vs.（3.5 ± 1.1）］、ODI 评分［（19.2 ± 7.5）vs.（28.3 ± 8.1）］均显著低于对照组（$P<0.05$）；观察组健康相关生命质量评分（health related quality of life，HRQL）［（71.3 ± 1.2）vs.（58.7 ± 13.9）］显著高于对照组（$P<0.05$）；且观察组血清肿瘤坏死因子 -α［（13.7 ± 4.4）vs.（29.1 ± 5.6）］及高迁移率组蛋白质 -1［（3.2 ± 1.7）vs.（7.6 ± 1.9）］水平显著低于对照组（$P<0.05$）。两组手术并发症及药物不良反应发生情况相似，共 3 例患者（观察组 1 例，对照组 2 例）出现腰大肌受损症状，表现为左侧髂腰肌肌力轻微减弱，术后 1 周逐渐恢复。4 例患者（观察组 2 例，对照组 2 例）出现左侧腹股沟及大腿前侧麻木，考虑髂腹股沟和股外侧皮神经的损伤，应用营养神经药物，术后 1 个月症状缓解。观察组中 1 例患者服用舒筋健腰丸 1 个月后出现转氨酶轻度升高，无其他特殊不适，予停药后恢复正常。所有患者均未出现 cage 沉降、感染、腰丛神经损伤、腹部大血管及脏器损伤。该研究结果表明术后联合舒筋健腰丸口服治疗的疗效优于单纯手术治疗，可抑制炎症反应、减轻疼痛，进一步改善术后腰椎功能及生活质量，且无明显不良反应。

二、非药物疗法

DLS 非药物疗法包括多种缓解疼痛的方案，例如功能锻炼、超声治疗、电刺激和改变日常活动。还可使用物理治疗，在减轻疼痛的同时恢复活动范围和功能，改善核心肌肉的平衡，稳定脊柱。可使用固定式自行车以促进脊柱的弯曲和硬膜囊的减压，这一方式属于静态运动，避免了对关节的影响，在出现神经源性跛行症状之前可以使用。DLS 常用的中医非药物疗法方案主要包括手法、牵引、功能锻炼、针灸等。

（一）系统评价 /Meta 分析

手法治疗在改善疼痛和治疗软组织损伤方面效果显著，在骨科术后康复中可以推广应用。目前，国内已经有大量 RCT 报告了手法治疗 DLS 的效用。在此基础上，一项按照 PRISMA 指南严格进行的系统综述评估了手法治疗 DLS 的有效性和安全性。其关键纳入标准包括：①研究设计：RCT。②受试者：DLS 患者。③干预：单独推拿，或推拿加腰椎牵引 / 功能锻炼。④对照：根据北美脊柱协会公布的指南推荐意见，采用腰椎牵引或腰椎牵引结合功能锻炼作为对照治疗。⑤结局：JOA 评分、ODI 评分、VAS 评分、影像学检查（如 X 射线等）和不良反应。在 MEDLINE、Embase、Web of Science、Cochrane library、ClinicalTrials.gov、中国知网（CNKI）、万方数据知识服务平台、中文科技期刊数据库（VIP）和中国生物医学文献服务系统（SinoMed）中进行了全面的文献检索，检索截止时间为 2021 年 2 月 1 日。在 9 个文献库共检索到 1 038 篇文献，最终共纳入 6 项随机对照试验的 524 例 DLS 患者。

在该项荟萃分析中，有四项研究涉及 294 名患者比较了手法与牵引对 DLS 患者 JOA 评分的影响，JOA 评分（SMD=3.76；95%CI：2.63~4.90；P<0.001）；四项研究报告了手法对比牵引治疗 DLS 的 VAS 评分（SMD=–1.50；95%CI：–1.66~–1.33；P<0.001）。结果表明，与牵引相比，手法可更有效地改善 DLS 患者的疼痛症状及腰椎功能。

（二）随机对照试验

“坐位腰椎旋转手法”是治疗 DLS 的主要手法之一。2006 年朱立国教授团队对该手法治疗 DLS 的临床疗效和安全性进行了评估，并对该手法的操作进行了规范，同时提出其治疗的适应证。将 116 例 DLS 患者随机分成试验组 59 例和对照组 57 例，试验组予坐位腰椎旋转手法治疗，对照组予腰椎牵引治疗，治疗后两组患者均做腰椎功能锻炼（飞燕点水、团腰抱膝），活动时佩戴腰围保护。试验组手法治疗时，首先需通过检查手法明确异常节段和棘突的偏斜方位，之后再进行手法治疗。核心操作如下，第一步（晃腰推拿）：患者俯卧，全身放松，医生双手置脊柱两旁，骶棘肌表面，由表及里，由浅入深，有节奏地推揉骶棘肌，同时使腰段脊柱左右晃动。待肌肉放松后可进行下一步。第二步（坐姿旋转治疗）：患者坐于特制的治疗椅上，腰部放松，固定患者的双下肢，术者一手顶住滑脱腰椎的棘突，另一手从患者一侧的腋下穿过，按住对侧的颈肩部，先令患者慢慢做脊柱前屈，当前屈至拇指下感到棘突间隙张开时，在此幅度稳住；再嘱患者向此侧做最大幅度的旋转；最后术者将按住颈肩部的手屈曲旋转患者腰部，另一手拇指顶推异常椎体的棘突，此时常能听到“咔嗒”声，术者按住棘突的拇指下也感觉有棘突跳动。对侧重复同样的手法操作。两组患者每周治疗 2 次，4 周为

1 个疗程。1 个疗程后对试验组和对照组进行评估，发现试验组在治疗期间的下肢放射痛评分［(2.27 ± 1.63) vs. (1.44 ± 1.50)，P<0.01］、间歇性跛行评分［(2.07 ± 1.74) vs. (1.44 ± 1.55)，P<0.05］及症状体征总积分［(15.71 ± 4.91) vs. (1.37 ± 5.05)，P<0.05］改善均显著优于对照组。试验组总有效率较对照组高出约 15%。两组均未见不良反应发生。该研究进一步总结了腰椎坐位定点旋转手法治疗 DLS 的适应证，在该研究中，Ⅰ度滑脱者 110 例，占所有受试者的 94.83%，均取得较好疗效；疗效较差的多为Ⅱ度滑脱者(6 例)，其滑脱局部结构退变及肥厚明显。由此可知，Ⅰ度滑脱是该手法治疗的主要适应证。

针刺可充分放松腰椎周围痉挛的肌肉，缓解因疼痛导致的肌肉反射性抑制；同时又可通过对软组织粘连的松解，有效降低病变软组织内压，促进局部微循环，促进致痛物质及炎症因子的清除。一项单中心随机对照研究评估了手法联合或不联合针刺治疗的疗效差异。选取 2014 年 12 月至 2016 年 11 月在青岛市海慈医疗集团住院的Ⅰ度腰椎滑脱症患者 100 例，采用随机数字表法将其分为试验组和对照组，各 50 例。对照组采用常规西医联合正骨手法治疗，试验组在对照组基础上采用针灸治疗。①主穴：病变腰椎夹脊穴、腰阳关。②辅穴：环跳、阳陵泉、委中、昆仑、秩边、后溪。先在选穴处用碘伏进行常规消毒，然后根据穴位的位置，选择 1.0~1.5 寸的一次性无菌针灸针垂直进针，适当施行提插手法，并注意询问患者感受，待操作得气后，留针 0.5h。1 次 /d，30min/ 次，10 次为 1 个疗程。结果发现，治疗前两组 NRS 评分比较，差异无统计学意义(P>0.05)。治疗结束后，试验组 NRS 评分显著低于对照组［(1.79 ± 0.89) vs. (4.97 ± 1.09)，P<0.05］。试验组总有效率为 92.0%，高于对照组的 72.0%，差异有统计学意义(P<0.05)。该研究结果表明，在手法基础上联合针灸治疗，可进一步降低腰椎滑脱症患者的疼痛强度。值得注意的是，该研究未限定腰椎滑脱的病因，其同时纳入了退变及峡部裂引起的腰椎滑脱症患者，依然取得了较好的疗效，表明手法联合针灸治疗腰椎滑脱具有较大前景。

八段锦属于中医特色疗法，具有柔和连绵、滑利流畅、有松有紧、动静相兼、气机流畅、骨正筋柔的特点，重视各个关节及韧带组织功能作用，训练后能够使人体经络、气血等方面得到显著调节和增强，对预防和治疗骨关节疾病或骨骼退行性病变具有良好的辅助治疗作用。一项单中心随机对照研究评估了其治疗 DLS 的临床疗效及安全性。该研究选取 2018 年 4 月至 2019 年 12 月长沙市中医医院收治的 84 例 DLS 患者，随机分为对照组和观察组各 42 例，对照组给予脱水消肿、止痛、理疗等对症支持治疗 2 周，2 周后配合中等强度运动训练至 6 个月。观察组在此基础上联合训练八段锦，选定由国家体育总局健身气功管理中心编创的八段锦视频教材，第 1 周在医护人员的指导下循序渐进训练，第 2 周开始进行全部训练，并持续至 6 个月。于治疗前、治疗后 2 周、3 个月、6 个月对两组患者进行随访评估。结果发现，治疗前及治疗后 2 周两组 VAS 和 ODI 评分同期比较均无显著性差异(P>0.05)。而治疗后 3 个月和 6 个月时，观察组 VAS 评分［3 个月：(3.63 ± 1.84) vs. (4.58 ± 2.06)，P<0.05；6 个月：(2.76 ± 1.46) vs. (3.78 ± 1.74)，P<0.05］和 ODI 评分［3 个月：(27.23 ± 17.78) vs. (37.95 ± 24.66)，P<0.05；6 个月：(16.56 ± 11.89) vs. (26.48 ± 19.74)，P<0.05］均低于对照组。治疗 6 个月后，观察组总有效率为 92.86%，高于对照组的 71.43%(P<0.05)。这一结果

表明，在常规保守治疗基础上联合八段锦训练，可有效改善 DLS 的疼痛强度及腰椎功能，但至少需坚持 3 个月方可发挥疗效。

三、综合疗法

目前国内外尚未形成最佳的非手术治疗综合方案。国际上数年前即提出了较为经典的保守治疗方案，如 Frymoyer 二十多年前提出的方案：① NSAIDs（在老年群体使用时，应注意监测胃肠道不适和黑便）；②有氧运动（走路常会加重症状，因此可选用固定自行车，将车把和座椅调整为向前弯曲姿势）；③控制体重；④骨质疏松管理。后有学者对其进行改良，目前国际上较为通用的保守治疗方案是，休息 1~2 天，随后对不存在禁忌的患者进行短期抗炎治疗。如症状持续，超过 1~2 周，则进行物理治疗，其中固定式自行车为较好选择。如果无效则进行封闭治疗。尽管方案明确，但仍缺乏高质量的随机对照试验的有效验证。早期的一项自然史研究表明，接受标准保守治疗的患者，34% 的病例出现滑脱进展，由此可知该保守治疗方案仍需进一步优化。

（一）系统评价 /Meta 分析

SPORT 试验（the spine patient outcomes research trial）是美国一项大型的多中心退变性腰腿痛保守治疗与手术治疗临床效果及成本效益比的对照研究。参研单位囊括了美国各大地区的 13 个大型脊柱外科中心。2020 年，有学者对 SPORT 试验及相关研究进行了系统综述。SPORT 试验分为三个队列进行，即腰椎间盘突出症队列、腰椎管狭窄症队列及 DLS 队列。在 DLS 队列又同时展开了随机对照试验（n=304）及观察性试验（n=303）两个队列。其纳入的为站立侧位 X 线证实 DLS、伴随 12 周以上神经源性跛行或神经根性腿痛，并被医生明确诊断符合手术适应证的患者。在随机对照试验队列，受试者被计算机随机分配接受后路椎板减压术组（伴或不伴融合）及常规保守治疗组［物理治疗、患者教育、家庭锻炼及 NSAIDs（可耐受情况下）］。设立了双主要指标，即健康调查量表 36（SF-36）及 ODI 评分，利用 SF-36 和 ODI 评分改善（基线至测量时）的组间差值表示治疗效应的强度。于入组第 6 周和 3、6、12 和 24 个月进行随访测量。其两年随访结局于 2007 年发表于 *The New England Journal of Medicine*，其后又报告了 4 年及 8 年随访结局。SPORT 研究的系统综述结果介绍如下。

在随机对照试验中，2 年时的意向性治疗分析（intention-to-treat analysis，ITT analysis）显示，两组 SF-36（身体疼痛：评分变化的组间差值 =1.5，95%*CI*：–4.2~7.3，*P*=0.52。身体功能：组间差值 =1.9，95%*CI*：–3.7~7.5；*P*=0.71）及 ODI（组间差值 =2.2，95%*CI*：–2.3~6.8；*P*=0.68）的改善均无显著差异。研究者认为这一结果由组间交叉程度过高（两个交叉方向均为 40% 左右）导致，于是进一步按照实际接受治疗方式分组进行了分析，并同时综合了随机对照试验和观察性试验的数据，结果表明，手术组的显著性优势在 3 个月即得到体现，疗效持续至 2 年，手术组 SF-36（身体疼痛：组间差值 =18.1，95%*CI*：14.5~21.7；身体功能：组间差值 =18.3，95%*CI*：14.6~21.9）和 ODI（组间差值 =–16.7，95%*CI*：–19.5~–13.9）的改善显著更高。2009 年报道的 4 年随访结局与 2 年结局类似，随机对照试验队列的 ITT 分析无显著差异，而综合两个队列后按照实际治疗分析时，手术组 SF-36 及 ODI 评分改善较保守治疗组显著更高。亚组分析表明，小于 67 岁、女性、无既往胃部疾病史、无阿片类药物应用史及无抗抑郁药物应用史和更好的手术治疗效应（ODI 评分）相关。此外，以下肢疼痛为主要症状患者的手术治疗效果优于以下背痛为主要症状的患者。远期随访结果表明，8 年内的再手术率为 22%，基线时存在两节段以上狭窄、以腰痛为主、未经物理治疗及无神经源性跛行可增加再手术风险，而手术类型、吸烟、糖尿病、肥胖及病程长则不升高再手术风险。手术的最常见并发症是脑脊液漏，然而这一并发症并不影响临床疗效。

（二）随机对照试验

朱立国教授团队于 2006 年评估了坐位腰椎旋转手法治疗 DLS 的临床疗效，后续在该手法基础上，配合腰椎康复操，形成了 DLS 中医药治疗与康复的规范化综合方案，该方案的多中心疗效评价研究结果于 2016 年报道。该研究由中国中医科学院望京医院主持，天津中医药大学第一附属医院、陕西中医药大学附属医院及重庆市中医骨科医院等单位参研，选取 2011 年 6 月至 2014 年 10 月收治的符合诊断和纳入标准、45~75 岁的 DLS 患者 535 例，采用中央随机方法分为观察组和对照组，观察组接受坐位腰椎旋转手法 + 腰椎康复操治疗，对照组接受腰椎牵引 + 佩戴腰围治疗。坐位腰椎旋转手法操作流程如下。①准备手法：患者俯卧，全身放松，医生双手置患者脊柱两旁，骶棘肌表面，由表及里，由浅入深，有节奏地推揉骶棘肌，同时使腰段脊柱左右晃动放松肌肉。②坐位腰椎旋转手法：根据患者的身高、体重及医生的身高参数公式计算，得出患者椅、医生椅的高度和距离，患者坐于可控式腰椎坐位旋转复位椅上，腰部放松，双手抱头，固定患者的双下肢，术者一手顶住滑脱腰椎的棘突，另一手从患者一侧的腋下穿过，按住对侧的颈肩部。先令患者慢慢做脊柱前屈，当前屈至拇指下感到棘突间隙张开时，即稳住在此幅度；再嘱患者向此侧做最大幅度的旋转；最后术者将按住颈肩部的手屈曲旋转患者腰部，另一手拇指顶推异常椎体的棘突，此时常能听到“咔嗒”声，术者按住棘突的拇指下也感觉有棘突跳动。腰椎康复操分为揉摩腰背、风摆荷叶、前鞠探足、飞燕点水、团身滚腰、踏自行车六步。每组治疗方法持续治疗 3 周，在病例筛选入组当天及之后第 3、5、8、10、12、15、17、19 天，及治疗后 1、3、6 个月随访访视的 12 个时间点采集观察指标。两组滑脱节段及滑脱分级等基线资料对等，观察组Ⅰ度滑脱占比为 95.56%、Ⅱ度滑脱为 4.44%，对照组Ⅰ度滑脱占比为 95.85%、Ⅱ度滑脱为 4.15%。治疗结束后，两组 VAS 评分、JOA 评分、有效率比较（观察组有效率为 72.14%，对照组有效率为 60.38%），观察组均优于对照组，两组差异有统计学意义（$P<0.05$）。随访 6 个月时，两组 JOA 评分、有效率比较（观察组有效率为 66.79%，对照组有效率为 53.21%），观察组均优于对照组，两组差异有统计学意义（$P<0.05$）。该多中心研究结果表明，DLS 治疗与康复方案疗效肯定，随访期疗效稳定，值得推广。

一项单中心随机对照研究评估了坐位旋转手法联合中药口服及团身滚腰练功所形成的中医综合保守疗法治疗 DLS 的临床疗效。该研究将 121 例 DLS 患者随机分为中医组 61 例和西医组 60 例，中医组采用中药颗粒剂内服治疗（当归 15g，川芎 15g，延胡索 10g，白芍 15g，牛膝 10g，狗脊 10g，独活 10g，威灵仙 10g，鸡血藤 30g，苏木 10g，僵蚕 10g，三七粉 3g），口服，每日 1 剂，早晚分服，共 2 周，并联合手法治疗和练功。西医组口服氨糖美辛胶囊 0.2g，每日 2 次，同时联合腰部牵引、佩戴腰围。两组均治疗 2 周。于治疗前后、随访时（疗程结束后 1 个月）进行评估。结果发现，中医组治疗后和随访时总有效率分别为 93.5%、95.1%，西医组治疗后和随访时总有效率均为 81.7%，中医组疗效优于西医组（$P<0.01$）。两组患者治疗前后滑脱腰椎平行位移及角度位移比较，差异无统计学意义（$P>0.05$）。可以认为中医综合保守疗法改善 DLS 症状及功能的疗效肯定，优于西医综合保守疗法。

有学者在补阳还五汤基础上加用牛膝、延胡索、杜仲、续断、桑寄生、防风、桂枝，形成加味补阳还五汤，并评估了该方联合手法形成的综合方案治疗 DLS 的有效性和安全性。该项随机对照研究将 142 例 DLS 患者随机分为试验组 68 例与对照组 74 例，两组均采用手法治疗。在此基础上，试验组联合加味补阳还五汤（生黄芪 80g，当归尾 10g，赤芍 10g，川芎 12g，地龙 15g，桃仁 5g，红花 5g，牛膝 12g，延胡索 12g，杜仲 15g，续断 15g，桑寄生 12g，防风 15g，桂枝 12g），每日 1 剂水煎服，早晚各 1 次，每次 300ml。2 周为 1 个疗程。对照组给予塞来昔布胶囊 200mg，每日 1 次口服，2 周为 1 个疗程。治疗前及 1 个疗程结束后进行评估。结果发现，试验组总有效率为 95.59%，对照组总有效率为 90.54%，两组比较有显著性差异（$P<0.05$）。试验组治疗前腰骶角为（46.45 ± 1.21）°，治疗后为（41.24 ± 1.14）°，对照组治疗前腰骶角为（46.29 ± 1.18）°，治疗后为（43.17 ± 1.01）°，组间比较有显著性差异（$P<0.05$）。该结果表明加味补阳还五汤治疗 DLS 效果较好，其与手法联用在改善腰骶角、增强腰椎稳定性方面优于传统治疗方法，是治疗 DLS 安全有效、副作用小的组合。

第三节 临床指南与专家共识

NASS 循证临床指南：退行性腰椎滑脱症的诊断和治疗（2014 版）

2009 年北美脊柱协会（The North American spine society，NASS）制定了关于 DLS 的第 1 版循证临床实践指南，2014 年完成对第 1 版指南的更新。指南旨在为医生提供成人（年龄>18 岁）DLS 的最佳诊断和治疗方案，提高临床治疗效果。

NASS 指南制定方法如下：①召集理疗师、骨科医生、神经外科医生、疼痛科医师和脊柱按摩师等多个领域专家，组成多学科工作组，明确指南需解决的临床问题，2014 版指南在 2009 版指南已明确的 15 个临床问题基础上，新增了 12 个临床问题，因此共涵盖 27 个临床问题。②与医学文献专家协商制定检索策略，并完成系统的文献检索。③工作组成员使用 NASS 证据表模板总结各研究的结论，确定研究优势和劣势，并根据 NASS 初级研究问题证据级别量表分配证据级别。此过程共审查了 636 篇文献。④举行了线上和面对面的会议，完成基于证据的推荐，并在必要时纳入专家意见。最终，2014 版指南共发布了 34 条推荐，其中 13 条维持原指南的建议或共识声明。另外 21 条为新制定或更新的推荐。

指南推荐包括 DLS 的定义、诊断、治疗及成本效益等多个方面。对诊断的推荐主要分成病史采集、体格检查和影像学检查三个方面，并推荐使用腰椎站立侧位X线片诊断DLS，使用腰椎MRI评估椎管狭窄。在治疗方面，指南重点推荐手术疗法，而对补充替代疗法、中医药疗法推荐较少。指南对手术的推荐主要包括手术和保守治疗选择、减压融合和单纯减压术式选择及联合内固定的意义等方面，但关于融合方式的选择、微创/开放的选择、术中是否需要复位、术后康复以及成本效益等方面，指南未给出明确的推荐意见。保守治疗方面，指南维持2009年的推荐，即当DLS患者以椎管狭窄症状为主时，其保守治疗方案应与退行性腰椎管狭窄症的治疗措施一致。2014版指南总结见表4-1。

表4-1　2014版《退行性腰椎滑脱症诊断和治疗的循证临床指南》推荐内容

推荐范畴	推荐内容
定义	与退行性改变相关的，一个椎体相对于其下位椎体的获得性前移，不伴椎弓中断或缺陷
诊断和影像	病史：①仅有偶发的背部疼痛；②慢性下腰痛伴或不伴根性症状以及有无体位改变诱发腰部疼痛症状；③神经根性症状伴或不伴有神经功能的缺损以及有无背痛；④间歇性跛行 影像学：①诊断：腰椎侧位X线片检查是诊断DLS最合适、无创的检查，并且应该尽量采取站立位拍摄。②评估椎管狭窄：推荐腰椎MRI
非手术治疗	当DLS患者以椎管狭窄症状为主时，其保守治疗方案应与退行性腰椎管狭窄症的治疗措施一致
手术治疗	①对于DLS合并椎管狭窄患者，减压融合手术可以比单纯的减压手术更好地改善临床症状。但是，对于不伴有椎间孔狭窄的症状性单节段轻度DLS（滑脱程度<20%），保留中线结构的单纯减压与减压融合手术效果一样。 ②对于治疗单节段DLS，采用的减压融合手术（使用或者不使用内固定器械）比单纯保守治疗效果要好。 ③对于有椎管狭窄的DLS患者，手术治疗使用内固定可以提高融合率，但不能提高临床疗效。 ④对于有症状的腰椎管狭窄合并DLS患者，减压融合术可以提供较为满意的远期疗效

第四节　研究述评与展望

DLS是临床常见的腰椎退行性疾病，患病率高，是影响老年人生活质量的主要疾病之一，在我国逐渐迈入老龄化社会的今天，DLS的防治至关重要。尽管减压融合等手术治疗是DLS的有效治疗方式，但由于缺乏国内外专家共识及临床实践指南，其治疗决策仍然高度依赖于患者和医生的期望和偏好。在大多数情况下，应在进行手术干预之前尝试非手术治疗。非手术治疗包括患者教育、中医药治疗、止痛药物、制动、物理治疗及封闭治疗等多种方式。对于许多患者，还可根据症状严重程度依次或联合使用多种非手术治疗方式。但截至目前，仍尚未发展出一种绝对最优的方案，因此DLS中医药治疗可谓挑战与机遇并存。

自20世纪90年代以来，循证医学（evidence-based medicine，EBM）对临床决策的影响越来越大，其突出了将临床专业知识与最佳外部证据和患者价值相结合的重要性。随着临床流行病学、循证医学以及药物临床试验质量管理规范的引入，DLS中医药的临床研究质量和水平有了较大提高，但仍存在诸多问题。

一、DLS中医药临床试验中患者依从性低

失访可能会引入偏倚，并影响结果的可靠性。许多临床试验甚至由于依从性和保留率过低而停止。2014年，英国国家临床研究网络联盟（UKCRC）通过德尔菲法对其48个临床试验单位的负责人进行了在线调查，最终各个负责人达成了共识，将50余项主题列入优先事项列表，其中前三个优先事项是"研究促进试验招募的方法"（被认为是最高优先事项）、"最大限度地减少受试者流失的方法"和"选择适当的结局指标"。由此可见，提高患者依从性一直是国际临床试验相关机构最关注的问题。

在DLS保守治疗的相关临床试验中，依从性低的问题也有据可查，如至今规模最大的SPORT试验中，就出现了保守治疗组患者依从性过低的问题。SPORT随机队列最初分配至非手术治疗组的患者中，44%在1年内接受了手术，49%在2年内接受了手术。SPORT观察队列最初选择非手术治疗的患者中，17%在1年内接受了手术，25%在2年内接受了手术。最终导致ITT分析呈现阴性结果。由此可见，在DLS保守治疗的临床研究中，依从性低是一个巨大的挑战。DLS中医药临床研究中，影响依从性的因素涉及研究设计和实施等多个过程，如颗粒剂、汤剂的服用方法烦琐及其独特的口感、气味等，患者难以接受，往往自行停止服药或间断服药，研究过程中很少有患者能完全依从。此外，DLS患者多集中于老年人，这一年龄段患者的教育程度普遍偏低，使得沟通及后续临床研究随访的难度提升。

目前，国内外学者已从研究方案设计阶段、招募阶段及试验实施阶段等多个阶段发展了提高患者依从性的策略，如：①在试验设计时，开展简单方便的研究或问卷设计，使其符合患者的生活方式；对研究人员进行研究方案及沟通技巧等方面的培训；确定合理的随访频率。②在招募阶段，应充分实施知情同意（安全问题、效果、研究方案、可能花费的时间等）；增加招募渠道；强调参与者对研究的贡献和承诺。③在试验实施阶段，主要策略包括：关注受试者心理波动，建立良好关系；提供金钱等补偿；在研究期间开展依从性教育（包括疾病、心理和药物知识）；提供在线提醒（电话、电子邮件等）；记录更多参与者的联系方式；建立跟进表，及时跟进；灵活的研究时间和地点；研究期间及时处理不良反应；研究人员应遵守基本的伦理原则；药品包装应附有试验过程、用药情况、不良反应等信息；数据采集采用在线形式；固定研究人员和医生。需要特别注意的是，DLS患者多为老年人，其受教育水平存在较大差异，因此在随访时，应采用全方位、多方式随访管理，针对患者对疾病认知水平、年龄、文化程度、疾病严重程度等制定个性化的灵活随访方案，必要时可针对患者喜好，选择QQ、微信、网络邮件及书信等方式作为随访管理工具，甚至可设立专职随访岗位，制定个性化随访计划，专人负责患者的预约检查，并主动向患者反馈检查结果信息。

二、不同中医药疗法的最大获益群体尚待挖掘

当研究未针对特定的目标患者人群时，可采用亚组分析策略，根据不同的临床病理特征（例如DLS患者的年龄、性别及骨盆入射角）进行亚组分析。目前已经广泛开展中医药治疗各分级DLS的临床研究，但多数研究纳入的均为Ⅰ度滑脱患者，缺乏目的性，难以突出各疗法的长处。Ⅰ度滑脱尚可根据患者临床特征细分，如症状强度、病程长短、基础疾病、影像学参数等，但尚未确立基于临床特征的手法疗效预测因子。在解释亚组分析的结果时应谨慎，以避免得出错误的结论。从方法学角度，亚组分析可分为预设亚组分析和事后分析。其中事后亚组分析需要引起重视的潜在问题较多，如报告偏倚，研究在报告结果时，通常优先或者仅报道出现阳性结果的亚组分析，这一做法易导致假阳性或者效应尺度的夸大。此外，亚组分析涉及的受试者较主要分析数据集明显减少，可能不足以达到检测出真实的结果，而出现假阴性结果。在对数据进行分析时，如果对多个不同亚组进行了分析，随着分析次数的增加，出现虽具有统计学意义、但是实际上不具真实性的结果的可能性也会增加，如著名的国际梗死生存试验（ISIS-2），在该研究的所有受试者范围内，阿司匹林对比安慰剂的获益是显著的（死亡率下降28%，$P<0.000\ 01$）。但如果基于患者出生日期，按照占星术的方式将其分成12个亚组，发现在双子座和天秤座患者中，阿司匹林对安慰剂的死亡率反而增加了9%（差异无统计学意义），而其他星座的受试者则仍维持阳性结果，这显然是不具有真实性的。因此，高质量的临床研究通常预设亚组（如高风险与低风险），并预先指定预期的内容，此类预设的亚组分析比回顾性的事后分析具有更大的价值，结论更加可靠。

对于Ⅰ度滑脱，其主要治疗目的是改善症状及功能，延缓滑脱进展，已有研究证明，坐位腰椎旋转手法等中医正骨手法可恢复此类患者的力学平衡，改善疼痛及腰椎功能。DLS伴椎管狭窄患者往往以手术为主要治疗方式，对此，中医药疗法的推广应用具有较大空间，可用于现代手术的围手术期辅助治疗，在这一方面，目前仅活血化瘀或补益肝肾类中药复方具有良好的证据支持，可改善术后症状恢复，而针灸、传统功法等虽然具有较大的潜力，但缺乏高质量临床证据，尚未形成规范化治疗方案。

三、对照组标准治疗选择差异性大

评估中药复方治疗DLS的研究中，可选用安慰剂对照，然而DLS的主要中医疗法并非中药，对于手法及传统功法等非药物疗法，几乎不可能设立安慰剂对照，所以大多选择阳性对照。然而在相关临床研究中，对照组治疗方式存在着相当大的差异，如中药复方多与塞来昔布等非甾体抗炎药进行比较，而坐位旋转等手法多与牵引进行比较，究其原因，很可能是由于目前尚未出现DLS的标准保守治疗方式。显然，选取不受认可的治疗方式作为对照，即使获得阳性结果，也难以进一步推广。

DLS中医药临床研究中对照组的选择可根据研究目的及治疗方案具体设计，如选用中药复方作为未经手术患者的保守治疗方式，应首先选择安慰剂对照。手法的临床疗效已经获得证实，因此当务之急是与公认的保守治疗方案进行比较，尽管缺乏证据支持，但包括非

甾体抗炎药、物理治疗及封闭在内的序贯疗法在国际上备受认可，因此可作为阳性对照。对于针刺，可选用广泛使用的“假腧穴”作为对照，而非使用空白对照或者初始即选择其他疗法作为对照进行研究。

四、结局指标未突出中医优势

临床试验方案设计最重要的一环是主要结局指标的选择。所谓主要结局，又称为主要疗效指标，是指能够反映临床试验主要目的的临床指标。就中医治病目的而言是多维度干预，既控制病情活动，又改善患者的生活质量；既改善患者主观感受的不适症状，又注重肢体功能的恢复。但对于临床研究来说，应考虑时间维度，选用操作性强的结局指标。中医药疗效指标应同时采用通用指标与特色指标，通用指标是指现代医学通用的指标，如 VAS 评分、JOA 评分、ODI 量表、生活质量指标；特色指标是现代医学不具备的，但中医药学具有的指标，中医药学特色指标主要指中医证候的变化或证候积分的改善等，这一点对于中药复方尤为重要，中医证候的指标可以纳入广义的生存质量，在证候标准化的前提下，制定证候疗效评价指标可以实现疗效指标的中医药特色。在证候改善的判定方面可引入“患者报告结局(patient-reported outcome，PRO)”，即 PRO 方法。PRO 方法以患者为中心，通过患者主观判断某种疗法是否有效，补充了以医生为主的疗效判断的欠缺，可以为建立适合中医特色的疗效评价体系拓展思路。

五、疗效指标之外的经济学考虑

对于政府和广大患者而言，选择 DLS 治疗方案在考虑疗效的同时，医疗成本也是必须考虑的重要方面。在预算受限的医疗保健系统中，经济评估，尤其是成本 - 效益分析在骨科临床研究中变得越来越普遍，由于医疗需求增长速度超过各国在该领域的支出，医疗成本问题将在不久的将来进一步加剧。此外在制定临床指南和实践时，也越来越多地考虑经济证据。

在 DLS 相关文献中，普遍报道的经济分析类型是成本 - 效果分析(cost-effectiveness analysis，CEA)，CEA 是结合成本与效果最常用的分析方法，其特点是成本用货币单位，而效果用临床医学或生物学单位，DLS 等骨科研究中常采用质量调整生命年作为临床医学单位。CEA 是应用成本与效果的比值，表示每获得一份效果所需要的净成本，显然，这一比值越小越好。成本 - 效果分析通过强调相对便宜但有可能大幅减轻疾病负担的干预措施，而中医药以简便验廉著称，因此其临床疗效不能忽略卫生经济学。疗效评价更关键的目的是如何决定治疗策略，确定最优化的治疗方案。因此，中医药学临床疗效评价体系中，经济学指标应该不存在所谓“中医特色”的问题。遗憾的是，目前在 DLS 中医治疗领域尚缺乏此类研究。

六、缺乏前期基础及纵向研究

DLS 的中医治疗存在诸多流派，个人体会和实践总结的不同，治疗策略也会出现相应变化。同时，部分非药物中医疗法，例如正骨手法、针刺、气功、八段锦或太极拳，尽管其具备中医理论基础与临床疗效，但在进行规范的临床试验时，由于盲法实施、安慰对照组设置难度较大等原因，难以全面评估其临床疗效，无法形成高质量临床证据。对于部分已经经过验证的疗法，如坐位旋转手法和活血化瘀类中药，也缺乏长时间随访数据以证明其远期治疗效应。

"守正创新"是解决这一问题的方式，DLS 中医治疗往往采用多种治疗手段单独或联合应用的模式，针对患病个体，干预的治疗手段也复杂多样，如同时使用中药汤剂、中成药、针灸、手法以及与西医治疗手段结合等，干预手段的复杂化使疗效评价统一方案难以实现，远期疗效的评估也成为困难。因此，应一定程度上牺牲治疗方案的个体化，选取具有代表性的、具有前期基础的规范化治疗方案，如朱立国教授团队推广使用的坐位腰椎旋转手法综合治疗方案，对此类方案进行更深入的评估及更长时间的随访，是目前的研究重点。

七、重治疗而轻预防

医生往往期待治愈疾病，从患者角度来看，大多数人都希望自己不患病或者少患病，这一点往往难以实现。相对容易、操作性强的做法是实现早诊断、早干预，以避免疾病发展出现严重症状，或过早发生死亡、残疾。目前的预防体系分为 3 个等级：一级预防、二级预防和三级预防。一级预防是通过去除病因防止疾病发生。二级预防是指早期发现疾病，即尚未出现症状，就通过治疗阻止疾病进展。三级预防是指疾病形成后，为防止恶化或减少并发症而采取的临床活动，实际已属治疗范畴。三级预防理念在心血管等疾病中已经相当成熟，但在骨科疾病中有待完善。

DLS 往往于无症状人群中发现，且以Ⅰ度和Ⅱ度滑脱为主，不易引起医生和患者重视，但事实是，超过三分之一的患者会在 10~18 年内发生影像、症状或功能的进展。因此对 DLS 二级预防框架进行完善，实现早诊早治非常重要。

对 DLS 进行预防性的干预，需要同时兼顾依从性和效果，对于这一点，中医传统功法是相对理想的选择，但是目前的 DLS 中医药临床研究中，仅有个别研究评估了中医传统功法的预防效力，且往往仅关注短期的症状复发率，缺乏相对长期的结局，如长期的高度滑脱及椎管狭窄风险。因此中医药在这一子领域仍有较大的发展空间。

八、推动中医药治疗 DLS 科研成果的国际化

近年来中医药治疗 DLS 的科研建设逐步加强，也取得了诸多成果，如以坐位腰椎旋转手法为基础的综合保守治疗方案的形成，在国家"一带一路"倡议深入推进的今天，中医药的现代化、国际化发展迎来了机遇。中医药作为我国医药卫生事业的重要组成部分，取得了一系列标志性成果，包括 2015 年屠呦呦研究员发现抗疟药青蒿素获得诺贝尔生理学或医学奖，中医药临床研究成果发表于国际顶级医学期刊，甚至改写国际诊疗标准。然而在 DLS 中医治疗领域，临床研究成果的国际化推广尚未取得突破。

为促进 DLS 中医药临床研究成果的国际化推广，需保证临床研究过程的规范化。其中

较为重要的是实现临床试验的透明化，这是保证结论真实可靠的重要前提，而临床试验注册则是临床试验透明化的重要内容。随着监管部门及期刊发表要求的逐渐提高，国内的医学科研单位已经把临床试验注册作为伦理审查的必要前提，注册即是要把临床研究的研究目的、研究设计及研究实施者等所有相关内容提前声明。临床试验注册既可以保证试验按照声明的规范流程进行，又可大幅度避免重复研究导致的资源浪费。目前的注册平台主要包括中国临床试验注册中心（Chinese Clinical Trial Registry，ChiCTR）和美国临床试验数据库（ClinicalTrials.gov）。临床试验的注册需要写明研究方案，更需要在方案实施过程中随时更新方案、修改内容，最后及时报告试验结果。DLS 的中医临床研究起步较晚，为降低其成果国际化推广的难度，并吸引更多的国内外学者投入其中，进行临床试验注册是必不可少的。

【参考文献】

[1] Kiyoshi A, Tetsuya K, Shizuo J, et al. Radiographic analysis of newly developed degenerative spondylolisthesis in a mean twelve-year prospective study [J]. Spine, 2010, 35 (8): 887-891.

[2] John D, Jeannette K S, Andrea S. Risk factors for degenerative spondylolisthesis: a systematic review [J]. Evidence-Based Spine-Care Journal, 2012, 3 (02): 25-34.

[3] Heather G, J M D, G L B, et al. Clinical practice guidelines on the evidence-based use of integrative therapies during and after breast cancer treatment [J]. CA: a cancer journal for clinicians, 2017, 67 (3): 194-232.

[4] Hershman L D, Unger M J, Greenlee H, et al. Effect of Acupuncture vs Sham Acupuncture or Waitlist Control on Joint Pain Related to Aromatase Inhibitors Among Women With Early-Stage Breast Cancer: A Randomized Clinical Trial [J]. JAMA, 2018, 320 (2): 167-176.

[5] Steffen J, Stig S, Hans R, et al. Degenerative lumbar spondylolisthesis: an epidemiological perspective: the Copenhagen Osteoarthritis Study [J]. Spine, 2007, 32 (1): 120-125.

[6] Leonid K, J D H. Diagnosis and conservative management of degenerative lumbar spondylolisthesis [J]. European spine journal: official publication of the European Spine Society, the European Spinal Deformity Society, and the European Section of the Cervical Spine Research Society, 2008, 17 (3): 327-335.

[7] L. Wollowick A, Vishal Sarwahi. Spondylolisthesis [M]. Springer, Boston, MA: DOI: 10. 1007/978-1-4899-7575-1.

[8] Liu Z, Liu Y, Xu H, et al. Effect of Electroacupuncture on Urinary Leakage Among Women With Stress Urinary Incontinence: A Randomized Clinical Trial [J]. JAMA, 2017, 317 (24): 2493-2501.

[9] S M, K I, K H. Nonsurgically managed patients with degenerative spondylolisthesis: a 10-to 18-year follow-up study [J]. Journal of neurosurgery, 2000, 93 (2 Suppl): 194-198.

[10] Matz G P, Meagher R, Lamer T, et al. Guideline summary review: an evidence-based clinical guideline for the diagnosis and treatment of degenerative lumbar spondylolisthesis [J]. The Spine Journal, 2016, 16 (3): 439-448.

[11] A B O, Rashidi S K, L N L, et al. Systematic Review of Outcomes Following 10-Year Mark of Spine Patient Outcomes Research Trial (SPORT) for Degenerative Spondylolisthesis [J]. Spine, 2020, 45 (12): 820-824.

[12] Amir Q, J T W, M R M, et al. Noninvasive Treatments for Acute, Subacute, and Chronic Low Back Pain:

A Clinical Practice Guideline From the American College of Physicians [J]. Annals of internal medicine, 2017, 166 (7): 514-530.

[13] Jigang W, Chengchao X, Long F L, et al. A Temporizing Solution to "Artemisinin Resistance" [J]. The New England journal of medicine, 2019, 380 (22): 2087-2089.

[14] Wang J X Y, Káplár Z, Deng M, et al. Lumbar degenerative spondylolisthesis epidemiology: A systematic review with a focus on gender-specific and age-specific prevalence [J]. Journal of Orthopaedic Translation, 2017, 1139-1152.

[15] C W W, Jamie B, J T G, et al. Degenerative lumbar spinal stenosis: an evidence-based clinical guideline for the diagnosis and treatment of degenerative lumbar spinal stenosis [J]. The spine journal: official journal of the North American Spine Society, 2008, 8 (2): 305-310.

[16] N J W, D J L, D T T, et al. Surgical versus nonsurgical treatment for lumbar degenerative spondylolisthesis [J]. The New England journal of medicine, 2007, 356 (22): 2257-2270.

[17] N J W, D J L, D T T, et al. Surgical compared with nonoperative treatment for lumbar degenerative spondylolisthesis. four-year results in the Spine Patient Outcomes Research Trial (SPORT) randomized and observational cohorts [J]. The Journal of bone and joint surgery. American volume, 2009, 91 (6): 1295-1304.

[18] Zhao L, Chen J, Li Y, et al. The Long-term Effect of Acupuncture for Migraine Prophylaxis: A Randomized Clinical Trial [J]. JAMA Internal Medicine, 2017, 177 (4): 508-515.

[19] Zhao L, Li D, Zheng H, et al. Acupuncture as Adjunctive Therapy for Chronic Stable Angina: A Randomized Clinical Trial [J]. JAMA Internal Medicine, 2019, 179 (10): 1388.

[20] 于杰, 朱立国, 高景华, 等. 退行性腰椎滑脱症治疗与康复方案的临床研究 [J]. 中国中医骨伤科杂志, 2016, 24 (11): 11-14.

[21] 周海英, 黄芳, 陈玲玲, 等. 八段锦对退行性腰椎滑脱症患者的临床疗效分析 [J]. 按摩与康复医学, 2021, 12 (19): 29-31.

[22] 彭博文, 冯立, 张涛, 等. 舒筋健腰丸联合 OLIF 一期经皮椎弓根螺钉治疗退行性腰椎滑脱疗效观察 [J]. 现代中西医结合杂志, 2021, 30 (10): 1061-1065+1072.

[23] 徐萍, 金明卜, 陈玉, 等. 针灸治疗腰椎滑脱症患者临床效果研究 [J]. 中国全科医学, 2017, 20 (S1): 222-223.

[24] 朱立国, 于杰, 高景华, 等. 中医正骨推拿手法治疗退行性腰椎滑脱症的临床研究 [J]. 北京中医, 2006 (10): 579-582.

[25] 杨克新, 高春雨, 朱立国, 等. 中医综合保守疗法治疗退行性腰椎滑脱症 61 例临床观察 [J]. 中医杂志, 2013, 54 (08): 677-680.

[26] 王书君, 王绍美, 邱艳兴, 等. 加味补阳还五汤联合手法治疗退行性腰椎滑脱症 [J]. 中国实验方剂学杂志, 2014, 20 (10): 216-219.

[27] 王厚元, 谢义松. 经椎间孔椎体间融合术联合补阳还五汤治疗退行性腰椎滑脱症 40 例 [J]. 山西中医, 2020, 36 (08): 13-15.

[28] 王毅, 唐本夫. 加味身痛逐瘀汤结合坐姿定位旋转复位法治疗血瘀气滞型退行性腰椎滑脱症临床观察 [J]. 中医临床研究, 2020, 12 (06): 129-131.

第五章　腰椎椎管狭窄症

腰椎椎管狭窄症作为仅次于腰椎间盘突出症的第二大椎管内疾病，是骨科临床中的难治性疾病，也是造成全球范围内中老年人群腰腿痛和下肢活动功能受限的主要原因之一。根据国内外临床指南的建议，非手术治疗应作为绝大多数腰椎椎管狭窄症确诊后的首选治疗方式，主要包括休息、药物治疗、中医传统疗法等。其中，中医疗法在我国已逐渐成为该病保守治疗的重要方法。本章将详细梳理中医药防治腰椎椎管狭窄症的系统评价与随机对照试验相关证据，为临床实践及未来研究提供重要参考依据。

第一节　概　　述

腰椎椎管狭窄症（lumbar spinal stenosis，LSS）通常是指腰椎中央管、神经根管、侧隐窝或椎间孔骨性或纤维性结构异常增生，导致椎管管腔内径狭窄，从而造成神经、血管结构受压引起相应临床症状和体征的一组综合征。LSS 患者的典型表现是间歇性跛行，该症状通常在直立或行走后出现，表现为一侧或双侧腰酸、腿痛、麻木、沉重感、乏力等感觉，甚至出现跛行。然而，部分 LSS 患者由于特定神经根受压，间歇性跛行较少，而主要表现为相应神经根分布区域的感觉异常、肌力减弱、腱反射减弱等。目前临床上对于 LSS 的分类方法有很多，其中最为常见的为以下两大类：①根据解剖学，将 LSS 分为中央管狭窄、神经根管狭窄及侧隐窝狭窄三类；②根据病因，通常将 LSS 分为原发性和继发性两大类，原发性又可分为特发性和先天性软骨发育不良，继发性又可分为退变性、创伤性、医源性、内分泌或代谢性等，其中以退行性 LSS 在临床中最为常见。此外，国外学者根据腰椎不稳与腰椎椎管狭窄之间的关系，提出以临床为基础的新分型方法，将 LSS 分为典型和复杂型，典型通常指患者既往无腰椎手术史、无腰椎不稳、小于Ⅰ度的退行性滑脱和小于 20° 的退行性侧弯；复杂型则有腰椎手术史、存在腰椎不稳、存在大于Ⅰ度的退行性滑脱和大于 20° 的退行性侧弯。而国内学者基于临床表现和影像学（CT 和 MRI）特征提出一种新型的 LSS 分类系统：①根据临床表现将 LSS 分为 3 类。Ⅰ型：间歇性跛行，无腿痛。Ⅱ型：间歇性跛行伴不对称的神经根痛。Ⅲ型：间歇性跛行伴双侧神经根痛。②根据影像学（CT 和 MRI）特征也将 LSS 分为 3 类。A 型：单侧椎管狭窄（包括侧隐窝和神经根管）伴或不伴中央椎管狭窄。B 型：双侧椎管狭窄（包括侧隐窝和神经根管）伴或不伴中央椎管狭窄。C 型：其他状态，包括巨大腰椎间盘突出钙化引起的椎管狭窄、重度椎管狭窄和多节段（≥ 3 个）椎管狭窄。

如今 LSS 已成为全球范围内引起中老年人群腰腿痛和致残的主要原因之一，据调查全世界约有 1.03 亿人患有症状性 LSS。目前关于 LSS 流行病学的研究大多来自欧洲、北美或日本，而在国内尚未开展相关研究。根据一项 LSS 在普通人群和临床人群中患病率的 Meta 分析和系统综述研究，发现该病在一般人群中的患病率约为 11%，而在临床人群中的发病率高达 25%~39%，且有随着年龄增长而增高的趋势。LSS 好发于 50 岁以上的中老年人群，在我国人口老龄化的大背景下，该病在日益严重威胁中老年人群生活质量和身心健康的同时，也将给社会造成巨大的经济负担。

LSS 分为原发性和继发性，一般认为原发性的 LSS 在临床中并不常见，而继发性 LSS，尤以退行性最为多发。退行性 LSS 是由椎间盘、与其相连的上下方椎体和关节突关节构成的三关节复合体退行性病变所导致。退变可以起始于任何一个关节，但最终结局为三关节同时受累，导致椎管管腔狭窄。LSS 的病理学特征有黄韧带肥厚、椎体后缘骨赘形成、椎间关节增生、椎板骨质增生、后纵韧带肥厚或骨化等，并可能合并椎间盘突出、峡部裂、腰椎滑脱、脊柱侧弯等。以上病理学改变造成椎管容积减小，继而产生机械性压迫、血液循环障碍、炎症因子刺激等，这是诱发 LSS 患者腰腿疼、间歇性跛行的主要病理机制。解剖研究表明，马尾神经血管位置表浅与神经行走方向平行，且静脉壁较为薄弱，在遭受慢性压迫时静脉会变得迂曲狭窄，造成血液回流受阻，进而造成毛细血管瘀血，最后影响动脉供血，这将引起马尾神经的缺血、缺氧。因此，椎管容积减少造成椎管内压力升高，进而形成对马尾神经或神经根的压迫是导致神经传导功能障碍的直接原因。基础研究证实，机械性压迫以及神经根缺血并不会诱发下肢疼痛，LSS 患者下肢疼痛与缓激肽、组胺、前列腺素 E_1/E_2、白三烯、P 物质、肿瘤坏死因子 -α（TNF-α）、白细胞介素 -1α/β 等炎症介质或因子的刺激有关。近年来，有研究认为狭窄对应节段的脊髓或背根神经节组织中神经元细胞的异常凋亡可能是导致 LSS 间歇性跛行和下肢疼痛的重要发病机制。

当 LSS 患者出现腰痛、下肢疼痛、神经源性间歇性跛行等症状时，则提示需要加以治疗干预。治疗的目的在于缓解疼痛、维持或改善日常生活能力。目前临床中对于 LSS 的治疗主要分为非手术治疗和手术治疗两种方案。前者主要包括物理治疗、药物治疗和侵入性非手术治疗，但对于保守治疗无效的 LSS 患者则应行手术治疗。大量临床研究证实，LSS 患者经手术治疗可以在短时间内缓解腰腿疼痛和提高运动功能。然而，2021 年在《英国医学杂志》上发表的一篇综述报告称，与非手术治疗相比，LSS 患者虽然在术后 3 个月内至少可以减轻 50% 的疼痛和残疾，但在参与 5 项随机对照试验的 643 名 LSS 患者中，有 10%~24% 的患者在术后出现了不同程度的并发症，且在 5 年后的随访中发现这些患者术后仍会出现轻中度疼痛和残疾。近年来临床中关于 LSS 保守治疗方面的研究越来越多。国外学者对 29 名接受保守治疗的 LSS 患者进行长达 10 年及以上的随访研究，发现只有 8 名患者的症状加重，其余患者的症状保持不变甚至有所改善。与此同时，部分学者认为 LSS 是一种自限性疾病，临床中有 43% 的患者经保守治疗后可获得长期满意的生活质量，即便是符合手术指征的患者，在术前进行一段时间的系统保守治疗也并不会影响后期的手术效果。因此，非手术治疗被指南推荐为绝大多数 LSS 患者确诊后的首选治疗方案。在国内，中药、针灸、推拿、拔罐等已被广泛运用于 LSS 的临床治疗，且因其疗效确切、副作用小、安全性高，逐渐成为 LSS 非手术治疗的重要方法，但目前尚无中医药治疗该病循证证据的相关总结，因此，系统梳理该领域循证证据具有重要意义。

第二节 临床研究证据纵览

一、中药治疗

在我国中药复方已成为治疗 LSS 的重要方法，越来越多的临床研究报道，中药复方治疗 LSS 可以有效缓解患者的腰腿疼痛和改善其腰椎功能，且具有较好的安全性，因此已逐渐为广大患者所选择。

(一) 系统评价 /Meta 分析

近年来，临床中以单纯中药内服治疗 LSS 的研究越来越多，虽然各医家治疗 LSS 的方药各不相同，但从辨证论治的原则出发合理处方用药，基本都能让患者获得不错的疗效。最新的一项系统评价检索了中国知网(CNKI)、万方数据知识服务平台、中文科技期刊数据库、中国生物医学文献服务系统(SinoMed)、MEDLINE、Web of science、Embase 等国内外数据库从建库至 2020 年中有关中药复方治疗 LSS 的 RCT，最终纳入 12 篇文献，共报告病例 1 222 例，病例来源及研究地点均为中国。有 11 篇文献报告了总有效率，Meta 分析结果表明，中药复方治疗 LSS 的总有效率($P<0.000\ 01$)均优于单纯使用西药。另外，分别有 8 篇、6 篇和 4 篇文献报告了 VAS 评分、JOA 评分和 ODI 评分，且 Meta 分析结果表明，中药复方在改善 LSS 患者 VAS 评分($P<0.000\ 01$)、JOA 评分($P<0.000\ 01$)、ODI 评分($P=0.03$)方面均优于单纯使用西药。然而，纳入的 12 篇文献方法学质量较低，其平均 Jadad 量表评分为 1.75，同时缺乏对长期用药安全性的评估。

药熨疗法是中医传统外治法之一，也是临床治疗腰椎管狭窄症的常用方法，其作用机制主要包括中药和热疗两个方面。《素问·调经论》:“血气者，喜温而恶寒，寒则泣而不能流，温则消而去之”，中药结合热疗作用于患处，不仅温经通脉，还增强了中药的渗透、吸收，通过对局部经络及腧穴的作用，达到对脏腑气血的调节作用。一项系统评价对 2000 年至 2017 年有关药熨疗法治疗 LSS 的相关文献进行收集整理，最后纳入 7 篇 RCT 文献，共报告病例 703 例，文献来源及研究地点均为中国。纳入文献中的结局指标主要有临床总有效率、JOA 评分和 VAS 评分，由于以 VAS 评分为结局指标的文献量较少，该研究只评价药熨疗法在总有效率及 JOA 评分与西药治疗的结果比较。有 5 篇文献以总有效率来评价临床疗效，Meta 分析结果显示：治疗组 330 例，对照组 213 例，研究资料无异质性($I^2=27\%$，$P=0.24$)，药熨疗法联合中药内服或手法等治疗 LSS 的总有效率高于西药组(合并 $OR=1.16$；95%CI：1.16~2.53；$P=0.006$)。有 4 篇文献以 JOA 评分来评价临床疗效，Meta 分析结果显示：治疗组 208 例，对照组 184 例，研究资料存在异质性($I^2=83\%$，$P=0.000\ 4$)，药熨疗法或联合传统疗法在 JOA 评分上优于西药（合并 *OR*=2.79；95%*CI*：2.58~2.99；*P*=0.000 01）。药熨疗法在临床上治疗 LSS 有独特优势，然而目前临床中相关文献报道仍较少且质量较低，后期还需开展更多质量较高的多中心、随机对照试验，为药熨疗法临床应用提供更有效的证据支持。

（二）随机对照试验

舒筋健腰丸由狗脊、金樱子、鸡血藤、千斤拔、黑老虎、牛大力、女贞子、桑寄生、菟丝子、延胡索、两面针、乳香和没药 13 味中药材组成，适用于肝肾不足证或风湿瘀阻证的 LSS 患者。一项由中国中医科学院望京医院牵头的前瞻性、多中心、双盲、双模拟 RCT，旨在评价舒筋健腰丸治疗 LSS 的临床疗效和安全性，观察病例来源于 2015 年 6 月至 2016 年 11 月就诊于中国中医科学院望京医院、阳江市中医医院、河北大学附属医院、山东中医药大学第二附属医院、山西中医学院第三中医院、泰州市中医院、大庆市人民医院、吉林市人民医院的患者，共观察病例 120 例。按照试验组与对照组 3∶1 的比例采用计算机程序随机分组，试验组 90 例，对照组 30 例。试验组患者口服舒筋健腰丸（5g/ 次，3 次 /d）和丹鹿通督片模拟剂（4 片 / 次，3 次 /d）；对照组口服舒筋健腰丸模拟剂（5g/ 次，3 次 /d）和丹鹿通督片（4 片 / 次，3 次 /d），为保证模拟剂与真实药物包装统一，以上药物均由药厂统一提供。主要疗效指标为 LSS 患者腰腿疼痛的 VAS 评分，次要疗效指标为间歇性跛行距离中医证候积分、JOA 评分和 ODI 评分。疗程 4 周，分别于治疗前、治疗第 14 天及第 28 天观察记录各指标，并记录不良反应。两组在腰腿疼痛 VAS 评分、中医证候积分、间歇性跛行距离、JOA 评分、ODI 评分于治疗前、治疗第 14 天及第 28 天的组内比较差异均有统计学意义（$P<0.01$）；两组在治疗第 28 天腰腿疼痛 VAS 评分和中医证候积分的组间比较差异有统计学意义（$P<0.05$），两组在腰腿疼痛 VAS 评分和中医证候积分的变化（治疗前减治疗第 28 天）组间比较差异有统计学意义（$P<0.05$），治疗第 28 天两组中医证候积分总有效率的差异有统计学意义（$P<0.05$），而 JOA 评分总有效率差异无统计学意义（$P>0.05$）；两组不良事件以及严重不良事件的发生率差异均无统计学意义（$P>0.05$）。

另外一项多中心 RCT 研究评价了经验方腰痹颗粒治疗肾气亏虚型 LSS 的临床疗效。观察病例来源于 2008 年 11 月至 2011 年 4 月北京地区三家中医医院就诊的 LSS 患者。治疗组给予腰痹颗粒（由药厂在 GMP 条件下采用中药配方颗粒的生产工艺及质量标准，统一制作成免煎颗粒），每次 2 袋，每日 3 次，温水冲服；对照组给予氨糖美辛肠溶片，每次 0.2g，每天 2 次，饭后口服。每组疗程均为 2 周，治疗结束后 1 个月后随访。3 个中心共完成病例 175 例，其中治疗组 92 例，对照组 83 例。采用 JOA 评分和计步器分别对总体疗效和间歇性跛行情况进行疗效评价。结果提示，治疗组有效率为 86.8%，优良率为 54.5%；对照组有效率为 58.8%，优良率为 23.8%，治疗组明显优于对照组（$P=0.001$）。除了步距之外，腰痹颗粒对步行距离、步行时间和步行速度的改善也优于对照组（$P<0.05$），且随访结果与疗程结束时相似。研究结果提示腰痹颗粒治疗 LSS 具有较好的临床疗效，并能明显改善间歇性跛行状态。

一项单中心 RCT 研究观察了益气养血通络法治疗 LSS 的临床疗效和安全性。该研究使用益气养血通络法自拟处方（方药组成：黄芪、鸡血藤、白术、桑寄生、丝瓜络、苏木、茯苓、狗脊、独活、续断、牛膝、槟榔、延胡索、三七)治疗肝肾亏虚证或痰瘀互结证的LSS患者。选取2018年7月至2019年7月在湖北省某医院骨科住院部接受治疗的LSS患者,共108例,按1∶1随机分为治疗组和对照组。治疗组给予服用益气养血通络中药(中药统一使用药厂加工的免煎颗粒),每日1剂,分早晚2次冲服;对照组给予服用中成药腰痹通胶囊,口服,每日3次,每次3粒。疗程为4周,于治疗前和治疗1周、2周、3周、4周后观察两组患者腰部疼痛VAS评分、JOA评分变化情况,并评价两组治疗后的临床疗效和安全性。在疗效方面,治疗4周后,治疗组的优良率为40.7%(22/54),对照组为22.2%(12/54),组间比较,治疗组的优良率明显优于对照组,差异有统计学意义($P<0.05$)。在VAS评分方面,治疗后各观察时点,两组患者的VAS评分均较治疗前明显降低($P<0.05$),且治疗组在治疗1周和2周后对VAS评分的降低作用明显优于对照组,差异均有统计学意义($P<0.05$)。在JOA评分方面,治疗后各观察时点,两组患者的JOA评分均较治疗前明显改善($P<0.05$),且治疗组在治疗2周后对JOA评分的改善作用明显优于对照组,差异均有统计学意义($P<0.05$)。在安全性方面,治疗过程中,两组患者均无明显的不良事件发生,患者的血、尿常规和肝肾功能也均无明显异常变化。

二、非药物疗法

以针灸、针刀、手法、功能锻炼等为代表的非药物治疗往往具有起效快、安全性高的优势,并被广泛应用于LSS的临床治疗中。

(一)系统评价/Meta分析

针灸治疗LSS,不仅治疗见效相对较快,而且容易被患者接受。一项Meta分析检索了5个英文数据库(Embase、MEDLINE、PubMed Central、CINAHL和AMED)和1个中文数据库——中文学术期刊源数据库(SDCAJ),截至2013年11月所有针灸治疗LSS的相关文献,共检索到289篇文章,最终筛选出12篇文献,其中6篇RCT涉及共582人,6篇为非随机对照试验研究,主要分析6篇RCT,非随机对照试验研究仅用于安全性和干预性分析。所有纳入的试验都在中国进行,并以中文报道。本次研究主要涉及的结局指标包括改善率(改善的患者数量)、总体评估评分、脊柱功能评分、VAS评分和世界卫生组织生活质量量表简表(WHOQOL-BREF)。Meta分析结果显示,针刺结合相关疗法或强针刺的改善患者数量显著高于单独针刺组或单纯强刺激组(6篇RCT; RR=1.16; 95%CI: 1.08~1.25; I^2=0%)。根据治疗后(1篇RCT; n=154; SMD=−0.32; 95%CI: −0.64~0.00)和6个月(SMD=−0.82; 95%CI: −1.15~−0.49)的随访评估,温针灸在改善LSS患者VAS评分方面要优于单纯针刺组,但在3个月的随访中没有显著差异(SMD=−0.05; 95%CI: −0.37~0.26)。根据治疗后(3篇RCT; n=340; SMD=−0.66; 95%CI: −0.88~−0.44; I^2=0%)、3个月(2篇RCT; n=214, SMD=0.77; 95%CI: −1.07~−0.47; I^2=10%)和6个月(2篇RCT; n=214; SMD=−0.74; 95%CI: −1.02~−0.46; I^2=0%)的随访评估,发现在改善LSS患者总体评估评分方面,针刺结合相关疗法或强针刺显著优于单独针刺组或单纯强刺激组。经治疗后(4篇RCT; n=396; SMD=−1.18; 95%CI: −1.79~−0.5; I^2=86%)、3个月(2篇RCT; n=214; SMD=−0.65; 95%CI: −0.93~−0.38; I^2=0%)及

6 个月(2 篇 RCT；n=214；SMD=−0.30；95%CI：−0.57~−0.02；I^2=4%)的随访评估，发现在改善 LSS 患者脊柱功能方面，针刺结合相关疗法或强针刺显著优于单独针刺组或单纯强刺激组。另外，生活质量评分也有同样的趋势(2 篇 RCT，n=214。治疗前：SMD=−0.90；95%CI：−1.18~−0.61；I^2=0%；3 个月：SMD=−0.59；95%CI：−0.87~−0.32；I^2=0%；6 个月：SMD=−0.71；95%CI：−0.99~−0.44；I^2=0%)。但所有纳入的研究都没有提供关于不良事件的报告及患者步行能力、与工作相关的残疾或患者总体评估。由于目前关于针灸治疗 LSS 相关临床试验较少，且存在较高的偏倚风险，因此针灸治疗 LSS 的证据等级总体偏低。

目前临床上关于针刀疗法治疗 LSS 疗效的报道呈现上升趋势，且疗效肯定。因此通过循证医学方法评估针刀干预 LSS 的疗效和安全性，以期为其临床治疗提供科学依据的研究也日益增多。有学者检索了国内外数据库中截至 2018 年 12 月以前有关针刀治疗 LSS 的文献，最终纳入符合要求的 7 篇 RCT，共涉及 429 名患者。所有纳入的 RCT 研究均于 2009 年至 2017 年期间发表在中国，其中包括 5 篇期刊文章、1 篇学位论文和 1 篇会议论文。纳入文献中的主要结局指标有 VAS 评分、JOA 评分和 ODI 评分，次要结局指标有总有效率、SF-36 量表、不良事件的发生率、所需抢救药物的数量。根据 Meta 分析结果，经治疗后针刀治疗组 LSS 患者 VAS 评分显著低于对照组(5 篇 RCT；MD=−1.55，95%CI：−2.60~−0.50；I^2=94%)。根据对照组使用的治疗方法进行亚组分析，与腰椎牵引(1 篇 RCT；MD=−1.33，95%CI：−1.80~−0.86)和针灸(1 篇 RCT；MD=−1.57，95%CI：−2.11~−1.03)相比，针刀治疗仍有显著效果。然而，针刀治疗与脊柱减压(3 篇 RCT；MD=−2.36，95%CI：−4.81~−0.09；I^2=97%)和射频消融术(1 篇 RCT；MD=1.90，95%CI：−0.41~4.21；I^2=97%)相比，差异无统计学意义。另外，经针刀治疗后，治疗组的 JOA 评分显著高于对照组，且研究间无异质性(3 篇 RCT；MD=4.70，95%CI：3.73~5.68；I^2=0%)，且在亚组分析中针刀治疗的疗效显著高于所有对照治疗方案(1 篇 RCT，MD=4.29，95%CI：2.51~6.07；1 篇 RCT，MD=5.16，95%CI：3.84~6.48；1 篇 RCT，MD=3.90，95%CI：1.42~6.38)。在总有效率方面，针刀治疗组要显著高于对照组，研究间异质性较低(7 篇 RCT；RR=1.19，95%CI：1.09~1.29；I^2=24%)。根据对照组使用的治疗方法进行亚组分析，与腰椎牵引(2 篇 RCT；RR=1.23，95%CI：1.07~1.41；I^2=0%)和脊柱减压(4 篇 RCT；RR=1.23，95%CI：1.08~1.40；I^2=44%)相比，针刀治疗仍有显著疗效。而针刀治疗与针刺治疗(1 篇 RCT；RR=1.08，95%CI：0.88~1.32)、射频消融术(1 篇 RCT；RR=0.91，95%CI：0.67~1.23)比较，差异不具有统计学意义。只有一项研究报告了与干预相关的不良事件。根据目前研究，针刀疗法是治疗 LSS 的有效方案，然而由于纳入研究的方法学质量较差，以及各研究的样本量较小，因此总体证据质量等级偏低。

（二）随机对照试验

在我国，针灸是治疗 LSS 常用方法之一。中国中医科学院广安门医院实施的一项前瞻性、单中心、双盲 RCT 旨在验证针刺治疗 LSS 的临床疗效和安全性。在 2016 年 5 月 10 日至 2017 年 12 月 4 日期间，共筛选出 253 名潜在参与者。最后，80 名参与者被评估为符合纳入条件，并在基线评估后以 1∶1 的比例随机分配到针刺组(n=40)或假针刺组(n=40)；最终有 70 名参与者完成了为期 8 周的治疗(针刺组 38 人,假针刺组 32 人)。所有患者每周内接受三次针刺治疗,疗程为 8 周,针刺的穴位有肾俞、大肠俞、委中、承山、太溪。其中,针刺组在治疗过程中为保持“得气”,即麻木和酸痛的感觉,在治疗期间每 10 分钟进行一次针刺手法(旋转、抬起和刺针);对照组在相同穴位用安慰剂针治疗,针灸医生假装每隔 10 分钟操作一次针,但并不寻求“得气”。其他治疗设置包括选穴、治疗时间和疗程频率与针刺组相同。该研究的观察指标有 Roland-Morris 功能障碍调查表(RMDQ)、数字分级评分法(NRS)、瑞士椎管狭窄评分(SSS)、治疗效果的满意程度。各项指标在基线、治疗 4 周和 8 周,以及治疗结束后 3 个月和 6 个月进行测量。在治疗结束时,针刺组(调整后平均差值:-4.1;95%*CI*:-4.9~-3.3)和假针刺组(调整后平均差值:-1.5;95%*CI*:-2.3~-0.7)的 RMDQ 评分均较治疗前有所改善(两组均 $P<0.001$),治疗后 3 个月和 6 个月保持不变。针刺组在降低疼痛强度[组间差异:臀腿痛 -2.9(95%*CI*:-3.8~-2.0)与背痛 -2.3(95%*CI*:-3.0~-1.5)]、症状和功能障碍[组间差异:症状子量表 -0.9(95%*CI*:-1.2~-0.6),功能障碍子量表 -0.8(95%*CI*:-1.1~-0.5)]方面优于假针刺组。在治疗期间,针刺组中有 3 名患者诉针刺后疼痛,其中一人还出现了针刺区的血肿;假针刺组中有 3 名患者诉针刺后背部疼痛,3 名患者诉针刺后感到疲劳。

一项前瞻性 RCT 评估整脊手法治疗 LSS 的临床疗效和安全性,收集 2018 年 1 月至 2018 年 12 月符合纳入标准的 LSS 患者 120 例。所有患者均予以电脑中频、中药离子导入治疗、中药热罨包治疗、磁热疗法(20min/ 次,每日 2 次)作为基础治疗。然后根据试验设计,将 120 例患者随机分为治疗组和对照组,每组各 60 例。治疗组予以整脊手法(弹拨理筋、腰椎旋转法、胸椎端提法)治疗,1 次 /d;对照组每日早餐后口服塞来昔布胶囊,0.2g/ 次,每日 1 次。采用 VAS 评分、JOA 评分作为整脊手法治疗 LSS 前后疼痛与功能评价的标准,进行治疗前后症状、功能及改善率的量化评定;同时测量治疗前后脊柱的腰椎前凸角(lumbar lordosis,LL)、骨盆入射角(pelvic incidence,PI)及椎管中央矢状径、侧隐窝矢状径以评估整脊手法的疗效及安全性,探讨其作用机制。结果 JOA 评分与 VAS 评分结果提示,治疗组与对照组组间同期治疗后及随访差异有统计学意义($P<0.05$);两组 JOA 评分、VAS 评分治疗前与治疗后、随访 3 个月、随访 6 个月比较差异均有统计学意义($P<0.05$)。两组患者 PI 组间同期比较差异无统计学意义($P>0.05$);两组患者 LL 治疗后、随访 3 个月、随访 6 个月比较差异均有统计学意义($P<0.05$);两组患者腰椎椎管中央矢状径治疗前后及随访 3 个月、随访 6 个月差异比较均有统计学意义($P<0.05$);两组患者腰椎侧隐窝矢状径治疗前后及随访 3 个月、随访 6 个月比较差异均有统计学意义($P<0.05$)。提示整脊手法治疗 LSS 是一种安全有效的治疗方法,且无严重不良反应,可作为治疗 LSS 的有效选择。

三、综合疗法

中医综合疗法多将中药内服 / 外用与推拿手法、针灸、拔罐等方式结合,内治与外治双管齐下,可缩短病程,提高疗效。

随机对照试验

中医综合疗法被长期应用于 LSS 的实际临床治疗中，但目前一直缺乏关于中医综合疗法治疗 LSS 的高质量循证研究及远期随访数据。国内一项前瞻性 RCT，收集 2011 年 1 月至 2013 年 12 月的 168 例 LSS 患者，并随机分为观察组、对照组各 84 例。所有患者均给予脱水、改善微循环、营养神经、消炎止痛等对症治疗；另外，观察组同时给予正骨手法、中药湿敷、中药内服等中医综合疗法。两组均连续治疗 1 个月。该研究的主要观察结果为临床疗效和 JOA 评分，各指标将在治疗前后测量。经治疗后，观察组的优良率（97.6%）显著高于对照组（81.0%），两组比较差异显著（$P<0.05$）。在自觉症状、临床检查、日常生活动作方面，两组在治疗前比较无显著差异（$P>0.05$），经治疗后两组比较差异显著（$P<0.05$）。提示正骨手法、中药湿敷、中药内服等中医综合疗法治疗 LSS 临床疗效显著。

另外，有学者将 90 例 LSS 患者随机分成治疗组和对照组，每组各 45 例。其中，治疗组予以中医综合治疗（十步正骨手法、中药湿敷、中药内服），对照组予以西医综合治疗（静脉注射甘油果糖氯化钠注射液、牛痘疫苗接种家兔炎症皮肤提取物注射液，口服或肌内注射维生素 B_1、维生素 B_{12}、甲钴胺片，对症口服双氯芬酸钠肠溶片等消炎镇痛药），两组疗程均为 1 个月，治疗后随访 1~2 年。采用疼痛视觉模拟评分（VAS）及日本骨科协会评估治疗分数（JOA 评分）评定治疗效果。治疗后两组 VAS 评分较治疗前均有显著性差异（$P<0.05$），中医综合组较治疗前有高度显著性差异（$P<0.01$）；治疗后两组 VAS 评分比较有显著性差异（$P<0.05$）。两组治疗后及随访时 JOA 评分分值比较有显著性差异（$P<0.05$），中医综合治疗组疗效尤其在改善疼痛症状上优于对照组。说明以十步正骨法为主的中医综合疗法治疗 LSS 的疗效显著。

第三节　临床指南与专家共识

一、国际临床指南与专家共识

（一）退行性腰椎管狭窄症的循证诊断和治疗指南（2011 版）

2011 年北美脊柱协会（NASS）完成了第 2 版《退行性腰椎管狭窄症的循证诊断和治疗指南》（以下简称指南）。该指南检索了 2010 年 7 月以前所有关于退行性 LSS 的高质量临床文献，旨在为退行性 LSS 诊断和治疗的关键临床问题提供循证建议。该报告来自退行性 LSS 工作组 NASS 的循证临床指南制定委员会，工作组由多学科脊柱专家组成，所有专家均接受了循证分析原则的培训，相关文献由至少三名评审员使用 NASS 指导的标准化证据水平进行独立评分。该指南综合了专家组提出的系列临床问题，共制定了 16 个关键的临床问题，涉及退行性 LSS 的定义、自然病史、诊断和治疗问题。每个问题都创建了一个证据表，且每个临床问题的最终建议是通过工作组讨论得出的，并使用标准化的推荐等级对建议进行分级。当缺乏Ⅰ至Ⅳ级证据时，将使用工作组制定的协商一致声明。该指南的建议旨在为退行性LSS提供最佳的诊疗方案。

该指南对退行性LSS的定义、自然病史、症状、体征及影像学检查都予以相应回答并给出证据等级推荐，见表5-1及表5-2。在治疗方面，指南工作组专家推荐轻度退行性LSS患者考虑药物等综合保守治疗方案，而中度患者也适合采用综合保守方案，推荐等级为C级；药物等综合保守治疗可以长期改善大部分患者预后，推荐等级为C级。目前临床中没有足够证据支持或反对使用推拿手法治疗退行性LSS，推荐等级为Ⅰ级；而中药治疗LSS仍缺乏相关临床证据。椎管减压术仍是目前治疗退行性LSS的主要方法，对于中度及重度LSS患者，椎管减压术可以改善预后，推荐等级为B级。同时指南提出，对于以下肢症状为主且不合并腰椎失稳的患者，建议只进行手术减压，推荐等级为B级。目前尚缺乏充分证据支持或反对LSS患者置入棘突间撑开装置，推荐级别为Ⅰ级。另外，指南提出高龄并不是退行性LSS的手术禁忌证，75岁及以上的患者仍建议手术减压治疗，其与65~74岁患者的手术疗效无差异，推荐等级为C级。

表5-1　证据推荐等级

分级	意义
A级	证据佳：Ⅰ级研究且文献结果有一致性（能支持或反对某项干预措施）
B级	证据一般：Ⅱ级或Ⅲ级研究且文献结果有一致性（能支持或反对某项干预措施）
C级	证据差：Ⅳ或Ⅴ级研究（能支持或反对某项干预措施）
Ⅰ级	证据不足或矛盾（不能支持或反对某项干预措施）

表5-2 《退行性腰椎管狭窄症的循证诊断和治疗指南》推荐意见

干预措施	推荐意见
手术	椎板减压术可以改善预后（推荐等级B）；对于以下肢症状为主且不合并腰椎失稳的患者，建议只进行手术减压（推荐等级B）；目前尚缺乏充分证据支持或反对LSS患者置入棘突间撑开装置（推荐级别Ⅰ）；75岁及以上的患者仍建议手术减压治疗（推荐等级C）
药物治疗	没有足够证据支持或反对药物治疗退行性LSS（推荐等级Ⅰ）
物理治疗/功能锻炼	没有足够证据支持或反对单独使用物理治疗或功能锻炼治疗退行性LSS（推荐等级Ⅰ）
脊柱推拿	没有足够证据支持或反对使用脊柱推拿手法治疗退行性LSS（推荐等级Ⅰ）
硬膜外类固醇注射（ESIs）	ESIs可以短期内改善间歇性跛行或神经根症状（推荐等级B），也有研究表明该疗法长期有效（推荐等级B）；对于该类患者，影像学引导下的经椎间孔多部位ESIs或骶管注射有中期止痛效果（推荐等级C）；另外，造影增强透视比常规X线透视更能提高给药的准确性（推荐等级A）

（二）韩国医生对腰椎管狭窄症综合治疗的调查：临床实践指南的初步数据（2017年）

考虑到不同医生在临床治疗LSS的差异性很大，以及LSS带来的巨大治疗成本，因此确定临床实践模式以提供LSS标准化治疗的初步数据应该得到充分重视。

2015 年 1 月 25 日，韩国一家脊柱专科医院进行了一项韩国医生关于 LSS 诊断、治疗、预后和治疗决策的调查，该调查由初稿起草、基于外部专家意见的修订和最终修订三个步骤组成。在参加调查的 149 名医生中有 118 人(79.19%)做出了回应。在医学专科方面，76.4% 为专科医师，在专科医师中韩医康复专科占 31.9%，针灸专科占 28.7%，内科专科占 25.5%。

参与本次调查的韩国医生在临床中每天需治疗的 LSS 患者为(7.3 ± 6.8)例。研究发现韩国医生在大多数情况下采用针刺、药针、中药、推拿等综合多模式治疗。使用不同治疗方法的频率分别为：针灸 96.7%、药针 94.3%、中药 93.5%、推拿 91.1%。调查结果表明，经中医综合治疗后 LSS 患者疼痛减轻 50% 和 80% 所需的平均时间为(7.8 ± 3.3)周和(16.1 ± 7.7)周，详见表 5-3。在短期(≤ 8 周)干预效果方面，蜂毒药物穿刺效果最显著，其次为中药、药物穿刺、针灸和推拿手法；长期(1 年)治疗效果最显著的是中药，其次为蜂毒药物穿刺、药物穿刺、针灸和推拿手法。本次研究整合了中医传统疗法和韩医特色疗法在 LSS 治疗上的经验，弥合了临床证据和实践指南之间的分歧。

表 5-3　韩国医生治疗 LSS 临床实践模式

治疗使用率(允许多重反应)[n(%)]	
针刺疗法	119(96.7)
药针治疗	116(94.3)
中药治疗	115(93.5)
推拿手法	112(91.1)
拔罐	104(84.6)
蜂毒药针治疗	96(78.0)
艾灸	3(2.4)
临床实践和见效时间(*Mean* ± *SD*)	
每日医院门诊人次	7.3 ± 6.8
每周治疗次数	1.9 ± 0.3
疼痛减轻 50% 所需的平均治疗时间(周)	7.8 ± 3.3
减轻 80% 疼痛所需的平均治疗时间(周)	16.1 ± 7.7

(三) 丹麦腰椎管狭窄症手术和非手术治疗的国家临床指南(2019 年)

目前 LSS 是世界范围内的高发疾病。继 2011 年北美脊柱协会(NASS)制定《退行性腰椎管狭窄症的循证诊断和治疗指南》，丹麦卫生署于 2019 年牵头制定了最新版的《丹麦腰椎管狭窄症手术和非手术治疗的国家临床指南》。由丹麦卫生署的主席、项目经理、首席审查员、检索专家、方法学家和多名学科专家组成工作组，工作组成员在指南中参与制定了关于 LSS 非手术和手术治疗的 10 个临床研究问题，并根据搜索协议，搜索了从 2006 年到 2016 年电子数据库 MEDLINE、Embase、PsycINFO、CINAHL、PEDro 中以英语、塞尔维亚语和德语出版物的相关文献，之后对文献进行评级。所涉及的 10 个临床问题包括：2 个非手术疗法治疗 LSS，分别是指导运动和脊柱手动治疗；5 个关于药物治疗 LSS 的问题，涉及对乙酰氨基酚、非甾体抗炎药、阿片类药物、肌肉松弛药和神经源性止痛药的使用；最后 3 个问题涉及手术治疗的减压、融合，以及术后康复。所有的 10 个问题都不能通过现有的临床指南或综述来回答。因此，这些建议是根据针对 7 个 PICO 问题的随机对照试验提出的，其余 3 个是根据专业协商一致意见提出的。最终对 LSS 的干预措施予以相关定义、支持证据和评论。

研究结果提示，只有一项 RCT 最终建议 LSS 患者进行有监督的锻炼。另一项 RCT 将手法治疗和腰背肌锻炼、屈曲锻炼、步行训练进行了比较，结果发现手法治疗除了在苏黎世跛行问卷（ZCQ）的治疗满意度方面有所改善外，其他结果没有统计学上的差异，且由于缺乏相关文献证据，最后的建议是不赞成手法治疗。而在两个 RCT 中，术后监督锻炼与家庭锻炼或不锻炼进行了比较，结果都没有发现差异，但由于锻炼的总体好处和患者的偏好，建议支持术后监督锻炼。在 LSS 的止痛药治疗方面，没有关于非甾体抗炎药（NSAIDs）、对乙酰氨基酚或肌肉松弛药的相关研究，基于共识最终建议不支持这三种止痛药中的任何一种，主要是因为缺乏证据和副作用风险。同样由于缺乏副作用风险相关证据，该指南建议也不支持神经源性止痛药和阿片类药物。另外，在手术治疗方面，该指南建议对有症状的 LSS 患者进行手术减压。目前这些建议都是基于低质量或极低质量的证据或专业共识，以及患者的偏好和干预的积极或有害影响，详见表 5-4。因此还需加强与 LSS 治疗方面相关的研究。

表 5-4 《丹麦腰椎管狭窄症手术和非手术治疗的国家临床指南》关于 LSS 的 PICO 问题、干预措施的定义、支持证据和评论

PICO 问题	干预措施的定义、支持证据和评论
PICO 1：与常规治疗相比，是否应该建议 LSS 患者在有监督的情况下进行锻炼？	定义：受监督的锻炼包括一般的健身活动和特定的背部运动，例如肌肉加强、伸展、平衡、运动控制和心血管运动等。该计划必须在相关医疗专业人员的指导下进行，并针对具体的个人水平进行调整。 支持证据：通过 RCT 分析主要结果包括瑞士椎管狭窄评分（SSS）、生理功能、ODI 和步行测试。两组干预效果差异无统计学意义，两组无临床相关改善。 评论：由于研究较少，证据的质量总体偏低。但鉴于锻炼对健康的普遍益处，最后的建议倾向于锻炼，且建议将重点放在心血管运动上，因为没有证据表明锻炼活动有利于神经源性疼痛的治疗。
PICO 2：与常规治疗相比，LSS 患者是否应该接受脊柱手动治疗？	定义：脊柱手动治疗是指任何移动一个或多个腰椎关节节段或骨盆关节的手动技术，包括移动和高速脊柱操作技术。 支持证据：通过 RCT 分析，其中将脊柱手动治疗（推力和非推力操作、手动脊柱伸展和肌肉强化练习）与弯曲和步行练习进行比较。分析结果调查 ODI、数字分级评分法（NRS）、苏黎世跛行问卷（ZCQ）满意度和步行距离。与对照组相比，操作组在 ZCQ 满意度分项得分方面有统计学上的最小显著改善。其他结果差异无统计学意义。 评论：对于伴有腰背痛的 LSS 患者，可以考虑采用手法治疗。但由于证据的质量偏低，且疗效不确定，指南不推荐主动采用手法治疗。

续表

PICO 问题	干预措施的定义、支持证据和评论
PICO 3：LSS 患者是否应该服用对乙酰氨基酚？	定义：口服对乙酰氨基酚(每日最多 4g)，疗程为 4~12 周。 支持证据：无研究。 评论：考虑对乙酰氨基酚的潜在不良反应，例如，在不明原因的肾功能紊乱情况下对肝脏的损害，且缺乏证据表明其对神经源性疼痛有治疗效果。指南不推荐使用对乙酰氨基酚治疗 LSS。
PICO 4：LSS 患者是否应该服用非甾体抗炎药(NSAIDs)？	定义：口服布洛芬 400~600mg，每日 3~4 次；萘普生 250~500mg，每日 2 次，疗程 4~12 周。 支持证据：无研究。 评论：考虑非甾体抗炎药治疗的潜在不良反应，如胃肠道出血和心源性不良反应，且缺乏证据表明其对神经源性疼痛有治疗效果。指南不推荐使用非甾体抗炎药治疗 LSS。
PICO 5：LSS 患者是否应接受阿片类药物治疗？	定义：口服阿片类药物，如吗啡 10mg，每日 3~4 次；盐酸羟考酮 5~10mg，每日 2 次；盐酸曲马多 50~100mg，每日 3~4 次，疗程 4~12 周。 支持证据：一项 RCT 研究将患者随机分为 3 组，盐酸羟考酮组、安慰剂组和丙氧酚 / 对乙酰氨基酚组。其中第 3 组研究未能完成，因丙氧酚 / 对乙酰氨基酚组有严重不良反应。分析结果 ZCQ，症状严重程度和身体功能、RMDQ、ODI、行走障碍和大脑不良反应。结果差异无统计学意义。 评论：研究表明，阿片类药物在改善疼痛和生理功能方面没有统计学差异。由于缺乏证据和不良反应的风险，指南不推荐阿片类药物治疗 LSS。
PICO 6：除了用弱止痛药外，LSS 患者是否应给予肌肉松弛药治疗？	定义：肌肉松弛药，如替扎尼定 2~4mg，每日 3~4 次，或氯唑沙宗 250mg，每日 3~4 次。治疗时间 4~12 周。 支持证据：无研究。 评论：考虑肌肉松弛药的潜在不良反应，如头晕、疲劳、口干、肌肉无力和胃肠道不良反应，且缺乏证据表明其对神经源性疼痛有治疗效果。指南不推荐使用肌肉松弛药治疗 LSS。
PICO 7：除了用弱止痛药外，LSS 患者是否应给予神经源性止痛药物治疗？	定义：神经源性疼痛的药物治疗，如加巴喷丁 300~900mg，每日 3 次。 支持证据：一项 RCT 研究比较加巴喷丁与安慰剂，另一项 RCT 比较普瑞巴林与安慰剂。分析结果测量了疼痛程度和步行距离，另外测量 ODI、SSS。与安慰剂相比，加巴喷丁确实减轻了疼痛，增加了步行距离，有统计学差异，但这在随访期间并不一致。普瑞巴林组间差异无统计学意义。 评论：证据的质量低。仅有 2 项小型研究，2 项研究的药物类型不同，且存在间接性，导致证据水平下降。虽然药物能够改善症状，但统计的时间点不一致，且效果没有达到临床意义。经谨慎考虑，指南只建议在入院初期进行神经源性疼痛药物治疗，考虑其有益效果的不确定性和存在不良反应的风险，不推荐后期及长期使用治疗 LSS。
PICO 8：LSS 患者在非手术治疗效果不足的情况下，是否需要进行手术减压？	定义：手术减压、半椎板部分切除或广泛减压。 支持证据：3 个关于手术减压的 RCT，所有的研究都显示了很大比例的交叉，研究分析涉及 ODI、行走距离和腿部疼痛。这些研究没有报告任何不良反应。经 SAS 处理的分析发现，尽管 ODI 没有达到临床相关差异的预定分界点，但是在疼痛和 ODI 的减压方面存在显著的统计学关联。 评论：若非手术治疗效果差，指南建议对 LSS 患者进行外科减压手术，但由于纳入的队列研究及结果不一致，证据的质量总体仍较低。

续表

PICO 问题	干预措施的定义、支持证据和评论
PICO 9：LSS 患者除减压外，是否应接受稳定治疗（包括或不包括器械）？	定义：除手术减压外的稳定器（有或没有器械）。 支持证据：在一项研究中确定了手术减压辅以器械稳定，该研究所有患者均被诊断为稳定型脊柱滑脱。文献没有关于非器械融合手术的研究，分析结果 ODI、生活质量（SF-36）和不良反应，SF-36 在统计学上有显著改善。该研究报告显示，手术减压辅以器械稳定组的再手术较少，两组间并发症发生率的差异无统计学意义。 评论：由于研究证据较低，指南指出融合手术仅可作为 LSS 减压手术的附加治疗，不赞成对稳定型脊椎滑脱患者进行器械稳定治疗，因为与不稳定的减压相比，缺乏相关的临床结果差异。
PICO 10：LSS 患者手术后，是否应该接受有监督的功能锻炼？	定义：受监督的锻炼内容如 PICO 1。 支持证据：两项 RCT，将监督锻炼与在家锻炼或不锻炼进行比较。分析结果研究 ODI、疼痛、行走障碍、收入和生活质量。结果各项指标均无统计学差异。 评论：证据质量总体较低，但由于锻炼的一般好处和患者的偏好，指南建议更倾向于术后监督锻炼。

（四）腰椎管狭窄导致神经源性跛行的非手术干预：临床实践指南（2021 年）

LSS 所致的神经源性间歇性跛行是造成老年人残疾和丧失独立生活能力的主要原因，在临床治疗上具有较大的挑战性。因此，美国疼痛学会在 2021 年发布了《腰椎管狭窄导致神经源性跛行的非手术干预：临床实践指南》，旨在为 LSS 导致的神经源性间歇性跛行提供非手术治疗建议。该指南工作组由脊柱外科、理疗科、全科医师、针灸科、运动医学、骨外科、神经外科、临床流行病学等多学科的 19 名专家组成，工作组检索到 2019 年 6 月前发表的随机对照试验、系统综述、系统评价及专家共识，并使用 GRADE 方法予以评价和建议。工作组最终以 PICO 形式制定了 12 个标准化关键问题（具体见表 5-5）。

对于 LSS 导致的神经源性间歇性跛行患者的非手术治疗方案，该指南根据随机对照试验制定了 6 项建议，另外根据专业共识制定了 5 项建议，最终归纳为 3 项总体建议：①对于伴有或不伴有腰痛的 LSS 神经源性跛行患者，专家组建议在短期或长期内向患者提供教育和建议、手法治疗和家庭锻炼的组合，以改善行走能力和症状 / 身体功能（中等质量证据），同时考虑在短期内采用传统针刺治疗来改善疼痛和身体功能（极低质量证据），另外建议在术后 1 至 12 个月内监督和 / 或鼓励 LSS 患者进行术后康复以减轻疼痛和改善腰椎功能（低质量证据）。②对于 LSS 神经源性跛行患者，专家组考虑在慢性腰痛和神经性疼痛中使用 5- 羟色胺去甲肾上腺素再摄取抑制剂或三环抗抑郁药（极低质量证据）。③对于伴有或不伴有腰痛的 LSS 神经源性跛行患者，该指南不建议使用以下药物治疗：非甾体抗炎药（如萘普生或布洛芬）、甲钴胺、降钙素、对乙酰氨基酚、阿片类药物、肌肉松弛药、普瑞巴林（基于共识）、加巴喷丁（极低质量证据）、硬膜外类固醇注射（高质量证据）。该指南对中医针灸治疗 LSS 进行了评估，虽然目前临床中针灸治疗 LSS 的证据都来自小型 RCT 研究，且临床证据等级极低，但本指南建议如果患者偏爱或愿意接受针灸，则可以推荐针灸。

表 5-5 《腰椎管狭窄导致神经源性跛行的非手术干预：临床实践指南》提出的主题和关键问题

	主题与关键问题
1	对于 LSS 患者，与其他治疗相比，是否应该使用多模式康复干预来减轻疼痛、改善功能、提高生活质量并恢复运动?
2	对于 LSS 患者，与其他治疗相比，是否应该使用针灸来减轻疼痛、改善功能、提高生活质量并恢复运动?
3	在接受或不接受减压的脊柱融合术的患者中，与其他治疗相比，是否应该在手术后进行监督训练以减轻疼痛、改善功能、提高生活质量并恢复运动?
4	对于 LSS 患者，是否应使用非甾体抗炎药（NSAIDs）?
5	对于 LSS 患者，与其他治疗方法相比，是否应该使用辅助镇痛剂（甲钴胺、对乙酰氨基酚）来减轻疼痛、改善功能、提高生活质量并恢复运动?
6	对于 LSS 患者，与其他治疗方法相比，是否应该使用辅助镇痛药（降钙素）来减轻疼痛、改善功能、提高生活质量并恢复运动?
7	对于 LSS 患者，与其他治疗方法相比，是否应该使用 5- 羟色胺去甲肾上腺素再摄取抑制剂（SNRIs）或三环类抗抑郁药（TCAs）以减轻疼痛、改善功能、提高生活质量和恢复运动?
8	对于 LSS 患者，与其他治疗方法相比，是否应该使用阿片类药物来减轻疼痛、改善功能、提高生活质量并恢复运动?
9	对于 LSS 患者，是否应该使用肌肉松弛药来减轻疼痛、改善功能、提高生活质量并恢复运动?
10	对于 LSS 患者，与其他治疗方法相比，是否应使用抗癫痫神经性药物（普瑞巴林）来减轻疼痛、改善功能、提高生活质量并恢复运动?
11	对于 LSS 患者，与其他治疗方法相比，是否应该使用抗癫痫神经性药物（加巴喷丁）来减轻疼痛、改善功能、提高生活质量并恢复运动?
12	在接受或不接受减压的脊柱融合术的患者中，与其他治疗方法相比，是否应该使用硬膜外类固醇注射（ESIs）来减轻疼痛、改善功能、提高生活质量并恢复运动?

二、国内临床指南与专家共识

（一）腰椎管狭窄症（2012 年）

中华中医药学会于 2012 年 8 月发布《腰椎管狭窄症》治疗指南，该指南对 LSS 的术语和定义、诊断要点、鉴别诊断、辨证、治疗进行了叙述。在诊断方面，专家组建议需要结合患者症状、体征及影像学进行诊断，同时需要与腰椎间盘突出症、动脉源性间歇性跛行等疾病进行鉴别。在中医辨证方面，共分为风寒痹阻证、肾气亏虚证、气虚血瘀证和痰湿阻滞证四型，并列出相应的代表方药。在治疗方面主要分为非手术治疗和手术治疗，非手术治疗包括中药内治、手法治疗、针灸治疗、局部封闭治疗加四步松解手法和功能锻炼，手术治疗包括全椎板切除椎管减压术、全椎板切除减压加植骨融合术、全椎板切除减压植骨融合加内固定器固定术，具体建议见表 5-6。

表 5-6　腰椎管狭窄症中医治疗建议

干预措施	具体建议
中药内治	风寒痹阻证——治法：祛风散寒，通络止痛。主方：蠲痹汤（《医宗金鉴》）加减。常用药：独活、秦艽、防风、细辛、川芎、当归、生地黄、芍药等
	肾气亏虚证——治法：滋补肝肾，疏通经络。主方：补肾壮筋汤（《伤科补要》）化裁。常用药：熟地黄、鸡血藤、骨碎补、肉苁蓉、鹿衔草等
	气虚血瘀证——治法：补气活血，化瘀止痛。主方：补阳还五汤（《医林改错》）加减。常用药：黄芪、赤芍、川芎、当归尾、地龙、桃仁、红花
	痰湿阻滞证——治法：理气化湿，祛痰通络。主方：二陈汤（《太平惠民和剂局方》）加减。常用药：半夏、陈皮、茯苓、甘草、白附子、僵蚕、全蝎
手法治疗	理筋：摩法、揉法、滚法
	正骨：拔伸法、屈腰法、斜扳法
	通络法：点穴、抖法、拍法
针灸疗法	可用毫针、梅花针、耳针、头皮针、水针、电针等
局部封闭加四步松解手法	患者俯卧位，腹部垫枕。由骶管裂孔穿刺，插入硬膜外麻醉导管，分次注入普鲁卡因或利多卡因等。注射完毕后，做拔伸下沉法、侧卧斜扳法、直腿抬高及髋膝屈伸法、悬空抖腰法四步松解手法

（二）国际中医临床实践指南：退变性腰椎管狭窄症（2019 年）

《国际中医临床实践指南：退变性腰椎管狭窄症》（以下简称“本指南”）是在中华中医药学会 2019 年发布的《中医临床诊疗指南·退变性腰椎管狭窄症》基础上，结合近年来的国内外临床研究证据，进行证据分级和意见推荐，经过专家讨论而形成的退变性 LSS 国际中医临床实践指南。该指南适用于中医整脊科、中医骨伤科和中医推拿科等相关临床医师。该指南对退变性 LSS 的定义、诊断、诊断分型、鉴别诊断、辨证、治疗以及预防调摄方面进行了详细叙述，具体见表 5-7。

表 5-7　《国际中医临床实践指南：退变性腰椎管狭窄症》中医治疗建议

干预措施		具体建议	推荐级别
理筋疗法	药熨法	将活血化瘀、温经通络作用的中药打成粗粉，加酒、醋各半，拌匀，加热后纱布包裹，在腰部热熨至皮肤潮红；1 次 /d，30min/ 次	D
	针刺法	选用华佗夹脊、八髎、秩边、委中、承山、光明穴；1 次 /d，30min/ 次	D
	拔罐法	一些腰背肌粘连严重的患者，可用刺络放血拔罐或走罐疗法	D
正脊调曲疗法	正脊疗法	应用“胸腰旋转法”“腰椎旋转法”调整椎体旋转，改善椎曲；1 次 /d	D
	牵引调曲法	椎管型椎曲变直者辨证施行二维调曲法和四维调曲法。滑脱型按腰椎滑脱辨证施牵引调曲复位。骨质疏松型辨证选用一维调曲法和三维调曲法。混合型首先调理腰椎，根据腰椎管狭窄的分型施法，2 周后再调理颈椎，按颈椎管狭窄症处理。理筋、调曲治疗，10 天为 1 个疗程，一般治疗 4~8 个疗程	D

续表

干预措施		具体建议	推荐级别
药物疗法	辨证论治	①风寒痹阻证。治法：祛风散寒，通络止痛。主方：三痹汤（《张氏医通》）加减。②气虚血瘀证。治法：补气活血，化瘀止痛。主方：补阳还五汤（《医林改错》）加减。③肝肾亏虚证。治法：滋补肝肾，疏通经脉。主方：健步虎潜丸（《伤科补要》）加减	D
	中成药	可选用具有强筋壮骨作用的中成药，如骨质疏松型选用仙灵骨葆胶囊；或局部敷贴活血舒筋止痛类膏药，如消痛贴膏	B
练功疗法		根据分型，如为椎管型，选用“健脊强身十八式”中第十四式、第十六式；如为滑脱型和骨质疏松型，选用第十六式或第十七式	D

（三）腰椎管狭窄症中西医结合诊疗指南（2023年）

为规范和提高中西医结合防治LSS的水平，2023年由中国中西医结合学会、中华中医药学会、中华医学会共同发起并制定了《腰椎管狭窄症中西医结合诊疗指南（2023年）》。具体推荐意见参见表5-8。

表5-8 《腰椎管狭窄症中西医结合诊疗指南（2023年）》推荐意见

临床问题	推荐意见	推荐说明	证据描述
临床问题1：针对腰椎管狭窄症患者，中医经典名方能否缓解疼痛和改善腰椎功能？	推荐意见1：对于风寒痹阻型LSS患者，建议采用蠲痹汤治疗	蠲痹汤可以缓解疼痛，改善腰椎功能，副作用较少；每日服用一剂，连服4周	根据LSS指南推荐，疗效明确
	推荐意见2：对于气虚血瘀型LSS患者，建议采用补阳还五汤治疗	补阳还五汤对缓解气虚血瘀型LSS疼痛有效，副作用轻微；每日服用一剂，连服4周	2项RCT研究证实补阳还五汤疗效高于西医治疗
	推荐意见3：对于肝肾亏虚型LSS患者，建议采用独活寄生汤治疗	独活寄生汤能缓解疼痛，改善腰椎功能，副作用较少；每日服用一剂，连服4周	4项RCT显示独活寄生汤疗效高于西医治疗，安全性待进一步验证
临床问题2：针对LSS患者，中成药能否缓解疼痛和改善腰椎功能？	推荐意见4：推荐丹鹿通督片治疗气虚血瘀或肝肾亏虚型LSS患者	丹鹿通督片可提高临床有效率，但可能有皮疹、胃肠不适等副作用；3次/d，4片/次，疗程1个月	3项RCT证实丹鹿通督片联合西医治疗疗效优于西医单独治疗
临床问题3：针对LSS患者，中医非药物疗法能否缓解疼痛和改善腰椎功能？	推荐意见5：针刺治疗腰背部伴下肢疼痛的LSS患者	针刺能有效改善疼痛和日常生活能力，副作用轻微；疗程2个月，每周3次	1项RCT研究证实针刺治疗效果显著
	推荐意见6：针刀治疗黄韧带肥厚、侧隐窝狭窄引起的LSS	针刀治疗能改善疼痛，适应黄韧带肥厚、侧隐窝狭窄的LSS，疗程10~21天	7项RCT证实针刀治疗优于其他治疗方式，疗效明确，但不良反应风险存在
	推荐意见7：推拿手法治疗局部软组织痉挛和椎间小关节紊乱的LSS患者	推拿手法能减轻疼痛，改善腰椎功能；疗程2~4周，每隔1次	7项RCT显示推拿治疗优于其他常规治疗，疗效较好，但操作不当可能有严重不良反应

续表

临床问题	推荐意见	推荐说明	证据描述
临床问题4：针对LSS术后患者，中医药干预措施能否缓解疼痛和改善腰椎功能？	推荐意见8：补阳还五汤有利于改善术后LSS患者的疼痛症状和腰椎功能	无严重不良反应；每日服用一剂，连服4周	7项RCT显示补阳还五汤联合手术疗效高于单纯手术
临床问题5：针对LSS患者，保守治疗无效时应该选择何种手术方案？	推荐意见9：椎管减压手术适用于有中重度症状的LSS患者	减压方式根据患者具体情况选择，目标是维持脊柱稳定	依据北美脊柱外科学会的指南，减压手术能有效缓解症状
	推荐意见10：神经功能迅速恶化的LSS患者应采用开放减压融合或不融合手术	根据患者的具体病情，选择合适的减压术式	美国疼痛和神经科学学会指南推荐开放减压术用于急性神经功能恶化的患者
	推荐意见11：建议采用经皮影像引导腰椎减压术（PILD）治疗LSS	PILD是一种低风险、微创的手术，适用于神经源性跛行和椎管狭窄	经皮影像引导腰椎减压术具有较高疗效，改善活动能力和减轻疼痛
	推荐意见12：棘突间撑开装置植入术是治疗LSS的一种微创手术方式，其撑开作用可以扩大神经根管面积，缓解神经症状，可应用于间歇性跛行的腰椎管狭窄（1A）。	①棘突间撑开装置置入术创伤小，疗效可靠，术后康复快，局部麻醉下操作，完整保留棘上韧带，可以恢复脊柱屈伸功能。②棘突间撑开装置适用于轻中度退行性LSS（包括中央型狭窄、侧隐窝狭窄），伴腰椎不稳或轻度腰椎滑脱（≤Ⅰ度）。③禁忌证包括：严重骨质疏松症，重度滑脱（≥Ⅱ度）伴有不稳，脊柱侧弯（Cobb角>10°），棘突间隙过小，冠状峡部裂，手术部位存在局部感染或活动性全身感染	证据来源于ASPN 2022年发布的《微创治疗腰椎管狭窄症的最佳实践指南》

第四节　研究述评与展望

LSS是骨科临床中的常见疾病，通常隐匿起病，慢性病程，后期甚至可能造成下肢瘫痪。作为全球重大疾病和难治性疾病，LSS在严重威胁中老年人群健康和影响生活质量的同时，也给我国带来了沉重的经济及社会负担。目前临床中对于LSS的治疗主要分为手术治疗和非手术治疗两种方案，然而非手术治疗是临床中绝大多数 LSS 患者确诊后的首选治疗方案。LSS 的非手术疗法主要包括药物、物理和中医传统疗法等。近年来越来越多的临床研究报道，中医药治疗 LSS 具有效果明显、不良反应小等优势。尤其在我国，中医药疗法已经逐渐为广大 LSS 患者所选择，并在 LSS 的治疗工作中占据重要地位。然而目前的临床研究显示，中医药防治 LSS 相关研究的整体质量和循证证据等级均较低，还不足以支持中医药疗法的推广应用。2019 年发布的《国际中医临床实践指南：退变性腰椎管狭窄症》着重推荐中医药疗法对退变性 LSS 的诊断、辨证、治疗以及预防调摄，除了中成药治疗推荐等级为 B，理筋疗法、正脊调曲疗法、中药辨证论治及练功疗法的推荐等级均为 D。另外，2021 年美国疼痛学会发布的《腰椎管狭窄导致神经源性跛行的非外科治疗：临床实践指南》，仅将中医药疗法中的针灸作为选择性推荐建议。由此可见，中医药在治疗 LSS 的临床研究质量控制方面仍有诸多困难与挑战，而如何克服这些困难并进一步提升中医药治疗 LSS 的临床研究证据等级，是促进中医药现代化，实现国家全民健康战略的重中之重。

一、发病机制尚不明确是中医药防治 LSS 研究面临挑战的重要原因

目前 LSS 治疗主要分为手术治疗和非手术治疗，然而该病患者往往年龄大，全身情况差，手术耐受力低，且远期疗效并不理想。因此，明确 LSS 的发病机制，采用针对性药物或预防措施延缓腰椎椎管退变的进程，以期达到改善临床症状，延缓患者对手术的需求已成为当前治疗 LSS 的生物学研究热点。

LSS 是由椎间盘以及与其相连的上下椎体和关节突关节形成的三关节复合体的退变所导致。该病的发生是一个复杂的病理过程，其病理学特征通常表现为椎体后缘骨赘形成、椎间关节增生、椎板骨质增生、黄韧带肥厚、后纵韧带肥厚或骨化等。但目前为止仍未有一种理想的 LSS 动物模型为学者所公认，又受人体研究的局限性，当前对于 LSS 发病机制的阐释仍尚不明确，因此该病在临床治疗上也面临极大挑战。

LSS 是各种先天或后天因素导致腰椎管绝对或相对狭窄，进而刺激压迫马尾神经或脊神经根引起神经组织的广泛病理变化，而产生一系列神经功能障碍的疾病。目前研究认为该病涉及一系列复杂的病理过程，主要包括压迫、缺血缺氧、营养供应障碍、炎性刺激和轴浆运输障碍等诱发马尾神经组织水肿、脱髓鞘、细胞死亡等，从而导致行走受限，或下肢疼痛、麻木、乏力等神经功能障碍的表现。在治疗方面，手术虽然可以解除对马尾及脊神经根的压迫，减少继发性损害，但其远期预后并不理想，同样，在药物治疗方面虽有一定疗效，但机制不明确。

近年来关于中医药治疗 LSS 的研究屡有报道，由于中医药具有多靶点整体调节、副反应少等特点，使中医药在该病的治疗中已逐步展现一定优势。鉴于该病症状具有慢性反复发作这一特点，因此在 LSS 的治疗中更应充分发挥中医“未病先防、既病防变、病愈防复、先时治疗”的防治理念。中医药的神经保护作用已长期应用于临床，但缺乏深入确切的基础研究证据，限制了其临床大范围推广。从 LSS 病理过程的上游机制进行研究，明确中医药治

疗该病的作用机制，将为中药治疗 LSS 的推广应用与新药开发提供科学依据。

二、中医药防治 LSS 临床研究存在的问题及改进对策

通过梳理文献，发现近十年来国内有关中医药防治 LSS 临床研究的文献数量激增，尤其是对高证据等级的随机对照试验更加重视，并产生了一些高质量的中医药治疗 LSS 的临床研究证据。虽然中医药防治 LSS 的临床研究已由最初的注重数量开始向质量提升转变，但相关的临床研究仍存在诸多问题。目前中医药治疗 LSS 临床研究的薄弱环节首先体现在临床研究目标不明确，导致临床研究与临床实践脱节。同时，由于研究目标定位不清晰，亦使得研究缺乏系统性、针对性，而难以解决低水平重复的问题。其次是研究方法选择不恰当，关于中医药临床研究方法的选择存在一些误区，如认为观察性研究证据级别较低，而一味地追求高证据等级的随机对照试验；然而需要明确的是，选择什么样的临床研究方法，需要具体看研究所要回答的问题。同样，质量监管问题已成为中医药临床研究的掣肘环节，目前中医药防治 LSS 的临床研究质量监管制度与体系尚不健全，尤其是研究者缺乏质控意识和相关知识，直接影响研究结果的真实性和可靠性。另外，缺乏体现中医药研究特色、针对中医药临床研究的报告规范，造成报告内容不详，只重视结果而轻视过程，最终也难以得出令人信服的结论。最后则是证据转化应用不足，当前中医药临床研究的质量问题使得很多结论难以直接应用，同时现行的证据强度与推荐等级评定标准也不完全适用于中医药，以及目前已有的诸多中医药临床实践指南质量也是参差不齐。

虽然，中医药临床研究汲取了现代临床流行病学、循证医学的研究思路与方法，但仍不能完全符合中医药自身的学科特点。因此，如何建立既符合中医药自身特点又能为国际所认可的研究体系是当务之急。首先，中医药临床研究要以解决中医临床实践中的问题为出发点和落脚点，关注临床问题、提出科学问题、明确研究目标，对避免中医药临床研究与临床实践脱节具有重要意义，也是开展高水平中医药临床研究的第一步。每种临床研究方法各有优势，针对研究目的选择最适宜的方法才是最好的，同时解决中医药防治 LSS 的临床问题还需要方法学专家与临床专家间的密切配合。对于中医药研究实施与质量控制，需要完善质量控制体系，包括试验注册、风险管理、有因稽查、中心化监察、研究者及受试者依从性控制、受试者保护等各方面，这将是促进中医药临床试验的关键一环。针对研究结果展示得不规范，则需要在国内外专家的共同努力下，制定一系列符合中医药特点的中医药干预性试验方案、试验干预措施及病案等系列报告标准。在中医药证据转化应用方面，则是需要进一步提升证据转化效率，从中医理论与临床积累到开展临床研究与评价，形成证据与指南，继而应用转化为决策与实践，再到对应用效果进行后效评价，最终形成一条“研究—评价—临床应用”的证据链条。

三、中医药防治 LSS 临床研究仍缺乏可靠的疗效评价指标

LSS 缺乏可靠且公认的客观疗效评价指标。目前临床中基本采用主观的量表从不同角度对 LSS 患者的症状体征、功能障碍及生存质量等方面进行评价，并以此对该病治疗方法的

选择、疗效和预后进行评定。对LSS临床疗效的综合评价，主要采用日本骨科协会评估治疗分数（JOA评分）、Oswestry功能障碍指数（ODI）、Nakai评分以及Prolo评定量表。在腰腿疼痛方面则主要采用视觉模拟评分法（VAS）、数字分级评分法（NRS）、语言分级评分法（verbal rating scales，VRS）、Wong-Banker面部表情疼痛评估法（faces pain scale revision，FPS-R）、行为评分量表（behavioral rating scale）、McGill疼痛量表及简表（McGill pain questionnaire，MPQ）、疼痛敏感性问卷（pain sensitivity questionnaire，PSQ）。另外，Roland-Morris功能障碍调查表（RMDQ）是从社会活动方面对LSS患者功能障碍情况进行评估。在生存质量方面，主要采用SF-36、SF-12和欧洲五维度健康量表（EQ-5D）。虽然，当前的评分量表在脊柱外科疾病症状体征、功能障碍及生存质量评定方面应用越来越广泛，各量表针对不同疾病人群具有不同的优点，但这些评分量表本质上都来源于患者或医生的主观判断，同样难以反映客观疗效。

四、中医药防治LSS临床研究的发展方向

中医临床医学是一门经验性很强的科学，长期以来，中医药以其独特的思维方式和研究方法指导着中医临床研究，为中医药的流传、继承和发展做出了很大的贡献。同时也是现行中医药研究方法的局限性，导致一些思维和方法已不能完全适应当今时代发展的需求，从而制约了中医药学科的进一步发展。因此，中医药现代化发展急需中医临床研究方法的创新与突破。

（一）中医药临床研究需要更加科学化和客观化

高质量的临床研究是获得最佳循证医学证据的关键。虽然中医和西医各自具有其独特的思维方式和理论体系，且两门学科在学术理论方面也很难沟通。然而，循证医学作为一种临床研究及实践的思路和方法，其目的重在用严谨的方法对临床研究和实践的真实性、有效性进行验证与分析，并给予客观的评价，这样可以淡化中西医学科属性，回避两种医学理论的不兼容问题。另外，开展大样本、多中心的中医药RCT研究，并采用循证医学方法对中医药临床疗效进行科学的系统评价，可以获得更加真实、准确地评价中医临床效果的证据，从而使中医药临床疗效得到更加科学的体现。中医是一门以人为本、以人与环境外因平衡为中心的临床实践学科，而现行的临床研究方法往往不能完全满足中医药学科良性发展的实际需要；同时，缺乏统一的、客观化的诊断和疗效评价标准，也导致中医药临床疗效一直难以被国际认可和接受。而临床流行病学和循证医学的方法作为国际公认的科学研究方法，正是中医药走向科学化和客观化的桥梁。

（二）加强多层面协作以提高中医药临床研究水平

提高中医药临床研究的总体水平是一个系统性工程，在战略上应采用国家宏观组织布局为引导，中医药临床工作者和方法学专家积极推动，社会或企业共同参与的多层面协作方针。2017年，国家临床医学研究中心建设工作推进会在北京召开，会议发布了《国家临床医学研究中心五年（2017—2021年）发展规划》，该规划对中医药领域的研究中心布局工作做出明确部署，鼓励医疗、科研、企业协同，开展高水平中医药临床研究、证据转化应用研究、防

控策略研究。同时加大了对中医药防治重大疾病临床研究科研经费的投入，为中医药临床研究发展提供政策、平台以及资金保障。中医药临床研究的发展还需要临床研究者提高科研意识，了解或掌握中医药临床研究知识体系，加强临床研究方法教育和培训。另外，中医药临床专家还需与方法学专家密切配合，共同推动符合中医药特色的设计、实施、报告规范的建立，加强质量控制与风险管理体系建设，从多角度提高中医药临床研究的质量。近年来，随着中医药产业的发展，相关企业在推动中医药临床研究中也充当重要角色。尤其是在国家药物临床试验管理规范的指导下，相关中医药企业在药品质量控制、中药药物代谢作用机制研究、中药有效性及安全性评价研究、中医药名方验方开发及应用中发挥着重要作用。

（三）促进多学科理念方法的交叉与整合

多学科交叉融合已成为当代科技发展的必然趋势，同样将多学科理论与方法合理地应用到中医药临床研究无疑会极大促进中医药临床研究的水平与质量。将现代基因组学、转录组学、蛋白组学、代谢组学、影像组学等现代生物信息技术引入到中医药临床研究，对整合资源、建立临床生物样本库以及提高中医药研究效率具有重要意义；同时将人工智能、大数据管理、互联网及云技术应用到中医药临床研究与管理中将极大提高临床数据的使用率；另外，开展大规模真实世界临床研究，挖掘中医药临床实践中的诊疗规律，也是提高中医诊疗水平的新动力。构建中医药多学科交织融合，实现多学科人才交流互动，还需要构建协同创新科研平台。整合临床医疗机构与研究单位、高校、企业的学科资源，建立现代中医药国际化产学研联盟及合作研发中心，实现中医新药、新方法研发过程中原材料筛选加工、制药工艺、质量控制、毒效机制、临床安全性与有效性评价等各个环节的多领域、跨学科联合攻关。推动中医药走向国际，以国家“一带一路”发展规划为桥梁，积极组织开展中医药国际多中心临床试验研究，组建国内外合作研究团队开展中医药疗效机制研究，为构建中医药国际标准体系奠定基础。

五、展望

中医药治疗 LSS 具有确切疗效，尤其是中医疗法能够针对患者个人情况进行辨证施治，这有利于制定更加个性化的治疗方案，也充分体现中医药的治疗优势。另外，也有越来越多的临床研究发现中药联合针灸、推拿、功能锻炼等疗法，可使 LSS 患者受益更多，甚至是缩短疗程，所以在 LSS 的治疗上优化组合多种中医疗法，将是今后临床治疗的一个努力方向。虽然中医药是治疗 LSS 的有效方法，但是通过整理文献不难发现，目前临床中有关中医药治疗 LSS 的研究整体质量不高，且缺乏循证证据支持。另外，目前有关中医药治疗 LSS 的作用机制方面的研究也少有报道，从而对中医药疗法的推广和临床应用带来了困难。因此，笔者认为中医药临床研究应该从自身诊疗特点出发，重视叙事与循证理念在中医临床研究中的相互结合，建立起一个医患共建的疗效评价方法，对 LSS 患者个体进行包括症状体征、主观感受、诊疗过程及生存质量等在内的整体评价，展现中医药治疗 LSS 的特色优势，充实证据内涵。相信随着我国中医药临床研究方法体系的不断完善，中医临床诊疗水平将普遍得到提高，且其临床疗效也将为国际所认可。

【参考文献】

[1] DB A, K L D, RK J, et al. A critical appraisal of clinical practice guidelines for the treatment of lumbar spinal stenosis [J]. The Spine Journal, 2020, 21 (3): 455-464.

[2] André B, Carolina C, Carlo A, et al. Non-Surgical Interventions for Lumbar Spinal Stenosis Leading To Neurogenic Claudication: A Clinical Practice Guideline [J]. The journal of pain, 2021, 22 (9): 1015-1039.

[3] Krüger R J, S B H, Frank H, et al. Lumbar spinal stenosis [J]. BMJ (Clinical research ed.), 2021, 373n1581-n1581.

[4] Kim H K, Kim T, Lee R B, et al. Acupuncture for lumbar spinal stenosis: A systematic review and meta-analysis [J]. Complementary Therapies in Medicine, 2013, 21 (5): 535-556.

[5] Shigeru K, Kenichi T, Tsuyoshi M, et al. Effects of arterial ischemia and venous congestion on the lumbar nerve root in dogs [J]. Journal of orthopaedic research: official publication of the Orthopaedic Research Society, 2008, 26 (11): 1533-1540.

[6] Kreiner S D, Shaffer O W, Baisden L J, et al. An evidence-based clinical guideline for the diagnosis and treatment of degenerative lumbar spinal stenosis (update)[J]. The Spine Journal, 2013, 13 (7): 734-743.

[7] Chan-Young K, Sang-Hoon Y, Boram L, et al. Acupotomy for the treatment of lumbar spinal stenosis: A systematic review and meta-analysis [J]. Medicine, 2019, 98 (32): e16662.

[8] Lee S A, Ellman B M, Yan D, et al. A current review of molecular mechanisms regarding osteoarthritis and pain [J]. Gene, 2013, 527 (2): 440-447.

[9] Minamide A, Yoshida M, Maio K. The natural clinical course of lumbar spinal stenosis: a longitudinal cohort study over a minimum of 10years [J]. Journal of Orthopaedic Science, 2013, 18 (5): 693-698.

[10] Minetama M, Kawakami M, Teraguchi M, et al. Therapeutic Advantages of Frequent Physical Therapy Sessions for Patients With Lumbar Spinal Stenosis [J]. SPINE, 2020, 45 (45): E639-E646.

[11] Seiji O, Masaomi Y, Yasuaki M, et al. Conservative and surgical treatment improves pain and ankle-brachial index in patients with lumbar spinal stenosis [J]. Yonsei medical journal, 2013, 54 (4): 999-1005.

[12] Qin Z, Ding Y, Xu C, et al. Acupuncture vs Noninsertive Sham Acupuncture in Aging Patients with Degenerative Lumbar Spinal Stenosis: A Randomized Controlled Trial [J]. The American Journal of Medicine, 2020, 133 (4): 500-507.

[13] Rikke R, Krüger R J, Søren F, et al. Danish national clinical guidelines for surgical and nonsurgical treatment of patients with lumbar spinal stenosis [J]. European spine journal: official publication of the European Spine Society, the European Spinal Deformity Society, and the European Section of the Cervical Spine Research Society, 2019, 28 (6): 1386-1396.

[14] J M S, Carlo A, R D M, et al. Comparative Clinical Effectiveness of Nonsurgical Treatment Methods in Patients With Lumbar Spinal Stenosis: A Randomized Clinical Trial [J]. JAMA network open, 2019, 2 (1): e186828.

[15] Eberhard S, Harald P, Randolf K, et al. Lumbar spinal stenosis: syndrome, diagnostics and treatment [J]. Nature reviews. Neurology, 2009, 5 (7): 392-403.

[16] Gauti F S, Anders M, Fredrik S. Surgery for Lumbar Spinal Stenosis in Patients With Mild Leg Pain Levels Is Associated With Unsatisfactory Outcome [J]. Global spine journal, 2020, 11 (8).

[17] Weiping S, Guanqiao L, Xiaonan L, et al. Angiogenesis stimulated by elevated PDGF-BB in subchondral

bone contributes to osteoarthritis development [J]. JCI insight, 2020, 5 (8): 1172
[18] 国际中医临床实践指南退变性腰椎管狭窄症 (2019-10-10)[J]. 世界中医药, 2021, 16 (16): 2371-2374.
[19] 余学庆. 临床流行病学、循证医学与现代中医药临床研究 [J]. 河南中医, 2009, 29 (03): 227-231.
[20] 刘建平, 曹卉娟. 从循证医学看国内发表的中医药临床研究现状及改进策略 [J]. 中国中西医结合杂志, 2010, 30 (01): 5-8.
[21] 姚啸生, 王禹, 戚晓楠, 等. 中药熨疗治疗腰椎管狭窄症的 Meta 分析 [J]. 中华中医药学刊, 2017, 35 (09): 2232-2234.
[22] 姜乐涛, 杜建伟. 腰椎管狭窄症的治疗进展 [J]. 局解手术学杂志, 2021, 30 (11): 1012-1017.
[23] 孔庆捷, 史建刚. 马尾神经综合征的基础研究进展 [J]. 第二军医大学学报, 2017, 38 (11): 1432-1438.
[24] 孙桂明, 王想福, 王兴盛, 等. 中医综合疗法治疗腰椎管狭窄症 84 例 [J]. 西部中医药, 2014, 27 (08): 123-124
[25] 左世国, 庹绍彬, 侯智颖, 等. 中药治疗腰椎管狭窄症的临床研究进展 [J]. 中国中医急症, 2021, 30 (08): 1497-1500.
[26] 张晓雨, 商洪才. 近十年国内中医药临床研究发展现状及存在的问题 [J]. 中医杂志, 2018, 59 (21): 1808-1811.
[27] 戚智健, 李宇卫, 沈晓峰, 等. 中药复方治疗退行性腰椎管狭窄症疗效及安全性的 Meta 分析 [J]. 湖南中医杂志, 2022, 38 (02): 131-139.
[28] 曾浩彬, 陈茂水. 整脊手法治疗腰椎管狭窄症的疗效研究 [J]. 实用医学杂志, 2020, 36 (01): 121-126.
[29] 李金学, 朱立国, 罗杰, 等. 腰痹颗粒治疗退行性腰椎管狭窄症的疗效观察 [J]. 世界中医药, 2013, 8 (11): 1305-1308.
[30] 杨光, 古恩鹏, 李茁, 等. 中医综合疗法治疗退变性腰椎管狭窄症的临床研究 [J]. 天津中医药大学学报, 2010, 29 (02): 69-71.
[31] 梅芳瑞, 李长青. 腰椎椎管狭窄症间歇性跛行的发生机理 [J]. 中国脊柱脊髓杂志, 1999 (04): 59-60.
[32] 王宝剑, 高景华, 高春雨, 等. 舒筋健腰丸治疗腰椎管狭窄症 (肝肾不足, 风湿瘀阻证) 的多中心随机对照试验 [J]. 中国中医骨伤科杂志, 2019, 27 (08): 20-23.
[33] 许来峰, 李静, 李佳, 等. 补气养血通络法治疗腰椎管狭窄症的临床研究 [J]. 广州中医药大学学报, 2020, 37 (12): 2319-2325.
[34] 陈仲强, 刘忠军, 党耕町. 脊柱外科学 [M]. 北京: 人民卫生出版社, 2013.
[35] 高敬书, 匡洪影, 吴效科. 中医药临床研究可“突破”[J]. 世界科学技术- 中医药现代化, 2013, 15 (05): 1128-1131.
[36] 高曼, 李海燕. 中医药信息学应用研究热点 [J]. 首都医科大学学报, 2022, 43 (04): 592-599.

中篇

关节退行性疾病

第六章　膝骨关节炎

第一节　概　　述

膝骨关节炎(knee osteoarthritis,KOA)是关节炎中最常见的类型,是一种以关节软骨磨损、变形、退化、撕裂障碍为特征,影响多个关节和关节结构的慢性退行性疾病,严重影响人们的健康和生活质量。现代医学认为,本病是一种多因素导致的全关节疾病,患者出现膝关节酸痛、肿胀、弹响等表现,其病理特点为关节软骨破坏、软骨下骨硬化或囊性变、关节边缘骨质增生、滑膜病变、关节囊挛缩、韧带松弛或挛缩、肌肉萎软无力等。年龄、肥胖、关节外伤、关节过度使用等,是导致关节软骨受损、关节内炎症反应发生、膝关节内环境稳态受到破坏的主要因素。中医学认为 KOA 是一种筋骨共病、痿痹共存的疾病,其病因病机主要是肝肾不足,风寒湿邪气外侵,属"痹证""痿证"范畴。国际骨关节炎研究学会定义骨关节炎发病进程为:首先表现为关节组织代谢异常,随后软骨开始退化,骨赘形成,关节炎症和正常关节功能丧失,最终导致疾病。

中国中医药研究促进会骨伤科分会根据 KOA 的主要症状,将 KOA 临床分为三期。发作期:膝关节重度疼痛,或疼痛呈持续性,疼痛重者难以入眠,膝关节肿胀,功能障碍,跛行,甚至不能行走。缓解期:膝关节中度疼痛,劳累或天气变化时疼痛加重,伴酸胀、乏力,膝关节活动受限。康复期:关节轻度疼痛或不适,腰膝酸软,倦怠乏力,甚或肌萎无力,不耐久行。

在当今世界范围内,骨关节炎患者已超过 2.4 亿人。其中,年龄在 45 岁以上的人群中有近 30% 患有骨关节炎,其中约一半的人有膝关节症状。多项研究表明,肥胖、创伤、高龄和女性等是 KOA 的危险因素。KOA 给社会带来巨大的经济压力,在美国有超过 5 400 万 KOA 患者,每位患者的治疗费用平均约 15 000 美元,直接或间接造成的工资损失高达 650 亿美元,直接医疗费用超过 1 000 亿美元。与国外相比,国内流行病学调查显示我国 KOA 发病率呈逐年增高趋势,并且呈现明显的地域差异,即西南地区及西北地区明显高于华北地区和东部沿海地区;从区域特征来看,农村地区 KOA 发病率高于城市地区。因此,科学有效地管理 KOA 对缓解疼痛症状、降低疾病负担、提高生活质量至关重要。

一般认为,KOA 的发病是多种因素共同作用的结果,其中关节软骨退变是始动因素,疼痛程度与膝关节退行性改变程度有关。目前公认的发病机制涉及软骨、骨、滑膜、韧带、关节周围脂肪、半月板和肌肉。KOA 的影像学特征为:关节软骨和半月板的丧失导致关节间隙狭窄,以及包括软骨下骨硬化和骨赘形成的骨质改变。在 MRI 上可以看到 KOA 对软骨、半月板、滑膜、软骨下骨和其他结构的影响。生物力学也会影响疾病的进程,过度的骨关节负荷可能导致骨髓水肿样变,进而造成微骨折、坏死、纤维化和异常脂肪细胞,负荷异常是

KOA 发生的危险因素。此外,许多促炎性细胞因子和生长因子与 KOA 的关系十分密切,KOA 患者关节液中存在相对较高水平的细胞因子,包括白细胞介素 -6(interleukin 6,IL-6)、单核细胞趋化蛋白 1、血管内皮生长因子、干扰素 γ 诱导蛋白和干扰素 γ 诱导的单核细胞因子,这些因子通过刺激基质降解酶,包括基质金属蛋白酶,导致关节的进行性破坏和重塑。受影响的组织内的细胞,主要包括关节软骨细胞、滑膜成纤维细胞和滑膜中的免疫细胞等,会局部产生促炎介质与合成代谢因子。促炎介质的过度调节会刺激基质产生与关节组织修复相关的生长因子,促进骨赘形成,导致软骨下骨硬化,加速 KOA 发病进程。

目前对于 KOA 的治疗以手术治疗与非手术治疗两类为主,非手术治疗包括非甾体抗炎药、麻醉镇痛药、物理疗法、中医综合疗法等,保守治疗的主要目标是缓解疼痛,改善膝关节功能及生活质量。当保守治疗无效或膝关节活动受限症状进一步发展时则需要手术干预。总体来说,手术治疗会严重增加 KOA 患者的经济负担,且受患者年龄、基础疾病等因素影响较大,不易被患者接受,难以普遍推广。近年来,国内外多家权威研究机构或组织发布的骨关节炎相关诊疗指南推荐采用非手术方法作为治疗 KOA 的首选疗法,如健康教育、物理治疗、运动疗法,以及中医针灸、中药外治等综合治疗。中医药疗法作为治疗 KOA 的特色疗法,包括中药内服外用、针灸、针刀、推拿手法、拔罐、太极拳锻炼等,因其疗效确切、副作用小、安全性高,近年来被广泛运用于临床实践,同时相关临床研究及系统评价逐年增加,但目前尚缺乏高质量的中医药治疗 KOA 循证证据相关总结。因此,系统梳理该领域循证证据具有十分重要的意义。

第二节 临床研究证据纵览

一、中药治疗

(一)膝骨关节炎发作期

中医药治疗发作期 KOA 的临床报道较多,已发表的系统评价与随机对照试验分析了中成药、经典名方与临床经验方在治疗发作期 KOA 中,从改善疼痛、膝关节功能障碍等方面证实了中药治疗的临床疗效与安全性。

1. 系统评价 /Meta 分析 痹祺胶囊是国内指南推荐的治疗发作期 KOA 的中成药之一,主要功效是益气养血、祛风除湿、活血止痛,广泛用于治疗寒湿痹阻、气血亏虚、肝肾不足型的痹证。一项系统评价检索了截至 2019 年 8 月发表的所有痹祺胶囊治疗 KOA 的 RCT,采用总体有效率、西安大略和麦克马斯特大学骨关节炎评分(WOMAC)、视觉模拟评分(VAS)和健康调查量表 36(SF-36)作为结局指标。最后纳入 6 项研究,共涉及 841 名研究受试者。Meta 分析结果表明,试验组治疗 KOA 的总体有效率高于对照组(RR=1.22;95%CI:1.15~1.29;P<0.000 01),WOMAC 评分低于对照组(MD=−10.57;95%CI:−12.17~−8.97;

$P<0.000\ 01$)，在降低 KOA 的 VAS 评分及改善 SF-36 评分方面优于对照组，且并未出现严重不良事件。痹祺胶囊联合西药治疗 KOA 具有较好的临床效果及安全性，然而鉴于纳入研究数量及质量的限制，目前尚不能得到较可靠的结论，需要在未来进行更多的高质量临床研究来进一步验证。

奇正消痛贴膏是一种外用藏药，源于藏族传统验方，由独一味、棘豆、姜黄、花椒、水牛角、水柏枝 6 味药组成，具有活血化瘀、消肿止痛功效。一项系统评价检索了建库截至 2019 年 9 月发表的所有奇正消痛贴膏与西医常规治疗 KOA 的 RCT。对纳入的试验采用 Cochrane 协作网偏倚风险评估工具进行方法学质量评价。采用总体有效率、局部压痛、功能障碍、WOMAC 评分、VAS 评分作为结局指标。最后纳入 12 项研究，共涉及 1 197 名研究受试者。Meta 分析结果显示，奇正消痛贴膏可降低 KOA 患者疼痛 VAS 评分（MD=–1.84；95%CI：–2.42~–1.26）。在恢复膝关节功能，以及改善关节疼痛、肿胀、压痛症状等方面可能存在优势。

活血化瘀类药物常用于治疗发作期 KOA，一项系统评价检索了截至 2019 年发表的活血化瘀药物治疗 KOA 的 RCT，评价了活血化瘀药治疗 KOA 的疗效与安全性，以总有效率、VAS、WOMAC、中医证候评分，以及安全性等作为结局指标，共纳入 21 篇研究，涉及病例 1 878 例。研究证实，试验组总有效率显著高于对照组，差异具有统计学意义（OR=4.23；95%CI：3.10~5.77；P<0.05）。试验组 VAS 评分显著低于对照组，差异具有统计学意义（MD=–0.98；95%CI：–1.51~–0.45；P<0.05）。试验组在 WOMAC 评分方面明显低于对照组，差异有统计学意义（MD=–5.93；95%CI：–8.99~–2.86；P<0.05）。在中医证候方面，试验组明显低于对照组，差异有统计学意义（MD=–3.83；95%CI：–4.52~–3.13；P<0.05）。试验组的安全性明显高于对照组，差异有统计学意义（OR=0.20；95%CI：0.09~0.46；P<0.05）。现有证据表明，活血化瘀类中药对治疗 KOA 具有明确疗效，但纳入研究中的大多数结局测量指标，如 WOMAC 评分、VAS 评分和中医证候积分等均为自评量表，患者的评价具有很大主观性，这会导致测量偏倚的出现。在进行此类临床研究时，应尽可能采用客观的测量指标来进行量化评价，如血清炎症因子、MRI 等实验室和影像学检查。

2. 随机对照试验　临床实践中常运用中成药联合针刀治疗发作期 KOA，2019 年 3 月至 2020 年 6 月的一项中成药痹祺胶囊联合针刀的临床研究，将 70 例 KOA 患者采用随机数字表法分为试验组和对照组，每组各 35 例。对照组患者联合口服塞来昔布胶囊 200mg/ 次，1 次 /d；试验组患者联合口服痹祺胶囊 1.2g/ 次，3 次 /d；两组疗程均为 2 周。比较治疗前后及 3 个月随访的 VAS 评分及 WOMAC 评分来判定疗效。结果显示，两组治疗后 VAS 及 WOMAC 评分较治疗前均显著降低（P<0.01），但对照组比试验组的 VAS 分值降低更明显（P<0.05），WOMAC 评分在治疗 2 周后和 3 个月随访时，均为试验组降低更明显（P<0.05）。治疗 2 周后，两组有效率较接近（试验组 96.9%，对照组 90%），3 个月随访试验组有效率（93.8%）优于对照组（63.3%）（P<0.01）。

另一项 RCT 观察了尪痹片治疗 KOA 的有效性及安全性。该研究将 72 例确诊的 KOA 患者随机分为治疗组和对照组，治疗组 36 例给予尪痹片口服治疗，对照组 36 例给予西药口服治疗；12 周为 1 个疗程。在治疗后第 4 周、12 周统计两组患者 VAS、WOMAC 及中医证候积分以评价其临床疗效及安全性。结果显示，在治疗 4 周、12 周后 VAS 评分方面，两组与本组治疗前比较均有显著改善（$P<0.05$），在治疗 12 周后 WOMAC 评分及中医证候积分方面，两组与本组治疗前比较均有显著改善（$P<0.05$）；观察期间，未出现不良反应。基于以上结果：尪痹片在缓解 KOA 患者的临床症状，减轻疼痛，改善关节活动能力方面疗效确切，且药物安全性好，具有重要的临床应用价值。

（二）膝骨关节炎缓解期

中药治疗缓解期 KOA 主要从活血化瘀、补肾强骨等方面开展，已发表的系统评价与 RCT 从改善疼痛、膝关节功能障碍等方面证实了其在治疗缓解期 KOA 中的临床有效性与安全性。

1. 系统评价 /Meta 分析　壮骨关节胶囊作为指南推荐治疗缓解期 KOA 的中成药，具有较好的补益肝肾、活血化瘀、疏通经脉功效。一项系统评价检索了建库至 2017 年 5 月发表的所有壮骨关节胶囊治疗 KOA 的 RCT，采用总体有效率、WOMAC 评分、VAS 评分和不良反应发生情况作为结局指标。最后纳入 25 项研究，共涉及 538 名研究受试者。Meta 分析结果表明，试验组总有效率显著高于对照组，差异具有统计学意义（OR=4.63；95%CI：2.83~7.56；P<0.05）。试验组 VAS 评分显著低于对照组，差异具有统计学意义（WMD=−15.49；95%CI：−18.84~−12.15；P<0.05）。试验组在 WOMAC 评分方面明显低于对照组，差异有统计学意义（WMD=−13.14；95%CI：−22.07~−4.22；P<0.05）。在不良反应发生率方面，试验组与对照组差异无统计学意义（OR=0.73；95%CI：0.30~1.78；P>0.05）。本研究结果表明，壮骨关节胶囊治疗 KOA 具有良好的临床疗效，但发生不良反应的风险与常规西药治疗无明显差异。为进一步评估和验证壮骨关节胶囊在 KOA 治疗中的应用，未来可开展更多更高质量的临床及实验研究，深入验证其作用机制。

还有学者聚焦研究补肾活血类中药治疗 KOA，检索截至 2021 年 4 月所有相关 RCT，最终纳入 22 篇研究，涉及 2 029 例患者。采用总体有效率、临床控制率、胃肠道不良反应、WOMAC 评分和 VAS 评分等作为结局指标。Meta 分析提示，与非甾体抗炎药相比，补肾活血中药具有更高的总有效率（RR=1.10；95%CI：1.06~1.15；P<0.000 01）和临床控制率（RR=1.48；95%CI：1.19~1.84；P=0.000 3），更低的胃肠道不良反应（RR=0.18；95%CI：0.09~0.35；P<0.000 01）。补肾活血中药和非甾体抗炎药在改善 WOMAC 评分、VAS 评分及其他膝关节功能评分方面比较，差异均无统计学意义。GRADE 证据质量评价提示：补肾活血中药的总有效率高于非甾体抗炎药（低质量证据），补肾活血中药的临床控制率高于非甾体抗炎药（低质量证据），补肾活血中药与非甾体抗炎药在改善 WOMAC 评分、VAS 评分及其他膝关节功能评分方面差异无统计学意义（极低质量证据），补肾活血中药的胃肠道不良反应低于非甾体抗炎药（低质量证据）。综上，补肾活血中药是治疗 KOA 的有效方法，不良反应较少。但由于纳入文献的样本量较小、方法学质量不高，本研究的结论仍需更多高质量的 RCT 予以支持。

2. 随机对照试验　金天格胶囊的成分主要为人工虎骨粉，具有与天然虎骨一致的健骨、追风、定痛功效，其对 KOA 具有较强的抗炎镇痛、健骨消肿、改善患膝功能的作用。一项 RCT 观察了金天格胶囊治疗 KOA 的临床疗效，该研究将纳入的 72 例患者均经临床症状、体征及 X 线检查确诊，并随机分为两组。治疗组口服金天格胶囊，对照组口服盐酸氨基葡萄糖，疗程 12 周，其间采用 WOMAC 评分进行疗效评估，并经 6 个月门诊随访，采用 Lequesne 指数评价患者的病情改善状况。研究结果表明，治疗 12 周后，对照组的疼痛缓解及功能恢复情况与治疗组相比，差异有统计学意义（$P<0.01$）；且经随访，治疗组患者病情改善状况更佳（$P<0.01$）。基于以上结果：金天格胶囊能够有效缓解 KOA 患者的疼痛、僵硬症状，并可改善关节功能，提高患者生活质量，且作为口服治疗药物，其治疗的顺应性及安全性具有明显的应用优势。

另一项 RCT 研究了金乌骨通胶囊对肾虚血瘀型 KOA 的治疗及对骨代谢指标的影响。该研究在 2013 年 3 月至 2015 年 5 月将 160 例肾虚血瘀型 KOA 患者，随机分为对照组和观察组各 80 例。对照组口服盐酸氨基葡萄糖片，480mg/ 次，3 次 /d，并口服塞来昔布胶囊，0.2g/d。观察组在对照组治疗的基础上加服金乌骨通胶囊，3 粒 / 次，3 次 /d。两组疗程均为 8 周。进行治疗前后 WOMAC 评分、肾虚血瘀证评分、世界卫生组织生存质量测定量表简表评分的评测，检测治疗前后血清骨代谢指标的水平。研究结果表明：观察组临床疗效优于对照组（$P<0.01$）；治疗后观察组 WOMAC 评分中疼痛、僵硬、关节功能评分及总分均低于对照组（$P<0.01$）；治疗后观察组肾虚血瘀证评分低于对照组（$P<0.01$）；治疗后观察组世界卫生组织生存质量测定量表简表评分中生存质量主观感觉、健康状况主观感觉、生理、心理 4 个领域评分均高于对照组（$P<0.01$）；治疗后观察组血清骨代谢指标均低于对照组（$P<0.01$），两组患者治疗后血清骨代谢指标均高于健康对照组。综上，在常规西医治疗的基础上，加服金乌骨通胶囊能调节肾虚血瘀型 KOA 患者的骨代谢指标，降低 WOMAC 指数评分，提高患者的生活质量，临床疗效优于单纯的西医治疗。

（三）膝骨关节炎康复期

基于现有的临床研究证据，中药治疗康复期 KOA 主要从补益肝肾等方面开展，但近年来发表的系统评价与 RCT 相对有限，研究质量也有待进一步提升。

1. 系统评价 /Meta 分析　仙灵骨葆胶囊作为指南推荐治疗康复期 KOA 的中成药之一，具有很好的温阳散寒、活血通络、滋补肝肾、强筋壮骨的功效，同时在减轻软骨胶原降解、改善骨小梁空间结构、促进关节软骨修复和再生方面有着很好的作用，一项系统评价检索了建库至 2017 年 5 月发表的所有仙灵骨葆胶囊治疗 KOA 的 RCT，采用总体有效率、治愈率、WOMAC 评分、VAS 评分和不良反应发生情况作为结局指标。最后纳入 12 项研究，共涉及 1 390 名研究受试者。Meta 分析结果表明，仙灵骨葆胶囊联合常规疗法的治愈率（$RR=1.91$；95%CI：1.59~2.29；$P=0.005$）优于常规疗法；两种疗法不良反应发生率（$RR=0.58$；95%CI：0.18~1.90；$P=0.63$），差异无统计学意义。基于目前证据，仙灵骨葆胶囊联合常规疗法治疗 KOA 的治愈率高于单纯常规疗法，并能改善疼痛和膝关节活动度，其效果优于常规疗法，表明仙灵骨葆胶囊可能对治疗 KOA 有效。由于所纳入的研究质量低、样本量少，存在选择性偏倚、实施偏倚、测量偏倚的高度可能性，因此对仙灵骨葆胶囊治疗 KOA 的有效性及安全性评价，尚需要开展大样本、多中心、方法学规范的高质量 RCT 进一步验证。

一项 Meta 分析评价了补益肝肾中药治疗 KOA 的有效性和安全性，检索 2013 年至 2019 年所有相关 RCT，主要结局指标为临床总体疗效，次要结局指标为 VAS 评分、WOMAC 评分、KOA 严重性指数和不良反应发生率。分析结果提示补益肝肾中药治疗 KOA 的疗效优于单纯西医治疗（RR=3.48；95%CI：2.57~4.72；P<0.000 01），两组之间差异具有统计学意义，对疼痛缓解程度优于单纯西医治疗组（MD=–1.24；95%CI：–1.48~–0.99；P<0.000 01），差异具有统计学意义。补益肝肾中药对 KOA 患者的 WOMAC 评分改善程度优于单纯西医治疗组（MD=–7.25；95%CI：–10.44~–4.59；P<0.000 01），差异具有统计学意义。补益肝肾中药对 KOA 患者的 KOA 严重性指数改善程度优于单纯西医治疗组，差异具有统计学意义（MD=–1.37；95%CI：–1.69~–1.04；P<0.000 01），补益肝肾中药治疗 KOA 的不良反应发生率低于单纯西医治疗。根据研究结果可以发现，补益肝肾中药治疗 KOA 有一定疗效，与常规西医治疗相比，能更好地缓解膝骨关节疼痛，改善膝关节功能，减轻炎症水平，且治疗中出现的不良反应更少。

2. 随机对照试验　一项 RCT 研究了仙灵骨葆胶囊治疗 KOA 的疗效和安全性，该研究将 60 例患者随机分为治疗组与对照组，治疗组口服仙灵骨葆胶囊 3 粒 / 次，2 次 /d；盐酸氨基葡萄糖片 480mg/ 次，3 次 /d。对照组口服盐酸氨基葡萄糖片 480mg/ 次，3 次 /d。8 周为 1 个疗程。研究结果显示：治疗组有效率为 89.3%，对照组为 71.9%，两组差异显著（P<0.05）；两组治疗后疼痛缓解时间比较，差异显著（P<0.05），仙灵骨葆胶囊联合盐酸氨基葡萄糖片治疗 KOA 疗效明显，且能够缩短关节疼痛时间。基于以上结果，仙灵骨葆胶囊能够有效缓解 KOA 患者的疼痛、僵硬症状，并可改善关节功能，提高患者生活质量，且作为口服治疗药物，其治疗的顺应性及安全性具有明显的应用优势。

独活寄生汤出自《备急千金要方》，由独活、桑寄生、杜仲、细辛、秦艽、茯苓等组成，具有祛风散寒除湿、补肝肾、益气血的功效，全方祛邪扶正，标本兼顾，可使气血足而风湿除，肝肾强而痹痛愈。一项 RCT 研究了双醋瑞因联合独活寄生汤治疗中老年 KOA 的临床疗效和安全性，该研究选择 2010 年 12 月至 2012 年 2 月门诊和住院的 KOA 患者 120 例，随机分为 A、B、C 组，每组各 40 例。A 组为独活寄生汤组，B 组为双醋瑞因组，C 组为独活寄生汤联合双醋瑞因组，分别采用相应治疗。3 组均以 1 个月为 1 个疗程，共治疗 3 个疗程。以 VAS 评分、WOMAC 评分、红细胞沉降率、C 反应蛋白治疗前后变化作为临床疗效判定指标，并对综合疗效评分做出评价，观察治疗过程中不良反应例数。研究结果显示：3 个月治疗后，3 组 VAS 评分、WOMAC 评分、红细胞沉降率、C 反应蛋白均较治疗前有显著改善（P<0.01）；C 组临床疗效指标改善情况要优于 B 组（P<0.05），且综合疗效评价效果较好（P<0.01），具有较低的不良反应率。经双醋瑞因联合独活寄生汤治疗后，可使患者临床症状和体征明显改善，并能较可靠地控制疾病活动，同时明显降低单用双醋瑞因时产生的不良反应，是一种理想、有效、安全的治疗组合。

二、非药物治疗

(一) 膝骨关节炎发作期

临床治疗 KOA 常见的非药物疗法主要有针刺、艾灸、针刀、拔罐、推拿手法、传统功法锻炼等，其中多项临床指南推荐针灸、针刀及刺络拔罐法用于 KOA 发作期的治疗。

1. 系统评价 /Meta 分析　多项临床指南推荐使用非药物疗法改善退行性骨关节疾病的疼痛、活动受限症状，然而非药物疗法治疗 KOA 这一常见退行性疾病的有效性与安全性临床证据较少。一项 Meta 分析检索了 2018 年 12 月前所有针灸治疗 KOA 的 RCT，共检索到 674 篇相关文献，经过筛选最后纳入文献 19 篇，涉及 1 550 名 KOA 患者。19 项试验的干预类型包括灸法干预 6 项、电针干预 6 项、温针灸干预 4 项，毫针、火针、穴位敷贴各 1 项，对照组均为常规西药治疗，治疗时间范围在 2 周到 8 周不等，其中 8 项研究疗程为 4 周，疗程为 30 天、8 周的研究各 3 项，6 周、20 天的研究各 2 项，2 周的研究 1 项。未有试验设计随访，3 项试验报道了不良事件。结局指标主要采用总有效率、WOMAC 评分、VAS 评分、Lequesne 指数、SF-36 评分、Lysholm 膝关节评分（lysholm knee score scale，LKSS）、安全性评价等。Meta 分析结果显示，试验组总有效率、VAS 评分、Lequesne 指数、关节疼痛评分均优于对照组。与常规西药比较，针灸治疗 KOA 可明显改善患者膝关节症状，提高生活质量，不良反应少。

针刀是一种将传统针灸和西医手术刀进行有机结合的微创术，它既可通过针刺手法起到针刺作用，又能发挥切割和剥离等手术刀的作用。针刀治疗具有创伤小、不良反应少、恢复快等优点，易被患者所接受。一项针刀作为干预手段治疗 KOA 的 Meta 分析，检索了截至 2020 年 9 月 10 日的所有相关 RCT，纳入文献的试验组治疗方案为针刀联合中药内服，对照组治疗方案为西药、中药内服、针刀、针刺等单一方案治疗或针刺等非针刀疗法联合中药内服治疗 KOA 的 RCT。筛选后纳入了 26 篇研究，涉及 2 940 例患者。Meta 分析结果显示，与西药、中药、针刺、针刺加中药、单纯针刀相比，针刀加中药能显著提高总有效率（RR=0.06，95%CI：−0.10~0.22，P < 0.05）；与西药、针刺、针刺加中药相比，针刀加中药能显著降低 WOMAC 评分（SMD=10.63；95%CI：−15.52~−5.75；P<0.05）；与西药、中药、单纯针刀相比，针刀加中药能显著降低 VAS 评分（SMD=−1.32；95%CI：−2.00~−0.53；P<0.05），显著提高 LKSS 评分（SMD=13.43；95%CI：9.45~17.40；P<0.05）。曲线下面积检测结果显示，针刀加中药治疗在提高有效率、降低膝关节指数评分、降低 VAS 评分及提高 LKSS 评分方面，在文章所涉及的 6 种干预措施中效果最佳的可能性最大。综上所述，针刀联合内服中药在文章所涉及的 6 种 KOA 干预措施中疗效最优，在缓解疼痛和改善膝关节功能方面均明显优于西药、中药、针刀。文章结果为临床治疗 KOA 提供了一定的循证医学证据，但由于纳入文献质量偏低，未来仍需更多高质量的临床研究加以验证。

有学者检索了截至 2021 年 3 月以前的刺络拔罐疗法治疗 KOA 的研究文献，以临床有效率、VAS 评分、WOMAC 和膝关节活动度评分作为结局指标，最终纳入 23 篇研究，涉及 1 983 例患者。Meta 分析显示，共 20 篇文献含有刺络拔罐治疗 KOA 临床有效率的研究，共涉及 1 663 例受试者，结果显示总临床有效率试验组高于对照组，差异具有统计学意义（RR=1.16；95%CI：1.12~1.20；P<0.000 01）；VAS 评分方面，共纳入 7 篇文献，总共 556 例受试者，结果表明试验组 VAS 改善情况优于对照组，差异具有统计学意义（SMD=−0.47；95%CI：−0.63~−0.30；P<0.000 01）；WOMAC 方面，共纳入 5 篇文献，总共 492 例受试者，结果表明 WOMAC 总评分试验组低于对照组，差异具有统计学意义（SMD=−1.63；95%CI：−2.60~−0.66；P=0.001）；关节活动度评分方面，共纳入 4 项研究，总共 339 例受试者，Meta 分析显示关节活动度评分试验组高于对照组，差异具有统计学意义（SMD=1.40；95%CI：0.92~1.89；P<0.000 01）。本文纳入的研究中均未提及试验组不良反应发生情况。综上所述，刺络拔罐治疗 KOA 疗效肯定且安全可靠，临床有效率、止痛效果，改善僵硬、日常活动度及关节活动度效果均优于其他疗法；在有效率和止痛方面，单独刺络拔罐优于其他单独疗法，刺络拔罐配合其他疗法优于单独使用其他疗法，值得在临床中推广应用。

2. 随机对照试验　温针灸治疗 KOA 具有“效、验、便、廉”等特点，历史悠久，广泛应用于临床。有学者为评价温针灸治疗 KOA 的临床疗效，探讨其对患者下肢等速肌力的影响，将 2016 年 4 月至 2016 年 10 月的 50 例 KOA 患者随机分为观察组和对照组，观察组 25 例，对照组 21 例（脱落 4 例）。观察组穴取犊鼻、内膝眼、血海、梁丘、阴陵泉、阳陵泉、委中、合阳、风市，行温针灸治疗，每次约 40min，前 6 次治疗每日 1 次，后 6 次治疗隔日 1 次，12 次为一疗程，共 3 周。对照组未给予治疗，仅观察 3 周。观察治疗前后两组患者膝关节屈伸肌最大等速向心力量指标（总功、屈伸肌绝对和相对峰力矩、相对峰力矩屈伸比），WOMAC 评分和综合疗效等。结果显示，与治疗前相比，观察组患者总功、屈伸肌绝对和相对峰力矩均高于治疗前（P<0.01，P<0.05），屈肌 / 伸肌比值降低（P<0.05），对照组屈肌绝对和相对峰力矩降低（P<0.05，P<0.01）；观察组治疗后总功、伸肌绝对和相对峰力矩较对照组升高明显（P<0.05，P<0.01），屈肌 / 伸肌比值降低更显著（P<0.05）；观察组治疗后 WOMAC 量表各项积分及总分均降低（均 P<0.01），对照组 WOMAC 量表各项积分降低不明显（均 P>0.05）；观察组治疗后 WOMAC 评分的疼痛、僵硬评分及总分较对照组降低更明显（P<0.01，P<0.05），观察组日常生活难度评分虽有降低趋势，但两组比较差异无统计学意义（P>0.05）。该研究表明，温针治疗 KOA 能够减轻疼痛、改善功能、提高伸屈肌力量（尤其是伸肌）和肌力平衡，临床疗效较好。

针刀治疗作为一种微创技术，可以恢复软组织和关节的力学平衡，促进膝盖周边受损软组织的修复，通过切割瘢痕、分离粘连等方法重建膝盖周围的生物力学环境，广泛应用于骨关节病的治疗，并因其创伤小、疗效好的特点而受到患者的青睐。有学者对比了经筋理论指导下的针刀疗法和西医解剖理论指导下的针刀疗法对 KOA 的临床疗效差异。研究纳入 2017 年 9 月至 2018 年 8 月的 63 例患者随机分为经筋理论针刀组（A 组，32 例）和解剖理论针刀组（B 组，31 例）。A 组以足三阳、足三阴经筋的压痛点、条索状结节等阳性反应点作为进针点，消毒麻醉，针刀进入后以纵行剥离为主，而后在皮下扫散治疗。B 组以内、外侧副韧带起止点，髌韧带起止点，股四头肌肌腱止点、鹅足囊点共 8 个点为进针点，消毒麻醉，严格按四步进针刀规程（定点、定向、加压分离、刺入）操作，每周 1 次，共治疗 3 次。统计分析治疗前、治疗第 2 周、第 4 周的 WOMAC 和 VAS 评分，同时观察并记录患者的不良反应，评价其疗效。结果显示，治疗期间，两组的总有效率之间比较，A 组为 90.63%，B 组为 87.09%，两组相比，差异无统计学意义（$P>0.05$）。治疗后两组 WOMAC 功能评分比较，A 组较治疗前明显降低（$P<0.001$），B 组与治疗前相比，评分下降（$P<0.05$）；两组相比，差异有统计学意义（$P<0.05$）。VAS 疼痛评分比较，A 组第 2 周评分与治疗前相比即有统计学差异（$P<0.05$），第 4 周与治疗前比较差异更明显（$P<0.001$）；B 组第 2 周评分未见明显改变（$P>0.05$），第 4 周与治疗前比较，差异显著（$P<0.001$）；治疗后两组相比，A 组显著低于 B 组（$P<0.001$）。A 组出现 2 例、B 组出现 3 例轻度不良反应。该研究表明，经筋理论指导下的针刀疗法和西医解剖理论指导下的针刀疗法对 KOA 均有很好的疗效，但经筋理论指导下的针刀疗法在可操作性、安全性、有效性方面更具优势，易于在基层及社区医院推广。

一项多中心、随机、平行对照试验观察了絮刺拔罐法治疗 KOA 的临床疗效。该研究将 2013 年 9 月至 2014 年 5 月的 171 例 KOA 患者随机分为絮刺拔罐组（89 例）和常规针刺组（82 例）。两组取穴均为内膝眼、犊鼻和阿是穴，絮刺拔罐组采用絮刺拔罐法进行治疗，用七星针轻叩穴位，待微出血后加拔火罐；常规针刺组采用半标准化的毫针刺法进行治疗，共治疗 4 周（次数规定为最少 5 次，最多 10 次），治疗结束后随访 4 周。采用 WOMAC 和 VAS 评分评价患者疗效。结果显示，治疗 4 周后与随访时，两组患者 WOMAC 疼痛评分、僵硬评分、日常生活难度评分、总分均低于治疗前（均 $P<0.000\,1$）；除治疗 4 周后，絮刺拔罐组的 WOMAC 僵硬评分与常规针刺组比较差异无统计学意义（$P>0.05$）外，絮刺拔罐组在治疗 4 周后与随访时 WOMAC 其余各项评分和总分均低于常规针刺组（$P<0.000\,1$）。治疗 2 周、4 周后和随访时，两组患者 VAS 评分均低于治疗前（均 $P<0.000\,1$），且随治疗次数增加 VAS 评分降低更明显（均 $P<0.000\,1$）；治疗 4 周后和随访时絮刺拔罐组 VAS 评分均低于常规针刺组（$P<0.000\,1$）。研究表明，絮刺拔罐与常规针刺疗法均能明显改善 KOA 患者关节疼痛及功能，且相对安全。在取穴相同的前提下，絮刺拔罐疗法较常规针刺疗法更有优势。

（二）膝骨关节炎缓解期

在众多非药物疗法治疗 KOA 的临床实践中，不同类型的灸法与推拿手法在临床治疗 KOA 缓解期中最为常见。

1. 系统评价 /Meta 分析　热敏灸是一种改进的艾灸方法，有研究发现，热敏灸的 42 种适应证中，KOA 属于高频病种。一项 Meta 分析检索了 2016 年 10 月 9 日前热敏灸与传统灸对比治疗 KOA 的 RCT，共检索到 218 篇相关文献，经过筛选，最后纳入文献 7 篇，涉及 596 名 KOA 患者。结局指标主要采用 VAS 评分、临床症状总积分（包括肿胀、僵硬、步行能力等）、膝关节功能评分及治愈率。Meta 分析提示，患者经过热敏灸治疗后，疼痛 VAS 评分明显降低（$MD=-3.74$；95%CI：$-6.26\sim-1.23$；$P=0.004$）；患者膝关节肿胀（$MD=-1.09$；95%CI：$-1.38\sim-0.79$；$P<0.000\,01$）、僵硬（$MD=-0.93$；95%CI：$-1.17\sim-0.60$；$P<0.000\,01$）情况得到有效缓解，步行能力明显提高（$MD=-1.58$；95%CI：$-1.92\sim-1.24$；$P<0.000\,01$），且膝关节功能得到较好改善（$MD=41.24$；95%CI：$35.48\sim47.00$；$P<0.000\,01$）。热敏灸疗法相比

传统灸法具有更好的短期治愈率（RR=2.47；95%CI：1.15~5.30；P=0.02），在降低疼痛 VAS 评分、缓解临床症状、恢复膝关节功能等方面，更具优势（P<0.05）。综上所述，热敏灸疗法是一种有效缓解 KOA 症状，改善患者膝关节功能的方法，值得推广。同时该研究结果还需更多大样本、多中心 RCT 予以佐证。

推拿疗法是在经络理论基础上利用一定手法作用于相应的部位，从而达到缓解疼痛、有效加强肌肉力量、增强关节的负荷能力及恢复关节的应力平衡与张力平衡的目的。众多临床研究表明，针灸联合推拿治疗 KOA 具有良好的疗效，但仍缺乏一定循证依据。一项推拿手法联合针灸作为干预手段治疗 KOA 的 Meta 分析检索了截至 2020 年 5 月 1 日的所有相关 RCT，纳入试验组为针灸联合推拿，对照组为其他治疗方法。筛选后纳入了 24 篇研究，涉及 2 196 例患者。Meta 分析结果显示，治疗组的总体有效率（OR=3.88；95%CI：2.89~5.19；P<0.000 01）、VAS 评分（MD=−1.69；95%CI：−2.11~−1.27；P<0.000 01）、WOMAC 评分（MD=−13.89；95%CI：−18.78~−9.00；P<0.000 01）均显著优于对照组。综上所述，与单纯针灸、单纯推拿、单纯西药治疗 KOA 相比，针灸联合推拿治疗在减轻膝关节疼痛程度、改善膝关节功能、提高患者的生活质量方面效果显著。临床上选择保守治疗 KOA 时，可综合考虑针灸联合推拿的治疗方法。但由于所纳入的文献中高质量文献比重较少，且可能存在偏倚因素，因此未来需要更多更高质量的临床证据来验证。

2. 随机对照试验　为了更好地探讨艾灸的作用机制，有学者采取随机对照临床试验设计，比较艾灸与针刺治疗 KOA 的临床疗效及患者血清炎症因子和氧化应激因子的变化。研究将 2018 年 11 月至 2019 年 6 月的 60 例 KOA 患者随机分为艾灸组（30 例，脱落 2 例）和针刺组（30 例，脱落 2 例）。针刺组穴取患侧内膝眼、犊鼻、鹤顶、血海、梁丘、足三里、阿是穴行针刺治疗，留针 30min；艾灸组采用艾灸箱于膝关节局部进行治疗，每次 60min，两组治疗均两天 1 次，连续 4 周，共计 14 次。比较两组患者治疗前后 WOMAC 评分，并评定疗效；检测两组患者治疗前后血清肿瘤坏死因子 -α（tumor necrosis factor，TNF-α）、白细胞介素 -1β（interleukin，IL-1β）、丙二醛（malondialdehyde，MDA）含量及超氧化物歧化酶（superoxide dismutase，SOD）含量。结果显示，与治疗前比较，治疗后两组患者 WOMAC 评分，血清 TNF-α、IL-1β 及 MDA 含量均降低（P<0.05）；SOD 活力均增高（P<0.05）。与针刺组比较，艾灸组患者治疗后 WOMAC 评分，血清 TNF-α、IL-1β 及 MDA 含量较低（P<0.05）；SOD 活力较高（P<0.05）。艾灸组总有效率为 89.3%，优于针刺组的 42.9%（P<0.05）。研究表明，艾灸和针刺治疗均能减轻 KOA 症状，且艾灸疗效优于针刺，其作用机制可能与降低患者血清炎症因子和氧化应激因子水平有关。

一项临床研究观察了经筋推拿配合易筋经训练治疗 KOA 的临床效果。该研究纳入 2017 年 2 月至 2018 年 2 月的 KOA 患者 90 例，随机分为治疗组和对照组各 45 例。其中，治疗组采用经筋推拿（循经推拿，根据所选经脉，从膝部上下穴位进行点揉，每穴 1~2min，循经推按 3~5 次，至皮肤潮红。筋结推拿，寻找膝部痛点及筋结点，进行弹拨手法推拿，以患者能忍耐为度，时间 10~15min。以上治疗每天 1 次，5 次为 1 个疗程，疗程间休息 2 天，共干预 4 个疗程），配合易筋经训练；对照组采用常规推拿治疗（参照全国中医药行业高等教育

“十三五”规划教材《推拿学》中 KOA 的推拿操作手法。每天 1 次，5 次为 1 个疗程，疗程间休息 2 天，共干预 4 个疗程)，两组均在治疗前后进行临床疗效、症状积分评定，以及平衡及本体感觉评估，并检测关节滑液相关炎症因子的含量。结果显示，治疗组总有效率优于对照组（$P<0.05$）；症状积分比较，治疗组优于对照组（$P<0.05$）；平衡及本体感觉评估比较，治疗组均优于对照组（$P<0.05$）；相关炎症因子比较，两组治疗后均能有效降低 IL-6、TNF-α 等炎症因子含量。研究表明，中医推拿疗法对 KOA 治疗有独特优势，疗效较好且无不良反应。经筋推拿配合易筋经训练能更有效地治疗 KOA，提高患者平衡及本体感觉功能，降低 KOA 的炎性反应。

（三）膝骨关节炎康复期

关节轻度疼痛或不适、腰膝酸软、倦怠乏力，甚或肌萎无力，是 KOA 康复期患者面临的主要症状，在医生的指导下选择适当的功能锻炼方式，如传统功法、个体化运动疗法以及健康教育等适用于康复期 KOA 治疗。

1. 系统评价 /Meta 分析　传统功法通常包括太极拳、五禽戏、八段锦、易筋经等养生、保健功法。一项 Meta 分析检索了 2017 年 10 月前传统功法(包括太极拳、五禽戏、八段锦、易筋经)治疗 KOA 的 RCT 文献，共检索到 486 篇相关文献，经过筛选最后纳入文献 11 篇。Meta 分析提示，疗效评价方面，KOA 患者接受传统运动太极拳干预后，WOMAC 疼痛（$SMD=-1.40$；95%CI：−2.28~−0.52；$P=0.002$）、关节僵硬（$SMD=-0.48$；95%CI：−0.87~−0.08；$P=0.02$），以及生理功能等症状改善方面（$SMD=-1.92$；95%CI：−3.16~−0.68；$P=0.002$），其短期疗效均优于对照组；其他传统运动疗法干预（八段锦 1 篇、五禽戏 1 篇、易筋经 1 篇等）因相关文献偏少，尚有待考证。安全性评价方面，尚未发现严重不良事件。证据分级方面，依照证据等级 GRADE 测评结果，本研究评估级别显示“低质量或极低质量”。综上所述，传统运动太极拳治疗 KOA 疗效明确，不良反应相对偏少，能够对 KOA 患者疼痛改善及关节功能影响发挥积极效应；其他传统运动疗法因纳入研究较少及文献本身局限性，有待今后开展更多设计严谨、高质量的研究予以验证。

水中运动疗法是一项重要的康复治疗方法，目前在 KOA 患者中的运用越来越受到青睐，具有运动疗法及温热治疗的双重作用，在浮力作用下也可减轻关节压迫和疼痛，使肌肉更加放松，耐受更高水平的有氧运动训练。一项以水中运动疗法作为干预手段治疗 KOA 的 Meta 分析检索了截至 2009 年 12 月的所有相关 RCT，纳入试验组为参加有组织的、针对 KOA 的水中运动疗法训练，包括热身、肌力训练、关节活动度练习、牵伸、心肺功能训练、平衡功能训练、协同练习及整理运动，对照组给予其他康复训练或不给予任何干预措施。筛选后纳入 6 篇研究，涉及 496 例患者。Meta 分析结果显示，与对照组比较，试验组 WOMAC 量表中疼痛评分低于对照组，且有显著性意义（$WMD=-57.61$；95%CI：−81.28~−33.94；$P<0.001$），股四头肌肌力高于对照组，有显著性意义（$WMD=3.06$；95%CI：1.16~4.98；$P<0.05$）；在不良反应方面，有 2 篇文章报道了对老年 KOA 患者进行水中运动疗法之后患者出现不良事件，但均报道不良事件很小，不会影响患者参与，没有显著性意义，水中运动疗法是安全的。综上所述，现有临床证据表明，KOA 的水中运动训练疗法在改善患者症状、躯

体功能、改善体能和提高健康相关生存质量上的短期疗效已得到初步肯定，且不良反应很小，但是长期疗效如何还很少有报道。

2. 随机对照试验　不断有研究表明，传统功法如太极拳、八段锦、易筋经等运动锻炼对改善老年人的骨关节活动度、疼痛僵硬等关节不适症状有明显效果。有学者通过一项针对有认知障碍（cognitive impairment，CI）和KOA老年人的为期20周太极拳项目的试点整群随机试验，观察太极拳锻炼在改善KOA和CI社区居民老年人疼痛和其他健康结果方面的疗效。纳入2008年1月至2010年6月的55例年龄60岁以上的KOA患者，随机分为太极拳训练组（28例）和对照组（27例）。其中，太极拳训练组参加孙氏太极拳课程，每周3节课，为期20周；对照组参加提供健康和文化信息的课程，时间长度相同。评估措施包括WOMAC疼痛、身体功能和僵硬量表，起床和休息测试，静坐和站立测试，细微精神状态检查，在干预期间和研究结束时（测试后）每4周进行一次。结果显示，在试验后，两组之间的WOMAC疼痛（P=0.006）和僵硬评分（P=0.010）差异显著，而两组在WOMAC身体功能评分（P=0.071）和细微精神状态检查（P=0.096）中的差异显示出临界意义。随着时间推移，太极拳训练组的WOMAC疼痛（P=0.001）、身体功能（P=0.021）和僵硬（P<0.001）评分明显改善；两组均未发现不良事件。研究表明，练习太极拳可以有效减轻KOA和CI老年人的疼痛和僵硬。

一项RCT探讨水中运动疗法对KOA患者膝关节功能的影响。该试验纳入2013年1月至2016年1月的KOA患者62例，采用暗箱信封法，根据单双号将患者随机分为试验组和对照组，试验组行水中运动训练，对照组行徒手运动训练。疗效评估分别在治疗前、治疗结束后1个月和3个月对患者进行关节灵活性测试、肌肉力量测试和膝关节功能水平评估，所有测试按以下顺序在1个小时内完成：量表调查（20min）、灵活性测试（20min）和力量测试（20min）。结果显示，与治疗前相比，两组患者膝关节伸展、髋关节外展、肌肉力量和膝关节功能水平在治疗后1个月、3个月均显著改善（P<0.05）；与对照组相比，试验组患者的膝关节伸展、髋关节外展、肌肉力量和膝关节功能随着时间的推移均产生积极的变化，两组之间差异具有统计学意义（P<0.05）；两组患者在治疗期间均无不良反应发生。研究表明，采用水中运动训练KOA患者，能有效改善患者的膝关节功能，具有重要的应用价值。

三、联合治疗

联合治疗KOA在临床上应用较多，包括中医外治法联合西医手术治疗、中医药物联合西医药物治疗、中医康复疗法联合西医康复治疗等。

（一）膝骨关节炎发作期

1. 系统评价/Meta分析　独活寄生汤是KOA临床治疗常用方。一项独活寄生汤联合氨基葡萄糖治疗KOA的Meta分析共纳入13篇文献，涉及1 201例患者。联合组与氨基葡萄糖组比较，在总有效率、VAS评分、WOMAC评分、C反应蛋白方面更有优势。共有11个RCT涉及联合组与氨基葡萄糖组总有效率的比较，样本量为959例，其中联合组484例，氨基葡萄糖组475例。结果显示，联合组有效率与氨基葡萄糖组相比有优势（OR=3.19；

95%*CI*: 2.12~4.82; $P<0.000\ 01$)。3 个 RCT 涉及 VAS 评分比较，样本量为 231 例，其中联合组 116 例，氨基葡萄糖组 115 例。结果显示，联合组 VAS 评分较氨基葡萄糖组有优势（*MD*=–1.14; 95%*CI*: –1.26~–1.03; $P<0.000\ 01$)。3 个 RCT 涉及 WOMAC 评分比较，样本量为 235 例，其中联合组 117 例，氨基葡萄糖组 118 例。与氨基葡萄糖组相比，联合组 WOMAC 评分有优势（*MD*=–6.63; 95%*CI*: –8.68~–4.7; $P<0.000\ 01$)。2 个 RCT 涉及联合组与独活寄生汤组比较，样本量 134 例，其中联合组 69 例，独活寄生汤组 65 例。结果显示，联合组总有效率比独活寄生汤组有优势（*OR*=9.48; 95%*CI*: 3.61~24.90; $P<0.000\ 01$)。现有的证据表明，独活寄生汤联合氨基葡萄糖较两药单用有优势，能缓解疼痛，改善关节功能，但纳入研究的文章质量偏低，尚需要更多高质量的研究来验证。

同时，针刀对 KOA 治疗效果良好，一项针刀联合臭氧治疗 KOA 的 Meta 分析检索了截至 2019 年 7 月的相关文献。共纳入 12 篇 RCT 文献，试验组均采用针刀 + 臭氧治疗，共 567 例；对照组均采用单一针刀治疗，共 563 例。6 篇文献显示针刀联合臭氧组有效率较对照组更高（*RR*=1.22; 95%*CI*: 1.14~1.31; $P<0.05$)，差异有统计学意义；6 篇文献显示针刀联合臭氧组在 VAS 评分的改善上优于对照组（*MD*=–1.48; 95%*CI*: –1.85~–1.11; $P<0.05$)，差异有统计学意义；4 篇文献显示针刀联合臭氧组优良率高于对照组（*RR*=1.41; 95%*CI*: 1.24~1.60; $P<0.05$)，差异有统计学意义；2 篇文献显示针刀联合臭氧组 Lequesne 指数更高（*MD*=1.17; 95%*CI*: 0.59~1.76; $P<0.05$)，差异有统计学意义。由此可得，针刀联合臭氧治疗 KOA 与单纯针刀相比，在有效率、VAS 评分、优良率及 Lequesne 指数方面均有明显优势，且能更好地恢复膝关节功能，但由于纳入的文献较少、质量不高，确切疗效仍需纳入更高质量的 RCT。

2. 随机对照试验　有学者探讨真武汤加味联合整脊手法治疗 KOA 发作期寒湿痹阻证的疗效及对关节炎症因子的影响。真武汤集利水、制水为一体，标本兼治、攻补同施，方中附子为君药，温肾助阳，气化行水；茯苓、白术、生姜为臣药，健脾利湿，淡渗利水，使水气从小便而出；佐以桂枝、地龙、丹参、白芍活血化瘀、利水气，牛膝、泽泻引水下行。该研究将 148 例患者随机分为对照组和观察组各 74 例。对照组口服塞来昔布胶囊，0.2g/ 次，1 次 /d；整脊疗法，采用腰椎定位斜扳法和指压法进行治疗，手法隔日 1 次，每周 3 次，共 12 次。观察组采用真武汤加味口服，1 剂 /d，整脊疗法同对照组。两组均连续治疗 4 周。对治疗前后 WOMAC、疼痛和肿胀程度、膝关节严重程度指数、膝关节局部体征和寒湿痹阻证进行评分，生活质量采用关节炎生活质量测量量表 2（arthritis impact measurement scale 2，AIMS 2）进行评分，均于治疗前后各评价 1 次。检测治疗前后 IL-1β、TNF-α 及其他炎症因子水平。结果显示，观察组患者临床疗效优于对照组（$Z=2.131$，$P<0.05$)；观察组患者 WOMAC 量表疼痛、僵硬和关节功能 3 个维度评分和 WOMAC 总分均低于对照组（$P<0.01$)，疼痛（行走痛、静息痛、压痛）和肿胀程度评分均低于对照组（$P<0.01$)；观察组寒湿痹阻证和膝关节局部体征评分均低于对照组（$P<0.01$)；观察组 AIMS 2-SF 量表躯体、症状、影响、社会、工作因子评分和总分均高于对照组（$P<0.01$)；观察组关节液 IL-1β、TNF-α 及其他炎症因子水平均低于对照组（$P<0.01$)。因此，真武汤加味内服结合整脊疗法治疗 KOA 发作期寒湿痹阻证患者，

能明显减轻临床症状，改善关节功能，提高患者生活质量，并能降低关节液中促炎因子和神经肽类物质表达，从而抑制炎症反应，控制临床症状。

蠲痹汤在治疗 KOA 方面效果显著，其药物组成为黄芪、淫羊藿、骨碎补、熟地黄、肉苁蓉、牛膝、甘草。有学者观察蠲痹汤与推拿手法联合西药治疗 KOA 发作期寒湿痹阻证的临床疗效。将 120 例患者按随机数字表法分为对照组和观察组各 60 例。两组均服用塞来昔布胶囊、盐酸氨基葡萄糖胶囊，外用双氯芬酸钠凝胶涂抹膝关节处。观察组加用蠲痹汤加减内服与推拿手法治疗。两组疗程均为 4 周。治疗前后使用 WOMAC 评分评价膝关节的症状与功能情况，应用 VAS 评分评价行走痛、静息痛的疼痛程度与膝关节的肿胀程度，应用 AIMS 2-SF 评价生活质量，比较两组疗效。治疗后，观察组临床疗效优于对照组（$P<0.05$）。两组 WOMAC 疼痛、僵硬、关节功能 3 个维度的评分及总分均较治疗前下降（$P<0.01$），观察组 3 个维度的评分及总分均低于对照组（$P<0.01$）。两组行走痛和静息痛评分、肿胀程度评分均较治疗前下降（$P<0.01$），观察组 3 项评分均低于对照组（$P<0.01$）。两组 AIMS 2-SF 躯体、症状、影响、社会、工作因子评分及总分均较治疗前升高（$P<0.01$），观察组 5 个维度的评分及总分均高于对照组（$P<0.01$）。因此，在常规西药干预的基础上采用蠲痹汤加减联合推拿手法治疗 KOA 发作期寒湿痹阻证患者，可进一步减轻关节的肿痛症状，促进关节功能恢复，提高生活质量，临床疗效优于单纯采用西药治疗。

宣痹汤在临床上治疗 KOA 应用广泛，其组成为防己、杏仁、滑石、连翘、栀子、赤小豆等。学者们研究宣痹汤加减联合常规治疗对风湿热痹型 KOA 发作期患者的临床疗效。将 92 例患者随机分为对照组和观察组，每组 46 例，对照组给予中药汤剂安慰剂联合常规治疗（塞来昔布、盐酸氨基葡萄糖），观察组给予宣痹汤加减联合常规治疗，疗程 14 天。检测 VAS 评分、临床症状评分、血清风湿指标、血清炎症因子变化。治疗后，两组 VAS 评分、临床症状评分、血清风湿指标、血清炎症因子均降低（$P<0.05$），但观察组更为明显（$P<0.05$）。两组不良反应发生率比较，差异无统计学意义（$P>0.05$）。由此可见，宣痹汤加减联合常规治疗可有效提高风湿热痹型 KOA 患者临床疗效，改善体内炎症因子水平。

（二）膝骨关节炎缓解期

1. 系统评价 /Meta 分析　中医外治法在 KOA 缓解期应用广泛，一项中医外治法联合关节腔注射玻璃酸钠治疗 KOA 疗效和安全性的 Meta 分析检索了 2006 年 12 月至 2016 年 12 月的数据。共纳入 14 篇文献，涉及 1 449 例受试者。所有试验质量普遍不够高。与对照组相比，中医外治法联合关节腔注射玻璃酸钠治疗 KOA 疗效确切，有效率（$P<0.000\ 01$）和痊愈率（$P<0.000\ 01$）均高于对照组，且 VAS 评分（$P<0.000\ 1$）更低、LKSS 评分（$P=0.003$）更高，但在 WOMAC 评分（$P=0.13$）方面，两组疗效无差异。结果表明，中医外治法联合关节腔注射玻璃酸钠可优势互补，其治疗 KOA 较单纯关节腔注射玻璃酸钠更能提高临床疗效，但仍需高质量的临床研究加以验证。

青风藤作为传统中药治疗风湿痹病历史悠久，其中所含的防己碱是祛风止痛的主要成分。现代药理研究表明，防己碱具有良好的抗炎、镇痛、免疫抑制、解毒等作用。临床上已有正清风痛宁注射液、正清风痛宁片、正清风痛宁缓释片、盐酸防己碱肠溶片等制剂。一项

Meta 分析检索了截至 2020 年 11 月 11 日所有防己碱制剂联合西药治疗 KOA 的文章，对口服或关节腔注射防己碱制剂联合西药治疗 KOA 的临床疗效和安全性进行系统评价。共纳入 13 篇文献，涉及 1 179 例患者。结果显示，口服防己碱制剂联合西药相对于单独使用西药治疗 KOA，能提高总有效率（OR=3.17；95%CI：2.04~4.94；P＜000 1）；关节腔注射防己碱制剂联合西药对有效率影响不明显（OR=1.63；95%CI：0.82~3.27；P=0.17）。防己碱制剂联合西药治疗 KOA 能够改善 WOMAC 总分，WOMAC 疼痛、僵硬、关节功能障碍评分，以及 VAS 评分，未增加总不良反应发生率。因此，口服防己碱制剂联合西药治疗 KOA 能够提高疗效，且安全性较好，但仍需更多高质量、多中心的 RCT 来提升循证证据强度。

2. 随机对照试验　有学者比较针刀联合口服非甾体抗炎药与单纯口服非甾体抗炎药治疗 KOA 的临床疗效。将 120 例 KOA 顽固性疼痛患者随机分为口服非甾体抗炎药治疗组（A 组）与中西医结合针刀微创疗法治疗组（B 组），每组 60 例。比较两组在疗程末、1 个月、3 个月、6 个月的 WOMAC 评分，以及临床疗效。两组 WOMAC 评分，在治疗前、治疗末及治疗 1 个月，差异无统计学意义（P>0.05）；但在治疗后 3 个月和 6 个月，B 组均优于 A 组，差异均有统计学意义（P<0.05）。临床疗效比较，在治疗末及治疗后 1、3 和 6 个月各时间点的治疗有效率，A 组分别为 83.3%、78.3%、53.3% 和 48.3%，B 组分别为 90.0%、85.0%、81.7% 和 85.0%，随着治疗结束后时间的延长，A 组治疗有效率逐渐降低，B 组治疗有效率变化不明显，差异无统计学意义（P=0.498）。在治疗后 3 个月和 6 个月 B 组治疗有效率均高于 A 组，差异均有统计学意义（P<0.01）。由此可见，针刀微创疗法联合口服非甾体抗炎药治疗 KOA 顽固性疼痛的长效作用明显优于单纯非甾体抗炎药。

研究人员用中药熏洗联合西药治疗 KOA，将 60 例 KOA 患者随机分为治疗组和对照组各 30 例。两组均给予盐酸氨基葡萄糖胶囊口服。对照组加用非甾体抗炎药口服。治疗组加用健步通络熏洗方熏洗治疗，每日 1 次，每周熏洗 5 次，两组均治疗 6 周。观察两组患者治疗前后膝关节疼痛程度、肿胀程度、关节功能评分、TNF-α、白细胞介素 -1（interleukin，IL-1）、转化生长因子 -β（transforming growth factor-β，TGF-β）水平变化情况，并评价临床疗效。经过治疗后，治疗组总有效率为 93.3%，对照组总有效率 90.0%，两组总有效率比较差异无统计学意义（P>0.05）；两组均可明显缓解关节疼痛、肿胀，改善关节功能，两组比较差异无统计学意义（P>0.05）；治疗组血清中 TNF-α、IL-1 较对照组下降，两组比较差异有统计学意义（P<0.05），治疗组血清中 TGF-β 较对照组上升，差异有统计学意义（P<0.05）。由此可见，健步通络熏洗方熏洗治疗 KOA 疗效与非甾体抗炎药相当，安全性良好，值得临床推广应用。

超声波也可用于 KOA 治疗，研究人员研究低强度脉冲超声波缓解 KOA 疼痛与关节软骨损伤的治疗作用及疗效评价，将 120 例 KOA 患者随机分为对照组、超声治疗组和联合治疗组，对照组患者接受双氯芬酸钠缓释片常规治疗，超声治疗组接受低强度脉冲超声波治疗，联合治疗组接受双氯芬酸钠缓释片联合低强度脉冲超声波治疗。治疗后 1 个月和 3 个月观察 VAS 评分、Lequesne 指数、LKSS 评分、关节软骨缺损评分、临床疗效和不良反应发生情况。治疗后1和3个月，超声治疗组和联合治疗组VAS评分及Lequesne指数显著低于对照组，末次随访总有效率显著高于对照组（$P<0.01$，$P<0.05$）；治疗后1和3个月，超声治疗组和联合治疗组LKSS评分显著高于对照组（$P<0.01$）；治疗后1和3个月，超声治疗组和联合治疗组关节软骨缺损评分显著低于对照组（$P<0.01$）；随访期间，仅对照组有2例发生药物相关性头痛和恶心，其他两组未发生超声波毒性反应和药物不良反应。由此可见，低强度脉冲超声治疗KOA疗效确切，能有效减轻疼痛并促进关节软骨损伤的修复，且低强度脉冲超声治疗并不影响药物的有效性。

（三）膝骨关节炎康复期

1. 系统评价/Meta分析　一项运动疗法联合外治法治疗KOA临床疗效的Meta分析搜集了2001年1月至2017年8月的相关文献，最终有17篇研究符合纳入标准。运动疗法联合外治法与对照组的疗效（MD=3.86；95%CI：2.40~6.21；$P<0.000\ 01$）、VAS评分（MD=0.64；95%CI：0.40~0.88；$P<0.000\ 01$）、LKSS评分（MD=19.80；95%CI：18.00~21.60；$P<0.000\ 01$）、肌力（MD=8.06；95%CI：5.31~10.81；$P<0.000\ 01$）等比较，差异均有统计学意义。由此可见，运动疗法联合外治法组在疗效、VAS评分、LKSS评分、肌力增强上都要优于对照组。鉴于纳入研究存在选择性偏倚和测量性偏倚的高度可能性，将影响结果的论证强度，因此尚需更多设计严谨的临床随机对照研究加以证实。

同时，康复期也应给予一定推拿治疗，一项Meta分析搜集了截至2020年5月针灸联合推拿治疗KOA的文献，最终纳入24篇RCT，共计2 196例患者，治疗组1 103例采用针灸联合推拿治疗，对照组1 093例采用单纯针灸或单纯推拿或单纯西药治疗，其中7篇高质量文献，17篇低质量文献。Meta分析结果表明，治疗组的总体有效率（OR=3.88；95%CI：2.89~5.19；$P<0.000\ 01$）、VAS评分（MD=−1.69；95%CI：−2.11~−1.27；$P<0.000\ 01$）、WOMAC评分（MD=−13.89；95%CI：−18.78~−9.00；$P<0.000\ 01$）和LKSS评分（MD=11.66；95%CI：7.42~15.89；$P<0.000\ 01$）均显著优于对照组。结果表明，与单纯针灸、单纯推拿、单纯西药治疗KOA相比，针灸联合推拿治疗在减轻膝关节疼痛程度、改善膝关节功能、提高患者的生活质量方面效果显著；临床上选择保守治疗KOA时可综合考虑针灸联合推拿治疗方法，但由于所纳入的文献中高质量文献比重较少，且可能存在偏倚因素，因此未来需要更多更高质量的文献来验证。

2. 随机对照试验　有学者研究膝关节腔内注射玻璃酸钠配合康复训练治疗老年人康复期KOA的疗效，并对患者股四头肌表面肌电进行分析和评价，将120例KOA患者随机分为治疗组和对照组，每组60例。治疗组采用膝关节腔内注射玻璃酸钠联合膝关节康复训练，对照组采用理疗方法，对两组患者治疗前后进行VAS评分、LKSS评分和表面肌电检测。两组治疗后疼痛程度均明显减轻，但治疗组关节功能恢复优良率为83.3%（$P<0.05$），明显优于对照组。两组患者治疗后股四头肌表面肌电的中位频率和平均频率改善程度有显著差异（$P<0.05$），治疗组明显优于对照组。由此可见，膝关节腔内注射玻璃酸钠联合康复训练能有效治疗康复期KOA，并可以改善患者股四头肌抗疲劳能力。

针灸在康复期运用较多，有学者研究揿针留针疗法联合康复干预措施对康复期 KOA 疗效的影响，将 70 例患者随机分为观察组和对照组，每组 35 例。排除脱落病例，最后观察组 34 例、对照组 32 例纳入统计。观察组给予揿针埋针联合常规康复干预，埋针穴位为犊鼻、内膝眼、血海、梁丘、阳陵泉、阿是穴，埋针 24 小时；对照组单纯给予常规康复干预。两组患者于治疗前、初次治疗结束时、治疗 1 个月后及治疗后 3 个月随访时采用 VAS 评分评判患膝的疼痛程度；同时于治疗前、治疗 1 个月采用 WOMAC 评分评定患膝的关节功能，采用主动屈膝关节活动范围评定患膝的关节活动度，并评定两组疗效。初次治疗结束时，观察组 VAS 评分较治疗前及对照组改善明显（均 $P<0.05$），而对照组与治疗前比较，差异无统计学意义（$P>0.05$）。治疗 1 个月后，两组 VAS 评分、WOMAC 评分、主动屈膝关节活动范围测定较治疗前均明显改善（均 $P<0.05$），且观察组优于对照组（均 $P<0.05$）；观察组总有效率为 97.1%，优于对照组的 81.3%（$P<0.05$）。随访时，两组患者 VAS 评分较治疗 1 个月时稍有上升，但与治疗前比较，差异仍有统计学意义（$P<0.05$），且观察组仍优于对照组（$P<0.05$）。由此可见，揿针留针疗法联合康复干预能有效缓解患膝疼痛、改善关节功能，揿针留针疗法对康复期 KOA 的康复有趋利作用。

第三节　临床指南与专家共识

一、国际临床指南与专家共识

（一）OARSI 非手术治疗膝、髋及多关节骨关节炎临床实践指南（2019 版）

2019 年国际骨关节炎研究学会（OARSI）发布的《非手术治疗膝、髋及多关节骨关节炎临床实践指南》涉及膝关节、髋关节及多关节骨关节炎非手术治疗相关的多项干预措施。与国内的关节炎诊疗共识相比，OARSI 制定的这部指南在方法学的选择和推荐意见的提出方面存在一定优势，且具有很好的代表性。具体推荐意见见表 6-1。

（二）美国风湿病学会 / 关节炎基金会手部、髋部和膝部骨关节炎管理指南（2019 版）

2020 年 1 月，美国风湿病学会联合关节炎基金会共同发布了手、髋和膝关节骨关节炎的管理指南，该指南是对 2012 年手、髋和膝关节骨关节炎的管理建议的更新，主要为临床医生和患者制定骨关节炎治疗决策时提供指导。

这项研究确定了骨关节炎的临床相关人群、治疗措施、对照者、结局问题和关键结局。一个文献审查小组进行了系统的文献综述，以总结支持骨关节炎现有的教育、行为、社会心理、物理、身心和药物疗法利弊的证据。使用建议评估分级、制定和评估方法，对证据质量进行分级。由风湿病医师、内科医师、物理和作业治疗师以及患者组成的投票小组对建议达成了共识。

表 6-1 《OARSI 非手术治疗膝、髋及多关节骨关节炎临床实践指南》推荐意见

推荐级别	推荐强度	干预类型	无合并症	合并胃肠疾病	合并心血管疾病	年老体弱	伴有全身疼痛或抑郁
核心推荐	强推荐	陆地训练、体重控制、教育					
1A 级（≥75% 支持）	强推荐	药物干预	外用非甾体抗炎药		外用非甾体抗炎药	外用非甾体抗炎药	请参考 1B 级推荐
1B 级（≥75% 支持且>50% 弱推荐）	弱推荐	药物干预	非选择性口服非甾体抗炎药、非选择性口服非甾体抗炎药+质子泵抑制剂、环氧化酶抑制剂、关节腔注射激素	环氧化酶抑制剂、关节腔注射激素或透明质酸	关节腔注射激素或透明质酸	关节腔注射激素或透明质酸	非选择性口服非甾体抗炎药、非选择性口服非甾体抗炎药+质子泵抑制剂、环氧化酶抑制剂
		非药物干预	水中运动、步态辅助、患者自我管理	水中运动、步态辅助、患者自我管理	水中运动、步态辅助、患者自我管理		水中运动、步态辅助、患者自我管理、认知行为治疗联合运动
2 级（60%~74% 支持）	弱推荐	药物干预	关节腔注射透明质酸	非选择性口服非甾体抗炎药+质子泵抑制剂			度洛西汀、关节腔注射激素或透明质酸、外用非甾体抗炎药
		非药物干预	认知行为治疗联合运动				
共识	弱推荐	其他	关节腔注射治疗	关节腔注射治疗、低剂量短疗程使用非甾体抗炎药		关节腔注射治疗、低剂量短疗程使用非甾体抗炎药	疼痛管理、关节腔注射治疗

根据现有证据，对所评估的方法作强有力或条件性的推荐或不推荐。针对超重或肥胖的膝和 / 或髋部骨关节炎患者，强烈推荐进行运动、减肥。对于第一腕掌关节骨关节炎，强烈推荐自我效能和自我管理计划、太极拳、使用手杖和手矫形器。KOA 强烈推荐使用局部非甾体抗炎药、口服非甾体抗炎药和关节内类固醇注射。对于第一腕掌关节骨关节炎，条件性建议包括平衡运动、瑜伽、认知行为疗法和运动，除第一腕掌关节外的其他手关节，推荐关

节矫形器。KOA推荐针灸、热力疗法、射频消融术。手部骨关节炎推荐局部非甾体抗炎药、关节内类固醇注射和硫酸软骨素。局部辣椒素、对乙酰氨基酚、度洛西汀和曲马多条件性推荐用于膝部骨关节炎。

该指南为临床医生和患者的骨关节炎治疗决策提供了指导。临床医生和患者应参与共同决策,并考虑到患者的价值观、偏好和合并症。该指南不应被用于限制或否定疗法的使用。具体推荐意见参见表6-2、表6-3。

表6-2 手部、膝部和髋部骨关节炎的生理、心理社会和身心方法的治疗建议

干预措施	关节		
	手	膝	髋
运动	强烈推荐	强烈推荐	强烈推荐
平衡训练	不推荐	有条件的推荐	有条件的推荐
减肥	不推荐	强烈推荐	强烈推荐
增强自信和自我管理能力	强烈推荐	强烈推荐	强烈推荐
太极	不推荐	有条件的推荐	有条件的推荐
瑜伽	不推荐	有条件的推荐	不推荐
认知行为疗法	有条件的推荐	有条件的推荐	有条件的推荐
拐杖支持	不推荐	强烈推荐	强烈推荐
胫股膝关节支具	不推荐	强烈推荐(胫股关节)	不推荐
髌股支具	不推荐	有条件的推荐(髌股关节)	不推荐
康复贴治疗	有条件的推荐(第一腕掌关节)	不推荐	不推荐
手部矫形器	强烈推荐(第一腕掌关节)	不推荐	不推荐
手部矫形器	有条件的推荐(其他关节)	不推荐	不推荐
改装鞋	不推荐	有条件的反对	不推荐
外侧和内侧楔形鞋垫	不推荐	有条件的反对	有条件的反对
针灸治疗	有条件的推荐	有条件的推荐	有条件的推荐
热干预	有条件的推荐	有条件的推荐	有条件的推荐
石蜡热疗	有条件的推荐	不推荐	不推荐
射频消融术	不推荐	有条件的推荐	不推荐
按摩疗法	不推荐	有条件的反对	有条件的反对
离子导入治疗	有条件的反对	不推荐	不推荐
脉冲振动疗法	不推荐	有条件的反对	不推荐
经皮电刺激	不推荐	强烈反对	强烈反对

表 6-3　手部、膝部和髋部骨关节炎的药物治疗建议

干预措施	关节		
	手	膝	髋
外用非甾体抗炎药	有条件的推荐	强烈推荐	不推荐
外用辣椒素	不推荐	有条件的推荐	不推荐
口服非甾体抗炎药	强烈推荐	强烈推荐	强烈推荐
关节腔内注射糖皮质激素	有条件的推荐	强烈推荐	强烈推荐
超声引导下关节腔内注射糖皮质激素	不推荐	不推荐	强烈推荐
对乙酰氨基酚	有条件的推荐	有条件的推荐	有条件的推荐
度洛西汀	有条件的推荐	有条件的推荐	有条件的推荐
曲马多	有条件的推荐	有条件的推荐	有条件的推荐
非曲马多阿片类药物	有条件的反对	有条件的反对	有条件的反对
秋水仙碱	有条件的反对	有条件的反对	有条件的反对
鱼肝油	有条件的反对	有条件的反对	有条件的反对
维生素 D	有条件的反对	有条件的反对	有条件的反对
双膦酸盐	强烈反对	强烈反对	强烈反对
氨基葡萄糖	强烈反对	强烈反对	强烈反对
硫酸软骨素	有条件的推荐	强烈反对	强烈反对
羟氯喹	强烈反对	强烈反对	强烈反对
甲氨蝶呤	强烈反对	强烈反对	强烈反对
关节内注射透明质酸	有条件的反对	有条件的反对	强烈反对
关节内注射肉毒素	不推荐	有条件的反对	有条件的反对
增生疗法	不推荐	有条件的反对	有条件的反对
关节内注射富血小板血浆	不推荐	强烈反对	强烈反对
干细胞注射	不推荐	强烈反对	强烈反对
关节内注射生物拮抗剂（TNF-α 抑制剂和 IL-1 受体拮抗剂）	强烈反对	强烈反对	强烈反对

（三）膝骨关节炎非关节置换治疗推荐意见（2021 版）

美国骨科医师学会（AAOS）于 2021 年 8 月 31 日发布了《非关节置换治疗膝骨关节炎临床实践指南》，该指南以循证医学证据为基础，参考 2018 年 3 月至 2021 年 4 月间的最新文献，总结 28 条推荐意见，包括药物治疗、非药物治疗，以及除关节置换以外的手术治疗，为临床医师治疗 KOA 提供指导，同时也为从事医疗康复的工作人员、患者及患者家属提供更专业的建议。推荐指南肯定了患者教育、自我管理、监督下的锻炼在 KOA 患者基础治疗的作用，无禁忌的情况下，应用口服对乙酰氨基酚、非甾体抗炎药以及局部外用药物可有效减轻症状。而口服麻醉剂、关节腔内注射透明质酸等治疗，考虑其安全性以及有效性，不推荐

常规用于 KOA 患者。很多治疗方法仍需要更多的临床证据来明确其治疗有效性。

(四) 临床实践指南：膝骨关节炎的处理(非关节成形术)(第 3 版)

2022 年，美国骨科医师学会(AAOS)发布了第 3 版《临床实践指南：膝骨关节炎的处理(非关节成形术)》，旨在为医生及其他参与膝骨关节炎(KOA)护理的医疗专业人员提供决策支持，提升治疗质量与效果。该指南涵盖 KOA 的非药物及药物干预措施，包括比膝关节成形术侵入性更小的外科手术。指南共提出 29 条建议，旨在指导具备资质并接受过相应培训的医疗人员开展非关节成形术治疗，并为患者提供相关信息。具体推荐意见参见表 6-4。

表 6-4 《临床实践指南：膝骨关节炎的处理(非关节成形术)》推荐意见

内容	意见	推荐强度
外侧楔形鞋垫	不推荐	强
手杖	推荐使用；可缓解膝关节疼痛及改善功能	中
支具	推荐使用；可改善功能，减轻疼痛，提高生活质量	中
膳食补充剂	不确定；姜黄、生姜提取物、软骨素等口服或膳食补充剂可能帮助轻中度 KOA 患者减少疼痛、改善功能	有限
局部外用药	推荐；无禁忌证情况下，可改善功能，提高生活质量	强
监督下锻炼	推荐；监督下锻炼、无监督下锻炼和 / 或水上锻炼均可改善疼痛以及功能	强
神经肌肉训练	推荐；配合传统体育训练，可改善其功能表现以及提高步行速度	中
自我管理	推荐；可缓解膝关节疼痛及改善功能	强
患者教育	推荐；可减轻患者疼痛	强
减重干预	推荐；对于超重或肥胖的 KOA 患者，可减轻疼痛、改善功能	中
手法治疗	不确定；可能减轻疼痛、改善功能	有限
按摩	不确定；可能有助于减轻痛苦、改善功能	有限
激光治疗	不确定；激光治疗可用于减轻痛苦、改善功能	有限
针灸	不确定；可减轻疼痛、改善功能	有限
经皮神经电刺激疗法	不确定；可减轻疼痛、改善功能	有限
脉冲电磁场疗法	不确定；可减轻疼痛、改善功能	有限
体外冲击波疗法	不确定；可减轻膝关节疼痛及改善功能	有限
口服非甾体抗炎药	推荐；无禁忌证情况下，可有效减轻疼痛以及改善功能	强
口服对乙酰氨基酚	推荐；无禁忌证情况下，可有效减轻疼痛以及改善功能	强
口服麻醉剂	不推荐；口服麻醉剂显著增加不良反应，且不能有效减轻疼痛、改善功能	强

续表

内容	意见	推荐强度
透明质酸	不推荐	中
关节腔内糖皮质激素治疗	有条件推荐；对于症状性 KOA 患者，可短期缓解症状	中
富含血小板血浆治疗	不确定；可能减轻症状性 KOA 患者的疼痛以及改善其功能	有限
去神经治疗	不确定；可能减轻症状性 KOA 患者疼痛、改善功能	有限
灌洗 / 清创	不推荐；不推荐初期诊断患者	中
半月板部分切除术	有条件推荐；关节镜下部分半月板切除术可用于物理治疗或其他非手术治疗无效的患者	中
胫骨截骨术	不确定；可考虑用于单髁 KOA 患者，减轻疼痛以及改善功能	有限
干针	不推荐	共识
自由浮动插入装置	不推荐	共识

二、国内临床指南与专家共识

（一）骨关节炎诊疗指南（2018 年版）

骨关节炎是一种严重影响患者生活质量的关节退行性疾病，给患者、家庭和社会造成巨大的经济负担。2007 年，中华医学会骨科学分会发布的《骨关节炎诊治指南》对我国骨关节炎的诊断及治疗起到了巨大的指导和规范作用。为了及时反映当今骨关节炎药物和手术治疗的新理念和循证医学进展，优化骨关节炎诊疗策略，规范骨科医生诊疗行为，中华医学会骨科学分会关节外科学组和《中华骨科杂志》编辑部组织国内关节领域相关专家，根据近年骨关节炎药物及手术治疗的最新进展，参考国内外骨关节炎诊疗指南，遵循科学性、实用性和先进性原则对原指南进行更新，于 2018 年 6 月发布了《骨关节炎诊疗指南（2018 年版）》。该指南结合骨关节炎疾病特点提出了金字塔形的阶梯化治疗策略，将 KOA 的治疗分为基础治疗、药物治疗、修复性治疗和重建治疗 4 个层次，指导医生根据患者骨关节炎的不同程度进行相应治疗。具体推荐意见参见表 6-5。

表 6-5 《骨关节炎诊疗指南（2018 年版）》推荐意见

干预类别		具体干预措施
基础治疗	健康教育	医务工作者应通过口头或书面形式进行骨关节炎的知识宣教并帮助患者建立长期监测及评估机制
	运动治疗	在医生的指导下选择正确的运动方式，制订个体化的运动方案
	物理治疗	通过促进局部血液循环、减轻炎症反应，达到减轻关节疼痛、提高患者满意度的目的。常用方法包括水疗、冷疗、热疗、经皮神经电刺激、按摩、针灸等
	行动辅助	通过选择合适的行动辅助器械，如手杖、拐杖、助行器、关节支具等，减少受累关节负重来减轻疼痛和提高患者满意度

续表

干预类别		具体干预措施
药物治疗	非甾体抗炎药	非甾体抗炎药类药物是骨关节炎患者缓解疼痛、改善关节功能最常用的药物
	镇痛药	对非甾体抗炎类药物治疗无效或不耐受者,可使用阿片类镇痛剂、对乙酰氨基酚与阿片类药物的复方制剂。阿片类药物的不良反应和成瘾性发生率相对较高,建议谨慎采用
	关节腔注射药物	可有效缓解疼痛,改善关节功能。必须严格无菌操作及规范操作
	缓解骨关节炎症状的慢作用药物	包括双醋瑞因、氨基葡萄糖等对有症状的骨关节炎患者可选择性使用
	抗焦虑药	可应用于长期持续疼痛,尤其是对非甾体抗炎药类药物不敏感的患者,可短期内达到缓解疼痛、改善关节功能的目的,但需注意药物不良反应
	中成药	包括含有人工虎骨粉等有效成分的口服中成药及外用膏药。但对于其作用机制和长期疗效尚需高级别的研究证据
手术治疗	关节软骨修复术	包括自体骨软骨移植、软骨细胞移植和微骨折等技术,修复关节表面损伤的透明软骨
	关节镜清理术	对伴有机械症状的 KOA 治疗效果较好,如存在游离体、半月板撕裂移位、髌骨轨迹不良、滑膜病变等
	截骨术	能最大限度地保留关节,通过改变力线来改变关节面的接触面
	关节融合术	术后会造成关节功能障碍,现已不作为大关节骨关节炎的常规治疗手段。但对于严重的慢性踝关节、指或趾关节骨关节炎且非手术治疗无效者,融合术成功率高
	人工关节置换术	终末期骨关节炎成熟且有效的治疗方法,应用日益广泛

(二) 膝骨关节炎阶梯治疗专家共识(2018 年版)

KOA 是骨关节炎的发生发展阶段性最清晰、相应治疗方法和原则最明确、最适合阶梯性分级治疗的骨关节炎之一。由于种种原因,如目前我国各地区、各级医院骨科诊疗水平发展不均衡,关节疾病的诊疗水平参差不齐,对骨关节炎的诊疗缺乏系统性的培训、全面深入的认识,难以对骨关节炎患者严重程度进行恰当判断,易导致不适合治疗或诊疗延误。

有鉴于此,吴阶平医学基金会骨科学专家委员会依据中华医学会骨科分会关节外科学组制定的《骨关节炎诊疗指南(2018 年版)》,汇聚全国关节外科学、中医学、康复医学等相关学科的专家,聚焦对 KOA 的治疗,经过多轮充分细致、广泛深入、独立客观、科学循证的专题探讨,积聚共识,制定了《膝骨关节炎阶梯治疗专家共识》。本共识针对 KOA 的流行病学、诊断标准、治疗方法进行了系统的简化总结,着重结合其病理机制特点,提出了 KOA 分期标准、阶梯化分级治疗策略和参考性临床路径。本共识为医疗管理机构和各级医务人员对 KOA 的治疗工作,提供科学、规范、有效的参考和指导。具体推荐意见参见表 6-6。

表 6-6 《膝骨关节炎阶梯治疗专家共识(2018 年版)》推荐意见

分期	临床途径
KOA 初期	以基础治疗为主,辅以药物治疗。以基层医疗机构和下级医师为治疗主体
KOA 早期	以药物治疗为主,辅以基础治疗。以基层医疗机构和下级医师为治疗主体
KOA 中期	以修复性治疗为主,辅以基础治疗和药物治疗。以符合条件的中高级医疗机构和医师为治疗主体
KOA 晚期	以重建治疗为主,辅以基础治疗和药物治疗。以符合条件的高级医疗机构和医师为治疗主体
特殊表现 KOA 患者	影像学提示为严重 KOA,而主观疼痛不明显者,可以选择修复性治疗或者重建治疗,也可在上级医师指导下,由下级医师和医疗机构进行基础治疗或者药物治疗,必要时转回再进行重建治疗
	单纯髌股关节炎是导致膝关节功能障碍的重要原因。早期以保守治疗为主,辅以非甾体抗炎药、镇痛药减轻症状;慢性期应进行膝关节周围肌肉锻炼。疼痛程度重且保守治疗无效可考虑手术治疗,如关节镜下清理术、外侧支持带松解术、内侧髌股韧带重建等。重度患者可行关节置换术

(三)中成药治疗膝骨关节炎临床应用指南(2020 年)

中医药及其相关治疗方法是国内治疗 KOA 的主要手段,以药物治疗为主,与多种方法相结合,具有疗效明显、价格低廉、方法多样、不良反应少的独特优势。2015 年 KOA 中医诊疗专家共识虽提到中成药内服、外用可辨证选用,但未描述中成药的种类、用法、适应证等具体内容。目前缺乏循证医学证据评价及治疗推荐,尚无中成药的循证指南或标准供参考,中成药在临床滥用的情况还较普遍,一定程度上影响了其疗效和安全性。因此,我国于 2020 年制定了《中成药治疗膝骨关节炎临床应用指南》,以全面推广中成药在 KOA 治疗中的应用,充分规范临床诊疗。

该指南由来自中国中药协会、中国中医药研究促进会、国际骨关节炎研究学会等多个学术组织的专家达成共识,以 KOA 临床症状为主,将 KOA 全疾病周期定义为发作期、缓解期和康复期,形成 3 个不同的 KOA 亚群体,分别推荐不同的中成药品种。发作期:VAS 评分>7 分,疼痛呈持续性,疼痛重者难以入眠;膝关节肿胀,功能障碍,跛行甚至不能行走。缓解期:膝关节中度疼痛(VAS 评分 4~7 分),劳累或天气变化时疼痛加重,伴酸胀、乏力,膝关节活动受限。康复期:关节轻度疼痛或不适(VAS 评分<4 分),腰膝酸软,倦怠乏力,甚或肌萎无力,不耐久行。其推荐意见见表 6-7。

表 6-7　膝骨关节炎中成药治疗推荐意见

临床分期	推荐意见
发作期	消痛贴膏、痹祺胶囊、复方南星止痛膏、尪痹片
缓解期	消痛贴膏、金天格胶囊、金乌骨通胶囊、仙灵骨葆胶囊、痹祺胶囊、复方南星止痛膏、壮骨关节胶囊、独活寄生合剂 / 丸、藤黄健骨片、尪痹片
康复期	金天格胶囊、仙灵骨葆胶囊、藤黄健骨片

(四) 膝骨关节炎中医诊疗指南(2020 年版)

基于近年来 KOA 诊疗观念的发展、循证医学证据和国内外指南的更新,中国中医药研究促进会骨伤科分会组织中医骨伤科、中西医结合骨科、西医骨科、风湿科、中药学及方法学专家,经过科学循证、充分讨论,制定并发布了《膝骨关节炎中医诊疗指南(2020 年版)》,以期对中医药治疗 KOA 的临床与科研起到指导作用。对于各治疗措施,该指南采用分期论治与辨证论治相结合的方式进行推荐(表 6-8、表 6-9)。

表 6-8　膝骨关节炎不同临床分期的治疗措施及推荐强度

治疗措施	发作期	缓解期	康复期
基础治疗			
健康教育	强推荐	强推荐	强推荐
体重管理	强推荐	强推荐	强推荐
传统功法			
太极拳	–	强推荐	强推荐
八段锦 / 五禽戏 / 易筋经	–	强推荐	强推荐
运动锻炼	强推荐	强推荐	强推荐
非药物治疗			
针刺	强推荐	强推荐	强推荐
艾灸	–	强推荐	强推荐
针刀	弱推荐	弱推荐	–
拔罐	–	弱推荐	弱推荐
刺络拔罐	弱推荐	弱推荐	–
手法	–	强推荐	强推荐
药物治疗			
中草药外用	强推荐	强推荐	强推荐
中成药外用	弱推荐	弱推荐	弱推荐
中草药口服	弱推荐	弱推荐	弱推荐
中成药口服	弱推荐	弱推荐	弱推荐

表 6-9　膝骨关节炎辨证分期的传统经方推荐

辨证分型	分期	推荐意见
气滞血瘀证	发作期、缓解期	血府逐瘀汤加减
湿热痹阻证	发作期、缓解期	四妙丸加减
寒湿痹阻证	发作期、缓解期	蠲痹汤加减
肝肾亏虚证	缓解期、康复期	左归丸加减、右归丸加减
气血虚弱证	缓解期、康复期	八珍汤加减

（五）中国骨关节炎疼痛管理临床实践指南（2020 年版）

疼痛作为骨关节炎最主要的症状，已成为骨骼肌肉系统疾病负担的主要来源之一，尤其我国 KOA 的疾病负担较重，科学有效地管理 KOA 疼痛对缓解疼痛症状、降低疾病负担、提高生活质量至关重要。尽管 KOA 疼痛机制的研究不断深入，疼痛管理的方法也逐渐增多，但具体到每一例患者对不同干预措施的反应存在差异。有 54% 的 KOA 疼痛患者经治疗后仍有持续性中至重度疼痛，且该部分患者更容易出现功能丧失和生活质量降低。因此，如何实施科学有效的 KOA 疼痛管理依然是临床难题，亟待有一部针对 KOA 疼痛管理的权威性指南对镇痛方案的选择与实施进行规范和指导。中华医学会骨科学分会关节外科学组和《中华骨科杂志》编辑部组织专家严格依据指南制定的方法和流程制定了《中国骨关节炎疼痛管理临床实践指南（2020 年版）》。指南制定小组按证据评价结果，初步形成 14 条推荐意见。先后经过一轮面对面讨论会、一轮德尔菲法共识会，以及一轮终审会后，最终确定了 14 条推荐意见的强度和推荐方向。具体推荐意见如表 6-10 所示。

表 6-10　《中国骨关节炎疼痛管理临床实践指南（2020 年版）》推荐意见

推荐序号	推荐内容
推荐 1	对骨关节炎疼痛患者开展健康教育，内容包括疼痛相关医学知识与患者自管理等（1C）
推荐 2	对肥胖的骨关节炎疼痛患者控制体重，包括饮食管理、调整生活方式等（1A）
推荐 3	运动治疗可以有效缓解骨关节炎疼痛、改善关节功能，包括有氧运动、肌力训练以及关节活动训练等（1A）
推荐 4	物理治疗可有效缓解 KOA 疼痛症状，包括脉冲超声疗法和干扰电流电刺激疗法等（1B）
推荐 5	外用非甾体抗炎药可作为 KOA 疼痛的首选治疗药物，尤其适用于合并胃肠疾病、心血管疾病或身体虚弱的患者（1B）
推荐 6	骨关节炎疼痛症状持续存在或中重度疼痛患者可以口服非甾体抗炎药，包括非选择性非甾体抗炎药和选择性环氧化酶抑制剂，但需警惕胃肠道和心血管不良事件（1B）
推荐 7	不推荐将阿片类药物（含曲马多）作为缓解骨关节炎患者疼痛的一线药物（3B）
推荐 8	长期、慢性、顽固性全身广泛性疼痛或伴有抑郁的骨关节炎疼痛患者可以使用度洛西汀（2B）
推荐 9	重度疼痛或经治疗后无缓解甚至持续加重的骨关节炎患者，可在关节腔内注射糖皮质激素以短期缓解疼痛，但不宜多次注射（1B）
推荐 10	轻中度疼痛或经治疗后无缓解甚至持续加重的骨关节炎患者，可在关节腔内注射透明质酸（1B）
推荐 11	需要长期给药的骨关节炎慢性疼痛患者可以口服双醋瑞因镇痛（1C）
推荐 12	不推荐氨基葡萄糖或硫酸软骨素用于骨关节炎患者镇痛（3C）
推荐 13	可以合理应用针灸和中药等干预控制骨关节炎疼痛（2D）
推荐 14	因持续性疼痛或多关节疼痛而长期服药的骨关节炎患者，需要监测治疗的有效性和患者的安全性（1D）

（六）骨关节炎病证结合诊疗指南（2021版）

《骨关节炎病证结合诊疗指南》是在中华中医药学会的支持下，由风湿病分会牵头，中西医界风湿病学及循证医学方面专家制定的诊疗指南及标准。该指南以中医病证结合为基础，参照国际最新的临床实践指南制定方法，基于循证医学证据，在符合中医药理论、辨证论治原则基础上，通过对近20年中医治疗骨关节炎文献的检索、梳理，结合现代研究成果，并经过中华中医药学会风湿病分会专家的广泛论证而形成。本指南规定了骨关节炎的流行病学、诊断要点、辨证论治、中成药选择、外治疗法、预防调摄、治疗推荐等，适用于骨关节炎病证结合诊断和治疗，旨在规范骨关节炎的中医临床诊断、治疗，为临床医师提供中医标准化处理策略与方法，全面提高中医风湿病临床疗效和科研水平，促进与国际学术发展接轨。其推荐意见见表6-11。

表6-11　《骨关节炎病证结合诊疗指南》建议

干预措施	具体治疗建议	
辨证论治（方药）	肝肾亏虚证	独活寄生汤（《备急千金要方》）（强推荐；证据级别：B）
		左归丸、右归丸（《景岳全书》）（强推荐；专家共识）
	寒湿痹阻证	乌头汤（《金匮要略》）（强推荐；专家共识）
		当归四逆汤（《伤寒论》）（强推荐；专家共识）
	湿热痹阻证	四妙散（《成方便读》）（强推荐；证据级别：B）
		当归拈痛汤（《医学启源》）（强推荐；专家共识）
	痰瘀痹阻证	小活络丹（《太平惠民和剂局方》）（强推荐；专家共识）
		身痛逐瘀汤（《医林改错》）（强推荐；专家共识）
中成药治疗	内服中成药	尪痹片具有补肝肾、强筋骨、祛风湿、通经络的功效，可以改善关节疼痛、晨僵、肿胀及关节功能。本药含有乌头碱，心血管疾病患者需慎用，不宜超量服用，阴虚火旺或湿热痹阻者不宜选用（强推荐；证据级别：B）
		仙灵骨葆胶囊具有滋补肝肾、活血通络、强筋壮骨的功效（强推荐；证据级别：B）
		骨龙胶囊具有滋补肝肾、活血化瘀的功效（强推荐；证据级别：B）
		痹祺胶囊具有益气养血、祛风除湿、活血止痛的功效，用于气血不足证。本药含有马钱子，不能超量使用，若出现恶心、头晕、口干症状应停止用药（强推荐；证据级别：B）
		瘀血痹胶囊具有活血化瘀、通络止痛的功效，治疗KOA在改善关节疼痛及关节功能方面有效（强推荐；证据级别：C）
		风湿骨痛胶囊主要用于寒湿痹阻证，具有温经散寒、通络止痛的功效。本药含有乌头碱及麻黄碱，心血管疾病及运动员需慎用，不宜超量服用，阴虚火旺或湿热痹阻者不宜选用（弱推荐；证据级别：C）

续表

干预措施	具体治疗建议	
中成药治疗	外用中成药	祖师麻膏药是一种传统黑膏药，主要成分为祖师麻，具有祛风除湿、活血止痛的功效（强推荐；证据级别：A）
		奇正消痛贴是藏族验方，具有强筋骨、散瘀痛、祛风湿、除痿痹的作用（强推荐；证据级别：B）
		复方南星止痛膏具有散寒除湿、活血化瘀的功效（强推荐；证据级别：C）
外治疗法	药物疗法（寒痛治疗）	以活血化瘀、通络止痛为法外用中草药治疗，在短期内（<8 周）与口服非甾体抗炎药、氨基葡萄糖和关节腔注射透明质酸钠等常规治疗相比，中药熏蒸疗法更安全有效（强推荐；证据级别：B） 关于治疗温度的推荐意见：44℃熏洗组治疗后活动功能评分优于其他两组（38℃熏洗组、41℃熏洗组），41℃熏洗组缓解疼痛最佳（强推荐；证据级别：C）
		穴位贴敷可明显改善老年 KOA 患者关节功能及生活质量（强推荐；证据级别：C）
		天灸尤适宜治疗阳虚寒凝型骨关节炎，可降低炎症因子的含量，有效改善患者临床症状积分，促进关节功能恢复（强推荐；证据级别：C）
		蜡疗治疗骨关节炎能有效缓解疼痛（强推荐；证据级别：B）
	药物疗法（热痛治疗）	中药泡洗、熏治及离子导入。具体选用药物如下：芒硝、生大黄、牡丹皮、透骨草、海桐皮、威灵仙、细辛（强推荐；专家共识）
		外敷剂：鸡蛋清配合新癀片外敷治疗 KOA，可改善膝关节活动度和行走距离，且不良反应少（强推荐；证据级别：C）
	非药物疗法	针灸治疗可短期改善骨关节炎疼痛症状（强推荐；证据级别：B）
		艾灸治疗 KOA 可获得更好的关节功能，能有效缓解患者的疼痛，改善关节稳定性，提高疗效（弱推荐；证据级别：B）
		针刀微创治疗能改善骨关节炎临床症状及体征，松解粘连，恢复关节功能，并且能较好地缓解 KOA 整体疼痛（强推荐；证据级别：C）
		正确的推拿方法可减轻骨关节炎症状，改善关节功能，适用于骨关节炎伴屈伸功能障碍患者（强推荐；证据级别：C）

（七）膝骨关节炎（膝痹）中西医结合临床实践指南（2021 版）

KOA 是当前常见的慢病之一，严重影响患者的身心健康和生存质量。中西医结合在 KOA 全病程（早、中、晚期）的诊疗实践中优势确切，且已获得国内同行的广泛认可，但尚缺乏统一的规范和标准。因此，基于循证医学制定的 KOA 中西医临床实践指南具有重要意义，有助于规范中西医临床诊疗技术，取得更好的疗效。本指南是在参考国内外相关指南及最新循证医学证据的基础上，结合西医临床经验及中医特色优势治疗技术，按照临床实践指南的规范编写，从范围、术语和定义、流行病学特点、诊断、治疗、疗效评价等方面对 KOA 的中西医诊疗流程进行了规范。在中医辨病和辨证方面，本指南强调了地域特色对 KOA 发生、发展及中医证型分布的影响。在治疗方面，强调了运动训练在 KOA 全病程管理中的重要作用，并对运动训练的方式、方法、动作细节、强度及疗程等做出了有关推荐；同时，亦强调了中医特色技术如针灸、小针刀、穴位注射等在本病非手术治疗中的应用。本指南具有较好的临床适用性、安全性及有效性。(表 6-12)

表 6-12　膝骨关节炎(膝痹)中西医结合临床治疗推荐意见

干预类别		具体干预措施
非药物治疗	运动疗法	肌力锻炼：应综合考虑患者自身情况及病变程度。常用的肌力锻炼方法有股四头肌训练、腘绳肌训练、髋外展肌训练
		关节活动度训练：鼓励患者进行主动锻炼，不能进行主动锻炼的患者可在外力作用的辅助下进行被动的关节活动度训练
		有氧运动：主要包括步行、慢跑、游泳、骑自行车、瑜伽、普拉提等
		传统功法锻炼：在医生的指导下进行太极拳、八段锦、易筋经等训练
	中医特色外治法	手法：详细的操作规范及注意事项参照《膝骨关节炎中医推拿治疗技术规范专家共识》
		针灸：常用毫针刺法、温针疗法、灸法、刺络拔罐法等，以局部取穴配合循经取穴
		小针刀：常应用小针刀在局部软组织如内收肌结节、髂胫束、鹅足、髌下脂肪垫、胫侧副韧带等部位进行松解，亦可在局部压痛处行针刀疗法
	物理治疗	常用的方法包括热疗、冷疗、磁疗、红外线照射、水疗、蜡疗、超声波及离子导入法等
	行动辅助	在医生指导下，借助合适的辅助器械如拐杖、助行器、支具等，但应慎用改变负重力线的辅助工具如矫形鞋垫等
药物治疗	中药外治	用中草药熏洗、熏蒸、敷贴患处等，外用药主要选用有祛风、散寒、除湿、蠲痹功效的药物
	中药内服	湿热痹阻证。治则：清利湿热。推荐方剂：四妙散加减(《成方便读》)
		寒湿痹阻证。治则：温经散寒，除湿蠲痹。推荐方剂：蠲痹汤加减(《医学心悟》)
		气滞血瘀证。治则：活血祛瘀，通络止痛。推荐方剂：血府逐瘀汤加减(《医林改错》)
		肝肾亏虚证。治则：补益肝肾，通络止痛。推荐方剂：左归丸或右归丸加减(出自《景岳全书》)
		气血虚弱证。治则：补气养血。推荐方剂：八珍汤加减(《丹溪心法》)

续表

干预类别		具体干预措施
药物治疗	西药治疗	局部外用药物：常用非甾体抗炎药类药物的凝胶贴膏、乳胶剂、膏剂等，但需注意局部皮肤不良反应的发生，中、重度疼痛者不建议单独使用
		关节注射药物：糖皮质激素，不超过 2~3 次 / 年，间隔时间窗不得小于 3~6 个月；玻璃酸钠，2~3 次 / 疗程，1~2 个疗程 / 年
		口服药物：非甾体抗炎药类药物是 KOA 治疗中最常用的药物。镇痛药物：对非甾体抗炎药类药物过敏、不能耐受或无效的患者可以考虑使用阿片类、对乙酰氨基酚类或两者的复合制剂的镇痛药。缓解病情的慢作用药物：常用氨基葡萄糖和双醋瑞因等
手术治疗	膝关节镜手术	适应于 KOA 并有游离体、半月板撕裂移位、滑膜病变、软骨面损伤等情况；关节腔的清理或冲洗
	截骨术	适应于 KOA 相关的疼痛及功能障碍严重影响日常工作与生活；负重位 X 线检查提示单间室病变伴相应的内翻或外翻畸形；患者术后有拄拐的能力，并有完成康复训练所需的肌肉强度与活动度；有良好的血供，没有严重的动脉供血不足或大的静脉曲张
	单髁置换术	适应于单间室的 KOA；力线改变 5°~10°、屈曲挛缩不超过 15°；前交叉韧带、内侧副韧带完整
	全膝关节置换术	适应于终末期 KOA，严重的关节疼痛、畸形，严重影响患者日常生活且经非手术治疗无效或效果不显著；截骨术失败后的 KOA
调摄与预防		维持体重，减轻膝关节负重；避免风湿，注意保暖；膝关节活动过程中勿过度牵拉韧带、肌腱及关节本身；避免长时间做同一动作或使关节保持同一姿势，不做节奏过快或不可停止的动作；急性发作期少走多坐，炎症消退后方可做对关节冲击小的运动；注意补充维生素等

（八）中国骨关节炎诊疗指南（2021 年版）

随着循证医学的理念在我国快速发展，一些指南开始采用系统评价或证据推荐的方法。指南制定的方法学和制定流程也在不断地进步和规范。中华医学会骨科学分会和《中华骨科杂志》于 2021 年 9 月最新发布了《中国骨关节炎诊疗指南（2021 年版）》，该版指南是对《骨关节炎诊疗指南（2018 年版）》的一次更新。近年来，在骨关节炎诊疗领域不断出现新理念、新技术和新证据，原有指南也需进行相应更新。

该指南小组由 5 个部分构成：指导专家组；编写专家组；外审专家组；系统评价与方法学专家；执笔者。参与人员的专业背景丰富，大多有制定其他临床实践指南的相关经验，可更加全面和客观地遴选临床问题、形成更全面科学的推荐意见。系统评价和方法学家的参与保证了该指南制定的科学性。指南按照 PICO 原则对遴选的 15 个临床问题进行分析。证据来源于 MEDLINE、Embase 和 Cochrane Library 数据库。证据纳入的研究类型包括系统评价、Meta 分析和 RCT。检索时限均从建库至 2021 年 6 月 4 日。证据分级根据不同研究类型进行相应方法学质量评价后采用推荐意见分级评估、GRADE方法对证据体的证据质量进行分级。指南制定小组通过对证据进行质量评价后形成30条推荐意见。在匿名投票的基础上经过多轮讨论，最终确定30条推荐意见的强度及其推荐方向。推荐意见包括骨关节炎的诊断与治疗两个方面。其中，诊断涉及临床表现、影像学检查、实验室检查和临床分期等；治疗涉及修复性治疗、基础治疗、重建治疗和药物治疗。每类诊疗措施囊括该领域的具体诊断手段和干预措施，并对具体的研究现状和观点进行了说明。（表6-13）

表6-13 《骨关节炎诊疗指南（2021年版）》推荐意见汇总表

临床问题	条目	推荐意见	推荐分级
骨关节炎的高危人群	推荐1	存在以下一项或多项危险因素者为骨关节炎高危人群：年龄在40岁及以上；女性；肥胖或超重；有创伤史	1B
	推荐2	KOA的高危人群还包括存在膝关节周围肌肉萎缩、长期从事负重劳动等特殊职业、家族中有骨关节炎患者、位于高风险地区或肠道菌群紊乱等危险因素者	2C
	推荐3	髋关节骨关节炎的高危人群还包括存在髋臼发育不良、股骨颈凸轮样畸形、长期从事负重劳动等特殊职业或家族中有骨关节炎患者等危险因素者	1C
	推荐4	手部骨关节炎的高危人群还包括存在长期从事特殊手部劳动、处于围绝经期、家族中有骨关节炎患者或肠道菌群紊乱等危险因素者	2C
骨关节炎的主要临床表现	推荐5	关节疼痛和关节活动受限	1C
	推荐6	压痛和关节畸形是手部骨关节炎和KOA中最常见，骨摩擦音（感）和肌肉萎缩常见于KOA	1C
临床诊断骨关节炎的主要影像学检查	推荐7	疑似骨关节炎患者应首选X线检查，必要时可进行CT、MRI以及超声等检查	1B
临床诊断骨关节炎时的鉴别疾病	推荐8	应与其他能引起关节疼痛和功能障碍的疾病相鉴别，包括自身免疫性疾病关节炎、感染性关节炎、痛风、假性痛风以及关节损伤等	GPS
骨关节炎的治疗目的和原则	推荐9	应依据患者年龄、性别、身体质量指数、病变部位及程度等采用阶梯化与个体化治疗方案，以达到减轻疼痛、改善或恢复关节功能、提高患者生活质量、延缓疾病进展和矫正畸形的目的	GPS
骨关节炎的基础治疗选择	推荐10	推荐骨关节炎患者首选基础治疗，包括健康教育、运动治疗、物理治疗和行动辅助支持	1B
骨关节炎的运动治疗效果	推荐11	有氧运动和水上运动等可改善膝关节和髋关节骨关节炎患者的疼痛和功能，推荐根据患者情况制定个体化运动处方	1B
	推荐12	手部运动锻炼能缓解手部骨关节炎患者的疼痛和关节僵硬，推荐手部骨关节炎患者进行手部运动锻炼	1C

续表

临床问题	条目	推荐意见	推荐分级
骨关节炎的物理治疗效果	推荐 13	对 KOA 患者可以考虑采用干扰电流电刺激疗法、脉冲超声疗法缓解疼痛症状	2B
	推荐 14	水疗、冷疗、热疗、泥浴疗法、射频消融术及其他经皮神经电刺激疗法等其他物理治疗方法治疗骨关节炎具有一定效果，但目前缺乏统一操作标准，临床医生可酌情使用	2C
骨关节炎的药物治疗选择	推荐 15	推荐使用局部外用非甾体抗炎药作为 KOA 疼痛的一线治疗药物，尤其适用于合并胃肠疾病、心血管疾病或身体虚弱的患者	1A
	推荐 16	推荐疼痛症状持续存在或中重度骨关节炎疼痛患者可选择口服非甾体抗炎药，包括非选择性非甾体抗炎药和选择性环氧化酶抑制剂，但需警惕胃肠道和心血管不良事件	1B
	推荐 17	不推荐使用强阿片类药物进行骨关节炎镇痛管理，谨慎使用曲马多等弱阿片类药物镇痛	1C
	推荐 18	对于长期、慢性、广泛性疼痛和/或伴有抑郁的骨关节炎疼痛患者，可以使用度洛西汀等抗焦虑药物	1B
关节腔注射药物治疗骨关节炎的疗效及安全性	推荐 19	应谨慎应用长期多次使用有加速关节软骨量丢失的风险	1B
	推荐 20	可酌情使用，其可短期缓解疼痛、改善关节功能并减少镇痛药物用量，且安全性较高	2B
中医中药治疗骨关节炎的疗效及安全性	推荐 21	局部外用和口服中成药可缓解骨关节炎疼痛、改善关节功能，且安全性较高	2B
	推荐 22	可有效改善骨关节炎患者的关节疼痛和功能，且安全性较高	2B
关节镜手术治疗骨关节炎的适应证	推荐 23	关节镜手术治疗仅有疼痛症状的 KOA 短期有效，中长期疗效与保守治疗无明显差异	1A
	推荐 24	对于伴有交锁症状的 KOA，可使用关节镜清理术改善膝关节交锁症状	1B
	推荐 25	对于其他干预措施无效，且因年龄、活动量或个人意愿不适宜行关节置换术的骨关节炎患者，可酌情选择关节镜清理术改善症状	2D
截骨术治疗骨关节炎的适应证	推荐 26	对于膝关节力线不佳的胫股关节单间室骨关节炎，尤其是青中年且活动量较大的患者，可酌情选择胫骨高位截骨术、股骨髁上截骨术或腓骨近端截骨术以改善关节功能并缓解疼痛	2C
	推荐 27	对于因髋臼发育不良导致的轻度髋关节骨关节炎，可酌情选择髋臼截骨术	2D
人工关节置换术的适应证	推荐 28	推荐其他干预措施疗效均不明显的重度骨关节炎患者行人工关节置换术，同时应考虑患者的具体情况、主观意愿及预期	1B

续表

临床问题	条目	推荐意见	推荐分级
部分关节置换术的适应证	推荐 29	对于其他治疗效果不佳的单纯髌股关节骨关节炎，推荐选择髌股关节置换术	1C
	推荐 30	对于胫股关节单间室骨关节炎且符合适应证的患者，推荐选择单髁置换术	1C

（九）中国骨关节炎诊疗指南（2024 版）

2024 年中国老年保健协会疼痛病学分会组织多学科专家团队，在系统整合最新循证医学证据和中华医学会骨科学分会关节外科学组《中国骨关节炎指南》（2018/2021 版）的基础上，融入我国疼痛医学与中医药特色诊疗经验，创新性提出“基于临床分期的精准治疗策略”，并重构“骨关节炎（OA）阶梯化治疗”体系。该指南聚焦三大核心突破——建立分期诊疗路径、优化阶梯治疗方案、整合中西医诊疗规范，旨在为 OA 诊疗提供规范化指导，推动早诊早治策略实施。具体内容参见表 6-14、表 6-15。

表 6-14　《中国骨关节炎诊疗指南（2024 年版）》骨关节炎临床分期

分期	说明	症状与体征	诊断方法	MRI 表现	备注
初级阶段（前期）	OA 前期，损伤发生在细胞水平，无临床症状和体征	无明显症状体征，偶有短暂疼痛（关节过度活动后），休息或用药后缓解	X 线无明显改变，MRI 可见骨和软组织细微变化	无软骨损伤，骨赘极少（<5mm）	对应 Outbridge 分级 0 级
第一阶段（早期）	OA 早期或可疑，软骨损伤或小骨刺形成，关节间隙无变化	部分无症状，部分有持续性轻微关节疼痛	体格检查、X 线（K&L 分级 0-Ⅰ级），MRI 评估严重程度	软骨损伤Ⅰ级，且至少存在以下情况之一：骨赘>5mm、骨髓水肿>10mm、软骨下囊肿>10mm	对应 Outbridge 分级 S-Ⅰ级
第二阶段（轻度）	软骨损伤明显，可见骨刺形成，但关节间隙不变	个体差异大，活动期或活动后疼痛，关节功能受限（弯曲 / 拉伸困难），僵硬影响活动	体格检查、X 线（K&L 分级Ⅰ级），MRI 观察软骨、骨赘、韧带变化	软骨损伤Ⅱ级，且至少存在以下情况之一：骨赘>5mm、骨髓水肿>10mm、软骨下囊肿>10mm	对应 Outbridge 分级Ⅰ-Ⅱ级
第三阶段（中度）	软骨磨损，关节间隙变窄，骨刺明显（直径<1.3cm）	多数患者步行或活动时明显疼痛，晨僵或久坐后僵硬（<30min），可伴肿胀 / 炎症	体格检查、X 线（K&L 分级Ⅱ-Ⅲ级），MRI 评估严重程度	软骨损伤Ⅲ级，且至少存在以下情况之一：骨赘>5mm、骨髓水肿>10mm、软骨下囊肿>10mm	对应 Outbridge 分级Ⅱ-Ⅲ级
第四阶段（重度）	软骨严重损伤或消失，关节间隙明显变窄，骨刺增大（直径>1.3cm），关节液减少	活动后剧烈疼痛，日常活动严重受限，持续性僵硬，明显肿胀 / 炎症	体格检查、X 线（K&L 分级Ⅲ-Ⅳ级），增强 MRI 可见滑膜炎表现	软骨损伤Ⅲ级伴半月板损伤Ⅲ级	对应 Outbridge 分级Ⅲ-Ⅳ级

表 6-15 《中国骨关节炎诊疗指南(2024 年版)》药物使用指南

治疗分类	药物类别 / 代表药物	推荐强度	证据等级	适用范围	注意事项
外用药					
外用 NSAIDs 贴剂	洛索洛芬钠凝胶贴膏	强推荐	A	早期各类 OA	安全性高,胃肠道 / 心血管毒性极低
	酮洛芬凝胶贴膏	强推荐	B	早期各类 OA	短期使用效果显著,需避免长期使用
外用辣椒素	辣椒素	弱推荐	C	各类 OA	渗透性和抗炎作用较弱,需多次使用;可能引起局部灼热感
外用中药及中成药	骨通贴膏	强推荐	B	早中期各类 OA	需辨证施治(如湿冷痹、湿热痹对症使用);含活血成分,皮肤破损处禁用
	通络骨质宁膏	强推荐	B	早中期各类 OA	可联合口服中药增强疗效;过敏体质慎用
	其他膏 / 酊剂(如黑骨藤活络膏)	弱推荐	C	寒湿痹阻型 OA	需配合热敷或理疗;孕妇禁用
口服基础镇痛药物					
对乙酰氨基酚	对乙酰氨基酚	弱推荐	B	早中期各类 OA(小关节效果更好)	
口服 NSAIDs 药物					
非选择性 NSAIDs	布洛芬	强推荐	A	早中期各类 OA(大关节常用)	
选择性 COX-2 抑制剂	塞来昔布、艾瑞昔布	强推荐	A		
口服阿片类及复方制剂					
强阿片类	吗啡、羟考酮	弱推荐	B	NSAIDs 无效 / 禁忌或重度疼痛	
口服抗焦虑抑郁药物(SNRIs)					
5- 羟色胺去甲肾上腺素再摄取抑制剂	度洛西汀	强推荐	B	伴焦虑 / 抑郁的 OA	
其他 SNRIs	文拉法辛、米那普仑	弱推荐	B		

续表

治疗分类	药物类别 / 代表药物	推荐强度	证据等级	适用范围	注意事项
口服软骨保护剂					
双醋瑞因	双醋瑞因	弱推荐	B	早中期 OA（延缓软骨退化）	
氨基葡萄糖	硫酸 / 盐酸氨基葡萄糖	弱推荐	B		
软骨素	硫酸软骨素	弱推荐	B		
口服中成药					
温经散寒型	风湿骨痛胶囊	强推荐	A	寒湿痹阻型 OA（关节冷痛 / 遇寒加重）	
补益肝肾型	仙灵骨葆胶囊	强推荐	A	肝肾不足型 OA（腰膝酸软 / 活动受限）	
益气养血型	痹祺胶囊	强推荐	A	气血两虚型 OA（乏力 / 肌肉萎缩）	
祛风通络型	黑骨藤追风活络胶囊	弱推荐	B	风邪侵袭型 OA（游走性疼痛）	

第四节　研究述评与展望

一、中医药防治膝骨关节炎临床研究面临的挑战

（一）膝骨关节炎患者治疗周期的确定及随访存在的难度

KOA 属于慢性疾病，中医药干预周期较长，确定中医药治疗的强度、时长和频次至关重要，同时对于急性期疼痛患者如何减少失访以及降低随访的难度是一项难题。

在提出这个问题时，应先确定治疗周期，这对于研究结局有直接影响，如治疗的强度、时长或频次不够，治疗效果会受影响。然而，目前多数的中医药治疗 KOA 文献中均未提及治疗的强度、时长和频次的确定过程。因此，预试验的开展有助于选取一个更为合理且符合临床实际的治疗周期。

另外，随访也是临床研究中非常重要的环节。但是中医药治疗 KOA 往往时间相对较长，随访频次较多，这就导致了失访率的大幅增加。目前多数文献中使用较多的频次为 12 周、24 周和 52 周。同时在随访过程中尽可能与受试者充分沟通，确保患者的认可度和依从性，进一步降低失访率。

（二）临床研究方法及主要疗效指标、关键结局指标的确定

疗效评价的依据是疗效指标。目前临床研究中的疗效指标在选择、测量与报告三个环节中普遍存在不一致、不规范、发表偏倚等问题，导致同类研究结果不能合并与比较。在中医药防治 KOA 疗效评价指标的选择时，应考虑中医药疗效的特点，如中医药对关节疼痛、功能，患者全身骨量，抑郁状态等的改善。中医药的干预措施对机体往往具有多层次、多环节、多靶点的整体调节作用。中医药的临床疗效评价体系，既要与国际接轨，还要有中医的特色，应兼备病、证疗效两个方面的内容。

截至目前，在 KOA 临床疗效指标或关键结局指标的使用中，仍然有很多文章使用诸如有效率、无效率来评价 KOA 的临床疗效。同时对于某些评价指标使用较为笼统，并未充分体现评分的特色。对中医药治疗 KOA 的患者主要疗效指标进行选定时，可根据该项治疗的特点选取关键的结局指标，如疼痛或僵硬或日常活动的难度，其余指标作为次要疗效指标进行参考。目前，还有一些评价手段能够从中医药的整体调节优势和机体对干预措施的整体反应性着手，科学、客观、多维地反映中医药临床疗效。如脑功能成像、SF-36 评分，以及 6 分钟步行测试和 20 米步行测试等。

（三）专家共识和指南较多，但细致化、高度统一化的相对较少

近年来，在中华医学会、中国医师协会、中华中医药学会等学术团体的指导下，汇聚国内众多相关领域专家教授，制定并推出了数部 KOA 相关西医或中医临床指南，但也存在较多问题。具体如下：专家共识与临床实践指南定义掌握不清楚，缺少循证指南的制定方法；缺乏国内高质量的原始研究，无法得到中国患者的特征性研究数据；缺乏专门的经费资助，对于医药公司的资金赞助缺乏有效的利益冲突声明；指南制定人员缺少方法学专家、社会学专家以及患者的参与；指南推荐意见表述不清楚，推荐意见较为笼统，而且对于证据和推荐意见之间的关系阐释不清；缺少指南的宣传与传播。以上问题均一定程度上导致国内指南的认可度相对较低，影响指南的应用效果。因此，我们建议在制定指南时需注意以下几点：严格遵守指南的制定方法；加强人员的方法学培训；加强循证医学思维的传播和普及；增加指南制定过程的透明度；提高国内原始临床研究质量；推荐意见清晰明辨；重视利益冲突声明；加强指南的传播和实施；加强指南的报告规范、更新机制；建立公益基金会，减少商业利益干扰。

二、中医药治疗膝骨关节炎临床研究质量控制的保障

质量控制是指在质量保证系统范围内所采取的操作技术和活动，以保证与研究有关的活动符合一定的质量要求。在临床研究中，应建立中医药临床研究质量控制与质量保证系统，确保研究遵循研究方案和管理法规，保证临床研究中受试者的权益，确保研究记录和报告数据准确、完整可信。

临床研究质量控制主要通过制定临床试验标准操作规程（standard operating procedure，SOP），确保临床试验自始至终遵循 SOP。质量保证主要通过独立于临床研究部门的质量保证部门实施。临床研究质量监查员和稽查员按照 SOP 进行系统检查，起到了解、反馈指导、

评价和确认的作用。不同的研究应该制定各自的SOP。此外，质量控制方法多参照药物临床试验质量管理规范（good clinical practice，GCP）原则。监查是GCP的基本要求。但由于中医药临床研究的目的、设计方法都有别于药物临床试验，所以应该在参照GCP原则的基础上，制定更加符合临床研究实际的质量控制方法。

同时，国内中医药防治KOA的相关研究人员素质能力参差不齐、部分研究方案复杂、随访期长及研究数据采集和管理的规范性不够等问题，导致其研究的质量控制与质量保证方法较之严格的RCT研究更为复杂，并具有一定的特殊性；同时，其临床研究质量控制与质量保证工作也要求常态化、长期化。然而，中医药临床研究质量控制专业人才相对匮乏，团队较少，不足以应对目前的研究需要。因此，在当前中医临床研究任务迫切、经费和项目支持较多的情况下，应加大培训力度，强化质量控制意识，在短时间内培养出高水平的质量控制研究团队已成为当务之急。

三、中医药防治膝骨关节炎临床研究的发展方向

（一）中医药防治膝骨关节炎的优势技术

辨证论治是中医临床诊疗的特色，也是取得临床疗效的关键。“一方到底”的单方研究难以体现中医辨证论治的特色和优势。目前，中医药治疗KOA具有良好的临床实际效果，其通过辨证论治，结合理法方药，内服外治，个体化防治KOA，可改善患者的症状并一定程度上逆转疾病的进程。

相比于西药的多重不良反应及副作用，中医外治法具有疗效显著、安全性高、费用低、对人体损伤小等优势。但中医外治法也有许多局限。目前，KOA的辨证缺乏客观的临床证据，多是根据各医家经验总结，无统一的疗效评定标准。且关注中医外治法的临床研究多集中于中短期的疗效上，缺乏对远期疗效的随访观察。同时，国内外对于中医外治法治疗KOA的研究多是单一中医外治法对比西医治法的RCT或Meta分析，缺少多种中医外治法之间、不同的单一中医外治法对比西医治疗方法，以及两种或两种以上中医外治法结合对比西医治疗方法的横向比较。因此，如何更好地运用中医外治法的优势探索出更加行之有效的方法，发挥中医药的特色优势，以减轻KOA患者的痛苦及经济负担，提高生活质量，以及如何更好地建立完善的临床疗效评价体系，并建立以循证医学为基础的个体化中医外治法治疗KOA的规范是未来中医药治疗KOA的整体方向。

（二）膝骨关节炎中西医结合防治的干预时机及优势

中西医在治疗KOA方面均有一定疗效，但单独使用在总体疗效、延缓疾病进展及减少药物不良反应方面仍存在一定问题。中西医结合作为我国特色的临床诊疗体系，将有效发挥中西医在治疗KOA方面的各自优势，在综合改善患者关节疼痛、功能障碍、延缓病情进展及延缓外科干预时间等方面发挥重要作用，但缺乏在预防疾病进展方面的有效方法。

针对KOA病程的进展期或急性期，仅单用中医治疗方式难以迅速解除患者病痛，西药治疗采用非甾体抗炎药，虽能够较迅速解除患者痛苦，但面临长期口服该类药物的不良反应风险。在疾病后期，药物不能明显改善症状，关节功能受限，甚至发生严重畸形，手术可较

好解决，但存在费用高及术后翻修等问题。针对这些问题，我们结合前期的研究成果，发现KOA的早、中期是治疗的重要窗口期，在此阶段中医药治疗方案可以及早干预，急性期通过补气活血中药内服、外敷，配合中医外治治疗或短暂的口服西药缓解患者的急性症状，这样可大大降低不良反应的发生。缓解期和康复期通过针灸、太极拳、健康教育等方式进一步巩固患者的疗效。当疾病发展至KOA晚期时，患者随着症状的加重，保守治疗很难改善，建议通过手术治疗来减轻患者的痛苦，提高生活质量。总之，在病程进展过程中，中西医方案应协同发力，不仅是单一的逐步递进的阶梯式治疗方案，而是探索KOA中西医结合防治的新方案、新模式。

四、展望

体现病证结合特点的辨证分型是临床研究中最能体现中医特色的部分。将辨病与辨证相结合的“病证结合”研究模式，已成为中医临床研究的重要模式。在KOA的临床研究中，对受试者进行选择时，既要有西医诊断标准，又要有中医病、证的诊断或辨证标准，并根据研究目的分别制定纳入标准、排除标准及剔除和中止标准。西医诊断标准应符合现行的、公认的、权威的诊断标准，尽量采用国际标准或国内统一标准。中医病证诊断或辨证标准有国家标准、行业标准、教科书、学术专著、学术期刊、古代经典、专家经验和研究者自拟等。选用这些标准时，应尽量采用比较新的、公认的、级别高的标准。对于有争议的标准或缺乏相应客观标准的病证，可以进行预试验或提供中医证型分布规律的临床流行病学研究资料。目前，中医临床研究辨证分型存在的问题主要是参考标准属个人经验者过多；参考标准分型诊断缺乏必要的临床研究验证；缺乏流行病学资料，无法确定某一证型的病理演变过程，以及在发病中详细的构成比等。因此，在未来的KOA中医药防治临床研究中，证候的流行病学调查、前期的预试验研究，以及治疗方法的历史渊源都是研究的重中之重。

【参考文献】

[1] Bannuru R, Osani M, Vaysbrot E, et al. OARSI guidelines for the non-surgical management of knee, hip, and polyarticular osteoarthritis [J]. Osteoarthritis and Cartilage, 2019, 27 (11): 1578-1589.

[2] E K B, G C H, Michael B, et al. Vital Signs: Prevalence of Doctor-Diagnosed Arthritis and Arthritis-Attributable Activity Limitation-United States, 2013-2015 [J]. MMWR. Morbidity and mortality weekly report, 2017, 66 (9): 246-253.

[3] H R B, A Y F. AAOS Clinical Practice Guideline Summary: Management of Osteoarthritis of the Knee (Nonarthroplasty), Third Edition [J]. The Journal of the American Academy of Orthopaedic Surgeons, 2022.

[4] M G B, W A T V, P A B, et al. Association between valgus and varus alignment and the development and progression of radiographic osteoarthritis of the knee [J]. Arthritis and rheumatism, 2007, 56 (4): 1204-1211.

[5] PhD D T B, MD C R J, MD L C S, et al. Posttraumatic osteoarthritis: a first estimate of incidence, prevalence, and burden of disease [J]. Journal of Orthopaedic Trauma, 2006, 20 (10): 739-744.

[6] Vos T, Barber M R, Bell B, et al. Global, regional, and national incidence, prevalence, and years lived with disability for 301 acute and chronic diseases and injuries in 188 countries, 1990-2013: a systematic analysis for the Global Burden of Disease Study 2013 [J]. The Lancet, 2015, 386 (9995): 743-800.

[7] T D F, Sara M, Joyce G, et al. Bone marrow edema and its relation to progression of knee osteoarthritis [J]. Annals of internal medicine, 2003, 139 (5 Pt 1): 330-336.

[8] A G H. Osteoarthritis is a serious disease [J]. Clinical and experimental rheumatology, 2019, 37 Suppl 120 (5): 3-6.

[9] M J J, G C H, B J R, et al. Prevalence of knee symptoms and radiographic and symptomatic knee osteoarthritis in African Americans and Caucasians: the Johnston County Osteoarthritis Project [J]. The Journal of rheumatology, 2007, 34 (1): 172-180.

[10] L S K, Tuhina N, C M H, et al. 2019 American College of Rheumatology/Arthritis Foundation Guideline for the Management of Osteoarthritis of the Hand, Hip, and Knee [J]. Arthritis & rheumatology (Hoboken, N. J.), 2020, 72 (2): 220-233.

[11] Kraus V, Blanco F, Englund M, et al. Call for standardized definitions of osteoarthritis and risk stratification for clinical trials and clinical use [J]. Osteoarthritis and Cartilage, 2015, 23 (8): 1233-1241.

[12] F R L, R S G, R C S, et al. Osteoarthritis: a disease of the joint as an organ [J]. Arthritis and rheumatism, 2012, 64 (6): 1697-1707.

[13] Elena L, David A P, M A W, et al. Lifetime medical costs of knee osteoarthritis management in the United States: impact of extending indications for total knee arthroplasty [J]. Arthritis care & research, 2015, 67 (2): 203-215.

[14] Elena L, M A W, M W R, et al. Lifetime risk and age at diagnosis of symptomatic knee osteoarthritis in the US [J]. Arthritis care & research, 2013, 65 (5): 703-711.

[15] Sharma L, Song J, Felson T D, et al. The Role of Knee Alignment in Disease Progression and Functional Decline in Knee Osteoarthritis [J]. JAMA, 2001, 286 (2): 188-195.

[16] DH S, O S, PE C, et al. Plasma proteins present in osteoarthritic synovial fluid can stimulate cytokine production via Toll-like receptor 4 [J]. Arthritis research & therapy, 2012, 14 (1): R7.

[17] Srikanth K V, Fryer L J, Zhai G, et al. A meta-analysis of sex differences prevalence, incidence and severity of osteoarthritis [J]. Osteoarthritis and Cartilage, 2005, 13 (9): 769-781.

[18] S M T, R A G, B J B, et al. Bone marrow edema pattern in advanced hip osteoarthritis: quantitative assessment with magnetic resonance imaging and correlation with clinical examination, radiographic findings, and histopathology [J]. Skeletal radiology, 2008, 37 (5): 423-431.

[19] Tsai P, Chang Y J, Beck C, et al. A Pilot Cluster-Randomized Trial of a 20-Week Tai Chi Program in Elders With Cognitive Impairment and Osteoarthritic Knee: Effects on Pain and Other Health Outcomes [J]. Journal of Pain and Symptom Management, 2013, 45 (4): 660-669.

[20] 中华医学会骨科学分会关节外科学组. 骨关节炎诊疗指南 (2018 年版)[J]. 中华骨科杂志, 2018, 38 (12): 705-715.

[21] 中华医学会骨科学分会关节外科学组. 中国骨关节炎疼痛管理临床实践指南 (2020 年版)[J]. 中华骨科杂志, 2020, 40 (8): 469-476.

[22] 中华医学会骨科学分会关节外科学组, 中国医师协会骨科医师分会骨关节炎学组, 国家老年疾病临床医学研究中心 (湘雅医院), 等. 中国骨关节炎诊疗指南 (2021 年版)[J]. 中华骨科杂志, 2021, 41 (18): 1291-1314.

[23]《中成药治疗优势病种临床应用指南》标准化项目组. 中成药治疗膝骨关节炎临床应用指南 (2020 年)[J]. 中国中西医结合杂志, 2021, 41 (05): 522-533.

[24] 尹煜辉, 展嘉文, 王尚全, 等. 针灸联合推拿治疗膝骨关节炎的 Meta 分析 [J]. 中国组织工程研究, 2021, 25 (17): 2719-2726.

[25] 付玉, 魏良纲, 吴斌, 等. 独活寄生汤联合氨基葡萄糖治疗膝骨关节炎的 Meta 分析 [J]. 中国民族民间医药, 2019, 28 (10): 43-48.

[26] 仝伟. 水中运动训练对膝骨性关节炎临床症状的有效缓解作用 [J]. 中国骨质疏松杂志, 2017, 23 (07): 934-937.

[27] 仲卫红, 洪昆达, 李天骄, 等. 经筋推拿配合易筋经训练治疗膝骨性关节炎的临床研究 [J]. 中华中医药杂志, 2019, 34 (08): 3861-3863.

[28] 傅繁誉, 叶恒力, 贾朝旭, 等. 针刀联合臭氧治疗膝骨关节炎疗效 Meta 分析 [J]. 海南医学院学报, 2019, 25 (23): 1811-1817.

[29] 刘慧敏, 吴清海, 黄麟杰, 等. 青藤碱制剂联合西药治疗膝骨关节炎疗效及安全性的 Meta 分析 [J]. 中国处方药, 2021, 19 (10): 8-11.

[30] 姜泉, 罗成贵, 巩勋, 等. 骨关节炎病证结合诊疗指南 [J]. 中华中医药杂志, 2021, 36 (02): 929-933.

[31] 孙宁, 邹璇, 林璐璐, 等. 针灸治疗膝骨关节炎系统评价 [J]. 中国中医药信息杂志, 2020, 27 (08): 112-117.

[32] 宋阳春, 吴三兵, 胡谷丰, 等. 痹祺胶囊联合刃针治疗膝骨性关节炎的疗效观察 [J]. 中草药, 2021, 52 (22): 6923-6927.

[33] 张东亮, 张伟, 王磊, 等. 金天格胶囊治疗膝骨性关节炎的临床疗效分析 [J]. 中国骨质疏松杂志, 2016, 22 (01): 95-98.

[34] 张宇鹏, 董宪传, 杨永菊, 等. 刺络拔罐治疗膝骨关节炎临床疗效系统评价和 Meta 分析 [J]. 辽宁中医药大学学报, 2022, 24 (02): 171-175.

[35] 张晓盈, 任立敏. 2021 年美国骨科学会膝骨关节炎非关节置换治疗推荐意见 [J]. 中华风湿病学杂志, 2022, 26 (4): 285-286.

[36] 张磊, 孙德昱. 双醋瑞因联合独活寄生汤治疗中老年膝骨性关节炎 [J]. 中国实验方剂学杂志, 2013, 19 (02): 299-302.

[37] 徐波, 邢润麟, 茆军, 等. 活血化瘀类方药治疗膝骨关节炎有效性和安全性的系统评价 [J]. 时珍国医国药, 2019, 30 (02): 496-499.

[38] 戴国玮, 王芳, 郭信, 等. 宣痹汤加减联合常规治疗对风湿热痹型膝骨关节炎发作期患者的临床疗效 [J]. 中成药, 2021, 43 (07): 1974-1976.

[39] 曾令烽, 杨伟毅, 郭达, 等. 传统运动疗法干预对膝骨关节炎患者疼痛改善及关节功能影响的系统评价 [J]. 中华中医药杂志, 2018, 33 (05): 2132-2139.

[40] 李君. 壮骨关节胶囊治疗膝骨关节炎疗效及安全性 Meta 分析 [J]. 陕西中医, 2022, 43 (03): 394-397.

[41] 李平, 施青, 李贺, 等. 真武汤加味联合整脊手法治疗膝骨关节炎发作期寒湿痹阻证的临床观察 [J]. 中国实验方剂学杂志, 2019, 25 (23): 98-103.

[42] 李西海, 张翼, 叶蕻芝, 等. 独活寄生汤治疗风寒湿痹型膝骨关节炎的机制 [J]. 中医正骨, 2012, 24 (01): 68-71.

[43] 梁鸿志, 周立, 姚树俊, 等. 蠲痹汤与推拿手法联合西药治疗膝骨关节炎发作期临床研究 [J]. 新中医, 2020, 52 (12): 83-86.

[44] 梅其杰, 段戡, 郭锦荣, 等. 运动疗法联合外治法治疗膝骨关节炎的 Meta 分析 [J]. 中医药临床杂志, 2018, 30 (04): 680-685.

[45] 潘建科, 洪坤豪, 刘军, 等. 补肾活血中药治疗膝骨关节炎有效性和安全性的系统评价 [J]. 中华中医药杂志, 2016, 31 (12): 5248-5256.

[46] 王志勇. 中医临床研究设计与实施 [M]. 北京: 中国中医药出版社, 2017.

[47] 王晓玲, 王芗斌, 侯美金, 等. 温针灸治疗膝骨关节炎: 随机对照研究 [J]. 中国针灸, 2017, 37 (05): 457-462.
[48] 中华医学会骨科分会关节外科学组, 吴阶平医学基金会骨科学专家委员会. 膝骨关节炎阶梯治疗专家共识 (2018 年版)[J]. 中华关节外科杂志 (电子版), 2019, 13 (01): 124-130.
[49] 王波, 刘希茹, 胡智海, 等. "杨氏" 絮刺拔罐法治疗膝骨关节炎: 多中心随机对照研究 [J]. 中国针灸, 2016, 36 (02): 113-118.
[50] 王涛, 王钢, 王佳, 等. 中药熏洗联合西药治疗寒湿痹阻型膝骨关节炎的临床观察 [J]. 中国骨质疏松杂志, 2017, 23 (04): 506-510.
[51] 王焕锐, 伍嘉琪, 蔡晓, 等. 痹祺胶囊治疗膝骨关节炎有效性和安全性的系统评价及 meta 分析 [J]. 中国医药导报, 2020, 17 (13): 127-131.
[52] 王琼, 朱国苗. 手法治疗膝骨关节炎疗效的系统评价 [J]. 上海中医药杂志, 2013, 47 (11): 11-15.
[53] 白雪, 温建民, 杨思红, 等. 奇正消痛贴膏治疗膝骨关节炎临床疗效与安全性系统评价 [J]. 中国中医药信息杂志, 2020, 27 (12): 102-107.
[54] 罗显文, 李明星. 低强度脉冲超声可缓解膝骨关节炎疼痛与修复关节软骨损伤 [J]. 中国组织工程研究, 2019, 23 (03): 348-353.
[55] 袁普卫. 李氏四辨思想在膝骨关节炎防治中的作用 [J]. 中国中西医结合杂志, 2021, 41 (07): 782-783.
[56] 许学猛, 刘文刚, 许树柴, 等. 膝骨关节炎 (膝痹) 中西医结合临床实践指南 [J]. 实用医学杂志, 2021, 37 (22): 2827-2833.
[57] 许阳凯, 祝福贵, 冯尔宥, 等. 中医外治法联合关节腔注射玻璃酸钠治疗膝骨关节炎的 Meta 分析 [J]. 中国中药杂志, 2018, 43 (09): 1934-1939.
[58] 辛灵. 补益肝肾中药治疗膝骨关节炎的用药规律及 Meta 分析 [D]. 广州: 暨南大学, 2020.
[59] 邹智, 朱经镇, 廖维靖. 老年膝骨关节炎患者水中运动疗法疗效系统评价 [J]. 中国康复医学杂志, 2011, 26 (07): 659-664.
[60] 闫乾, 陈锋, 孙海林, 等. 仙灵骨葆胶囊治疗膝骨性关节炎的有效性和安全性系统评价 [J]. 中国药房, 2014, 25 (35): 3333-3338.
[61] 陈卫衡. 膝骨关节炎中医诊疗指南 (2020 年版)[J]. 中医正骨, 2020, 32 (10): 1-14.
[62] 陈瑜, 王锐卿, 刘敬萱, 等. 艾灸对膝骨关节炎患者炎性因子及氧化应激因子的影响: 随机对照研究 [J]. 中国针灸, 2020, 40 (09): 913-917.
[63] 陶思源, 郑敬环, 梁繁荣, 等. 热敏灸治疗膝关节骨性关节炎的系统评价与 meta 分析 [J]. 现代预防医学, 2017, 44 (21): 4027-4032.
[64] 韩国栋, 蒋再轶, 谭洁, 等. 仙灵骨葆胶囊联合盐酸氨基葡萄糖片治疗膝骨性关节炎 [J]. 中国实验方剂学杂志, 2011, 17 (17): 263-265.
[65] 韩广敬, 衣玉胜, 周凯, 等. 金乌骨通胶囊对肾虚血瘀型退行性膝骨性关节炎的治疗及对骨代谢指标的影响 [J]. 中国实验方剂学杂志, 2016, 22 (20): 168-172.
[66] 魏立坤, 柳昊, 汪爱民. 腔内注射玻璃酸钠联合康复训练治疗早期膝骨关节炎的疗效观察 [J]. 武汉大学学报 (医学版), 2013, 34 (01): 86-89+121.
[67] 黄慈辉, 刘家玥, 黄英杰, 等. 小针刀联合中药治疗膝骨关节炎疗效的网状 Meta 分析 [J]. 中国组织工程研究, 2021, 25 (32): 5240-5248.

第七章　髌骨软化症

髌骨软化症(chondromalacia patellae,CP),又称为髌骨软骨软化症或髌骨软化病,是膝关节在长期屈伸运动中,髌股之间反复摩擦、相互撞击,软骨面被磨损所致的常见疾患。据统计,CP 的发病率约为 36.2%,女性高于男性。本病起病缓慢,多见于膝关节有创伤史和慢性劳损的中老年患者。早期症状仅为膝关节酸软,上下楼梯膝关节乏力、疼痛,休息后可缓解。随着病情进展患者可出现滑膜炎,半蹲发力时患者感到疼痛,上下楼梯、急停、急跳及起跳等动作时疼痛加重,膝关节屈伸受限,严重者可出现膝关节类似绞索症状。

CP 属于中医学"膝痹"范畴。中医药治疗膝关节病历史悠久,中药、手法、针刺、传统功能锻炼等治疗方式在临床中广泛应用。本章将详细梳理中医药防治 CP 的系统评价与随机对照试验相关证据,为临床实践及未来研究提供参考依据。

第一节　概　　述

CP 是引起膝前疼痛的常见原因之一。其病因尚未明确,目前主要认为本病与创伤、髌骨内压增高、软骨溶解、软骨障碍、自身免疫有关。病理机制主要是髌股关节的生物力学关系紊乱,造成髌骨半脱位或侧倾,致使髌骨外侧小关节压力过于集中和磨损,而内侧缺乏应力刺激,从而导致髌骨关节面的软骨水肿、软化,进而碎裂,逐渐发展则出现软骨面"蟹肉"样变;软骨逐渐脱落,软骨下骨质裸露、增生硬化,最终形成髌股关节骨关节炎。其发生、发展与髌股关节的解剖关系紊乱密切相关。

本病的分类方法有两种。① Outerbridge 分级法。Ⅰ级:软骨微纤维化或裂痕范围小于 0.5cm,局限性软化或肿胀,软骨有厚纤维形成。Ⅱ级:关节软骨微纤维化或裂痕范围为 0.5~1cm,碎裂与龟裂直径小于 1.3cm。Ⅲ级:关节软骨微纤维化或裂痕范围为 1~2cm,碎裂与龟裂范围大于 1.3cm。Ⅳ级:关节软骨微纤维化或裂痕范围达 2cm 以上,软骨糜烂深达软骨下骨组织。② Cane 分度法。Ⅰ度:软骨面失去光泽,软骨肿胀,偶在中心有自深层突出的水泡样变化,出现纵行纤维,透明基质消失,发生裂痕或龟裂。Ⅱ度:软骨面裂痕不断加深,并深入到软骨下骨板。Ⅲ度:大块软骨分离而造成软骨缺损,软骨床暴露或出现关节。Ⅳ度:关节软骨大部分消失,软骨下骨骨质显露,发生骨关节炎。

通过对病变区的软骨及软骨下骨标本进行超微结构研究和免疫组化分析发现,软骨坏死与关节所受到的异常压力负荷的大小成正比,而局部软骨细胞的修复能力则与病变程度及所受压力大小成反比;在相当于 CP 的增生硬化阶段的病变区软骨中,软骨细胞数少且呈崩毁状态，代之以致密的胶原纤维，且纤维基数极少，类似于无软骨功能的纤维软骨，表明CP的晚期阶段，已无真正的软骨修复能力。这一发现揭示了一些非手术疗法对晚期病例无效或疗效不显著的原因，研究结果为髌股关节表面置换术提供了理论依据，也提醒医生应注意早期诊断，并在早期髌骨软骨尚有修复能力阶段进行有效的非手术治疗。

该病早期症状不严重，休息或服用非甾体抗炎药即可缓解，一旦发展为髌股关节炎阶段，非手术治疗疗效甚微，所以早期诊治是非常重要的。该病的早期阶段常被医生忽视或误诊，如被简单诊断为"轻度骨质增生""生长痛"等。

手术治疗仅适用于晚期患者，对于中早期患者仍以中医药保守治疗为主。常见的中医药保守治疗方法包括中药内服、中药外敷、针刺、推拿、艾灸、膏药等。

第二节　临床研究证据纵览

一、中药治疗

中药是治疗CP的重要方式，在改善患者疼痛和功能障碍方面发挥重要作用，安全性良好。相关系统评价及RCT的证据总结如下。

（一）系统评价/Meta分析

有专家对中医药治疗CP的RCT进行了Meta分析，最终纳入18篇RCT文献，共计1 546名患者。研究结果显示，与西医常规治疗相比，中医药治疗可显著提高患者的总有效率（RR=3.19；95%CI：1.23~1.37；P<0.05），降低患者的视觉模拟评分（VAS）评分（SMD=−3.10；95%CI：−4.96~−1.24；P<0.05），改善患者西安大略和麦克马斯特大学骨关节炎评分（WOMAC）中的疼痛评分（SMD=−1.41；95%CI：−1.74~−1.07；P<0.05）、僵硬评分（SMD=−1.66；95%CI：−2.01~−1.31；P<0.05）、日常功能评分（SMD=−2.10；95%CI：−3.05~−1.15；P<0.05）及WOMAC总评分（SMD=−3.62；95%CI：−2.75~−1.58；P<0.05）。研究表明，中医药在改善患者的疼痛、功能障碍方面优于西医常规治疗。

（二）随机对照试验

王彦鹏等基于RCT探讨了中药复方复原舒筋汤治疗CP的临床疗效。该研究纳入符合标准的106例CP患者，按照1∶1的比例随机分为试验组和对照组，试验组给予复原舒筋汤治疗，对照组给予双氯芬酸钠口服治疗，共治疗2周，观察两组患者的总有效率、VAS评分、股四头肌向心收缩峰力矩及Lysholm膝关节评分（LKSS）的变化。结果显示，与对照组相比，试验组的有效率显著高于对照组（P<0.05），并且经过2周治疗后，试验组的VAS评分显著低于对照组（P<0.05），股四头肌向心收缩峰力矩及LKSS评分显著高于对照组（P<0.05）。说明复原舒筋汤治疗CP临床疗效显著，可明显改善患者的疼痛和功能，提高股四头肌向心收缩峰力矩，优于双氯芬酸钠口服治疗。

武玉锦等开展了中药复方固髌健膝汤治疗 CP 的 RCT。该研究纳入 56 例 CP 患者，随机分为试验组和对照组，试验组运用固髌健膝汤治疗，对照组采用氨糖美辛治疗，共治疗 4 周。结果显示，试验组的总有效率显著高于对照组（P<0.05），并且未发生明显不良反应。研究表明，固髌健膝汤治疗 CP 具有良好的有效性和安全性。

中成药坚骨胶囊由黄芪、三七、制川乌、制草乌、乳香、没药、川芎、红花等组成，具有益气活血、散瘀止痛、舒筋生骨的功效。闫国强等通过开展 RCT 探索了坚骨胶囊治疗 CP 的临床疗效。该研究纳入符合标准的 CP 患者 140 例，随机分为试验组及对照组，试验组采用坚骨胶囊治疗，对照组采用双氯芬酸钠胶囊治疗，两组患者均治疗 1 个月。结果发现，与对照组相比，治疗后试验组的总有效率显著高于对照组（P<0.05），试验组中医证候积分显著低于对照组（P<0.05），未发现明显的不良反应。

二、非药物疗法

（一）系统评价 /Meta 分析

运动疗法是 CP 患者的重要治疗方式。一项 Meta 分析纳入了以运动疗法作为干预手段的 31 项 RCT，共 1 690 名 CP 患者，其中涉及的运动疗法主要包括膝关节锻炼、髋关节联合膝关节锻炼、家庭锻炼、监督锻炼、封闭式动力链、开放式动力链，评价指标主要是基于患者的自我报告结局展开，如 VAS 评分等。研究结果显示，运动疗法可以减轻 CP 患者的疼痛症状，改善关节功能，促进患者的长期恢复。然而，尚缺乏足够的证据来确定运动疗法的最佳方式，也不清楚这一研究结果是否适用于所有 CP 患者，未来仍需要进一步开展大型的多中心 RCT。

此外，一项 Meta 分析研究了髋关节强化锻炼（即外展肌和外旋肌功能锻炼）对 CP 患者的临床疗效。该 Meta 分析最终纳入了 11 项 RCT 和 1 项非 RCT 研究，共计 604 例患者。研究结果显示，与不进行髋部肌肉强化锻炼相比，髋部肌肉强化锻炼能更好地减轻患者的疼痛症状（SMD=−1.91；95%CI：−2.92~−0.90；P<0.05）。与单独膝关节肌肉强化锻炼相比，髋膝肌肉联合强化锻炼能更显著地改善患者膝关节功能（SMD=0.70；95%CI：0.25~1.14；P<0.05）。此项研究表明，加强髋部肌肉强化锻炼可以有效减轻 CP 患者的疼痛，改善膝关节功能。

（二）随机对照试验

车涛等开展了一项电针治疗 CP 的 RCT。该研究纳入 63 例 CP 患者，随机分为治疗组和对照组，试验组采用电针膝眼穴治疗，每次治疗 20min，隔日 1 次；对照组予双氯芬酸钠口服，75mg/d。两组患者均治疗 20 天。研究结果显示，试验组的有效率及治愈率均显著高于对照组（P<0.05）。燕军等探究了针刺治疗 CP 的有效性。该研究纳入 CP 患者 60 例，随机分为试验组及对照组，试验组予针刺治疗，选穴足三里、膝眼、鹤顶，每次 30 分钟，每天 1 次；对照组予双氯芬酸钠口服治疗，75mg/d。两组患者均治疗 20 天。研究结果显示，试验组的总有效率显著优于对照组（P<0.05）。

周涛斌等基于 RCT 探索了不同能量的体外冲击波治疗 CP 的有效性和安全性。该研究共纳入 2018 年 9 月至 2019 年 12 月在江西中医药大学附属医院骨伤科招募的 120 例

CP 患者，随机分为 A、B、C 三组，每组 40 例。A 组采用低能量冲击波治疗，B 组采用中能量冲击波治疗，C 组采用玻璃酸钠关节腔内注射治疗，共治疗 3 周。治疗前后采用股四头肌峰力矩、VAS 评分、lysholm 评分（LKSS）进行评估，观察记录治疗和随访期间并发症发生情况。研究结果显示，治疗后 3 组患者股四头肌峰力矩（PT）值均较治疗前增加（$P<0.05$），A 组股四头肌峰力矩值明显高于 B 组和 C 组（$P<0.05$），B 组股四头肌峰力矩值高于 C 组（$P<0.05$）；治疗结束时和治疗后 6 个月，A 组 VAS 评分低于 B 组和 C 组（$P<0.05$）；治疗后 3 组患者 LKSS 评分均较前升高（$P<0.05$），A 组 LKSS 评分高于 B 组和 C 组，B 组 LKSS 评分高于 C 组（$P<0.05$）；3 组患者并发症发生率两两比较，差异无统计学意义。研究表明，冲击波治疗可有效缓解 CP 患者的临床症状，改善患者功能，安全性与玻璃酸钠关节腔内注射相当，低能量冲击波治疗 CP 疗效优于中能量，两种方案安全性相当。

三、综合疗法

（一）系统评价 /Meta 分析

孔亮等开展了一项中医外治法治疗 CP 临床疗效的 Meta 分析，最终共纳入 9 项 RCT，包括 618 例患者。研究结果显示，中医外治法的治愈率和有效率显著优于西医常规保守治疗（$P<0.05$）。但该研究也指出，纳入研究主要为多种中医外治法联合应用，如针灸、中药外敷及手法，难以体现单独某种中医外治法的“净效应”。并且纳入研究较少提及随访情况，尤其是影像学等客观指标的随访，缺乏对中医外治法治疗 CP 的远期疗效评价。纳入研究的偏倚风险评价结果显示，多数研究存在选择性偏倚、实施偏倚、测量偏倚等风险，仍需要进一步规范研究设计，开展多中心、大样本量的远期疗效评价。

（二）随机对照试验

在一项中医整脊联合中医定向透药治疗 CP 的临床研究中，研究者招募了 2015 年 11 月至 2017 年 6 月于骨伤科门诊就诊的 60 例 CP 患者，将其随机分为试验组和对照组，每组 30 例。试验组采用中医整脊手法联合中医定向透药治疗，隔日 1 次，治疗 10 次；对照组单用中医定向透药治疗，隔日 1 次，治疗 10 次。药物采用元七骨痛酊。本药具有活血化瘀、祛风散寒、通络止痛的作用，主要用于治疗骨关节炎，腰椎和膝关节等部位疼痛、肿胀、麻木重着、遇寒加重，关节屈伸不利及活动功能障碍等。患者取坐位或卧位，将元七骨痛酊喷于患处，放置中医定向透药电极片，调节电流，根据患者耐受程度调节治疗参数，时间为 20min。于治疗前、治疗 4 周后及治疗结束 3 个月后随访时采用 Kujala 膝关节功能评分对患者的膝关节功能进行评测。研究结果显示，治疗后及随访时两组患者的 Kujala 膝关节功能评分有显著差异，试验组优于对照组（$P<0.05$）。

在一项中药外敷联合选择性股内侧肌电刺激治疗 CP 的临床研究中，研究者招募了 90 例 CP 患者，随机分成三组进行治疗，每组各 30 例，分别为单纯中药治疗组（A 组）、单纯选择性股内侧肌电刺激治疗组（B 组）和中药联合选择性股内侧肌电刺激治疗组（C 组）。A 组给予中药外敷治疗，具体方法：药用鸡血藤 300g，木瓜 250g，海桐皮 200g，当归 300g，乳香 300g，没药 300g，牛膝 250g，川芎 200g，独活 200g，伸筋草 250g 等，加工成粉末，用时加凡士林调制，取适量外敷于患膝关节，局部加棉垫用绷带包扎，每周 2 次，12 次为 1 个疗程，共使用 42 天。B 组给予单纯选择性股内侧肌电刺激治疗，具体方法：使用电刺激仪，通过体表电极每间隔 6 秒向股四头肌内侧头输送可调矩形刺激波，选择性锻炼股四头肌内侧头，每天 1 次，每次 0.5 小时，14 次为 1 疗程，治疗 3 个疗程，共计 42 天。C 组给予中药外敷联合选择性股内侧肌电刺激治疗，具体方法：先给予患者使用电刺激仪，通过体表电极每间隔 6 秒向股四头肌内侧头输送可调矩形刺激波，选择性锻炼股四头肌内侧头，电刺激结束后，每个患者再给予 A 组方法中药外敷，共治疗 42 天。随访 9~12 个月，测量膝关节轴位片适应角、外侧髌股角，对治疗后的疗效进行评价，并进行统计分析。三组患者治疗前后膝关节轴位片适应角、外侧髌股角均有显著性差异（$P<0.05$），C 组治疗后的膝关节轴位片适应角、外侧髌股角更优于 A 组和 B 组（$P<0.05$），并且 C 组治疗后的优良率显著高于 A 组及 B 组（$P<0.05$）。

黄燕等通过开展临床研究，观察强化股内斜肌联合电针对 CP 的临床疗效，公开招募了 52 例 CP 患者，采用随机数字表法分为试验组 32 例及对照组 20 例，试验组采用强化股内斜肌联合电针干预，对照组仅采用电针治疗。电针选穴以股内侧肌上的穴位血海、百虫窝、箕门为主穴，髌周穴位鹤顶、内膝眼、犊鼻、梁丘、阳陵泉、足三里为配穴。针刺操作手法采用平补平泻法，得气后留针 20min。电针波形选择疏密波，在上述穴位针柄上接两组电针导线，一组穴位正极、负极分别接上百虫窝和箕门，另一组穴位正极、负极分别接上血海和内膝眼，电流强度以患者耐受为度。每日 1 次，10 次为 1 个疗程，连续治疗 4 个疗程，疗程间休息 2 天。强化内斜肌治疗主要包括股内斜肌电刺激疗法及股内斜肌肌力锻炼。股内斜肌肌力锻炼具体方法：患者仰卧于治疗床边，患腿自然下垂，然后做髋外旋时直腿抬高练习，患腿抬高与床面夹角为 45° 左右，抬高坚持 8~10 秒，再缓慢放于床面，每次做 20~30 个，训练结束后，治疗师快速牵伸髌骨向外下滑动，促进股内斜肌收缩，此为 1 组。治疗后期，患者可根据自己的耐受能力，行抗阻力股内斜肌锻炼，即在患肢的踝关节处缚一个 1~2kg 的沙袋或盐袋，行髋外旋时直腿抬高练习，方法同前。每天训练治疗 2~3 组，10 天为 1 个疗程，疗程间休息 2 天，共治疗 4 个疗程。观察两组患者治疗前后的 VAS 评分及临床疗效变化。研究结果表明，强化股内斜肌联合电针治疗 CP 能够较好地改善患者的临床疼痛症状，提高疗效，其效果优于单一电针干预（$P<0.05$）。

第三节 临床指南与专家共识

一、国际临床指南与专家共识

临床实践指南评估：髌股关节疼痛（2019 版）

美国物理治疗协会（APTA）于 2019 年委托九位该组织的物理治疗师组成专家小组，负责制定髌股关节疼痛的临床实践指南，该指南内容涉及髌股关节疼痛的评估和管理，包括诊断、预后、干预和患者预后评估，以期为髌股关节疼痛的循证物理治疗实践提供建议。这些建议是基于对 1960 年至 2018 年 5 月发表的与髌股关节疼痛相关文献的广泛性总结和回顾。该指南主要的推荐意见如下。

1. 运动治疗的具体方式　临床人员在对患者进行运动治疗时，应结合髋关节和膝关节的针对性锻炼，以改善患者短期、中期和长期的疗效。髋关节针对性锻炼应以髋关节后外侧肌群组织为主进行训练。膝关节针对性的运动疗法包括负重（深蹲抗阻）和非负重（抗阻伸膝）运动。在髌股关节疼痛治疗的早期阶段，可能会优先考虑髋关节靶向运动而不是膝关节。总体来说，髋关节和膝关节靶向运动的组合优于单纯膝关节靶向运动，能优化髌股关节疼痛患者的预后。

2. 髌骨贴扎技术　临床人员可以使用定制的髌股贴扎结合运动治疗，在短期内（4 周）提高运动治疗的效果。但从长远来看，将贴扎技术与密集的物理治疗相结合在增加肌肉功能方面可能难以发挥作用，因此不推荐应用以增强肌肉功能为目的的肌内效贴。

3. 髌股关节矫形器（支具）　临床医生不应为髌股关节疼痛患者推荐膝关节矫形器，如支具、绑带等。

4. 足部矫形器　临床医生应针对足内旋角度过大的患者，使用足部矫形器（仅在 6 周内），并与运动相结合。

5. 生物反馈　临床医生不应对进行股内侧肌锻炼的患者使用基于肌电的生物反馈，以增强膝关节针对性（股四头肌）运动来治疗髌股关节疼痛患者。临床医生不应在髋关节和膝关节针对性运动期间，使用视觉生物反馈来治疗髌股关节疼痛患者。

6. 跑步时步态再训练　临床医生可以使用步态再训练，包括多次提示采用前脚掌着地的模式（对于后脚掌着地的跑步者），提示增加跑步的频率，或者提示有髌股关节疼痛的跑步者在跑步时减少髋关节内收峰值。

7. 血流限制训练结合重复膝关节针对性运动治疗　临床医生可以为那些进行抗阻伸膝时伴随限制性疼痛的患者使用血流限制结合重复性膝关节运动治疗，同时监测不良事件。

8. 针刺疗法　临床医生不应使用干针疗法治疗髌股关节疼痛患者。临床医生可以使用针刺来减轻髌股关节疼痛患者的疼痛。但是，这一推荐应该谨慎，因为针刺治疗是否优于安慰剂或假针刺是尚且未知的。

9. 手法治疗　临床医生不应将手法单独应用于髌股关节疼痛患者，手法包括腰部、膝部或髌股关节手法及松动治疗。

10. 生物物理因子　临床医生不应使用生物物理因子（包括超声、冷冻疗法、超声导入、离子导入、电刺激和治疗性激光等）来治疗髌股关节疼痛患者。

11. 患者教育　临床医生可有针对性地对患者进行健康教育。包括：负荷管理和体重管理；积极参与治疗（如运动治疗）的重要性；可能导致髌股关节相对超负荷的生物力学；各种治疗方案的依据以及运动恐惧症。患者教育可以提高患者对积极管理和自我管理策略的依从性和坚持性，而且不太可能产生不良反应。

12. 联合治疗 临床人员应结合物理治疗干预措施来治疗髌股关节疼痛患者，因为与不治疗、使用平底足垫或使用足部矫形器相比，物理治疗的短期和中期效果更好。运动疗法是髌股关节疼痛治疗方案中关键的组成部分，应是任何联合干预方法的重点。考虑与运动治疗结合的干预措施包括足部矫形器、髌骨贴扎技术、髌骨松动和下肢牵伸训练。

此外，在疗效评价方面，该指南推荐临床医生应使用KOOS-PF评分（knee injury and osteoarthritis outcome score-patellofemoral，KOOS-PF）或活动时的VAS评分来测量疼痛及功能。此外，临床医生应该使用病情活动期最严重时疼痛的VAS评分、平常疼痛的VAS评分，或者使用数字分级评分法（NRS）来测量疼痛程度。在关节功能活动方面，指南推荐临床医生适当进行诱发患者疼痛的检查或测试，并评估下肢运动协调性，如深蹲、下台阶、单腿深蹲等动作。这些测试可用于评估患者的疼痛、功能、失能等基线状态，以及整个治疗过程后患者状态的改变。在身体损伤评测部分，该指南建议经过一段时间的治疗后，评估髌股关节疼痛患者时，临床医生可以评估患者的身体结构和功能，包括髌骨活动度、足部位置、臀部和大腿肌肉力量等。

在诊断方面，该指南提出要考虑以下因素：髌后或髌周疼痛；下蹲、上下楼梯、久坐，或者其他功能性活动使膝关节处于屈曲位，导致髌后或髌周疼痛；排除其他可能引起膝前关节疼痛的原因，包括胫骨、股骨病变。

在预后方面，临床医生应在治疗患者时纳入髋关节与膝关节针对性的综合运动治疗，以在短期、中期和长期内减少疼痛，并改善患者报告的结局表现。髋关节针对性运动治疗应以髋关节后外侧肌群为训练目标，膝关节针对性运动治疗包括负重（抗阻下蹲）或非负重（抗阻伸膝）运动。在患者治疗的早期阶段，髋关节针对性运动治疗效果可能优于膝关节针对性运动。总体来说，髋关节与膝关节针对性综合运动在改善结局方面优于单纯的膝关节运动。定制性髌骨贴扎结合运动治疗，可以帮助患者在短期内（4周）提高运动治疗的效果。从长期来看，在较强化的物理治疗中添加贴扎技术可能没有益处，因此不推荐为了增强肌肉功能而使用贴扎。指南不推荐临床医生使用髌股关节矫形器对患者进行治疗，其中包括膝关节支具、护膝或髌骨带。对伴有足部过度旋前的患者提供预制足部矫形鞋垫可减轻患者疼痛，但这仅在短期内有效（6周内）。如果提供了处方，足部矫形鞋垫应该与运动治疗相结合。定制矫形鞋垫效果优于预制矫形鞋垫的证据尚不充足。另外，指南认为临床医生不应使用生物反馈技术增加股内侧肌活动来提升膝关节针对性（股四头肌）训练的治疗效果，不应在髋膝靶向训练中使用视觉生物反馈对力线进行调整作为治疗方案。可以使用跑步姿势再训练对跑步者进行多次提示，包括提示前足触地模式（针对后足触地跑者），提示增加跑步步频，或提示减少髋关节内收峰值。临床医生在尽量减少不良反应的情况下，可以对抗阻伸膝时出现疼痛的患者使用血流限制性训练结合高重复次数的膝关节运动治疗。临床医生可以使用针刺来减轻患者的疼痛，但应谨慎应用，因为目前尚不明确针刺治疗是否优于安慰剂或假针刺，该推荐仅适用于针刺治疗在物理治疗执业范围内使用的场景。临床医生不应针对患者使用手法治疗，包括腰椎、膝关节或髌股关节整复或松动手法。临床人员不应使用物理因子疗法，包括超声、冷疗、超声透入疗法、离子电渗疗法、电刺激和治疗性激光来治疗患者。

临床医生可开展的患者教育方式包括负荷管理、适当情况下的体重管理、坚持积极治疗如运动治疗的重要性、各种治疗方案的证据及运动恐惧症等方面。临床医生对于患者的治疗应采用联合干预方案，其在短期和中期结局优于不治疗、单独应用普通鞋垫或足矫形器。运动治疗是联合干预的关键组成部分。考虑与运动治疗结合的干预措施包括足矫形器、髌骨贴扎、髌骨松动和下肢牵伸。

二、国内临床指南与专家共识

（一）中医骨伤科常见病诊疗指南——髌骨软骨软化症（2012 年）

《中医骨伤科常见病诊疗指南》是国家中医药管理局政策法规与监督司立项的标准化项目之一。该指南全部以西医疾病诊断名称命名，其中每个病种涉及定义、诊断要点、分类、鉴别诊断、辨证、治疗原则、功能康复等具体内容。该指南中的治疗内容突出了学科的治疗特色，分为治疗原则、非手术治疗、手术治疗、功能锻炼等。非手术治疗中既有中医特色手法，又有辨证论治的主方和常用药，以及外治方药等；手术治疗则以规范的西医治疗为主。该指南充分考虑了中西医疗法的特色与优势，对于不同的临床需求推荐不同的治疗方法，为中西医结合治疗本病提供参考。

该指南从 CP 的范围、术语定义、诊断、中医辨证论治、治疗等方面进行系统论述。指南推荐患膝 X 线正侧位及髌骨切线位片作为判断本病严重程度、治疗方法选择、治疗评价等方面的影像学基础；X 片无法诊断时可行 MRI 检查以明确诊断，避免漏诊。同时本病可按照 Outerbridge 分级法分为 4 级或 Cane 分度法分为 4 度，主要依据软骨病变的程度和软骨下骨的变化进行分类，指导治疗方案的选择。同时该指南详述了本病的中西医治疗手段。本病主要以非手术治疗为主，软骨Ⅲ度以上损伤、反复疼痛、关节肿胀者，可考虑手术治疗。非手术治疗主要包括药物治疗、手法按摩、针刺治疗、离子导入；手术治疗包括局限性软骨切除加钻孔术、胫骨结节内移抬高术、外侧支持带松解术、人工关节置换术、软骨移植。相关中医药治疗的推荐意见如下。

1. 风寒湿证　治法：祛风散寒，除湿通络。主方：蠲痹汤（《医学心悟》）加减。

2. 湿热证　治法：清热祛湿，舒筋通络。主方：防己黄芪汤（《金匮要略》）加减。

3. 气滞血瘀证　治法：行气活血，通络止痛。主方：身痛逐瘀汤（《医林改错》）加减。

4. 肝肾不足证　治法：补肝益肾，活络止痛。主方：独活寄生汤（《备急千金要方》）加减。

5. 中药外治　可选用桑枝、桂枝、伸筋草、牛膝等煎水取汁，熏洗患处，每天 1~2 次。

6. 中成药　复方南星止痛膏、红药贴膏（气雾剂），适用于风寒湿证。

7. 推拿手法　相关的推荐意见如下。

（1）点揉法：患者取仰卧位，术者用掌根在髌骨周围自上而下顺时针方向按揉 5 分钟，再点压双侧膝眼、委中、足三里、血海等穴各 2 分钟。

（2）推拉法：用双手指抓握髌骨横向或纵向推拉 5 次，用力要轻缓。

（3）叩击法：术者用掌心轻度叩击患膝髌骨前缘 50 次，速度要慢，有反弹感。

(4)过屈法：患者俯卧位，屈膝关节，压小腿反复 4~6 次。

8. 针灸治疗　取患侧梁丘、血海、膝眼、膝阳关等穴。患者仰卧位，将膝关节屈曲 90°。患肢肌肉放松，以毫针直刺，以针感向股四头肌方向放射为佳。留针 30 分钟，留针期间用艾条温和灸 2~3 壮。每天 1 次，10 次为 1 疗程。

9. 股四头肌练习　指南强调股四头肌练习是防治本病最常用的方法。强调加强股内侧肌的功能锻炼对维持髌股周围力学平衡发挥着重要作用。

（二）中医临床诊疗指南释义·骨伤疾病分册——髌骨软骨软化症（2015 年）

由孙树椿主编，中华中医药学会、中国标准化协会中医药标准化分会、中国中医科学院中医药标准研究中心组织编写的《中医临床诊疗指南释义·骨伤疾病分册》（以下简称《释义》）是在《中医骨伤科常见病诊疗指南》的基础上编写审定完成的。该《释义》收录了 CP、成人股骨头缺血性坏死、跟骨骨折等 13 个病种。分别阐释了各病种的定义、鉴别诊断、治疗及中成药等。编写目的在于对骨伤疾病常见病证的中医临床诊断、治疗进行深入分析，为临床医师提供切实可行的中医常规处理策略与方法，力图提高各级中医院骨伤科的临床诊疗和科研水平。该《释义》对《中医骨伤科常见病诊疗指南》中的 CP 进行了深层次的解读，对 CP 的由来、发病原因、病理机制、中医病名等问题进行综述，从软骨损伤、生物力学、炎性反应等角度分析 CP 的症状体征出现的原因。在影像学检查方面，提出 CT 检查可显示髌股关节间隙不等宽，髌骨外移和软骨下囊性变及软骨缺损。而 MRI 的 Rose 分期标准可进一步明确诊断，判断疾病严重程度，指导预后判断。同时，该《释义》总结了 CP 与髌下脂肪垫炎、髌腱腱周炎的诊断与鉴别要点。分析辨证论治要点，明晰《中医骨伤科常见病诊疗指南》推荐方药之方义，为临床遣方用药提供参考。①风寒湿证患者发病与季节、地域、生活环境密切相关。风寒湿三气合而成痹，阻滞气机，气血运行不畅，不通则痛。根据不同的偏胜，表现出不同的疼痛特点。风邪偏胜，疼痛走窜，部位不定；寒邪偏胜，冷痛明显；湿邪偏胜，酸软重滞。②湿热证发病以局部红肿热痛为主要表现。热伤血络，湿性黏滞，湿热交合，损伤局部血络。③气滞血瘀证发病与外伤、劳损密切相关。气血同行，气血相辅相成，气行则血行，气滞则血瘀，气机阻滞，血行不畅，不通则痛，痛有定处，关节肿硬，局部筋脉失养，肢体麻木，屈伸不利。④肝肾不足证以年老体虚患者多见，常因体质虚弱，正不抗邪而发病。肝主筋，肾主骨，肝肾不足，筋骨失养，不荣则痛，疼痛表现为时轻时重，劳累后加重。中医诊治的关键在于辨证论治，临床诊疗必须结合具体的四诊资料，综合辨析所属证型。上述四种证型为 CP 的基本分型，但不能涵盖此病所有的证型。即使同一患者亦可在不同阶段呈现不同证候，临证时必须在基本证型的基础上，结合患者具体情况进行辨证论治，不可拘泥上述证型。该《释义》完善、补充了 CP 的预后及预防，具体如下。

预防：尽量避免身体肥胖，防止加重膝关节的负担。注意走路和劳动的姿势，避免长时间下蹲。走远路时尽量避免穿高跟鞋。参加体育锻炼时要做好准备活动，让膝关节得以舒展。骑自行车时，调好车座的高度，以坐在车座上两脚蹬在脚蹬上、两腿能伸直或稍微弯曲为宜。防止膝关节受凉。已经出现膝前痛的患者，尽量少上下楼梯、少登山、少久站、少提重物，避免膝关节的负荷过大而加重病情。已经出现膝前痛的患者，既要避免膝关节过度疲劳，又要进行适当的功能锻炼，以增加膝关节的稳定性，防止腿部的肌肉萎缩。这不仅能缓解关节疼痛，还能防止病情进展。游泳和散步是最好的运动，既不增加膝关节的负重能力，又能让膝关节四周的肌肉和韧带得到锻炼。在饮食方面，应多吃含蛋白质、钙质、胶原蛋白、异黄酮的食物，补充蛋白质、钙质，既能防止骨质疏松，又能增加软骨及关节的润滑液，还能补充雌激素，使骨骼、关节更好地进行钙质的代谢，减缓关节的退变。

预后：CP 是膝关节软骨退变过程的一部分。人体任何关节的软骨都是处于不断成熟并逐渐退化的过程。这是关节软骨的正常生理趋势，髌股关节软骨退变也不例外。伴随髌骨软骨软化的进展，会出现软骨下骨质的增生硬化，滑膜的充血、增生、肥厚，及髌下脂肪垫的增生、肥厚等一系列病理改变，同时这些病理改变可以相互影响，最终发展为骨关节炎。基于目前的治疗方式，包括营养软骨、改善髌股关节的匹配关系、抑制炎症反应、软骨移植或软骨细胞移植等诸多治疗方式，都只能减缓关节软骨的退变速度，改善临床症状，提高生活质量。但不能从根本上阻止软骨的退变，最终将发展为膝骨关节炎。

（三）中医骨伤科临床诊疗指南·髌骨软骨软化症（2019 年）

本指南为国家中医药管理局立项的“2014 年中医药部门公共卫生服务补助资金中医药标准制修订项目”之一，由河南省洛阳正骨医院在《中医骨伤科常见病诊疗指南》“髌骨软骨软化症”基础上进行修订工作，拟为 CP 中医药临床诊疗提供参考与规范，提高 CP 的中医临床诊疗水平，促进中医药进步与发展。该指南围绕诊断（西医疾病诊断、西医疾病诊断依据）、辨证（证候分类、证候诊断依据）、治则、治疗方法、中药内治（方药、主要药物组成与用法）、中药外治、中成药、功能锻炼八个方面进行阐述，在 CP 的临床诊疗实践中发挥重要作用。在影像学检查方面，该指南依据国际最新研究结果提出，X 线片难以诊断时，可行 CT、MRI 检查。屈膝 30° 位膝关节 CT 检查，可以发现存在髌股关节指数、髌骨髁、间沟角、髌骨倾斜角等异常，提示存在髌股关节紊乱，髌骨半脱位或倾斜改变；MRI 检查可见软骨内局限性低信号、软骨变薄、不规则等改变，有助于 CP 的早期诊断。在 CP 的分级方面，增加 MRI 影像分级。Ⅰ级：髌骨边缘毛糙，髌软骨轮廓正常，仅表现为局部信号强度改变。Ⅱ级：髌软骨表面轻度不规则、变薄，或局部隆起伴髌骨局部信号增高。Ⅲ级：髌软骨毛刷样改变、显著变薄或软骨缺损，邻近髌骨骨髓水肿，可出现小囊变。Ⅳ级：髌软骨缺损、软骨下骨暴露，出现软骨下骨质硬化及囊变。增加髌骨研磨试验手感分级。Ⅰ级：髌软骨与股骨滑车光滑，无摩擦感。Ⅱ级：髌软骨与股骨滑车之间有轻度摩擦感，如丝绸之间的摩擦。Ⅲ级：髌软骨与股骨滑车之间有中度摩擦感，如粗布之间的摩擦。Ⅳ级：髌软骨与股骨滑车之间有重度摩擦感，如石头之间的摩擦。删除了原有的 Cane 分度法。鉴别诊断方面增加了与膝关节滑膜皱襞综合征的鉴别。治疗原则在原有的基础上增加治疗疗程，认为 CP 的治疗周期应为 2~3 周。除传统的氨基葡萄糖之外，推荐使用双醋瑞因口服改善退行性关节疾病引起的疼痛和关节功能障碍等症状，需长期用药（推荐级别：C）。关节腔内注射疗法则建议选用激素类抗炎镇痛注射液，每 3 个月 1 次，1 年内应用不超过 3 次，短期止痛效果较好，但只宜暂用，适用于 CP 的后期治疗，急性期不适合（推荐级别：C）。其他治疗方法则推荐使用超声波治疗 CP（推荐级别：C）。在功能锻炼方面，依然推荐通过股四头肌锻炼增加关节稳定性，但在锻炼方法上与前版指南不同，该指南推荐使用踝泵、直腿抬高练习等方法。选择不引起疼痛的几个关节角度，做多角度等长股四头肌练习，或者做无疼痛范围的短弧等速肌力练习，对恢复股四头肌肌力效果更好。避免或尽量减少登山、上下楼梯、下蹲等活动。另外该指南提出对于急性期患者，关节肿胀、疼痛较重者，可以适当制动患肢，必要时佩戴支具。

第四节　研究述评与展望

CP 通常发生在年轻患者身上，其特征是与髌骨软骨的明显变化相关的膝前疼痛。CP 是由多种因素引起的，包括创伤、髌股关节不稳定、骨骼解剖变异、髌骨运动学异常和职业危害等。CP 的发病率高达 36.2%，占膝关节运动创伤的 40.5%，严重影响到患者的日常生活，给患者本人及社会带来了沉重的负担。作为一种发病率高、可逆性的疾病，与其他膝关节疾病如 KOA 相比，CP 并没有受到人民群众及医疗从业人员的重视，目前国内外关于 CP 的临床研究及综述报道数量相对偏少，质量相对偏低，国内外临床诊疗指南及专家共识欠完善。中医药在治疗 CP 方面具有强大优势，国内《中医骨伤科常见病诊疗指南》《中医骨伤科临床诊疗指南·髌骨软骨软化症》均将中药、针刺、推拿等作为治疗 CP 的推荐手段，美国物理治疗协会（APTA）骨科物理治疗学会关于髌股关节疼痛临床诊疗指南亦提及可以使用针刺疗法来减轻髌股关节疼痛患者的疼痛症状。现阶段如何发挥中医药治疗 CP 的优势，提高中医药治疗 CP 的临床研究及基础研究的质量及水平，进一步促进中医药的推广和应用，面临着诸多的困难与挑战。

一、中医药防治髌骨软化症临床研究存在的问题

（一）缺乏国内外统一的病名和诊断标准

有学者认为 CP 是髌股关节不良的病理诊断，是髌股关节炎的早期表现，而不是一个病名，是发生于青少年或青年成人的髌骨软骨破坏，软骨面肿胀、发软，若此时得到及时治疗，软骨面破坏可逆，患者可恢复正常生理功能。如果继续发展下去，软骨面破坏加重，软骨剥落，软骨下骨质裸露，出现硬化，则软骨损伤不可逆转，此时其相对应的股骨髁软骨面也出现病理改变，CP 就发展成为髌股关节骨关节炎。因此，在不同运用场景，CP 存在髌骨软骨软化症、髌骨软骨炎、髌股关节疼痛等不同代称，其相互之间是否可以画上等号并未有定论。另外，也有学者认为 KOA 与 CP 有着相同的病因，“髌骨软骨软化”只是 KOA 病理改变的一方面，只不过发生得较早、较重而已。此外，目前国内外对于 CP 的诊断依据也不尽相同，这对开展 CP 进一步的临床研究形成了一定的阻碍。

（二）髌骨软化症发病普遍，未形成针对性治疗

CP 的发病机制截至目前尚未明确，因此无法针对病因形成特效的针对性治疗。对于此类患者，西医治疗方法也趋于简单化，仍以口服缓解疼痛症状的非甾体抗炎药为主。中医认

为 CP 属于“痹症”“伤筋”“劳损”等范畴。风、寒、湿、热外邪乘虚而入，脉络痹阻，使筋骨失去气血对其的濡养。劳损与外伤均能导致膝部的气滞血瘀，遂可诱发本病的发生；另有学者认为肝肾亏虚、久病体虚也是诱发 CP 的重要原因。中医药疗法涉及中药口服外用、中医手法、针灸、功能锻炼等干预措施，不同的干预措施相对应的治疗周期、治疗频次各有特点，暂未形成系统的治疗方案，部分研究认为联合治疗可提高临床疗效，但缺乏多中心 RCT 进行佐证。

（三）干预措施的质量控制标准难以建立

部分中医特色非药物干预措施，如针灸、推拿等，属于技能型操作技术，因此治疗效果与临床医师的治疗经验与技能熟练度密切相关，特别是随着近年来中医临床科研广泛而深入开展，一些重大科研项目的实施，对干预措施的质量控制标准提出了更高要求。现有关于中医特色适宜技术的相关临床研究，尚缺乏规范化、标准化的干预措施质量控制标准，如何保证研究者在“同质”的水平下开展治疗与临床评价，是验证目前临床疗效评价中的难点问题之一。

（四）缺乏统一的疗效评价标准

目前的临床研究对于 CP 的疗效评价多针对患者的临床症状及体征，如 VAS 评分、WOMAC 评分等。这些主观性的评价指标容易受人为因素的影响而产生偏差。另外，目前许多临床研究基于以上的评分或量表总结出“有效率”或“显效率”等复合评价指标，但这些指标本质上来源于评分或量表，同样难以客观反映疗效。也有部分学者通过评估、对比治疗前后患者肌围度、下蹲时膝前疼痛程度、LKSS 评分、膝关节屈曲度等情况变化来评价患者肢体疼痛、活动能力及膝关节功能，但未形成推广效应。因此，研究者有必要开展中医药治疗 CP 的核心结局指标集研究，为中医药治疗本病的临床疗效评价提供科学、客观的评价指标。

二、中医药防治髌骨软化症临床研究质量控制的保障

在现有研究方法的基础上提升研究质量控制保障，有助于提升中医药防治 CP 临床研究的质量，提高相关研究结果的认可度，继而促进中医药的推广应用。目前，通过成立专家指导与质量控制小组、建立中医临床研究质量控制与质量保证体系、建立具有中医特色的 CP 诊疗标准、提高定量指标研究的客观性及可信度均是常用的质量控制方式，为相关临床研究的质量提供了有效保障。

（一）成立专家指导与质量控制小组

通过纳入骨伤专业领域专家、方法学家和政策制定者等群体，组建专家指导与质量控制小组，确保所有相关领域专家的参与。分析中医药治疗 CP 的优势及发展方向，评估推荐意见是否具有可实施性，临床证据的检索、文献评价、证据质量分级和推荐强度、起草和评审等过程，形成中医药治疗 CP 的专家共识。制定专家共识范围，包括适用的实践或政策领域、目标人群、方案或干预措施、其他备选措施以及可能的结局指标。专家共识制定小组要有明确分工，可以设置小组成员、小组组长、专家资源、技术支持和管理支持。小组成员作为在其领

域工作的个人参加，他们的作用是根据现有的证据和他们对临床实践的实用性的了解，为指南共识制定提出建议。小组组长的作用是确保小组有效运作（小组程序）和实现其目标（小组任务）。指南小组及职责：指南指导委员会，一般应<10 人，主要负责确定指南范围，起草 PICO 问题，遴选外部评审小组、指南制定小组、系统评价小组成员和方法学专家，处理利益冲突、组织会议和全程监督等。指南制定小组，由外部专家组成，包括主席、技术专家、终端用户、利益相关者、指南制定专家、经济学家及其他方面（如公平性）的专家等。其核心任务是制定推荐意见，主要负责协助确定 PICO 问题，选择结局指标并排序、修改指南范围、评价证据、形成并分级推荐意见等。外部评审小组，由对该指南主题感兴趣的人员组成，主要负责对指南进行评审，也称同行评审。在前期评审指南范围和 PICO 问题，后期评审指南定稿文件。系统评价小组，由没有利益冲突的系统评价专家组成。指南资助者不能参与指南制定过程，也不应影响推荐意见的形成。

（二）建立中医临床研究质量控制与质量保证体系

中医临床研究多被认为缺乏有效的科学证据，根本原因是中医药的有效性和安全性结论缺少高质量的大样本、多中心的 RCT 的支撑。绝大多数 RCT 文章并没有记载具体的随机序列的产生和分配隐藏方法，疗程不规范、不统一，极少有阴性结果发表，存在较明显的偏倚风险；部分研究缺乏正确的统计方法。上述原因使研究结论在前瞻性、随机性、可比性和可信性方面存在缺陷，因此很难得到科学可靠的结果，不能为临床提供最有效的证据。建立中医临床研究质量控制与质量保证体系，目的是将偏倚控制在最小范围内。《中医临床研究质量控制与质量保证规范》要求中医防治研究的各课题组都必须按规定进行一级检查、二级监查，接受三级稽查、四级视察。其中一级检查、二级监查属于质量控制措施，目的是及时解决研究过程中出现的各种问题，保证研究顺利进行。三级稽查、四级视察属于质量保证措施，使管理部门全面掌握项目的所有课题总体情况，既可以发现课题组普遍存在的问题并向管理层提出建议，同时又能将课题组的先进经验加以推广。

（三）建立具有中医特色的髌骨软化症诊疗标准

随着国家大力发展中医药事业，坚持中西医并重、传承与创新相结合，发挥中医药在医疗卫生与健康事业中的独特作用，制定相关中医药国际标准越来越具有重要意义。近年来中医药领域先后出台了《标准制定和发布工作规范》《中医基本名词术语中英对照国际标准》《世界中医学本科教育标准》和《世界中医（含针灸）诊所设置与服务标准》等指导性文件。同时，世界中医药学会联合会也正在研究如何制定应用范围更广的中医药临床国际标准。如何保持中医特色，建立各种中医药临床国际指南及标准成为推动中医药事业发展的重要议题。CP 作为中医药优势病种之一，建立具有中医特色的 CP 诊疗标准可作为建立健全中医药国际标准化的重要一步。国内中医从业人员已根据目前情况展开了积极的探索，总结出了宝贵的经验。崔永强等认为中医国际指南及标准制定应首先考虑其出口问题，需要发挥国际组织在制定标准过程中快捷、灵活的特点和优势，发挥其试行期或“试验田”的作用。国内以往的涉及中医药临床国际诊疗指南或标准制定的研究，大都由于没有充分考虑其成果的最终出路而使其国际化效果未能显现。也有部分学者通过借鉴循证医学的模式和手段建立中医疾病诊疗标准，提出中医诊疗标准存在以个体经验为主，缺乏科学研究的系统评价、缺少中医诊疗标准化循证医学证据、缺乏中医诊疗标准化研究的资金投入等问题，应通过建立中医特色的中医诊断、疗效、治疗方案评价体系资料库，并不断对资料库进行补充和再评价的方式形成中医诊疗标准。

(四) 提高定量指标研究的客观性及可信度

中西医分属于两个不同的医学体系，可通过检验学、影像学将二者结合起来，检验医学是以离体的血液、体液、分泌物、排泄物和脱落物等为标本，影像学以人体为观察对象，二者通过试剂、设备、技术等进行检测，并对检测过程进行全面的质量控制，最终得到反映机体功能状态、病理变化或病因等可靠的检测结果或数据，为诊断疾病、观察病情、判断预后等提供客观依据。而发现新的检验指标或影像学特征，也有利于新疗效评价指标及诊断指标的发现。对 CP 来说，影像学能够最直观地观察髌股关节的结构和变化，有成为诊断指标及疗效评价指标的潜力，如一项最新研究通过检测 243 名 CP 患者 MRI 影像上髌骨和髌腱之间的角度、股四头肌腱和髌骨之间的角度，以及外侧髌骨倾斜角，来评价患者髌股矢状位对齐及髌骨倾斜度，通过测量滑车深度、滑车沟角和髌骨角来评估髌股关节形态，通过比较无软骨软化正常组、轻度软骨软化组(1~2 级)和重度软骨软化组(3~4 级)患者的上述测量指标，得出滑车发育不良会加重髌软骨退变。髌骨对线不良(髌骨外侧倾斜和髌骨矢状倾斜)与 CP 之间存在很强的相关性的结论。另一项研究通过分析 51 名根据 MRI 评估被诊断为 Outerbridge 3~4 级 CP 的患者与正常组患者影像学上髌骨 - 髌腱角之间的差异，也提出髌股关节矢状位平面错位可能与软骨软化有关，尤其是在髌骨上部和下部存在病变的情况下。这种情况会导致髌股关节的超生理负荷。在髌骨软骨缺损的评估和处理中应考虑矢状面的髌骨倾斜。因此，应进一步挖掘这些可能用于疗效评价的客观指标，充分利用影像学技术的优势和特点，促进中医药防治 CP 临床研究质量的提升。

三、中医药防治髌骨软化症的发展方向

目前阶段，中医药防治 CP 的临床研究仍处于发展阶段，中医对 CP 的治疗方法主要有中药内服、外敷、熏洗、针灸、推拿、中药离子导入、针刀等，这些方法都以补肾、活血、通络、止痛为治则，以改善膝关节血液循环，增加供氧，促进代谢产物排泄，促进组织细胞恢复为治疗目标，临床上多主张根据病情选取几种治疗方法进行综合治疗，达到“标本兼治”的目的。但目前中医药治疗 CP 存在分期辨证不明确、缺乏分期疗效评价等问题，治疗方法的选择也多缺乏依据和原则，多数研究仅从临床症状的改善情况进行疗效评价，缺乏客观的疗效评价指标，所以也未能对 CP 病变各期治疗后髌骨软骨面的修复情况作客观的评价，以及对疗效作进一步分析。另外，目前的研究也很少提及应对患者的远期疗效进行随访和观察。这些不足也为中医药防治 CP 的临床研究指明了接下来应努力的方向。

(一) 明确髌骨软化症的中医分期辨证

目前国内使用的 CP 诊疗指南中沿袭“中医辨证与西医辨病相结合”的思路，将 CP 按照痹证的辨证分型，分为风寒湿证、湿热证、气滞血瘀证、肝肾不足证，但中医辨证并非一途，

目前 CP 的辨证分型并不能很好地与其西医分类方法相适应，由于分型辨证采用多种依据，没有遵循严格的划分规则，导致证型之间相互包含，各证型越级并列、分布随意，对治疗 CP 存在一定的局限性。因此，有必要探索分析运用分期辨证法治疗 CP 的意义。分期论治强调谨守病机，即在掌握疾病基本病机和演变规律，在确立治疗大法的基础上，根据疾病不同阶段、不同分期的主要矛盾进行辨证论治。例如六经辨证，按三阴经、三阳经划分疾病阶段；卫气营血辨证及三焦辨证，按照卫、气、营、血和上、中、下三焦的病位划分疾病阶段。分期辨证可将临床各期的中医病机与西医的病理生理学进行有机对接，“病”与“证”在疾病不同阶段的相互融合和演变，着眼于贯穿疾病基本病理改变的辨病论治和整体认识指导下辨证论治的结合，会对疾病病理生理变化有更清晰的认识，相应治疗也会获得更理想的效果。目前关于 CP 的分期辨证未查询到相关报道，明确其辨证分期，对于分析 CP 的中医病因病机、预后转归具有重要意义，是今后研究任务的重点之一。

（二）加强促进中医药治疗髌骨软化症的临床研究工作

目前国内关于 CP 的研究较多，但大多为单纯临床观察和不完全 RCT，且干预手段及分组繁多，缺乏不同类别中医药疗法的疗效对比；治疗组与对照组在治疗方法的种类及治疗频率、周期上都难以统一，在治疗疗效的评价中，多数研究仅从临床症状的改善情况进行疗效评价，尤其缺乏影像学观察情况，不易开展中医药治疗 CP 的客观疗效评价。因此，目前大部分关于 CP 的中医药研究尽管能得出总治愈率和总有效率高于西医对照组的结论，但因为中医药研究的特殊性，以及临床研究设计上的一些不足，使中医药治疗 CP 的研究可信度水平不高，也进一步使得其系统评价研究步履维艰。因此，在今后的工作中我们要加强中医药治疗 CP 的临床研究工作，借助循证医学之力，运用系统评价或 Meta 分析等手段客观评价中医疗效，为中医疗效评价的瓶颈问题找到出路。同时，鉴于中医药具备多层次、多靶点、多角度、多时点和动态变化的特点，其疗效往往是多维度的综合性结果。因此，对于中医药疗效评价，不能仅仅着眼于现代医学各项指标的变化，需要结合疾病、证候，整体与局部，宏观与微观等多维度综合评价体系。中医药的疗效评价指标既应体现生命状态整体的改善，也要有现代医学疾病指标的变化，还要有代表中医证候改善和变化的指标，根据具体研究目的的不同来赋予主次及权重。有学者推荐应用符合中医特色的“3+3+3x 评价体系”构建方法，即首先基于中医理论提出科学假设、确定目标人群、筛选疗效指标，然后基于人用经验优化方案、精准目标人群、提炼疗效特点，最后基于试验证据验证科学假设和临床价值，构建包含疾病变化、证候特征及人体健康生命状态三要素的特色评价指标，结合层次分析法、模糊数学法、数学模型等多学科方法构建具有中医药特色的综合评价体系。中医药疗法治疗 CP 也应突出中医特色，构建具有中医药特色的评价体系及评价指标。

（三）加强远期疗效观察

中医重视整体调理，调节患者体质、增强患者免疫力、减轻患者临床症状、提高生命质量。CP 是髌骨软骨因各种原因所致损伤引起的退行性变，包括软骨的肿胀、碎裂、脱落和腐蚀等病变而产生的一系列症状。最后股骨与髌骨关节面也发生同样变化，并且逐渐形成髌股关节的反应性增生，后期将形成骨性关节炎，病程大于 3 个月的 CP 患者远期疗效差，容易复发。对于病证结合模式下的临床研究，在建立中医药远期疗效和健康促进等方面可能具有一定的作用，但是正确的疾病与证候诊断标准是确保样本同质性的关键，尤其是应考虑设置足够长的随访时间，以便更客观地评价中医药的疗效。因此，加强对 CP 的远期疗效观察，可有效降低其发展成为髌股关节炎、KOA 的概率。目前有观点认为采用抗炎镇痛药物、保护软骨药物和针灸、针刀、推拿等方法，短期内能够有效缓解疼痛、肿胀，但难以改善关节功能和延缓病情发展，且中远期疗效欠佳，但未找到相关研究数据进行支持，这不利于对 CP 治疗方式的选择。

四、展望

CP 作为中医骨伤科的优势病种，也是明确中医药疗法疗效及起效机制，促进中医推广的突破口。笔者认为，中医药治疗 CP 仍需基于自身特点，建立中医药治疗 CP 的分期辨证方案，构建具有中医药特色的评价体系及评价指标，发挥中医药优势，加强远期疗效观察，以提供高质量的循证证据。这对促进中医药发展，完善中医药理论体系，创新中医药学术思想，创新药物研制和提高临床疗效具有重要意义。随着中医药发展的不断深化，发挥中医个性化特征，融合于中医药全产业链的各个环节，对于提升中医药的品牌价值，弘扬中医药优秀的传统文化，促进中医药知识的传承与传播，推动中医药行业的健康发展，具有重要意义。综上所述，推进中医药分期辨证，建立中医特色评价指标，积极开展中医药临床研究及相关基础研究，通过系统评价分析，形成完整的中医诊疗体系，进一步证实中医药治疗 CP 的疗效、安全性及作用机制，是今后的努力方向。

【参考文献】

[1] Ertugrul A, Nuri C A, Onur K, et al. Sagittal plane tilting deformity of the patellofemoral joint: a new concept in patients with chondromalacia patella [J]. Knee surgery, sports traumatology, arthroscopy: official journal of the ESSKA, 2017, 25 (10): 3038-3045.

[2] Lale D, Hamza Ö, Semra D. Patella-patellar tendon angle and lateral patella-tilt angle decrease patients with chondromalacia patella [J]. Knee surgery, sports traumatology, arthroscopy: official journal of the ESSKA, 2020, 28 (8): 1-7.

[3] Slavko R, Michaela H, Eefje L, et al. Effects of Hip Abductor Muscles Exercises on Pain and Function in Patients With Patellofemoral Pain: A Systematic Review and Meta-Analysis [J]. Journal of strength and conditioning research, 2019, 33 (11): 3174-3187.

[4] A R H D V, E N L, Robbart L V, et al. Exercise for treating patellofemoral pain syndrome [J]. The Cochrane database of systematic reviews, 2015, 1 (1): CD010387.

[5] W R W, T L H, J C B, et al. Patellofemoral Pain [J]. The Journal of orthopaedic and sports physical therapy, 2019, 49 (9): CPG1-CPG95.

[6] 代欣玥, 訾明杰, 杨巧宁, 等. 基于文献的中医药临床研究结局指标现状分析及思考 [J]. 中医杂志, 2022, 63 (12): 1122-1127.

[7] 周涛斌, 饶泉, 谢邦椰, 等. 不同能量体外冲击波治疗髌骨软骨软化症的临床疗效和安全性 [J]. 中国康复, 2021, 36 (04): 222-225.
[8] 孔亮, 李薏, 邢伟鹏, 等. 中医外治法对髌骨软骨软化症患者干预效果 Meta 分析和试验序贯分析 [J]. 风湿病与关节炎, 2019, 8 (08): 36-40.
[9] 屈留新, 邢丽阳, 高嵩, 等. 中医整脊联合中医定向透药治疗髌骨软化症的疗效观察 [J]. 中华中医药杂志, 2018, 33 (10): 4773-4776.
[10] 崔永强, 周冰, 冯玲, 等. 中医国际诊疗指南及标准制定过程中的几点思考 [J]. 世界科学技术 (中医药现代化), 2012, 14 (03): 1604-1608.
[11] 张文庆, 周湘桂, 易化平, 等. 中药联合选择性股内侧肌电刺激治疗髌骨软化症的疗效观察 [J]. 中国矫形外科杂志, 2010, 18 (06): 461-463.
[12] 张骋. 基于循证医学的中医药治疗髌骨软化症临床证据分析研究 [D]. 哈尔滨: 黑龙江中医药大学, 2021.
[13] 杜杰, 张福金. 髌骨软化症的诊断与治疗现况 [J]. 临床军医杂志, 2008 (05): 808-811.
[14] 武玉锦, 方建国. 固髌健膝汤治疗髌骨软化症的临床研究 [J]. 中国中医骨伤科杂志, 2008, 16 (12): 14-15+17.
[15] 燕军, 蒋素英, 孟江, 等. 改良拔河针法治疗髌骨软化症临床观察 [J]. 中华中医药学刊, 2012, 30 (05): 1111-1112.
[16] 王彦鹏, 全健. 复原舒筋汤治疗髌骨软化症的临床观察 [J]. 中医药导报, 2016, 22 (20): 90-92.
[17] 王运龙, 赵医琳. 桃仁膝康丸配合盐酸氨基葡萄糖治疗髌骨软骨软化症临床研究 [J]. 新中医, 2020, 52 (13): 94-96.
[18] 车涛, 陈永强, 裘敏蕾, 等. 电针治疗髌骨软化症疗效观察 [J]. 上海针灸杂志, 2010, 29 (01): 48-49.
[19] 钟世荣. 大防风汤加减治疗气血并肝肾不足型髌骨软化症的临床疗效观察 [D]. 南宁: 广西中医药大学, 2017.
[20] 闫国强, 陈淑兰, 董晶晶, 等. 坚骨胶囊治疗髌骨软化症 140 例临床研究 [J]. 河北中医, 2011, 33 (09): 1309-1310.
[21] 高尚明, 赵晓峰, 郭海, 等. 对髌骨软骨软化症的质疑与思考 [J]. 中国骨与关节杂志, 2013, 2 (08): 478-480.
[22] 黄燕, 陈雄, 吴新果, 等. 强化股内斜肌联合电针干预对髌骨软骨软化症疗效观察 [J]. 上海针灸杂志, 2015, 34 (04): 355-357.
[23] 黄祖波, 王灵姣, 何悦, 等. 粗银针联合中药内服治疗风寒湿型髌骨软骨软化症临床观察 [J]. 四川中医, 2018, 36 (04): 191-192.
[24] 黄莺飞. 痹症从脾虚论治探讨 [J]. 四川中医, 2009, 27 (08): 33-34.

第八章 跟 痛 症

跟痛症是骨伤科临床治疗的优势病种之一。本病起病隐匿,呈慢性、进行性发展,多无明显外伤史,好发于中老年人、从事长期站立工作者及肥胖者。该病会对患者的生活质量和工作产生不同程度的影响。中医药治疗跟痛症历史悠久,中药、手法、针刺、传统功能锻炼等在临床中广泛应用。本章将详细梳理中医药防治跟痛症的系统评价与随机对照试验相关证据,为临床实践及未来研究提供参考依据。

第一节 概 述

跟痛症(heel pain,HP)是一组以足跟部疼痛为主要临床表现的多种疾病的总称,又称足跟痛,是临床常见的足踝疾病。2010 年美国足踝外科医师学会发布的《成人跟痛症:跖筋膜炎的诊断和管理共识》提出体重指数与跟痛症发生具有相关性。体重增加、剧烈运动、长时间站立或行走及穿不合适的鞋子等均会造成局部生物力学发生改变,导致足跟痛发生。足跟部结构主要有皮肤、皮下脂肪垫、浅深筋膜、肌腱、韧带、神经和血管及跟骨等组织。其中,皮下脂肪垫特殊的弹性作用,可以缓解各种冲击力,脂肪垫主要由斜行螺旋排列的纤维带及分布在其间的大量脂肪组成,所以能在冲击力接触后迅速恢复原来状态,其最外层是人体最为紧凑厚硬的皮肤之一,两者对缓冲压力发挥着重要作用。浅深筋膜构成足底筋膜,足底筋膜是一种强厚的弹性组织,厚度约为 4mm,具有维持足弓,保护足底血管、神经等重要作用。引起 HP 的因素主要有足底筋膜炎、脂肪垫变形或萎缩、跟腱炎、跟神经炎、滑囊炎、神经卡压、跗管综合征、跟骨应力骨折或跟骨骨刺等。

HP 的发病率逐年升高,并呈年轻化趋势发展,其造成的疼痛及行走障碍等临床症状严重降低了患者的生活质量,是亟需解决的临床问题之一。流行病学调查显示,在美国 65 岁以上的人群中,7% 有 HP 症状,并且发现,在与跑步有关的损伤当中,HP 占到四分之一。

跖筋膜炎是导致 HP 最主要的因素,约占 HP 患者的 80%。研究认为,跖筋膜炎是机械性负荷过重和跖筋膜高张力刺激导致的。生物力学异常是静态站姿和活动状态下导致跖筋膜内发生过度张力的主要原因。站立状态下,跖筋膜需要对抗足弓延伸力,会导致高应力的产生;行走状态下,跖筋膜内的张力逐渐增加,特别是在脚趾发力时,随着足跟抬升,脚趾在跖趾关节呈背屈,使跖筋膜张力增加,此时张力会达到峰值。如果足跟部生物力学发生异常,则会导致局部结构发生细微改变,进一步增加跖筋膜的张力,特别是在行走状态下,随着跖筋膜张力的增加,会引起跟腱负荷加重,最终导致恶性循环。生物力学因素的改变会影响跖筋膜的正常运行，如足过度内翻会给跖筋膜带来更大的拉伸应力，高弓形足会减少对震动力的吸收，等等。

目前对于跟痛症的治疗，主要分为手术疗法与非手术疗法两类。非手术疗法包括休息、非甾体抗炎药、局部封闭疗法、体外冲击波、物理治疗、拉伸锻炼、手法按摩、足部矫形、肌效贴治疗等，保守治疗的主要目的是减轻炎症，减缓疼痛，控制症状，改善生活质量。当保守治疗无效，且严重影响行走、生活及工作时需要手术治疗。中医药作为跟痛症的特色疗法，包括中药、针灸、小针刀、推拿、艾灸等，因其疗效确切、副作用小、安全性高，近年来被广泛运用于临床实践，且发表了较多的临床研究及系统评价，但目前尚无中医药治疗该病循证证据的相关总结，因此，系统梳理该领域循证证据具有重要意义。

第二节　临床研究证据纵览

一、中医药治疗

中成药、经典名方与临床经验方在改善疼痛和功能等方面展现出了独特优势，具有较好的临床疗效与安全性。

一项随机对照试验探讨了临床经验方——中药熏洗方治疗气滞血瘀型与肝肾亏虚型HP的临床有效性。选取2015年3月至2016年3月就诊的符合纳入标准的气滞血瘀型与肝肾亏虚型HP患者60例，随机分为治疗组（中药熏洗方）、对照1组（双氯芬酸二乙胺乳胶剂）、对照2组（温开水），每组均为20例。对照1组患者予双氯芬酸二乙胺乳胶剂（扶他林）外涂，涂抹完毕，对患侧昆仑、承山和太溪进行运揉点按，约5min，同时用木棒适度力量击打足跟痛点处，以患者能感到足跟患处酸痛并且能耐受为度，击打约10min。每次涂抹约为0.5g，2次/d，早晚各1次。对照2组患者予温开水浸泡，并进行患侧足跟周围相关穴位（昆仑、承山和太溪）的运揉点按，时间约为5min。然后用木棒对患侧足跟痛点处适度击打，以患者感到患处酸痛能耐受为度，击打约10min。2次/d，早晚各1次。试验组患者予中药熏洗方（五加皮、公丁香、炒小茴、川花椒、香白芷、本红花、石菖蒲、川桂枝等各10g）熏蒸外洗，先趁热熏蒸患处，待温度适宜后再将患肢放入药液中浸泡，充分浸泡足跟。浸泡同时对昆仑、承山和太溪施以运揉点按等手法，持续刺激约5min。每次熏洗30min。并用木棒适度击打患侧足跟痛点处，以患者感到患处酸痛且能耐受为度，击打约10min，1剂/d，分早晚2次熏洗。试验组治疗后21天VAS评分、Maryland足功能评分改善显著优于对照1组和对照2组，差异有统计学意义（$P<0.05$）。治疗后21天试验组总有效率为100%，显著优于对照1组的90%和对照2组的75%（$P<0.05$）。结果表明，中药熏洗方治疗跟痛症疗效显著，能够明显改善足跟疼痛、肿胀及功能障碍，且无创、操作方便、经济实用、无副作用，为临床治疗跟痛症提供了一种安全有效的治疗方法。

另一项随机对照研究观察了中药内服与跟痛症外洗方相结合治疗跟痛症的疗效，探讨中药内服与外洗的协同作用。选取2015年3月至2016年7月就诊的符合纳入标准的HP患者80例，随机分为试验组40例和对照组40例。对照组口服壮骨止痛胶囊并用扶他林外涂，试验组采用自拟中药内服，联合跟痛症方外洗。内服方药组成：独活9g，桑寄生6g，牛膝6g，杜仲6g，秦艽6g，肉桂心6g，川芎6g，茯苓6g，细辛6g，防风6g，人参6g，芍药6g，当归6g，熟地黄6g，甘草6g。1剂/d，分早晚2次温服。外洗方药组成：川芎20g，川乌（制）20g，川牛膝30g，威灵仙30g，花椒20g，鸡血藤30g，延胡索（醋制）20g，续断30g，乳香（醋制）20g，没药（醋制）20g，木瓜20g，透骨草30g，芒硝（单独包装）5g，食用醋250ml。外洗时间为30分钟，每日2次。观察对比两组患者治疗前、治疗后1周、治疗后2周的疗效、VAS评分、症状体征评分。试验组治疗后1周、2周VAS评分、症状体征评分改善显著优于对照组，差异有统计学意义（$P<0.05$）。用药1周，治疗组的总有效率为97.5%，显著优于对照组的87.5%（$P<0.05$）；用药2周，治疗组的总有效率为100%，优于对照组的97.5%（$P<0.05$）。结果表明，中药内服联合外洗在缓解疼痛程度、治愈率和总有效率方面明显优于口服壮骨止痛胶囊联合扶他林乳膏外用，值得临床推广应用。

二、非药物疗法

以针灸、针刀、手法、功能锻炼为代表的非药物疗法在HP临床治疗中应用较多，尤其是针灸、针刀治疗HP受到广泛关注。

（一）系统评价/Meta分析

近期发表的一项针刀治疗HP的系统评价，检索了截至2019年12月5日之前的RCT，结局指标为有效率、VAS评分与足踝功能（AOFAS）评分。最终纳入11项研究，涉及1 010名患者。有效率方面，10项RCT比较了针刀与非针刀治疗，结果显示针刀的有效率更显著（RR=1.21，95%CI：1.10~1.32，$P<0.000\ 1$）；7项RCT比较了针刀与非针刀治疗后的VAS评分，结果显示针刀在改善疼痛方面优于非针刀治疗，差异具有统计学意义（MD=–1.48，95%CI：–1.97~–0.99，$P<0.000\ 01$）。此外，针刀治疗能够显著改善HP患者的AOFAS评分（MD=11.68，95%CI：6.97~16.39，$P<0.000\ 01$），显著优于非针刀疗法。该研究提示，针刀疗法可以有效改善患者的疼痛和AOFAS评分，但现有证据的水平较低，应进行更大样本量和设计更规范的RCT。

一项Meta分析系统比较了针刀与封闭治疗跟痛症的有效性和安全性，该研究检索了截至2017年12月1日之前的RCT，结局评价以总有效率、痊愈率为主要指标，VAS评分及不良反应事件为次要指标。最终纳入12项研究，涉及1 153名患者。近期总有效率方面，4项RCT比较了针刀与封闭疗法，结果显示针刀与封闭疗法在总有效率方面差异无统计学意义（OR=0.91，95%CI：0.50~1.67，P=0.76），但是在远期总有效率方面，12项RCT比较发现针刀的远期总有效率更显著（OR=4.84，95%CI：3.48~6.73，$P<0.000\ 01$）；痊愈率方面，2项RCT对针刀与封闭进行了比较，分析表明针刀与封闭疗法在痊愈率方面差异无统计学意义（OR=1.11，95%CI：0.71~1.74，P=0.65），但是在远期痊愈率方面，8项RCT比较发现针刀的

远期痊愈率优于封闭疗法（*OR*=2.06，95%*CI*：1.53~2.77，*P*＜0.000 01）。此外，针刀能显著改善近期 VAS 评分（*MD*=–1.10，95%*CI*：–2.15~–0.04，*P*=0.04）和远期 VAS 评分（*MD*=–0.82，95%*CI*：–1.09~–0.55，*P*＜0.000 01）。有 4 项 RCT 提及了不良反应，1 项研究报道了水针刀治疗组、针刀治疗组、激素封闭治疗组治疗结束 1 周后分别有 4 名、8 名、3 名患者术区仍有轻度肿胀，但嘱敷热毛巾后肿胀可消除。2 项研究提及患者出现远期疼痛复发及 X 线提示有新增骨刺情况，但具体均未提及发生的组别。1 项 RCT 指出，两组治疗后各有 1 例患者出现针孔感染，经局部抗感染治疗及微波照射后痊愈。

（二）随机对照试验

对于瘀血阻滞型 HP 患者，有学者对比了温针灸与口服美洛昔康片的临床疗效。该研究将患者随机分为试验组和对照组各 36 例，试验组采用温针灸治疗，取太溪、昆仑、仆参、悬钟、三阴交、女膝穴、失眠点、承山（以上穴位均取患侧），膈俞（双侧）。对照组口服美洛昔康片，早餐 10 分钟后温水送服，1 片 / 次，1 次 /d。10 天为一个疗程，共治疗两个疗程。疗程结束后，分别记录两组患者治疗前后的 VAS 疼痛评分及总临床症状积分。结果显示，试验组在 VAS 评分方面下降更为显著，差异具有统计学意义（*P*＜0.05）；在临床症状积分方面，治疗结束后两组患者总症状积分均有所下降，其中试验组临床症状改善优于对照组，差异具有统计学意义（*P*＜0.05）；在临床疗效方面，试验组总有效率为 91.67%，优于对照组的 86.11%，差异具有统计学意义（*P*＜0.05）。研究结果证明，采用温针灸治疗跟痛症（瘀血阻滞型）的疗效优于口服美洛昔康片，值得临床推广。

一项 RCT 研究了针刀治疗 HP 的临床疗效。该研究选取 2017 年 1 月至 2018 年 12 月诊断为 HP 的患者 70 例。按照随机数字表将患者随机分为治疗组和对照组，每组各 35 例。对照组给予针刺治疗，选穴：阿是穴、肾俞、太溪、照海、昆仑、申脉、悬钟。采用无菌针灸针。具体操作：患者取俯卧位，使用 75% 酒精消毒，常规进针，得气后，除阿是穴外，均接通电针治疗仪，连续波轻刺激 20min，每日 1 次，每周连续 6 次，3 周为 1 疗程，治疗周期为 1 疗程。治疗组给予针刀治疗，以针刀松解患足部痛点为主，配合松解腓肠肌、比目鱼肌高应力点。采用一次性 4 号针刀。具体操作：患者取俯卧位，屈膝 90°，足底朝上，检查足底部痛点及腓肠肌高应力点，做好标记，作为针刀进针点。常规消毒 3 遍后铺设手术巾。消毒范围：以进针点为中心，上超膝关节，下至足趾。施术者戴口罩、无菌手套，于进针点处，左手握住足跟，助手将患足背屈，充分暴露痛点，右手持针刀柄进针刀，使针刀刀口线与足纵轴方向一致，垂直刺入达骨表面后稍退针刀约 0.5cm，根据病情需要，先纵行切割，再横向剥离。出针刀，按压数秒。然后处理腓肠肌、比目鱼肌高应力点，左手拇指、食指置于进针点两侧以固定进针点，右手持针刀柄进针刀，刀口与腓肠肌平行，进针刀后，在高应力点处，调转刀口，根据病情需要，决定刀口与肌腱的成角，提插切割 1~3 下。出针刀，按压数秒。术毕，外贴创可贴预防感染。针刀治疗为每周 1 次，3 次 1 疗程，治疗周期为 1 疗程。观察指标主要有治疗前后两组 HP 患者的 VAS 评分及临床疗效。结果表明，治疗前两组患者 VAS 评分比较，差异无统计学意义（*P*>0.05），治疗后两组患者的 VAS 评分明显改善（*P*<0.05），且治疗组明显优于对照组，差异有统计学意义（*P*<0.05）；临床疗效方面，治疗组总有效率为 100.00%，高于对照组

的 91.43%，差异有统计学意义（$P<0.05$）。

三、综合疗法

在临床实践中，综合疗法包括中医综合疗法与中西医结合疗法。基于目前的系统评价与随机对照试验研究，综合疗法主要包括中药、针刺、针刀等方法的联合应用。

（一）系统评价 /Meta 分析

一项中医药疗法与单纯西医疗法比较治疗 HP 的 Meta 分析，检索了截至 2011 年 11 月的所有相关 RCT，筛选后纳入 29 篇研究，涉及 3 157 例患者。结果显示，中医药疗法治疗 HP 总有效率高于西医对照组（OR=3.66，95%CI：2.84~4.72，$P<0.000\ 01$）；亚组分析发现，中药熏洗疗法总有效率高于西医对照组（OR=2.98，95%CI：1.91~4.66，$P<0.000\ 01$），针刀治疗 HP 在提高总有效率方面较西医对照组具有优势（OR=4.37，95%CI：1.86~10.26，P=0.000 7）。有 9 项 RCT 报道了在治疗后 3 个月至 1 年不等的时间内进行复发率的观察，结果中医药疗法的复发率低于西医对照组，且与西医治疗相比，中医药疗法不良反应更少。

一项以各类针灸疗法为主治疗 HP 的系统评价，检索了截至 2020 年 5 月的所有相关 RCT，筛选后纳入了 19 篇研究，涉及 1 413 例患者。在有效率方面，18 篇研究进行了有效率比较，结果显示针灸或针灸为主配合药物及其他康复训练的治疗效果优于除针灸外的常规治疗（OR=6.94，95%CI：4.45~10.82，$P<0.000\ 1$）；VAS 评分方面，5 项 RCT 比较了针灸或针灸为主配合药物及其他康复训练与除针灸外的常规针对性治疗，结果显示治疗组在改善疼痛方面优于对照组（SMD=−1.04，95%CI：−1.44~−0.65，$P<0.000\ 1$）；6 项 RCT 比较了远期复发率，结果显示治疗组远期疗效明显优于对照组（OR=−0.20，95%CI：−0.09~−0.42，$P<0.000\ 1$）。结果表明，传统针灸疗法 / 针灸配合其他疗法在降低 VAS 疼痛评分，增加有效率，减少复发率方面明显优于对照组，远期疗效明显。但由于纳入的文献数量较少，大多数文献缺乏远期随访，纳入文献方法学质量不高，后期仍需大量高质量的 RCT 进行证据支持。

（二）随机对照试验

在一项针刺联合隔药灸治疗 HP 的 RCT 中，国内学者收集了 2018 年 9 月至 2019 年 9 月诊断为 HP 的患者 60 例，随机分为试验组和对照组，每组各 30 例。对照组给予针刺治疗，取穴“跟灵”穴（大陵穴向掌心方向 1 寸，再向桡侧大拇指方向 0.5~0.8 寸处的压痛点或条索状物）；如患者单侧足跟疼痛，则针刺其对侧“跟灵”穴；如患者双侧足跟疼痛，则针刺其双侧“跟灵”穴。针刺操作：患者取立位，暴露手腕部皮肤，先用拇指按揉穴位 30~120s，后随咳进针，并嘱患者跺患侧足跟部，用 0.30mm × 25mm 毫针直刺 0.5~0.8 寸（约 16.7~26.7mm），留针 15min，其间配合在楼道走动，每周 2 次，8 次为 1 个疗程，连续治疗 2 个疗程。试验组给予针刺配合隔药灸脐，针刺方法和对照组相同。隔药灸脐法：药物组成为桑寄生，巴戟天，杜仲，肉桂，桃仁，红花，白芍，当归，川芎，姜黄，川乌，大青盐，冰片。按一定比例混合超微打碎，避光存罐备用。操作：患者取仰卧位，暴露腹部皮肤，用温开水调面粉成圆圈状（内径约 3cm，外径约 6cm，内壁高约 2cm，外壁高约 3cm 的圆柱状面圈），面圈中间孔应与患者脐孔大小一致，将面圈中间孔对准脐孔放置于腹部，取药末适量（8~10g），填满脐孔，将直径、高均约 1cm 的艾炷置于药末上，连续施灸 10 壮（约 2 小时），灸后以脐部皮肤微微发红为度，用医用胶带固封药末，留药 24 小时，每周 1 次，4 次为 1 个疗程，连续治疗 2 个疗程。观察指标为治疗前后足跟部 VAS 评分、美国足踝外科协会的踝 - 后足评分（AOFAS ankle-hindfoot scoring，AOFAS-AH）和临床疗效。结果显示，在 VAS 评分方面，两组治疗后 VAS 评分均较本组治疗前降低（$P<0.05$），且针刺配合隔药灸脐组治疗后 VAS 评分降低水平优于针刺组，差异具有统计学意义（$P<0.05$）；在 AOFAS-AH 评分方面，两组治疗后 AOFAS-AH 评分中各项评分及总积分均较本组治疗前提升（$P<0.05$），且针刺配合隔药灸脐组治疗后 AOFAS-AH 评分的总积分改善程度优于针刺组，差异具有统计学意义（$P<0.05$）；在临床疗效方面，两组总有效率比较，差异无统计学意义，但针刺配合隔药灸脐组的总有效率高于针刺组，且针刺配合隔药灸脐组愈显率为 30%，明显高于针刺组的 20%，差异具有统计学意义（$P<0.05$）。研究表明，针刺配合隔药灸脐法可有效减轻跟痛症患者的患足疼痛，改善足部综合功能，提高临床疗效。

另一项 RCT 评价了耳穴刺络放血联合取穴埋线治疗 HP 的临床研究。研究选取了 2018 年 12 月至 2019 年 6 月诊断为 HP 的患者 300 例，按照随机数字表法将其分为对照组、试验 1 组和试验 2 组各 100 例。对照组给予醋氯芬酸胶囊口服，0.1g/ 次，2 次 /d，治疗 20 天后观察疗效。试验 1 组给予耳穴刺络放血联合膀胱经取穴埋线法治疗，具体方法：双侧耳部取穴为跟、肾、膀胱，三棱针点刺挤出少许暗红色液体；膀胱经远端取膈俞、肝俞、肾俞、膀胱俞、委中、承山、飞扬，穴位无菌消毒，用 9 号一次性套管埋线针，将 0 号胶原蛋白线注入所选穴位，然后用创可贴敷盖针孔，20 天后观察疗效。试验 2 组给予针刺疗法治疗，具体方法：患足足跟近端取阿是穴、昆仑、太溪、申脉、照海、大钟，穴位无菌消毒，选用 0.35mm × 40mm 一次性无菌针灸针针刺，手法要求快进慢出，每次留针 30min，10 天为 1 个疗程，2 个疗程后观察疗效。观察指标为在治疗前、治疗 20 天后、随访 3 个月时对患者跟痛程度进行 VAS 评分测定，分别于治疗 3 天、5 天、10 天后评定三组患者疼痛缓解情况，以患者自觉疼痛明显减轻为判定标准，以及临床疗效观察和不良反应情况。结果表明，治疗前 3 组患者 VAS 评分比较差异无统计学意义（$P>0.05$），治疗 20 天后试验 1 组、试验 2 组组间 VAS 评分比较差异无统计学意义（$P>0.05$），但均明显低于对照组，差异具有统计学意义（$P<0.05$），随访 3 个月时试验 1 组 VAS 评分明显低于试验 2 组及对照组，差异均具有统计学意义（$P<0.05$）。在疼痛缓解方面，治疗 3 天时三组患者足跟疼痛缓解率比较，差异无统计学意义（$P>0.05$）；治疗 5 天、10 天时试验 1 组、试验 2 组组间比较，差异无统计学意义（$P>0.05$），但均明显高于对照组（$P<0.05$）。临床疗效方面，试验 1 组、试验 2 组愈显率组间比较差异无统计学意义（$P=0.084$），试验 1 组、试验 2 组愈显率均明显高于对照组（$P<0.05$）。不良反应方面，试验 1 组、试验 2 组未出现不良反应，对照组服药期间出现消化不良 3 例、恶心腹泻 2 例、皮疹 1 例，经减量处理后不良反应消失。研究认为，耳穴刺络放血联合膀胱经取穴埋线法与针刺疗法治疗跟痛症效果均优于常规西药治疗，二者疗效相当，但耳穴刺络放血联合膀胱经取穴埋线法远期止痛效果更理想。

另一项随机对照试验探讨了中药熏洗联合针刺治疗 HP 的临床疗效。研究选取了 2017

年5月至2017年11月诊断为HP的患者90例，随机分为治疗组和对照组，每组各45例。对照组给予中药熏蒸泡洗治疗，予经验效方“下肢熏洗散”。方药组成：透骨草10g，伸筋草10g，秦艽8g，三棱8g，海桐皮8g，炒栀子8g，莪术8g，制川乌8g，制草乌8g，桂枝5g，红花5g，苏木5g，五加皮5g。煎法：每剂药包放入金属盆（底部直径25~35cm、高度10~20cm为宜）内，加清水约2.5L，浸泡1h后，煎至水沸腾20min，取宽3cm左右、结实硬木条架于金属盆上，将双足置于木条上熏蒸，待药汤温度适宜后撤除木条，将双足浸泡药汤中20~30min，中途可加适量热水以维持药液温度。第2次使用时，取原药包重新加水至约2L，煎煮20min即可。每天1剂，早晚各1次，2周为1个疗程。治疗组在对照组基础上联合局部针刺治疗。穴位取同侧肢体的昆仑、太溪、丘墟、三阴交。针刺前，穴区以75%乙醇棉球消毒，昆仑、太溪、丘墟穴用毫针直刺0.8寸，三阴交穴用毫针直刺1.5寸，得气后均施以平补平泻手法，出针后观察患者有无特殊不适。每天1次，2周为1个疗程。观察指标为两组治疗前后的VAS评分以及治疗后两组的临床疗效。临床疗效方面，治疗组为93.33%，明显高于对照组的84.44%，差异有统计学意义（$P<0.05$）。VAS评分方面，治疗前两组的VAS评分比较，差异无统计学意义（$P>0.05$），治疗后治疗组疼痛改善明显优于对照组，差异具有统计学意义（$P<0.05$）。

第三节　临床指南与专家共识

一、《足跟痛/足底筋膜炎临床实践指南》（2008版）

美国物理治疗协会（APTA）骨科分会于2008年4月发布了《足跟痛/足底筋膜炎临床实践指南》。文献检索截至2007年5月，纳入的临床研究文章根据英国牛津循证医学中心采用的标准进行分级。该临床实践指南作者采用审阅人提出的意见对指南进行编辑，然后递交*Journal of Orthopaedic & Sports Physical Therapy*发表。此外，临床实践指南初稿与反馈意见模板，一同发给了几个在骨科与运动物理治疗临床一线工作的物理治疗师。通过他们的反馈意见，明确指南的实用性、有效性与影响。该指南从基于损伤/功能的诊断、检查、干预3个临床方向的17个临床问题进行了梳理，同时为每个问题建立了一个证据等级表，通过工作小组讨论及结合循证医学证据，得出针对临床问题的最终推荐意见。

在17个临床问题中，除了明确HP的发病率、病理解剖特征、风险因素、临床过程、诊断/分类、鉴别诊断与影像学检查外，重点推荐了评估HP最恰当的结局指标：足功能指数（foot function index，FFI）、足健康状态问卷（foot health status questionnaire，FHSQ）或者足踝能力评测（foot and ankle ability measure，FAAM）（推荐等级A）。推荐治疗部分，仍推荐足矫形器为治疗HP的主要方法。中医药疗法相关的手法治疗缺乏相关临床证据，只有很少的证据支持使用手法治疗与神经松解技术，具有短期（1~3 个月）缓解疼痛与改善功能的作用。推荐的手法治疗技术包括：踝关节后向滑动、距下关节侧向滑动、第一跗跖关节前 / 后滑动、距下关节分离手法、可能发生神经卡压部位附近的软组织松解、被动神经松解程序。小腿拉伸与 / 或足底筋膜特定拉伸的练习，可短期（2~4 个月）缓解疼痛与改善小腿肌肉的柔韧性。小腿拉伸练习量的安排，可一天 2 次或 3 次，可持续拉伸（3 分钟）或间歇拉伸（20 秒），无论持续拉伸，还是间歇拉伸，练习效果基本相同。具体推荐意见参见表 8-1。

表 8-1 APTA《足跟痛 / 足底筋膜炎临床实践指南》治疗推荐意见

干预措施	推荐意见
消炎药物	消炎药的使用，包括口服 NSAIDs 与注射激素。仅有有限证据支持注射激素能够在短期内缓解疼痛。（无推荐等级）
物理因子疗法	0.4% 地塞米松或 5% 醋酸离子电渗疗法，具有短期（2~4 周）缓解疼痛与功能改善的作用。（推荐等级 B）
手法治疗	只有很少的证据支持使用手法治疗与神经松解技术具有短期（1~3 个月）缓解疼痛与改善功能的作用。（推荐等级 E）
拉伸	小腿拉伸和 / 或足底筋膜特定拉伸的练习，可短期（2~4 个月）缓解疼痛与改善小腿肌肉的柔韧性。（推荐等级 B）
贴扎	使用足跟贴扎与 low-Dye 贴扎，可短期（7~10 天）缓解疼痛。（推荐等级 C）
足矫形器	使用预制与定制足矫形器，在减轻疼痛与改善功能上有短期（3 个月）效果。（推荐等级 A）
夜间夹板	在治疗症状持续时间超过 6 个月的患者时，可考虑使用夜间夹板。夜间夹板的预期使用时间为 1~3 个月。（推荐等级 B）

二、足跟痛 / 足底筋膜炎临床实践指南（2014 版）

APTA 骨科分会于 2014 年 11 月发布了《足跟痛 / 足底筋膜炎临床实践指南》（2014 修订版）。修订目的是简要总结自首版指南发布以来的证据，形成新的推荐意见，或对以往发表的推荐意见进行修订，以支持循证实践。该指南的作者与专业进行系统性回顾的文献研究员合作，并根据以往指南中 ICF 分类相关的形成方法，对 2007 年以来所发表文献中与足跟痛 / 足底筋膜炎相关的概念，以及涉及足跟疼痛 / 足底筋膜炎的分类、检查和干预策略进行了系统性检索。所有文献检索时间为 2007 年至 2012 年 12 月，纳入的临床研究文章根据英国牛津循证医学中心采用的标准进行分级。作者在形成推荐意见时，考虑了证据的优点、局限性、健康利益、毒副作用以及试验和干预措施的风险。APTA 骨科分会遴选专家和利益相关者作为指南初稿的审阅者。该草案发布在 APTA 骨科分会网站上征询公众意见。作者采用评价者和网站用户的反馈意见形成最终修订版本，见表 8-2。

表 8-2　APTA《足跟痛 / 足底筋膜炎临床实践指南》(2014 修订版)更新总结

		2008 年总结 / 建议	2014 年总结 / 建议
基于损伤 / 功能的诊断	发病率	据估计,每年大约有 200 万美国人患有足底筋膜炎。2000 年,APTA 骨科分会足踝专业组对 500 多名组员进行了调查,结果显示足底筋膜炎是其在临床中最常见的足部疾病。文献报道,足底筋膜炎在运动和非运动人群中均普遍存在,占所有主诉需要足部专业治疗的成人的 15%。	在运动员及非运动员人群中,足后部及足跟部疼痛的流行率都很高。在运动人群中,足底筋膜炎是竞技性及业余长跑运动员的常见运动损伤。
	病理解剖特征	当一个患者患有足跟痛时,除了足底筋膜,还应对其肌肉、肌腱、神经进行评估。	研究发现,足底筋膜厚度增加与症状及脂肪垫抗压性能的改变相关。足底筋膜的厚度改变与接受治疗的足底筋膜炎患者的疼痛水平呈正相关。在足部及踝部残疾的人群中,疼痛相关的运动恐惧是导致功能障碍的最重要因素。关于足底筋膜炎人群的研究,未来可能涉及恐惧回避行为及其在残疾失能中的作用。
	临床过程	根据病例研究的长期随访资料,其中病例主要是骨科门诊就诊患者,80% 患者的症状在 12 个月内可被消除。	症状持续超过 1 年,2 个回顾性队列研究涉及 432 位诊断为慢性足跟痛的患者,症状持续的平均时间为 13.3~14.1 个月。
	风险因素	临床人员应当考虑在非运动员人群中,踝背屈活动度受限及高身体质量指数是足跟痛 / 足底筋膜炎的发病诱因。	在非运动员、跑步者、工作中需要负重活动的个体中,特别是在震荡吸收不良的情况下,临床人员应当评估踝背屈活动度受限及高身体质量指数是否存在,这些是足跟痛 / 足底筋膜炎发病的风险因素。
	诊断 / 分类	足跟底内侧疼痛,多数在不活动一段时间后重新行走最初几步时表现最明显,在负重时间延长后加重,常常在近期负重活动增加时突然发生,这些临床发现有助于将足跟痛患者归入 ICD 中的足底筋膜炎诊断以及 ICF 中足跟痛的基于损伤分类(b28015 下肢疼痛,b2804 疼痛放射到某一节段或区域)。 此外,下列查体可能有助于将足跟痛患者归入 ICD 中的足底筋膜炎诊断及 ICF 中的足跟痛损伤分类(b28015 下肢疼痛,b2804 疼痛放射到某一节段或区域):①跖筋膜近端附着处触诊;②主动和被动距小腿关节背屈活动度;③跗管试验;④ Windlass 试验;⑤足纵弓角度。	物理治疗师可以采用下列病史及查体的结果诊断 ICD 中的足底筋膜炎及 ICF 中的足跟痛基于损伤分类(b28015 下肢疼痛,b2804 疼痛放射到某一节段或区域):①足跟底内侧疼痛,在一段时间不活动后重新行走的最初几步最明显,负重时间延长后加重;②近期负重活动增加诱发足跟痛发生;③跖筋膜近端附着处触诊疼痛;④ Windlass 试验阳性;⑤跗管试验阴性;⑥主动和被动距小腿关节背屈活动度受限;⑦ FPI-6 评分异常;⑧非运动员个体中高体质量指数。

续表

		2008 年总结 / 建议	2014 年总结 / 建议
基于损伤 / 功能的诊断	鉴别诊断	当出现下列两种情况时，临床人员应该考虑除足跟痛 / 足底筋膜炎之外的其他诊断分类：①患者主诉的活动受限或身体功能与结构损伤，与本指南中诊断 / 分类部分的内容不一致；②旨在使患者身体功能损伤恢复正常的干预之后，患者的症状没有缓解。	当出现下列两种情况时，临床人员应该考虑除足跟痛 / 足底筋膜炎之外的其他诊断分类，包括脊柱关节炎、脂肪垫萎缩、近端跖纤维瘤。①患者主诉的活动受限或身体功能与结构损伤，与本指南中诊断 / 分类部分的内容不一致；②旨在使患者身体功能损伤恢复正常的干预之后，患者的症状没有缓解。
	影像学研究	影像学研究对于诊断足底筋膜炎一般不是必需的，但在排除诊断时有较高价值。从影像学中观察到的足底筋膜增厚和脂肪垫异常是鉴别足底筋膜炎的两个最佳因素。	诊断性超声可用于评估足底筋膜厚度，因为足底筋膜厚度减少与足跟痛症状减轻相关。
检查	疗效测量	临床人员应当在针对缓解足跟痛 / 足底筋膜炎相关的身体损伤、功能和活动受限的治疗干预前后使用经过验证的自评问卷，例如足功能指数（FFI）、足健康状态问卷（FHSQ）或者足踝能力评测（FAAM）。物理治疗师应考虑使用 FAAM 评测随时间产生的变化。	临床人员应当在针对缓解足跟痛 / 足底筋膜炎相关的身体损伤、活动受限及参与受限的治疗干预前后使用经过验证的自评问卷，例如 FAAM、FHSQ、FFI，也可以应用下肢功能量表（lower extremity functional scale，LEFS）的计算机适用版。
	活动受限测量	临床人员应当采用基于临床表现的易重复的评测方法，通过评定足跟痛 / 足底筋膜炎患者在照护期间的功能水平的变化，来评定活动与参与的情况。	临床人员应当采用基于临床表现的易重复的评测方法，通过评定足跟痛 / 足底筋膜炎患者在照护期间的功能水平的变化，来评定活动与参与的情况。
	躯体损伤评定	身体损伤评定推荐踝背屈活动度，背屈 - 外翻试验，Windlass 试验，足纵弓角度。	当评估足跟痛 / 足底筋膜炎患者照护期间的变化时，身体功能损伤评估应该包括不活动一段时间后最初几步的疼痛，近端足底筋膜附着处的触诊疼痛，非运动员个体中可以包括踝关节背屈主、被动活动范围及身体质量指数。
干预	手法治疗	有限的证据支持手法治疗与神经松动术具有短期（1~3 个月）缓解疼痛与改善功能的作用。	临床人员应使用手法治疗，包括关节和软组织松解手法，改善足跟痛 / 足底筋膜炎患者的相关下肢关节活动度和小腿柔韧性不足，以减轻疼痛和改善功能。
	拉伸	小腿肌肉和 / 或足底筋膜特定拉伸能够短期（2~4 个月）缓解疼痛与改善小腿肌肉的柔韧性。	临床人员应使用足底筋膜特定拉伸和腓肠肌 / 比目鱼肌拉伸，以在短期内（1 周 ~4 个月）缓解足跟痛 / 足底筋膜炎患者的疼痛。足跟垫可用于提高拉伸的有效性。

续表

		2008年总结/建议	2014年总结/建议
干预	贴扎	跟骨贴扎或low-Dye贴扎可在短期内(7~10天)缓解疼痛。	临床人员使用抗旋前贴扎治疗足跟痛/足底筋膜炎患者,能够立即(最多3周)减轻疼痛并改善功能。此外,临床人员可以针对腓肠肌和足底筋膜使用弹性治疗贴布来缓解短期(1周)疼痛。
	足矫形器	使用预制或定制足矫形器,在减轻疼痛与改善功能上有短期(3个月)效果。在疼痛与功能改善上,目前仍无证据支持长期(1年)使用预制与定制足矫形器有效。	临床人员应使用预制/定制的合适的足矫形器,支撑内侧纵弓,缓冲足跟压力,对足跟痛/足底筋膜炎患者起到短期(2周)至长期(1年)减轻疼痛和改善功能的作用,特别是对抗旋前贴扎技术有积极的作用。
	夜间夹板	对于症状持续时间超过6个月的患者,夜间夹板可考虑作为一种干预手段。夜间夹板的预期使用时间为1~3个月。	临床人员应为持续性晨起第一步疼痛的足跟痛/足底筋膜炎患者开具处方,进行1~3个月的夜间夹板治疗。
	物理因子-电疗	0.4%地塞米松或5%醋酸电离子透入疗法具有短期(2~4周)缓解疼痛与功能改善的作用。	临床人员应使用手法治疗、拉伸和足矫形器,而不是采用电疗方式来提高足跟痛/足底筋膜炎患者的中长期(1~6个月)临床疗效。临床人员可以使用或不使用地塞米松或醋酸电离子透入疗法以带来短期内(2~4周)的疼痛减轻和功能改善。
	物理因子-低强度激光治疗	无建议。	临床人员可以使用低水平激光治疗减少足跟痛/足底筋膜炎患者的疼痛和活动受限。
	物理因子-超声透入疗法	无建议。	临床人员可以使用酮洛芬凝胶超声透入疗法减轻足跟痛/足底筋膜炎患者的疼痛。
	物理因子治疗-超声波	无建议。	超声波不推荐应用于足跟痛/足底筋膜炎患者。
	鞋具	无建议。	为了减轻足跟痛/足底筋膜炎患者的疼痛,临床人员可以开具处方:①船形底的鞋结构结合足部矫形器;②工作周内长时间站立人群所穿鞋子应有轮换。
	关于减重的宣教与咨询	无建议。	临床人员可以为足跟痛/足底筋膜炎的患者提供宣教和咨询服务,达到或维持最佳的身体质量指数。
	治疗性练习与神经肌肉再教育	无建议。	临床人员可以开具处方对负重活动中控制旋前和减震的肌群进行强化练习和运动训练。
	干针	无建议。	不推荐将扳机点干针疗法应用于足跟痛/足底筋膜炎患者。

第四节 研究述评与展望

跟痛症作为骨科最常见的疾病之一，具有病程较长、发展隐匿、易迁延反复等特点，严重影响我国人民生活质量。寻求安全有效的跟痛症防治方法是建设“健康中国”的战略需求。作为跟痛症保守治疗方案中的常用治疗方法，中医药在跟痛症的防治工作中占据重要地位，其诊疗手段多样，兼具基础理论指导与临床实践经验、治疗安全性高、无明显副作用且临床疗效确切，适宜于大范围推广应用。但目前的研究显示，中医药防治跟痛症整体的研究质量及循证证据等级仍较低，不足以支持中医药疗法的推广应用。2008 版及 2014 版 APTA 骨科分会发布的《足跟痛 / 足底筋膜炎临床实践指南》中对中医药治疗方法仅仅提及手法治疗，并且仅有限的证据支持使用手法治疗与神经松解技术具有短期（1~3 个月）缓解疼痛与改善功能的作用，推荐等级为 E。我们在中医药防治跟痛症的临床研究质量控制方面仍有诸多困难与挑战，而如何克服这些困难并进一步提升中医药治疗跟痛症的临床研究质量，是促进中医药现代化，实现国家全民健康战略的重中之重。

一、中医药防治跟痛症临床研究面临的挑战

（一）缺乏明确的中医诊断标准和治疗方案

跟痛症国际临床实践指南和专家共识目前还比较少，特别是在国内，目前还没有发布与跟痛症有关的诊疗指南或专家共识，这进一步导致跟痛症的中医诊断缺乏统一标准，而临床治疗方案主要以临床医生经验为主。缺乏统一的中医诊断标准和治疗方案会进一步导致临床疗效的不确定性，如何保证在中医诊断确切及治疗方案统一下开展临床疗效评价，是验证中医药干预措施疗效的难点之一。

（二）高质量循证医学研究缺乏

大样本、前瞻性、多中心、随机对照试验是高质量证据来源的最佳选择，而高质量证据也是标准与指南制定的重要支撑。目前跟痛症的循证医学研究面临的问题主要在于质量控制方面，如研究设计、临床评价和研究证据等。严谨的随机设计、样本量的精确计算、对照组的选择及疗程的确定是提高研究设计的关键因素，对于随访次数较多的临床研究或者大规模的队列研究，临床数据的完整性、真实性，以及受试者、研究者的依从性是该类研究的重点和难点，也是该研究成功与否的关键因素。

（三）缺乏可靠的疗效评价指标

目前跟痛症尚缺乏可靠且公认的客观疗效评价指标。与肿瘤等疾病的结局事件不同，跟痛症一般缺乏类似“死亡”等明确的结局指标，临床疗效评价指标以主观疗效指标为主，如疼痛症状的改善程度评估。该类症状程度的变化难以进行充分的定量评价，一般以定性评价为主。为系统、规范、相对客观评价该类指标，增强研究的可信度，现临床多采用量表形

式半定量研究症状程度的变化，如APTA推荐的FFI、FHSQ、FAAM以及LEFS等。但是这些指标相对主观，很难明确治疗方案的疗效是否确切。另外，目前许多临床研究基于以上的评分或量表总结出“有效率”或“显效率”等复合评价指标，但这些指标本质上来源于评分或量表，同样难以客观反映疗效。在访视与随访过程中，保证主观评价指标相对客观化，同样是研究结果能否得到公认的难点。

二、中医药防治跟痛症临床研究质量控制的保障

（一）建立中医诊断标准及治疗方案

目前国内乃至国际上都很少颁布关于跟痛症的临床诊治方案，中医的临床诊治方案更是处于空白阶段。中医诊断标准和治疗方案的确立必须来源于高质量的循证证据，目前的临床研究证据仍无法确切回答全部的临床实际问题，导致关于跟痛症的临床治疗方案较难从循证证据的角度寻找到科学依据。一个完整的中医诊断标准及治疗方案不仅要有临床诊疗方案和诊疗路径，而且要有完整的证据收集和证据评价的详细过程和方法，以及明确的推荐意见和证据分级标准。中医诊断标准及治疗方案的确立将会进一步规范跟痛症的临床诊治，并且推动高质量临床研究的产生。

（二）完善顶层设计，提升研究质量

构建稳定的专家队伍是顶层设计质量最为重要的保障，顶层设计的完善是课题顺利开展的基础。稳定的专家队伍由临床专家（中医专家、西医专家）、临床流行病学与循证医学方法学专家、医学统计学专家等多学科、多领域专家构成，全程参与方案优化、中期评估、课题总结过程。方案的优化是专家队伍进行课题严谨设计评估的重要阶段，如研究方法的选择、组别的论证等；除此之外，临床专家对临床事件的解读与判断是提升研究设计质量的重要环节，如跟痛症手术治疗与非手术治疗的适应证、跟痛症结局实施标准，以及根据患者病情的变化所选取的治疗方法和评价指标等；课题研究的数据质量评估主要由方法学与统计学专家进行论证考核，如课题设计的盲法研究，需要方法学和统计学专家对其进行揭盲和评估，以此提升研究质量等级。

构建中医药核心指标集并规范结局指标、测量方式、工具及时间点也是提升研究质量的重要措施。核心指标集制作流程包括选题、研究方案及注册、成立工作组、构建指标池、确定指标域、德尔菲调查及共识认定等。中医治疗的整体观和复杂性决定了其疗效评价应具有多维性。从利益群体来说，应当包括患者及陪护、医务工作者、社会等维度；从研究目的来说，应包括疗效、安全性、经济性、生活质量等维度。总体而言，对于指标选择应该主次分明且内容全面，形成体现中医药干预特色的结局指标集。在核心指标集中，除明确应当测量哪些指标外，用什么工具、什么时间点及测量方法也同样重要。因此，在确定结局指标后，引入混合方法研究构建对应的核心结局指标测量工具集，为每一个指标确定可推荐的测量工具及其测量方法和测量时点，并在临床研究中推广应用，从而提高临床研究的价值和水平，减少研究浪费。

（三）探索能够体现中医药特色的疗效评价体系

由于中医药具备多层次、多靶点、多角度、多时点和动态变化的特点，其疗效往往是多

维度的综合收益，因此，对于中医药疗效评价，需要结合疾病、证候，整体与局部结合，宏观与微观结合的多维度综合评价体系。结局指标测量工具是用来评价结局指标变化程度的，在临床实践和临床试验中具有重要地位，是反映干预措施与受试人群因果关系的关键因素。国际循证医学领域专家成立“基于共识标准选择健康测量工具”工作组（consensus-based standards for the selection of health measurement instruments，COSMIN），旨在评估结局测量工具的质量，为结局测量工具的测量属性制定方法学标准，包括内容效度、结构效度、内部一致性、信度、测量误差、假设检验、跨文化效度、效标效度、反应度。测量学性能合格的结局指标及其测量工具是纳入中医疗效评价指标体系的必需条件。中医强调“以人为本”，“病的人”是治疗或研究的目标人群，结局指标应该反映人群健康状态的变化，因而中医评价指标体系必须包含体现人群健康状态中最重要、国际公认、临床可行的结局指标。“公认”指具有国际认可测量学性能的测量工具，而不仅仅指临床研究中常用或者顶级期刊发表的研究中的结局指标和测量工具。另外，结局指标和测量方法可行性是临床应用的重要因素。

三、中医药防治跟痛症临床研究的发展方向

（一）整合中西医诊疗经验，重视研究证据

基于循证医学证据挖掘中医药治疗跟痛症的优势，采用循证医学和科学决策理念，彰显中医药优势，促进中医药传承创新与发展。加强原始研究投入，加强方案的顶层设计，选取客观公认的结局评价指标，RCT 研究结果应严格按照国际公认的 CONSORT 声明等进行报告，严格进行质量控制，如随机、分配隐藏、结果分析等各个环节，提升循证证据，使研究结论更加客观、准确。同时鼓励国内学者将研究成果发表在高质量的杂志上，增加中医药优势疗法的学术影响力，助力于中医药国际化推广和应用。虽然国内相关团队已经研发了用于临床设计的客观量化的测量仪器用于量化观察指标，但相关成果在临床研究中的应用仍然不够，积极研发更多适用于研究的客观评价指标并进行推广应用意义重大。

（二）跟痛症管理数据库和中医药临床决策系统的搭建

建立跟痛症管理数据库，系统采集、存储和管理患者的基本信息、疾病信息、诊疗信息等疾病相关资料，实现跟痛症信息的统筹管理和信息共享，促进医疗资源的整合，提升医疗服务的水平，为疾病流调、防治规划和公共卫生预防提供依据。基于中西医临床实践指南 / 专家共识、系统评价 /Meta 分析、大样本 RCT 的基础上，结合常见跟痛症管理数据库和生物样本库，运用自然语言处理技术以及机器学习、深度分类、回归算法，建立人机交互的诊疗决策支持系统，为临床医生决策提供依据，尤其是制定具有个体化的（包括手法、中药等）规范的中医药防治方案。

（三）跟痛症临床科研运行模式构建

构建跟痛症临床科研运行模式必须要以临床疗效需求为导向，与各个相关领域单位开展实质性合作与交流，如共建实验室、研究室，建立人才流动机制等，探索以研究单位为依托、符合中医药发展规律的创新的中医药科技资源整合和高效运行的体系，以进一步利用中心平台组合相关领域的科技资源，提高科技资源的有效配置和使用效率。为促进转化搭建

了相关平台，主要集中在强化各科研团体之间的联系与合作，搭建优秀团队协作网络及创新研究平台，实现资源共享与优势互补，推动中医诊疗技术的普及和推广，促进中医人才成长，共同促进中医药发展。同时，将传统中医药理论、实践与现代科学技术有机结合，最大程度利用不同学科间的综合优势，为中医药防治跟痛症的研究提供新的思路和方法。平台建设以促进中医药防治跟痛症为目标，以优化中医诊疗模式为载体，以加强多学科合作和人才培养为依托，以具有法律约束力的契约为保障，探索中医药防治跟痛症的协同创新发展体系，建立中医药防治跟痛症预防 - 治疗 - 保健 - 康复一体化的中医药服务模式，从而增强中医药产业技术链在社会和行业的核心竞争力。

四、展望

跟痛症作为中医骨伤科的优势病种，也是明确中医药疗法疗效及起效机制、促进中医推广的突破口，运用国际公认的研究方法，组建大团队开展多学科联合科技攻关，尤其是以中医药方案循证评价（临床证据）、疾病早期生物标志物发现与证候生物学基础研究（生物样本）、病证结合慢病风险评估（早筛早防）、中医关键技术装备研发（产品研发）等为攻关任务，努力实现高质量研究成果的产生、推广及转化，将创新性的成果反哺于临床，形成可持续的科学研究证据链，进一步提升临床诊疗水平。除此之外，许多中医药特色疗法的效应机制特别是基础研究方面的作用机制仍不明确，给中医药的推广和临床应用带来了困难，重视从离体、在体及生物力学模型等多层面多角度证实中医药治疗的科学性，深入阐释中医药的科学内涵，进一步证实中医药治疗的疗效、安全性及作用机制，是今后的努力方向。

【参考文献】

[1] Mehmet A, Yalcin T, Okan Z K. A Rare Cause of Heel Pain: A Calcaneal Spur Fracture [J]. Journal of the American Podiatric Medical Association, 2019, 109 (2): 172-173.

[2] Arslan A, Koca T T, Utkan A, et al. Treatment of Chronic Plantar Heel Pain With Radiofrequency Neural Ablation of the First Branch of the Lateral Plantar Nerve and Medial Calcaneal Nerve Branches [J]. The Journal of Foot and Ankle Surgery, 2016, 55 (4): 767-771.

[3] Çil T E, Şaylı U, Subaşı F. Outpatient vs Home Management Protocol Results for Plantar Fasciitis [J]. Foot & Ankle International, 2019, 40 (11): 1295-1303.

[4] CLEMENT D B, TAUNTON J E, SMART G W, et al. A Survey of Overuse Running Injuries [J]. Phys Sportsmed, 1981, 9 (5): 47-58.

[5] E J D, L C L, T D F, et al. Prevalence of foot and ankle conditions in a multiethnic community sample of older adults [J]. American journal of epidemiology, 2004, 159 (5): 491-498.

[6] Harutaichun P, Pensri P, Boonyong S. Physical and psychological predictors on pain intensity in conscripts with plantar fasciitis [J]. Brazilian Journal of Physical Therapy, 2020, 24 (3): 249-255.

[7] Kędzierawski P, Stando R, Macek P. Retrospective evaluation of the effectiveness of radiotherapy in patients with plantar fascitis (heel spurs)[J]. Reports of Practical Oncology & Radiotherapy, 2016, 22 (3): 209-211.

[8] Maemichi T, Tsutsui T, Matsumoto M, et al. The relationship of heel fat pad thickness with age and physiques in Japanese [J]. Clinical Biomechanics, 2020, 80: 105-110.
[9] L R M, E T D, F S R, et al. Heel pain-plantar fasciitis: revision 2014 [J]. The Journal of orthopaedic and sports physical therapy, 2014, 44 (11): A1-33.
[10] B H M, P K J, Edward R, et al. Characteristics of primary care consultations for musculoskeletal foot and ankle problems in the UK [J]. Rheumatology (Oxford, England), 2010, 49 (7): 1391-1398.
[11] Nadine R, Ma S B, J P B, et al. Incidence, prevalence, and management of plantar heel pain: a retrospective cohort study in Dutch primary care [J]. The British journal of general practice: the journal of the Royal College of General Practitioners, 2019, 69 (688): e801-e808.
[12] Riddle L D, Schappert M S. Volume of Ambulatory Care Visits and Patterns of Care for Patients Diagnosed with Plantar Fasciitis: A National Study of Medical Doctors [J]. Foot & Ankle International, 2004, 25 (5): 303-310.
[13] Schneider P H, Baca M J, Carpenter B B, et al. American College of Foot and Ankle Surgeons Clinical Consensus Statement: Diagnosis and Treatment of Adult Acquired Infracalcaneal Heel Pain [J]. The Journal of Foot and Ankle Surgery, 2018, 57 (2): 370-381.
[14] Thomas J M, Whittle R, Menz B H, et al. Plantar heel pain in middle-aged and older adults: population prevalence, associations with health status and lifestyle factors, and frequency of healthcare use [J]. BMC Musculoskeletal Disorders, 2019, 20 (1): 1-8.
[15] C S W, E J S, R S U, et al. The pathomechanics of plantar fasciitis [J]. Sports medicine (Auckland, N. Z.), 2006, 36 (7): 585-611.
[16] 代欣玥, 訾明杰, 杨巧宁, 等. 基于文献的中医药临床研究结局指标现状分析及思考 [J]. 中医杂志, 2022, 63 (12): 1122-1127.
[17] 何卫东, 陈绍军. 中药熏洗联合针刺治疗跟痛症 45 例临床观察 [J]. 湖南中医杂志, 2019, 35 (7): 70-71+76.
[18] 刘鹏. 中药熏洗方治疗跟痛症的临床疗效观察 [D]. 合肥: 安徽中医药大学, 2017.
[19] 卢敏, 谭旭仪. 中医药治疗跟痛症临床疗效的 meta 分析 [J]. 中国中医骨伤科杂志, 2012, 20 (6): 28-31.
[20] 张潇斌, 颜晓, 马凤君, 等. 针刺配合隔药灸脐法治疗跟痛症的疗效观察 [J]. 辽宁中医杂志, 2021, 48 (2): 158-160.
[21] 徐梦鸽, 谭朝坚. 传统针灸疗法治疗跟痛症随机对照试验 Meta 分析 [J]. 实用中医内科杂志, 2021, 35 (4): 34-38+152-153.
[22] 李杰. 耳穴刺络放血联合膀胱经取穴埋线法治疗跟痛症疗效观察 [J]. 现代中西医结合杂志, 2020, 29 (19): 2109-2112.
[23] 李欢, 乔海法, 羊璞, 等. 针刀治疗跟痛症疗效的 Meta 分析 [J]. 中国中医急症, 2020, 29 (09): 1546-1551+1568.
[24] 梁亮. 针刀治疗跟痛症的临床疗效观察 [J]. 广州中医药大学学报, 2019, 36 (10): 1567-1570.
[25] 王晶亚, 李慧珍, 宗星煜, 等. 中医药国际标准化现状、问题与对策分析 [J]. 中华中医药杂志, 2022, 37 (4): 1855-1859.
[26] D. ALTMAN R, BEATTIE P, CORNWALL M, et al.《国际功能、残疾和健康分类·足跟痛/足底筋膜炎: 2014 修订版》临床实践指南 [J]. 康复学报, 2019, 29 (1): 2-20.
[27] 郑小宇. 温针灸治疗跟痛症 (瘀血阻滞型) 的临床研究 [D]. 长春: 长春中医药大学, 2021.
[28] 阮安民, 陈谱, 周俊, 等. 针刀治疗跟痛症临床效果的 meta 分析 [J]. 中国医药导报, 2020, 17 (27): 163-167.
[29] 陈千吉, 陈红, 张英, 等. 运用混合方法研究构建中医疗效评价指标体系初探 [J]. 中医杂志, 2021, 62

(6): 488-493.
[30] 马炳常. 中药内服联合外洗治疗跟痛症的临床疗效观察 [D]. 济南: 山东中医药大学, 2017.
[31] 魏戌, 尹逊路, 朱立国, 等. 骨与关节退行性疾病中医临床研究质量控制 [J]. 中医学报, 2021, 36 (5): 998-1001.
[32] 魏戌, 韩涛, 孙凯, 等. 中医药防治骨与关节退行性疾病的优势、关键问题及研究策略 [J]. 中国全科医学, 2021, 24 (35): 4421-4426.

第九章　肩关节周围炎

肩关节周围炎是关节退行性疾病中的常见病，大部分类型的肩关节周围炎以非手术治疗为主，同时本病也是中医骨伤科临床治疗的优势病种。中医药治疗肩关节周围炎历史悠久，中药、手法、针刺、传统功法在临床中广泛应用，以手法等中医特色适宜技术为代表的非药物疗法治疗肩关节周围炎在临床上取得了显著疗效，受到广泛关注。本章将详细梳理中医药治疗肩关节周围炎的系统评价与随机对照试验相关证据，为临床实践及未来研究提供重要参考依据。

第一节　概　　述

肩关节周围炎（scapulohumeral periarthritis）简称肩周炎，本病俗称较多，因睡眠时肩部受凉引起的称为“漏肩风”或“露肩风”；因肩部活动明显受限，状似冻结的称为“冻结肩”；因该病多发生于 50 岁以上的患者，故又称为“五十肩”。此外，本病还被称为“肩凝风”“肩凝证”等。肩关节周围炎在 40~60 岁人群中发病率为 2%~5%。

本病属中医学“痹证”范畴，为肝肾亏虚、气血不足，复感风寒湿邪或外伤劳损所致。常因跌仆闪挫，经脉受损，血溢脉外，气滞血瘀，或年老体虚，肝肾亏虚，或劳累过度，气血不足，使筋失所养，筋脉拘急，或因久居湿地，露肩当风，风寒湿邪入侵，血脉凝滞，气血运行不畅，不通则痛。中华中医药学会 2022 年颁布的《肩关节周围炎中医诊疗指南》（T/CACM 1416—2022），将肩关节周围炎的分期分为疼痛期、冻结期和缓解期。疼痛期主要表现为逐渐加重的肩关节周围疼痛，夜间疼痛加重，肩关节主动活动可因疼痛而降低；冻结期主要表现为肩关节疼痛缓解，而以渐进性肩关节活动度降低为特点，包括主动和被动的肩外旋、内旋和外展活动度全面下降；缓解期主要表现为疼痛逐渐消失，肩关节活动度逐渐改善。

肩关节是由肩肱关节、肩峰下结构、肩锁关节、喙锁连接、肩胛胸壁关节、胸锁关节 6 部分组成的关节复合体。其中，肩肱关节又称盂肱关节，是由肩胛关节盂和肱骨头组成的杵臼关节。因肱骨头大，关节盂浅小，韧带薄弱，关节囊松弛，故肩肱关节是人体运动范围最大并且是最灵活的关节，但也是人体大关节中最不稳定的关节。肩肱关节下为纤维组织构成的松弛下壁，环绕在关节周围。在关节下的外侧附着肌腱袖，又称肩袖。肩袖由冈上肌、冈下肌、小圆肌和肩胛下肌组成。肩肱关节最外层是有力的三角肌。肩袖的主要作用为悬吊肱骨头，协助三角肌外展肩关节。三角肌中部纤维和冈上肌协同完成上臂外展运动，其前部纤维收缩可内旋及屈曲上臂，后部纤维收缩可外旋及向后伸展上臂。胸大肌扁平的总腱，止于肱骨大结节嵴，该肌主要作用为内收、内旋肱骨，仅锁骨部对上臂有外展作用，并可与三角肌协同前举上臂。在肩关节前部，肱二头肌短头起于肩胛骨喙突尖，长头起于肩胛骨盂上结节，与关节盂后唇相续，起始为一长圆形腱，行经肩肱关节囊之内，穿出关节，沿肱骨结节间滑液鞘下行。

现代医学则认为本病的发生，除外伤、劳损等因素外，还和肩关节的解剖和运动特点有关，认为肩肱关节韧带薄弱，关节囊松弛，灵活性好而稳定性差。而日常生活中肩部活动非常频繁，而且活动范围大，容易受到劳损和外伤。常因长期固定，代谢障碍，组织变性，纤维素吸收不良而产生粘连；或因寒冷、劳损、外伤使关节周围软组织充血、水肿、渗出，刺激神经而发为疼痛及功能障碍。肩关节周围炎的病变部位主要在肩肱关节的关节囊。冈上肌肌腱炎、肱二头肌长头肌腱腱鞘炎等周围软组织的慢性炎症和损伤均可波及关节囊，引起关节囊的慢性炎症和粘连。在病变早期表现为关节囊挛缩，关节下隐窝闭塞，关节腔容量减少，肱二头肌肌腱粘连，其余组织正常；中期大部分软组织受累，胶原纤维变性，血管增加，组织失去弹性，纤维化并挛缩，有的病变组织脆弱容易撕裂；病程晚期喙肱韧带挛缩为索状，冈上肌、冈下肌、肩胛下肌紧张，将肱骨头抬高，限制其各方向运动。滑膜、隐窝均闭塞，肩峰下滑囊增厚，关节囊粘连至骨，肱二头肌肌腱与腱鞘均有明显粘连。

本疾病有自限性，但早期干预可有效减轻肩部疼痛、防止病情恶化，从而保持肩关节活动度，加快该病的康复。急性期治疗主要为通过多手段镇痛，包括注意休息，减少肩部肌肉负担。急性发作期可以冷敷。疼痛持续、夜间难以入睡时，可短期服用非甾体抗炎药；痛点局限时，可行局部痛点封闭治疗。症状持续且严重者，在以上治疗手段无效时，可进行关节腔封闭或神经阻滞疗法。部分患者需要在麻醉下，采用手法松动或关节镜下将粘连的组织松解，然后再注入类固醇或透明质酸钠进行治疗。急性期过后，无论病程长、短，症状轻、重，患者均应每日进行肩关节的屈伸旋转及内收外展等主动活动动作，活动以不加重夜间疼痛为限。功能锻炼的目的在于改善肩部血液循环，加强新陈代谢，减轻肌肉痉挛、组织粘连和挛缩，减轻、消除疼痛，恢复肩关节的正常功能。手术治疗本病创伤较大，一般在各种保守治疗方法均无效或疗效有限时，才考虑实施手术松解。手术方式包括开放手术和关节镜微创手术。随着近年来的关节镜微创技术的成熟，关节镜下松解已逐渐成为治疗该病的一种重要手段。中医药治疗肩关节周围炎具有特色与优势，历代医家对于肩痹的论治极其丰富，以手法治疗为主，还可配合针灸、药物、理疗及练功疗法等。

第二节　临床研究证据纵览

一、中药治疗

中成药、经典名方与临床经验方在缓解肩关节周围炎患者的疼痛、肩部功能障碍、提高生活质量方面体现了中医药的独特优势，具有良好的临床疗效及安全性。

（一）系统评价 /Meta 分析

当归四逆汤具有温经散寒、养血通脉之效。现代药理学研究发现，当归四逆汤具有促使毛细血管扩张以促进血液循环、止痛、消炎、改善痉挛的功效。一项 Meta 分析检索了截至 2021 年 5 月有关当归四逆汤联合针灸或推拿治疗肩关节周围炎的 RCT。最终纳入 8 项研究，共 370 例受试者。研究结果显示，在总有效率方面，当归四逆汤配合针灸或推拿治疗肩关节周围炎的总疗效高于单纯针灸或推拿治疗（RR=1.23；95%CI：1.15~1.32；P<0.000 01）。在痊愈率方面，与单纯使用针灸或推拿相比，当归四逆汤联合针灸或推拿治疗肩关节周围炎的痊愈率较高（RR=1.88；95%CI：1.50~2.35；P<0.000 01）。综上所述，当归四逆汤配合针灸或推拿治疗肩关节周围炎具有较高的临床价值，能有效改善患者的症状和体征，缩短治疗时间，减轻患者的治疗负担，值得进一步推广。

（二）随机对照试验

中成药奇正消痛贴膏是藏医传统验方，由独一味、棘豆、姜黄、花椒、水牛角、水柏枝等药物组成，具有活血化瘀、消肿止痛的功效。一项由北京医院、佛山市中医院、福建中医药大学附属第二人民医院等 8 个中心联合开展的多中心 RCT，比较了玻璃酸钠 + 利多卡因联合注射与外用消痛贴膏治疗肩关节周围炎的有效性和安全性。试验组采用奇正消痛贴膏外用，每日 1 贴，每次 8h，第 1~2 周，每日 1 贴，第 3~4 周，每隔 1 天 1 贴；对照组采用玻璃酸钠 + 1% 利多卡因 1ml 肩峰下注射 1 次。记录两组患者初诊时、治疗 14 天、28 天、90 天的 VAS 评分、牛津大学肩关节功能评分（Oxford shoulder score，OSS）以及肩关节活动度。主要疗效指标为用药 28 天后的 VAS 评分减分率，减分率>30% 为有效。本研究共纳入 280 例受试者，脱落 27 例（脱落率 9.6%）。共 253 例纳入全分析集和安全集，其中治疗组 129 例、对照组 124 例；228 例进入符合方案集，其中治疗组 115 例、对照组 113 例。符合方案集治疗组的有效率为 91.3%，对照组为 84.1%，两组差异无统计学意义（P>0.05）。用药 14 天对照组和治疗组的 VAS 减分率差异明显，治疗组和对照组分别为 70.5% 和 42.7%，治疗组优于对照组（P<0.01）。用药 90 天治疗组和对照组的有效率分别为 95.3% 和 90.3%（P>0.05）。治疗组和对照组肩关节活动度在用药 14 天、28 天、90 天均有所提高，相较于对照组，治疗组外展和外旋活动度的提高更加显著（P<0.05）。本研究表明，消痛贴膏治疗肩关节周围炎有较好的疗效，能够缓解疼痛，并改善肩关节功能障碍，提高肩关节活动度，其疗效非劣于玻璃酸钠 + 利多卡因注射。

另一项研究探讨了院内协定方对肩关节周围炎患者进行熨烫的有效性与安全性。该协定方命名为华伤Ⅰ号，来源于骨伤科传统外治名方“海桐皮汤”，主要由海桐皮、透骨草、威灵仙、伸筋草、生川乌、生草乌、羌活、独活、白芷、川芎、当归尾、赤芍、白芍、桃仁、红花、莪术、络石藤、油松节、甘松、生甘草等药物组成，功效为散寒祛风、利湿通络、活血定痛。试验选取 2014 年 5 月至 2016 年 8 月就诊的符合纳入标准的肩关节周围炎寒痹证患者 96 例，按 3∶1 比例随机分为治疗组 72 例，对照组 24 例。治疗组给予协定熨疗方治疗，将其粉碎成 8 目粗粉放入 20cm × 30cm 大小的棉布袋中隔水加热蒸 20~30min，然后将药袋熨疗于患处，以不烫伤皮肤为度，每次 20min，每日 1 次，每周 5 次，4 周为一疗程。对照组给予相同用法及疗程的安慰剂(纱布块 + 炒决明子)。分别于治疗前和治疗后 1、2、4 周观察两组肩部疼痛 VAS 评分、SF-36 评分、肩关节活动度的变化情况。随着干预时间的延长，治疗组和对照组在肩部疼痛方面与治疗前相比都有改善($P < 0.05$)；同时治疗组在肩部疼痛、肩关节前屈上举和生活质量方面改善优于对照组($P < 0.05$)。试验过程中未出现与治疗药物相关的不良事件。表明该院内协定熨疗方治疗肩关节周围炎寒性肩痛疗效确切，安全性好，未见明显不良反应。

二、非药物疗法

以手法、功能锻炼、针灸为代表的非药物疗法在肩关节周围炎临床治疗中应用较多，尤其是针灸治疗肩关节周围炎受到广泛关注，其临床研究成果已在国际期刊发表。

(一) 系统评价 /Meta 分析

针灸具有疏通经络、调理气血、除痹止痛的效果，因而在临床上广泛运用于肩关节周围炎的治疗。一项关于针刺治疗肩关节周围炎临床疗效的 Meta 分析筛选了从 1999 年 1 月到 2020 年 8 月的随机对照试验，最终共纳入 13 篇文献，966 例肩关节周围炎患者被纳入本次研究。采用 VAS 评分、肩关节预后评分(CMS)、肩关节活动度(包括屈曲、外展和外旋)作为评价指标。结果显示，手针和电针在减轻疼痛和恢复肩关节活动功能方面优于对照组。在以往的荟萃分析中，针灸是一种有效的治疗肌肉骨骼疼痛的方法，其效果至少持续一年。但由于这些研究纳入的研究数量较少，且在方法学上存在偏倚风险，因此需要更多的高质量的 RCT，以便得出令人信服的结论。

浮针是符仲华教授在传统针灸以及腕踝针等理论基础上，结合临床实际创造的一种新外治法，其通过大面积扫散穴位及痛点，舒筋活络，激发人体自愈能力，从而起到治疗作用。具有操作简便、见效快、痛苦小、治疗费用低等优点。一项浮针治疗肩关节周围炎临床疗效的 Meta 分析，检索了截至 2018 年 10 月 1 日有关浮针治疗肩关节周围炎的 RCT，最后纳入了 8 个 RCT，共计肩关节周围炎患者 636 例。Meta 分析结果显示，浮针治疗肩关节周围炎优于其他疗法。在提高总有效率上，浮针组治疗肩关节周围炎的疗效优于对照组，且组间疗效差异具有统计学意义。在改善 VAS、Melle 评分和 ROM 等方面也更有优势，为浮针疗法治疗肩关节周围炎的疗效优势提供了循证依据。但因纳入文献的质量及样本量较低，尚需更加规范的高质量 RCT 证据支撑。

肩关节松动术可以更好地松解粘连，增加关节活动度。一项关于肩关节松动术治疗肩关节周围炎的 Meta 分析，筛选了截至 2018 年 6 月有关肩关节松动术单独或联合其他疗法治疗肩关节周围炎的 RCT。最终共纳入 11 篇 RCT，共计 906 例患者。研究结果显示，与对照组相比，关节松动术的总有效率(RR=1.22；95%CI：1.07~1.40；P=0.004)及痊愈率(RR=1.34；95%CI：1.02~1.76；P=0.004)更高，并且在改善患者的 VAS 评分(MD=−1.09；95%CI：−1.65~−0.54；P=0.000 1)及肩关节活动度评分(MD=2.06；95%CI：0.96~3.16；P=0.000 2)方面优于对照组。研究表明，肩关节松动术治疗肩关节周围炎的有效性和安全性较高，适合临床推广及应用。但是由于原始研究的质量不足，研究结论尚需更高质量的临床研究证据支撑。

在推拿手法中，旋转牵伸类手法尤为多见。旋转牵伸类手法是指以患肩为中心，肩关节在牵伸力作用下被动地做旋转运动的一类手法。一项研究对旋转牵伸类手法治疗肩关节周围炎的临床疗效开展了 Meta 分析，该研究检索了 2007 年至 2017 年国内外数据库收录的有关旋转牵伸类手法治疗冻结肩的 RCT。最终共纳入 10 篇 RCT，涉及 1 084 例患者。Meta 分析结果显示，治疗组在改善患者的总有效率（RR=1.19；95%CI：1.10~1.29；P<0.000 1）、痊愈率（RR=1.42，95%CI：1.05~1.92；P=0.02）及 VAS 评分（手法 vs 针灸：MD=−0.73，95%CI：−1.08~−0.39，P<0.000 1；手法 vs 封闭：MD=−1.50，95%CI：−1.88~−1.12，P<0.000 01）方面显著优于其他非药物疗法。

（二）随机对照试验

一项探讨针刀治疗重度肩关节周围炎临床疗效的随机对照试验，将 2012 年 4 月至 2016 年 8 月收治的符合纳入标准的 160 例重度肩关节周围炎患者随机分为治疗组和对照组，每组各 80 例。试验组采用针刀应力位经皮动态松解术进行干预性治疗，每周 1 次，共治疗 4 次。对照组采用 Maitland 手法治疗，每日 1 次，每次 15~20 分钟，10 天为 1 个疗程，共 2 个疗程。操作后均常规指导患者进行肩周肌群力量训练及肩关节活动度训练，治疗过程共计 3 周。观察比较两组治疗前，治疗 3 周、3 个月、6 个月后的 VAS 评分、Constant-Murley 肩关节功能评分。研究结果显示，治疗组在治疗 3 周、3 个月、6 个月 VAS 评分均低于对照组（P<0.05）。治疗组治疗 3 周、3 个月、6 个月 Constant-Murley 肩关节功能评分均高于对照组（P<0.05）。试验结果表明，针刀应力位经皮动态松解治疗对于重度肩关节周围炎患者来说，可明显改善肩关节活动功能及疼痛情况。研究人员还提出在治疗过程中，应根据肩关节疼痛部位和功能受限分类的不同设计并维持相对应的肩关节应力体位，边松解粘连边逐步加大应力位的角度，以确保疗效。

在针灸治疗肩关节周围炎临床研究中，还有学者对比了温针灸与常规针灸治疗的临床疗效差异。该研究纳入了 2009 年 11 月至 2010 年 11 月间的 218 例患者，将所有患者随机分为对照组和治疗组。对照组 109 例患者中，男 48 例，女 61 例，平均年龄为（51.69 ± 10.02）岁，平均病程为（1.66 ± 0.25）年；治疗组 109 例患者中，男 49 例，女 49 例，平均年龄为（51.78 ± 10.04）岁，平均病程为（1.69 ± 0.26）年。对照组患者给予常规的针灸治疗，取肩井、肩髃、肩前、肩贞、大椎、曲池、外关、腕骨、合谷等穴位，配合 3 个阿是穴，刺入穴位得气后，留针 20~30 分钟，每日 1 次，2 周为 1 个疗程。治疗组选穴与对照组相同，刺入穴位得气后留针不动，将一个圆形纸片刺空后套在每个针灸针的底部保护皮肤，选用 2cm 长、半径 1.5cm 的艾条段套在针柄上，距患者皮肤 3cm 左右，点燃艾条下端，使患者的皮肤可以感觉到舒服的温热感，密切观察避免灼伤皮肤，燃尽后加换艾条，每个穴位每次使用 3 壮艾条。每日 1 次，每次 20 分钟左右，2 周为 1 个疗程。试验结果显示，治疗组的基本治愈率和总有效率均明显高于对照组，差异具有统计学意义（P<0.05）。温针灸治疗肩关节周围炎具有良好的疗效，值得在临床上推广使用。

另外有学者设计了临床研究比较电针肩髃穴与口服双氯芬酸钠缓释剂治疗肩关节周围炎的疗效和安全性。将患者随机分为两组，每组30例，电针组采取频率为40Hz，电流强度为2mA的间歇波，电针患侧肩髃穴，每次20分钟，每日1次。对照组口服双氯芬酸钠缓释片75g，每日1次。所有患者治疗7天为1个疗程，连续治疗2个疗程。疗程结束后，根据疗效评定标准进行疗效评估，电针组和对照组的有效率分别为93.3%和56.7%，疗效差异具有统计学意义，表明电针肩髃穴治疗肩关节周围炎的疗效明显优于口服双氯芬酸钠缓释片（$P<0.05$）。

三、综合疗法

在临床实践中，综合疗法包括中医综合疗法与中西医结合疗法。基于系统评价与随机对照试验研究证据，综合疗法主要包括灸法、手法、针刀、物理疗法等方法的联合。

（一）系统评价/Meta分析

小针刀是在现代西医外科手术疗法与中医传统针刺疗法的基础上，形成的新型中医医疗器械。作为针刺衍生出的一种新型的特色中医疗法，其既吸收了传统针灸的精髓，又运用了西医学的解剖、生理、病理知识以及生物力学原理，以针灸的刺法刺入人体，在体内起到针刺和手术刀的双重治疗作用，具有疗效显著、损伤轻微、痛苦小、价格低廉、操作简便等优点。在一项探究针刀配合手法治疗肩关节周围炎疗效的Meta分析中，研究者检索了截至2017年2月的RCT，最终共纳入12篇文献，涉及患者1 118例。研究结果显示，与单纯手法治疗或手法配合针灸治疗相比，小针刀配合手法治疗肩关节周围炎可明显提高临床总有效率（RR=5.07，95%CI：3.07~8.37，$P<0.000\ 01$）和痊愈率（RR=2.89，95%CI：2.21~3.78，$P<0.000\ 01$），改善运动功能评分（MD=63.98，95%CI：38.61~89.35，$P<0.000\ 01$）。但作者也指出，本研究纳入文献的质量普遍偏低，尚需更多大样本、多中心、高质量的临床随机对照试验进一步验证研究结论。

在另一项针刀治疗肩关节周围炎临床疗效的Meta分析中，研究者检索了截至2020年8月1日有关针刀与针灸治疗肩关节周围炎的RCT。经筛选后纳入12篇文献，共计1 194例患者。Meta分析结果显示，与针刺组相比，针刀组患者的总有效率、治愈率均优于针刺组，差异有统计学意义（$P<0.05$）；治疗后针刀组的VAS评分优于针刺组，差异有统计学意义（$P<0.05$）。但因纳入的文献质量不高，试验设计良好并严格实施质量控制的文献数量较少，存在发表偏倚的可能，以及纳入的相关RCT对安全性的报告信息较少，需在今后的相关研究中进一步完善，以期为临床实践提供更高级别的循证医学依据。

艾灸作为中医特色的适宜技术，具有除痹止痛、温经通络、行气活血的功效，在一项有关艾灸治疗肩关节周围炎疼痛的Meta分析中，研究者检索了截至2018年2月的RCT，最终共纳入17篇文献，共计1 916例肩关节周围炎患者。研究结果显示，艾灸疗法的总有效率显著优于针刺治疗（RR=1.19，95%CI：1.14~1.25，$P<0.000\ 01$）及西医常规治疗（RR=1.47，95%CI：1.10~1.97，P=0.008）。在缓解患者的VAS评分方面，艾灸疗法显著优于针刺（MD=−0.90，95%CI：−1.12~−0.68，$P<0.000\ 01$）及西医常规治疗（MD=−1.88，95%CI：−2.16~

−1.60，$P<0.000\ 01$）。研究结果表明艾灸治疗肩关节周围炎临床疗效显著。

穴位埋线是针灸疗法的延伸和发展，不仅具有传统针灸的治疗作用，同时兼顾穴位处机体损伤自我修复作用、组织疗法效应、线体吸收生化刺激效应、刺血效应等，弥补了传统针灸时间短、疗效不易巩固等缺点。一项关于穴位埋线治疗肩关节周围炎有效性的 Meta 分析，检索了截至 2019 年 5 月公开发表的关于穴位埋线治疗肩关节周围炎的随机对照试验，最终共纳入 7 篇 RCT，涉及 722 例肩关节周围炎患者。研究结果显示，与对照组相比，穴位埋线能有效提高患者的总有效率。在安全性方面，纳入研究未出现严重的不良反应，表明穴位埋线治疗肩关节周围炎的安全性较高。综上所述，穴位埋线治疗肩关节周围炎具有良好的有效性和安全性，值得临床推广应用。

（二）随机对照试验

一项 2009 年至 2010 年间完成的多中心 RCT，将分别来自河南省 3 家医院门诊招募的 120 名患者，随机分为观察组和对照组，每组各 60 例，旨在评价芒针深刺配合锋钩针及火罐治疗肩关节周围炎的临床疗效和安全性。观察组采用芒针透刺方法（①肩前透极泉；②肩髃透臂臑；③臑俞透肩贞；④肩髃透极泉；⑤平刺臑会至对侧皮下），锋钩针于痛点勾割，并留罐 5~10 分钟综合治疗；对照组采用常规针刺加拔罐治疗，取穴同观察组。分别采用 VAS 评分和 Melle 评分于治疗前后对两组患者的疼痛和肩关节功能活动进行评测。研究结果显示，两组治疗后 VAS 评分和 Melle 评分与治疗前比较均明显改善（$P<0.001$），且观察组改善程度优于对照组（$P<0.001$）。两组患者在治疗期间无不良反应及不良事件发生。研究结果表明芒针深刺配合锋钩针及火罐治疗肩关节周围炎临床疗效显著、安全性良好。

有学者在针刺的基础上联合透灸治疗肩关节周围炎。该研究比较了透灸配合针刺与单纯针刺治疗肩关节周围炎的临床疗效。将 60 例肩关节周围炎患者随机分为透灸针刺组与单纯针刺组，每组 30 例。穴取肩髃、肩贞、肩髎、阳陵泉、条口透承山、阿是穴，透灸针刺组针刺后即刻开始施灸。取 6 段长约 3cm 的艾段，点燃一端，均匀放入肩关节艾灸箱中，将艾灸箱放置在患肩上，盖上箱盖，艾灸箱上加盖滤烟布。透灸 40~50min，艾条燃尽后取起灸箱，局部皮肤出现均匀的汗出、潮红为透灸起效的标志。单纯针刺组仅用针刺治疗，每次 40~50min，每天 1 次，每周 5 次为 1 个疗程。每个疗程之间休息 2 天，连续治疗 2 个疗程。比较治疗前和治疗 2 个疗程后患者的 VAS 评分、肩关节 Constant-Murley 总积分及各项积分（日常功能活动、关节活动度、疼痛积分、肌力）。试验结果显示，两组患者治疗后 VAS 评分均较治疗前降低（$P<0.05$）；两组患者治疗后的 Constant-Murley 各项积分及总积分均较治疗前升高（$P<0.05$）。治疗后组间比较，透灸针刺组总有效率高于单纯针刺组（$P<0.05$）；透灸针刺组 VAS 评分低于单纯针刺组（$P<0.05$），Constant-Murley 总积分以及日常功能活动、关节活动度、疼痛积分高于单纯针刺组（$P<0.05$）。研究表明透灸配合针刺治疗肩关节周围炎的综合疗效优于单纯针刺，透灸针刺组可以改善肩关节周围炎患者日常功能活动、关节活动度，减轻患者疼痛。

第三节　临床指南与专家共识

一、国际临床指南与专家共识

（一）肩关节周围炎治疗临床指南（2021年，印度）

1. 指南发表背景　在几乎所有的肩部疾病中，肩关节周围炎从其名字到最佳治疗方案和预后一直备受争议。肩关节周围炎或原发性特发性肩膀僵硬等术语用于描述在没有任何特定创伤或任何潜在疾病过程的情况下发展的肩膀僵硬。患者可能患有已知与僵硬有关的疾病（糖尿病、甲状腺疾病），但不一定会导致僵硬。继发性僵硬仅用于描述具有已知潜在原因的肩部僵硬，例如外伤、感染或炎症性疾病。关于肩关节周围炎的诊断、治疗和康复方式尚缺乏足够的共识和临床指南。

2. 指南制定的方法　作者通过大量的文献检索和梳理，对当前肩关节周围炎的诊断、治疗和康复方式进行了总结，对该疾病的临床特征和病理分期进行了归纳，对保守治疗和手术治疗均进行了相应的建议。

3. 结论　在诊治肩关节周围炎时，临床医生必须检查和注意患者的任何相关疾病，尤其是糖尿病和甲状腺功能障碍，同时治疗肩关节周围炎。随着训练有素的肌肉骨骼超声专家和先进的超声机器的可用性，超声可以被视为肩关节周围炎诊断和排除继发性疾病的主要工具，而不是直接让患者接受MRI。在很大程度上，保守治疗的综合方案在大多数肩关节周围炎患者中效果很好，并且在开始任何侵入性手术之前必须尝试至少6~9个月。然而，没有发现单一的保守治疗方法明显优于其他方法，包括非甾体抗炎药、类固醇的多模式治疗仍然是各临床分期阶段的优选。在有创操作中，麻醉下松解术（MUA）和关节镜下关节囊松解（ACR）具有相当好的治疗效果，但后者目前更受欢迎，因为它在很大程度上没有麻醉下松解术出现的大多数并发症。早期和持续的物理康复治疗（PT）以及良好的镇痛是术后完全康复的保障。

4. 总结　见表9-1。

表9-1　指南相关推荐意见总结

项目		治疗措施
分期	阶段1	持续2~6个月，主要特征是中重度疼痛和关节活动度的部分限制。特点是缓慢发生广泛的炎症，涉及肩关节和滑膜，导致逐渐出现“疼痛”
	阶段2	持续4~12个月，特点是不同程度的“疼痛和僵硬”，第2阶段早期的患者疼痛更多，而第2阶段后期的患者僵硬与疼痛相比，僵硬占更大比重
	阶段3	持续6~26个月，特点是疼痛程度最小，僵硬逐渐消退

续表

<table>
<tr><th colspan="2">项目</th><th>治疗措施</th></tr>
<tr><td rowspan="3">保守治疗</td><td>阶段 1</td><td>缓解疼痛，例如非甾体抗炎药、类固醇（局部或口服）和缓解疼痛的 PT</td></tr>
<tr><td>阶段 2</td><td>结构化、持续性、良好的 PT 计划来逐渐改善活动度</td></tr>
<tr><td>阶段 3</td><td>持续性 PT，其目的是逐渐恢复功能，然后完全恢复肩关节活动度</td></tr>
<tr><td rowspan="3">手术治疗</td><td>手术时间</td><td>6~9 个月的保守治疗未能显著缓解患者的症状时，建议手术</td></tr>
<tr><td>手术方式</td><td>首选关节镜下关节囊松解术（ACR）；次选麻醉下松解术（MUA）</td></tr>
<tr><td>术后管理</td><td>1. 非甾体抗炎药和局部冰袋充分控制疼痛，持续 2~3 周；
2. 结构化 PT 必须在手术后立即进行，并持续 4~6 个月</td></tr>
</table>

（二）冻结肩的定义、诊断、治疗和预后：肩部专家共识调查（2020 年，韩国）

1. 指南制定背景　冻结肩（肩关节周围炎），也称为粘连性关节囊炎，是肩关节的常见病理状况。它的特点是进行性肩部疼痛和活动范围受限。尽管它很普遍，但肩关节周围炎仍是研究最不透彻的肩部疾病之一。其定义、分类、病理生理学、诊断、自然病程、治疗和预后仍有争议。迄今为止，很少有关于肩关节周围炎的定义、分类、诊断、治疗和预后的全面调查。本研究的目的是确定肩关节周围炎的定义、分类、诊断方式、治疗偏好和预后的共识。

2. 指南制定方法

（1）调查人口：使用 Google Docs 调查工具设计了基于网络的调查问卷。访问调查的链接通过电子邮件发送给 95 位能够回答与肩关节周围炎相关问题的肩关节专家。专家们都在韩国不同的住院医师或进修医师培训医院工作。

（2）调查详情：调查共包含 18 个问题。其中 15 个问题（每个主题 3 个）涉及定义、分类、诊断、治疗和预后。专家们被要求使用 Likert 量表表明他们的同意程度：1 非常不同意；2 不同意；3 没有意见；4 同意；5 强烈同意。其余 3 个问题是关于肩关节周围炎每个阶段的治疗适当性的问题。受访者被要求回答建议的 12 种治疗选择中的每一种是否正确（1 正确；2 不正确）。12 项治疗是教育、监督忽视、使用非甾体抗炎药、口服皮质类固醇药物、关节内皮质类固醇注射、肩峰下皮质类固醇注射、水扩张、麻醉下手法松解、关节镜下关节囊松解、伸展运动、肌肉强化运动和热电疗法。我们参考了 Zuckerman 和 Rokito 开发的分类，用于本次调查中肩关节周围炎的定义和分类。

3. 结论　肩关节周围炎分为原发性和继发性两种，应使用 X 线平片和超声检查确诊。治疗上，要重视宣教，非甾体抗炎药和关节内类固醇的使用，同时及早进行康复训练。

4. 总结　见表 9-2。

表 9-2　指南相关推荐意见总结

<table>
<tr><th colspan="2">项目</th><th>治疗措施</th></tr>
<tr><td rowspan="2">分类</td><td>原发性</td><td>原发性肩关节周围炎被认为是对所有无法确定特定创伤、已知合并症或潜在病因的病例的诊断</td></tr>
<tr><td>继发性</td><td>当确定已知的相关疾病时，考虑继发性冻结肩</td></tr>
</table>

续表

项目		治疗措施
诊断	方式	首选 X 线加超声检查；次选磁共振成像
治疗	第一阶段	非甾体抗炎药、皮质类固醇注射、物理治疗
	第二阶段	非甾体抗炎药、伸展运动、物理治疗
	第三阶段	非甾体抗炎药、伸展运动、物理治疗
加速康复		关节内注射皮质类固醇、控制血糖

（三）肩关节粘连性关节囊炎治疗共识的综述（2017 年，希腊）

1. **共识发表背景** 肩关节粘连性关节囊炎（ACS）是一种以致残性疼痛和活动受限为特征的常见疾病。Neviaser 在 1945 年提出“粘连性关节囊炎”这一术语更好地描述了腋窝皱襞和肱骨颈之间的病理粘连。它的病理生理学知之甚少，临床上以疼痛和僵硬症状为特征，往往患者无法完全康复。然而，关于 ACS 的可用治疗方法尚未达成共识。

2. **方法** 对文献进行了回顾，并为医生和医疗保健专业人员提供了治疗该病的指南。

3. **结论** 目前，患者往往应用保守治疗，并逐渐接受更多的手术松解方式。然而，临床医生的最终选择会出于个人经验和所经受过的培训，而不是已发表的证据。

4. **总结** 见表 9-3。

表 9-3 指南相关推荐意见总结

项目	治疗措施
诊断标准	1. 肩部疼痛和僵硬至少 4 周； 2. 严重的肩痛，影响日常生活或工作活动； 3. 夜间痛； 4. 被动和主动肩部活动范围的限制（抬高<100°，外旋>50° 限制）； 5. 影像学检查无明显异常
疼痛期	以逐渐出现的症状为特征，持续时间不超过 3 个月，包括轻度至重度疼痛，活动范围轻度受限，患肩不能卧； 以减轻疼痛和保留肩关节功能为目的； 治疗上：非甾体抗炎药、类固醇药物注射、透明质酸盐注射、物理治疗 / 水疗
渐冻期	症状持续 3~9 个月，以夜间剧烈疼痛为特征，主动和被动活动均显著丧失； 以预防粘连形成为目的； 治疗上：非甾体抗炎药、类固醇药物注射、关节囊膨胀疗法、物理治疗
冻结期	症状持续 9~14 个月，表现为肩部僵硬和（某些活动方向）运动终点痛或夜间疼痛； 以改善关节活动度为目的； 治疗上：非甾体抗炎药、类固醇药物注射、关节囊膨胀疗法、麻醉下松解、关节镜松解、物理治疗
解冻期	发生在 15~24 个月之间，其特点是疼痛最小，并且由于关节囊重塑而逐渐改善活动度； 以恢复关节正常功能为目的； 治疗上：关节镜下松解、开放式松解、物理治疗

续表

项目	治疗措施
保守治疗	口服非甾体抗炎药
	口服皮质类固醇
	关节内皮质类固醇注射
	关节内透明质酸钠注射
	物理治疗
	牵引和滑动等关节松动技术
	肩胛上神经阻滞
	关节囊膨胀疗法
	麻醉下松解
手术治疗	关节镜松解
	开放式松解

二、国内临床指南与专家共识

（一）肩关节周围炎中医诊疗指南（T/CACM 1416—2022）

2022 年 11 月 14 日中华中医药学会发布了《肩关节周围炎中医诊疗指南》（T/CACM 1416—2022）。该指南由中国中医科学院望京医院作为牵头单位，在既往《中医骨伤科临床诊疗指南·肩关节周围炎：T/CACM 1179—2019》的基础上，严格按照美国医学研究所对指南的定义，采用 GRADE 方法，依据 WHO 指南制定手册及中华中医药学会标准化办公室编制的《中医指南工作手册》进行修订，弥补了既往缺乏临床问题的遴选及重要性排序、缺乏基于循证医学的证据分级和推荐意见等不足。该指南介绍了肩关节周围炎的流行病学、诊断要点、辨证论治、治疗推荐及预防调摄等相关内容，适用于中医骨伤科、中西医结合骨科、针灸推拿科、中医科、康复科等临床工作的医师使用。该指南形成的治疗相关的推荐意见如下。

推荐意见 1：建议手法治疗肩关节周围炎，疼痛期以舒筋活络、祛瘀止痛、加强筋脉功能为主；冻结期和缓解期则以剥离粘连、滑利关节、恢复关节活动功能为主（2C）。

推荐意见 2：建议推拿手法治疗冻结期、缓解期的肩周炎患者，能够减轻疼痛，改善关节活动度（2D）。

推荐意见 3：建议推拿手法结合理疗治疗疼痛期、冻结期、缓解期的肩周炎患者，能够减轻疼痛，改善关节活动度（2C）。

推荐意见 4：建议推拿手法结合封闭治疗疼痛期、冻结期的肩周炎患者，能够减轻疼痛，改善关节活动度（2C）。

推荐意见 5：建议针刺治疗疼痛期、冻结期、缓解期的肩周炎患者，能够减轻疼痛，改善关节活动度（2D）。

推荐意见 6：建议针刺结合理疗治疗疼痛期、冻结期、缓解期的肩周炎患者，能够减轻疼痛，改善关节活动度（2D）。

推荐意见7：建议温针灸治疗疼痛期、冻结期、缓解期，辨证为寒湿痹阻及气血亏虚型的肩周炎患者，能够减轻疼痛，改善关节活动度（2D）。

推荐意见8：建议针刀治疗疼痛期、冻结期，粘连较重、活动受限明显的肩周炎患者，能够减轻疼痛，改善关节活动度（2D）。

推荐意见9：疼痛期、冻结期触痛敏感，肩关节活动障碍的患者，建议膏药外用（奇正消痛贴膏、骨通贴膏）进行治疗（2C）。

推荐意见10：建议肩关节周围炎患者在疼痛缓解的基础上，早期进行功能锻炼，避免或者减轻肩关节粘连（2C）。

（二）中医骨伤科临床诊疗指南·肩关节周围炎：T/CACM 1179—2019

中华中医药学会骨伤科分会发布的《中医骨伤科临床诊疗指南·肩关节周围炎：T/CACM 1179—2019》，对肩关节周围炎的定义、诊断要点、中医辨证、治疗原则、治疗方法、预防和调摄等进行了全面介绍。肩关节周围炎又称为冻结肩、粘连性关节炎，参考古代中医文献可归为“漏肩风”“五十肩”“肩凝证”等范畴。肩关节周围炎患者多有外伤或感染风寒的病史，多发于40岁以上的人群。临床表现为肩关节疼痛，夜间尤甚；肩关节轻度被动内收、内旋位，冈上肌、三角肌可出现失用性萎缩，肩关节周围广泛压痛，甚至延伸至斜方肌与肩胛间区域；肩关节各方向活动均可出现程度不同的功能障碍，尤其外展、外旋活动受限明显，出现典型的肩关节外展“扛肩”现象。影像学检查方面，本病急性期X线检查多无明显异常，部分患者有时可见冈上肌肌腱钙化、局部骨质疏松等表现，而MRI可见喙肱韧带及肩袖间隔增厚、喙突下三角征等表现，有助于诊断与鉴别。在临床上可按病程长短分期，分为急性期、慢性期、功能恢复期。以上3个分期并无明显分界，可彼此重叠。中医辨证分型方面，肩关节周围炎的辨证论治多以三期辨证为主，寒湿痹阻证、气滞血瘀证、气血亏虚证为本病的基本证型，在此基础上可加用其他多种辨证方法，以反映本病的复杂情况。肩关节周围炎的治疗部分，指南推荐建议主要见表9-4。

表9-4 《中医骨伤科临床诊疗指南·肩关节周围炎：T/CACM 1179—2019》治疗建议

干预措施类型	具体治疗建议	推荐级别	具体内容
药物治疗	中药内服	D	寒湿痹阻证。治法：祛寒化湿，宣痹通络。主方：三痹汤（《校注妇人良方》）加减。组成：独活、羌活、秦艽、川芎、熟地黄、白芍、茯苓、防风、细辛、当归、杜仲、黄芪、续断等 气滞血瘀证。治法：活血化瘀，行气止痛。主方：身痛逐瘀汤（《医林改错》）加减。组成：秦艽、川芎、桃仁、红花、羌活、没药、当归、五灵脂、香附、牛膝、地龙等 气血亏虚证。治法：补气养血，舒筋活络。主方：黄芪桂枝五物汤（《金匮要略》）加味。组成：黄芪、当归、桂枝、白芍、炙甘草、威灵仙、穿山甲、防风、蜈蚣、羌活、生姜、大枣等

续表

干预措施类型	具体治疗建议	推荐级别	具体内容
药物治疗	中成药	C	根据辨证分型，可酌情选用祛寒化湿类、活血化瘀类、补气养血类药物
	中药外洗	C	根据辨证分型，可酌情选用敷贴药、搽擦药、熏洗方药与热熨药等进行治疗。如舒筋活血类膏药、跌打万花油适用于气滞血瘀证；海桐皮汤热敷熏洗或熨风散热熨适用于寒湿痹阻证
	西药	C	可酌情选用非甾体类消炎止痛药、中枢性镇痛药、骨骼肌松弛药
手法治疗	基本手法	A	本病早期以缓解疼痛为主，手法应以舒筋活络、祛瘀止痛、加强筋脉功能为主；晚期则以剥离粘连、滑利关节、恢复关节活动功能为主。 基本手法：患者端坐、侧卧或仰卧位，术者分别运用㨰法、揉法、拿捏法作用于肩前、肩后和肩外侧，用右手拇、示、中三指对握三角肌肌束，做垂直于肌纤维走向的拨法，揉压肩外俞、秉风、巨骨、缺盆、肩髃等穴位，再拨动痛点附近的冈上肌、胸肌以充分放松肌肉；然后术者左手扶住肩部，右手握住患手，做牵拉、抖动和旋转活动；最后帮助患肢做外展、内收、前屈、后伸等动作，以解除肌腱的粘连，促进功能恢复。手法治疗时会引起不同程度的疼痛，要注意用力适度，以患者耐受为度。
	麻醉下复合手法	C	若经基本手法治疗，肩关节功能仍然无改善者，可在麻醉下进行手法松解。 方法：医者一手按住患者肩部，另一手握住其上臂，先使肱骨头内外旋转，然后慢慢外展肩关节，整个过程中可感到肩关节粘连撕开的感觉。手法由轻到重，反复多次，直至肩关节达到正常活动范围。 操作中手法要轻柔，防止暴力活动而造成肩部骨折和脱位。手法完毕后，行肩关节腔内穿刺，抽出关节内积血，并注入 1% 普鲁卡因 10ml 加强泼尼松龙 12.5mg。术后三角巾悬吊上肢，第 2 天开始肩关节活动练习。高龄或严重骨质疏松的患者，禁用麻醉下手法松解
针灸治疗	/	C	针灸治疗遵循分期治疗原则，急性期以舒筋通络、祛瘀止痛为主，慢性期以疏解粘连、滑利关节为主，功能恢复期以养血活血、通络止痛为主。 主穴包括肩髃、肩贞、肩髎、肩前、臑俞、阿是穴、合谷、外关等，根据辨证取穴和辨经取穴进行配穴。手太阳经证，加后溪、昆仑；手阳明经证，加合谷、条口、三间；手少阳经证，加外关、阳陵泉、中渚；风寒重，可加用风门、风池；湿重，可加用曲池、阴陵泉；气滞血瘀，加用足三里、行间、太冲；气血虚弱，加用足三里、气海。 常用针灸方法主要包括毫针针刺、电针、温针灸。急性期疼痛敏感且症状严重者，应以电针为主，以缓解疼痛，毫针针刺肩周局部的刺激量不宜过重，远端取穴可强刺激以止痛。慢性期疼痛感觉减弱，针刺刺激量可重，治疗以温针灸为主。功能恢复期如瘀滞较重则可采用刺络拔罐法，同时加强锻炼调护，避免复发。针灸的同时可结合穴位注射、拔罐、红外线照射等，以增加临床疗效。
物理治疗	/	C	可采用体外冲击波、超短波、红外线、超声、脉冲、电疗、磁疗、激光疗、热疗等，以减轻疼痛、促进恢复。对老年患者，不可长期电疗，以防软组织弹性更加减低，反而有碍恢复

续表

干预措施类型	具体治疗建议	推荐级别	具体内容
针刀松解	/	B	臂丛麻醉下行针刀松解术。适应于临床症状典型、病灶局限、功能障碍明显、病理变化出现肩关节周围软组织粘连明显的患者。针刀是一种"盲视"下的操作,需要精准细心,要求术者熟悉进针部位的解剖结构,规范操作要领,避免伤及重要神经和血管
注射治疗	/	B	可选择前侧、后侧或肩峰下入路对肩关节腔进行利多卡因、类固醇激素、臭氧水、透明质酸钠注射;同时可配合液压扩张,膨胀关节囊,分离关节囊内粘连,改善关节功能。经超声引导下的注射更有利于定位。
手术治疗	/	B	经长期保守治疗无效者,可考虑手术治疗。关节镜手术适用于肩关节周围炎关节僵硬、活动功能严重受限、生活难以自理、康复训练无效者。影像学检查示除局部骨质疏松外,多无明显异常,术中松解关节囊粘连时注意勿损伤神经和血管。手术方法分两种,分别是肱二头肌长头肌腱固定或移位术与喙肱韧带切除术,术后可配合关节活动度被动练习。该方法尤其适用于糖尿病合并肩关节周围炎迁延不愈患者。
功能锻炼	/	/	在治疗过程中,患者应在医生的指导下积极进行肩关节的屈伸旋转及内收外展活动。 早期由于肩关节的疼痛和肌肉痉挛而活动减少,此时可加强患肢的外展、上举、内旋、外旋等功能活动;粘连僵硬期,可在早晚反复做外展、上举、内旋、外旋、前屈、后伸、环转等功能活动,如"内外运旋""双手托天""手拉滑车""手指爬墙"等动作。 锻炼必须酌情而行,循序渐进,持之以恒;否则,操之过急,有损无益。
综合治疗	/	/	肩关节周围炎的临床治疗推荐以综合治疗为主,如在中医药辨证治疗的基础上加手法;关节腔注射、液压扩张、针刀、针灸治疗的基础上加手法松解,理疗配合口服药物等,其临床疗效往往优于单一治疗。但是因为肩关节周围炎的病程较长,如何根据肩关节周围炎患者所处的病程阶段,选择最为有效的综合治疗方案,还需要更多高质量的、随访时间更长的文献来提供高级别的循证医学证据。

(三)循证针灸临床实践指南:肩周炎(2015年)

随着中医药疗法在肩关节周围炎的预防、诊断、治疗、康复方面的研究不断深入,针灸疗法被认为可显著改善肩关节周围炎患者肩部疼痛及肩关节功能活动受限。但目前由于缺乏规范化的治疗方案,临床医生大多根据个人经验或局限性的临床报道进行诊疗,影响了针灸疗法的推广和应用。因此,国家中医药管理局委托中国针灸学会授权中国中医科学院针灸研究所从临床实际出发,制定一个既符合国际编制临床实践指南的通用规则,又体现针灸学科特点的临床实践指南,为临床医生提供可选择的、证据可靠的肩关节周围炎针灸治疗临床方案。

该《指南》的制定目的:规范肩关节周围炎的针灸治疗方案,提高临床疗效,为临床治疗肩关节周围炎提供可靠证据,确保治疗的安全性和有效性。

该《指南》明确指出其适用疾病范围:西医诊断的狭义肩关节周围炎即盂肱关节粘连性关节炎(冻结肩);同时建议广义肩关节周围炎中肩周滑囊病变、肌腱及腱鞘退行性变分类下的肱二头肌长头腱炎及腱鞘炎、喙突炎、肩峰下滑囊炎、钙化性肌腱炎等疾病亦可参考该《指南》。肩关节周围炎是指因肩关节周围肌腱、腱鞘、滑囊和关节囊等软组织慢性炎症粘连，限制肩关节活动，引起肩部疼痛、活动障碍的病症。目前国内肩关节周围炎有广义和狭义两种理解，广义则指肩周四大类疾病：①肩周滑囊病变（粘连性滑囊炎、钙化性滑囊炎、闭塞性滑囊炎等）；②盂肱关节腔病变（粘连性关节炎、冻结肩、疼痛性肩挛缩症、肩关节僵硬疼痛等）；③肌腱、腱鞘的退化性病变（肱二头肌长头腱炎、粘连性腱鞘炎、冈上肌腱炎、钙化性肌腱炎、退行性肌腱炎、肩袖炎、疼痛弧综合征等）；④其他肩周围病变（喙突炎、肩关节骨关节炎、类风湿关节炎等）。而狭义仅指盂肱关节粘连（冻结肩）。

治疗原则：该《指南》提出针灸治疗肩关节周围炎应遵循分期施治原则。急性期（冻结进行期）以缓解疼痛为主，针灸治疗以循经选取远端腧穴为主，采用强刺激，并配合局部腧穴、阿是穴；慢性期（冻结期）及功能恢复期以纠正肩关节功能活动障碍为主，针灸治疗应结合病因辨证，取穴以局部邻近腧穴、阿是穴为主，并配合循经取穴。不同时期针灸治疗肩关节周围炎的指导原则不尽相同。古代文献多记载治疗以单穴为主，近现代名家治疗多从病因辨证选穴，现代临床则主要根据肩关节周围炎的疾病分期，再结合病因和经络辨证分别确定治疗方案。该《指南》所倡导的分期施治原则，既体现肩关节周围炎以疼痛和肩关节功能活动障碍为主的临床特点，又体现针灸疗法缓解疼痛和改善肩关节功能活动的临床优势，并且在取穴和操作方法上充分体现针灸特色和优势。肩关节周围炎的针灸治疗部分，指南推荐建议主要见表 9-5。

表 9-5 针灸治疗肩关节周围炎及推荐意见

分期	干预措施	证据质量和推荐等级	具体内容
急性期	毫针刺法	1C	毫针刺推荐“条口穴透承山穴”和“局部邻近穴配合条口穴”两种方案 1. 条口穴透承山穴：急性期肩关节周围炎以疼痛为主，并伴随肩关节功能活动受限，建议选取条口穴，透刺，泻法，强刺激，配合运动针法（1C） 2. 局部邻近穴配合条口穴：急性期肩关节周围炎以疼痛为主，并伴随肩关节功能活动受限，建议选取远端腧穴条口穴针刺治疗的同时，可根据疼痛部位及压痛点所属经络分别选用相应经络局部及邻近腧穴（1D）
	穴位注射疗法	2D	穴位注射疗法是选用中西药物注入相关腧穴以治疗疾病的一种方法。该疗法集合针刺与药物双重作用，临床中常用于镇痛、提高机体抵抗力等方面。该疗法起效快，能明显缓解肩部疼痛。取穴：肩髃、肩髎、阿是穴
	耳穴透刺疗法	2C	耳针镇痛是耳针作用的一大特点，对疼痛性疾病治疗效果明显。现代研究显示耳针对于急性痛的镇痛效果显著，能提高病灶局部痛阈。取穴：患侧耳穴“肩、肩关节、锁骨”，兼有肘以下症状者，配患侧耳穴“肘、腕、指”。

续表

分期	干预措施	证据质量和推荐等级	具体内容
慢性期及功能恢复期	毫针刺法	1C	慢性期及功能恢复期肩关节周围炎针灸治疗建议采用毫针或配合电针，以局部取穴为主，配合循经及辨证取穴。穴取肩髃、肩髎、臂臑、阿是穴
	刮痧疗法	2D	刮痧疗法是应用特制的刮痧工具，在人体体表的腧穴、经络及病变部位进行刮拭，以防治疾病的一种疗法。刮痧具有舒经活络、改善微循环、促进新陈代谢等作用，该疗法可显著改善肩局部组织拘挛程度。取穴：风池、肩井、臑俞、肩贞、肩髎、肩髃、臂臑、曲池、合谷

（四）肩关节周围炎（ZYYXH/T378-2012）

《肩关节周围炎》（ZYYXH/T 378-2012）规定了肩关节周围炎的诊断、辨证和治疗。关于治疗原则，该指南提出肩关节周围炎以中药辨证施治及手法治疗为主。手法早期应以舒筋通络、祛瘀止痛、强筋脉的功能为主；晚期则以剥离粘连、滑利关节、恢复关节活动功能为主。在临床上可按病程长短分期，分为急性期、慢性期、功能恢复期。中医辨证分型方面，肩关节周围炎的辨证论治多以三期辨证为主，寒湿痹阻证、血瘀气滞证、气血亏虚证为本病的基本证型，在此基础上可加用其他多种辨证方法，以反映本病的复杂情况。肩关节周围炎的治疗部分，指南主要推荐建议见表 9-6。

表 9-6 《肩关节周围炎》（ZYYXH/T 378-2012）治疗建议

干预措施类型	具体治疗建议	具体内容
药物治疗	中药内服	寒湿痹阻证。治法：祛寒化湿，宣痹通络。主方：三痹汤（《校注妇人良方》）加减。组成：独活、羌活、秦艽、川芎、熟地黄、白芍、茯苓、防风、细辛、当归、杜仲、黄芪、续断等 气滞血瘀证。治法：活血化瘀，行气止痛。主方：身痛逐瘀汤（《医林改错》）加减。组成：秦艽、川芎、桃仁、红花、羌活、没药、当归、五灵脂、香附、牛膝、地龙等 气血亏虚证。治法：补气养血，舒筋活络。主方：黄芪桂枝五物汤（《金匮要略》）加味。组成：黄芪、当归、桂枝、白芍、炙甘草、威灵仙、穿山甲、防风、蜈蚣、羌活、生姜、大枣等
	中药外治	舒筋活血类膏药适用于血瘀气滞证或气血亏虚证
手法治疗	手法操作	伤侧肩关节周围、肩胛及上臂。取穴肩髃、肩贞、肩井、肩三俞（肩中、肩外俞、肩内俞）、天宗、秉风、缺盆、极泉、曲池。患者取坐位（体虚者可取卧位），术者立于伤侧进行。常规手法分六个步骤，每次治疗 25min，每日 1 次，刺激量应因人、因症而定。冻结期可用扳动手法松解粘连
	分推抚摩肩部法	术者以双手大鱼际或掌部着力，在患肩周围做前后、内外分推及摩法数十遍

续表

干预措施类型	具体治疗建议	具体内容
手法治疗	揉擦肩周上臂法	术者用单、双手掌或多指揉肩关节周围及上臂数分钟；然后用左手握伤肢前臂并托起肘部，将上臂外展并前后活动肩关节，同时用右手小鱼际或掌指关节在肩部周围及上臂施㨰法 5min 左右
	揉拨肩胛周围法	术者一手固定肩部，另一手鱼际或掌根部自肩胛骨脊柱缘由上而下按揉，拇指拨 2~3 遍；而后以示、中、环三指从肩胛骨脊柱缘插入肩胛骨前方，拨理肩胛下肌 3~5 遍，拇指或大鱼际揉、拨肩胛骨腋窝缘数遍
	按摩腧穴痛点法	术者用双手拇指按压天府、天宗、肩贞、肩内俞，拇指重揉压肩外俞、秉风、巨骨、缺盆、肩髃，揉拨极泉及肩部痛点
	推肩拉肘内收法	术者立于健侧后方，一手推住健侧肩部（固定），另一手从健侧胸前托伤侧肘部，缓缓牵拉使其内收，在极度内收位用体侧抵紧健侧肩后部，一手空拳叩击伤侧肩部周围数遍
	前屈后伸捏筋法	术者立于伤侧，一手托握伤肢肘部，使上臂前屈后伸，另一手在上臂后伸位捏拿肩前筋，前屈位捏拿肩后筋
	扣肩揉搓打动法	术者于伤侧半蹲式，用肩扛住伤肢上臂，双手置于肩部前后，进行协调的揉搓动肩，以肩部温热感为度
	下拉上提牵伸法	术者立于伤侧，用一前臂插入伤肢腋下向外上方托扳，同时另一手握伤肢腕部，托起前臂（嘱患者配合），做顺时针或逆时针方向最大限度环转活动
	环转活动肩部法	患者取低坐位。术者立于伤侧后方，用一手固定肩部，另一手握拿伤肢腕部，托起前臂（嘱患者配合），做顺时针或逆时针方向最大限度环转活动
	拍打患臂拿肩法	术者立于伤侧，用双掌或空拳由肩部至前臂往返拍打（掌拍、拳打），双手掌相对往返揉搓上肢数遍，牵拉伤肢；继之，双手拇、示指捏肩井，多指捏拿肩部结束
	扳动手法	对冻结期、肩关节广泛粘连、肩部僵硬、疼痛虽消失而运动未正常的患者，可以用扳动类手法松解肩部粘连。此法在颈丛麻醉或全麻下使肌肉放松，施行手法扳动。高龄或严重骨质疏松的患者，麻醉下手法松解应禁用
功能锻炼	/	在治疗过程中，患者应在医生的指导下积极进行肩关节的屈伸旋转及内收外展活动

第四节　研究述评与展望

肩关节周围炎作为骨科常见的退行性疾病，具有病程较长、发展隐匿、易迁延反复等特点，严重影响我国人民的生活质量。中医药作为肩关节周围炎的常用保守治疗方法，在本病的防治工作中占据重要地位，其诊疗手段多样、安全性高、无明显副作用且临床疗效确切，适宜于大范围推广应用。但目前的研究显示，中医药防治肩关节周围炎的研究质量及整体循证证据等级仍较低，不足以支持中医药疗法的推广应用。中华中医药学会骨伤科分会于2019年发布的《中医骨伤科临床诊疗指南·肩关节周围炎：T/CACM 1179—2019》，将基本手法治疗作为A级推荐的治疗手段；2020年韩国颁布的肩部专家共识调查，着重推荐伸展运动应用于肩关节周围炎治疗的多个病程阶段，其余疗法推荐等级均较低，未得到高质量临床证据支持；2017年于希腊发布的肩关节粘连性关节囊炎治疗共识的综述，将牵引和滑动等关节松动技术，作为保守治疗的推荐建议。中医药防治肩关节周围炎的临床研究质量控制仍有诸多困难与挑战，而如何克服这些困难并进一步提升中医药治疗肩关节周围炎的临床研究证据等级，是接下来的重点工作。

一、中医药防治肩关节周围炎临床研究面临的挑战

（一）临床经验对部分疗法的疗效有显著影响

部分中医特色非药物干预措施属于技能型操作技术，临床医师的治疗经验与技能熟练度或患者对锻炼方式的熟练程度可能与其治疗效果密切相关，如中医手法、针灸治疗、传统功法、功能锻炼等。某些技术操作不当甚至会产生严重不良反应：如操作不当时可能导致肩关节血管神经的损伤、周围软组织挫伤等不良反应，严重时甚至可导致老年患者骨折的发生；针刺治疗操作不当时可能导致晕针、滞针等不良反应，等等。在研究开展过程中，不仅要对治疗操作者进行严格的培训与考核，还应关注不同研究者操作实施时可能存在的差异。如何保证各中心研究者在“同质”的水平下开展治疗与临床评价，是验证中医药干预措施疗效的难点之一。

（二）肩关节周围炎患者观察周期的确定及随访存在难度

由于肩关节周围炎易迁延反复且具有一定的自愈倾向，因此该病的症状变化是一个渐变且反复的过程，在临床研究时设立访视次数相对较多，研究周期较长，故需在治疗结束后进行多次、长期随访。对于访视与随访次数较多的临床研究项目，保证临床数据的完整性、真实性，以及受试者、研究者的依从性是存在难度的；另外，中医药疗法中可涉及中药口服外用、中医手法、针灸、功能锻炼等干预措施，不同的干预措施相对应的治疗周期、治疗频次各有特点，也需要依据其特点设置符合规律及临床研究原则的观察时间和随访方案。同时，肩关节周围炎的概念相对笼统，所包含的疾病也较为广泛，根据2015年颁布的《循证针灸临床实践指南：肩周炎》，肩关节周围炎是指因肩关节周围肌腱、腱鞘、滑囊和关节囊等软组织慢性炎症粘连，限制肩关节活动，引起肩部疼痛、活动障碍的病症。目前国内肩关节周围炎有广义和狭义两种理解，广义指肩周四大类疾病：①肩周滑囊病变（粘连性滑囊炎、钙化性滑囊炎、闭塞性滑囊炎等）；②盂肱关节腔病变（粘连性关节炎、冻结肩、疼痛性肩挛缩症、肩关节僵硬疼痛等）；③肌腱、腱鞘的退化性病变（肱二头肌长头腱炎、粘连性腱鞘炎、冈上肌腱炎、钙化性肌腱炎、退行性肌腱炎、肩袖炎、疼痛弧综合征等）；④其他肩周围病变（喙突炎、肩关节骨关节炎、类风湿关节炎等）。狭义仅指盂肱关节粘连（冻结肩）。而不同病变所致的肩关节周围炎有不同的病程特点，且其适宜的中医药防治策略及用药时间也有差异，这些客观因素都导致了肩关节周围炎患者观察周期及随访周期的确定难度增大。

（三）缺乏可靠的疗效评价指标

肩关节周围炎本身缺乏可靠且公认的客观疗效评价指标。大多数骨与关节退行性疾病可选择非手术治疗，具有严格手术适应证的患者建议首选手术治疗。与重大心脑血管疾病的结局事件不同，肩关节周围炎一般缺乏类似“死亡”“残疾”等明确的结局指标，临床疗效评价指标以主观疗效指标为主，如疼痛、关节活动度的改善程度。为系统、规范、相对客观评价该类指标，增强研究的可信度，现临床多采用量表形式半定量研究症状程度的变化。在肩关节周围炎的相关治疗评价指标中，牛津大学肩关节功能评分（OSS）、肩关节活动度、VAS评分、肩关节预后评分（CMS）等较为常用。而这些指标相对主观，结合肩关节周围炎的自愈倾向，很难明确治疗方案的疗效是否确切。另外，目前许多临床研究基于以上的评分或量表总结出“有效率”或“显效率”等评价指标，但这些指标本质上来源于评分或量表，同样难以客观反映疗效。在访视与随访过程中，保证主观评价指标相对客观化，同样是研究结果能否得到公认的难点之一。

（四）临床研究数据纳入患者量不足

在评价治疗方法是否真实有效时，往往需要更大样本量的受试者进行数据分析，最终得出的结果也更加真实、更具有说服力。现有研究多以小样本量的探索性试验为主。结合肩关节周围炎疾病发生的特点，往往很难得到大量患者的及时反馈，加之患者在随访期间依从性的不确定性，确实对患者的纳入形成了一定困难，也使研究的可靠性产生了偏倚。尚未进行多中心的协同研究也使得在证据评价方面，具有一定的局限性。因此，在临床疗效评价中，如何开展大样本量的高质量研究是提高研究真实性和可靠性的重要挑战。

二、中医药防治肩关节周围炎临床研究质量控制的保障

（一）建立标准规范与质量控制体系

为提升中医特色非药物疗法在治疗肩关节周围炎中的临床证据质量，应严格依据国家相关标准执行针灸等治疗操作，保障疗效的可重复性和研究结果的真实性。同时，课题开展前应成立多学科专家指导与质量控制小组，涵盖中西医临床专家、方法学专家与统计学专家，参与课题设计、质量控制方案制定与实施监督，确保研究全过程的科学性与规范性，尤其在多中心研究中更显重要。

（二）优化数据采集与患者管理机制

为统一研究标准并减少主观偏倚，需制定疼痛等主观指标的采集规范，如采用VAS评分时确保患者独立打分并记录疼痛最大值。同时，可通过合理选择量表工具而避免患者抵触情绪。为增强研究样本数量，应优化访视频次与方式，如引入远程通讯和数字健康技术，提高患者依从性；并通过培训研究人员与患者的沟通与管理，进一步提高研究数据的可靠性和完整性。

三、中医药防治肩关节周围炎临床研究的发展方向

（一）坚持循证理念，融合现代科技，构建中医药综合价值评价体系

以“证据为重、中西共识”为原则，运用临床流行病学、循证医学、药物临床试验质量管

理规范、统计学及卫生经济学等科学方法，科学设计、测量与评价中医药疗法，确证其在骨与关节退行性疾病治疗中的优势，构建中医药主导的综合技术价值评价模式。同时，积极融合人工智能、大数据、云计算等新一代信息技术，围绕针灸、中医手法等中医优势技术，开展关键技术装备的研发与优化，实现诊疗及康复的标准化和规范化。引入三维有限元、近红外监测、功能磁共振等现代检测技术，为中医药特色疗法建立客观疗效评价指标，推动中医药现代化。

（二）整合优势资源，推动基础与临床协同攻关，强化创新能力建设

聚焦骨与关节退行性疾病防治，以重点病种为纽带，探索“项目依托单位 - 课题牵头单位 - 参加单位”协同攻关模式，推动中医药科技资源整合，促进跨学科团队合作。以临床需求为导向，设立明确的科研考核与成果转化机制，提升研究质量与效率。同时重视基础实验研究，通过揭示中医药非药物疗法的作用机制、治疗靶点，支撑客观疗效评价体系建设，推动临床研究科学化。基础研究成果亦可反哺临床指标体系，助力中医药治疗手段的现代化与国际推广。

四、展望

肩关节周围炎作为中医骨伤科的优势病种，也是明确中医药疗法疗效及起效机制、促进中医药推广的突破口。基于目前研究，中医药治疗肩关节周围炎的临床研究仍需要更高质量的循证证据提供支撑。一方面，肩关节周围炎的发病机制仍然不明确，尚需更多研究加以明确；另一方面，许多中医药特色的效应机制，特别是神经内环境层面的作用机制仍不明确，不能得到国际社会的广泛认可。此外，对于肩关节周围炎的辨证论治，多是主观性评估，缺乏客观性指标验证。因此，在以后开展中医药治疗肩关节周围炎的临床与基础研究，应坚持以循证评价、干预量化、疗效作用机制等内容作为主要方向，严格遵循随机对照试验的 PICO 设计原则，重视治疗方法的质量控制，选择公认的评价指标，努力探索主观与客观指标相结合的临床评价方法，开展高质量的前瞻性、多中心随机对照研究来提升循证证据等级。综上所述，对于治疗肩关节周围炎，中医药已取得很大进展，但针对目前发病率上升，呈现年轻化的趋势，临床研究者们还需要不断创新，开拓新型科学治疗方案，探寻内在机制，为患者提供更科学、更完善的治疗方案，也为中医药的发展作出贡献。

【参考文献】

[1] Alptekin K H, Aydın T, İflazoğlu S E, et al. Evaluatıng the effectiveness of frozen shoulder treatment on the right andleft sides [J]. Journal of Physical Therapy Science, 2016, 28 (1): 207-212.

[2] Bagheri F, Ebrahimzadeh H M, Moradi A, et al. Factors Associated with Pain, Disability and Quality of Life in Patients Suffering from Frozen Shoulder [J]. The Archives of Bone & Joint Surgery, 2016, 4 (3): 243-247.

[3] Angela C, D K M. Shoulder pain in primary care: frozen shoulder [J]. Journal of primary health care, 2016, 8 (1): 44-51.

[4] Carver C D, Brolin J T. Arthroscopic Management of Glenohumeral Arthritis [J]. Orthopedic Clinics of North America, 2019, 50 (4): 521-528.

[5] Yvonne B H C, Ying P P, How C H. Physical therapy in the management of frozen shoulder [J]. Singapore medical journal, 2017, 58 (12): 685-689.

[6] Cher Z J, Akbar M, Kitson S, et al. Alarmins in Frozen Shoulder: A Molecular Association Between Inflammation and Pain [J]. The American Journal of Sports Medicine, 2018, 46 (3): 671-678.

[7] Chul-Hyun C, Ki-Choer B, Du-Han K. Treatment Strategy for Frozen Shoulder [J]. Clinics in orthopedic surgery, 2019, 11 (3): 249-257.

[8] Chul-Hyun C, Kwang-Soon S, Beom-Soo K, et al. Biological Aspect of Pathophysiology for Frozen Shoulder [J]. BioMed research international, 2018, 2018 7274517.

[9] Dimitris D, Elin W, Christoph Z, et al. Is routine magnetic resonance imaging necessary in patients with clinically diagnosed frozen shoulder？ Utility of magnetic resonance imaging in frozen shoulder [J]. JSES International, 2022, 6 (5): 855-858.

[10] A F, M K, K B.[Conservative treatment of frozen shoulder] [J]. Der Unfallchirurg, 2019, 122 (12): 934-940.

[11] Weon J H, Hun J J, Ju J L, et al. Electroacupuncture for the treatment of frozen shoulder: A systematic review and meta-analysis [J]. Frontiers in Medicine, 2022, 9 928823.

[12] M. C J, Kathryn D, A. R M, et al. Frozen Shoulder: A Systematic Review of Cellular, Molecular, and Metabolic Findings [J]. JBJS Reviews, 2021, 9 (1): e19. 00153.

[13] Jin Y K. Acupuncture management for the acute frozen shoulder: A case report [J]. Clinical case reports, 2021, 9 (11): e05055.

[14] Wei L, Nianzu L, Hongliang X, et al. Case control study of risk factors for frozen shoulder in China [J]. International journal of rheumatic diseases, 2015, 18 (5): 508-513.

[15] Minns C L, Eva B, Karen M, et al. Clinical effectiveness of non-surgical interventions for primary frozen shoulder: A systematic review [J]. Journal of rehabilitation medicine, 2019, 51 (8): 539-556.

[16] Xing M, WenCui X, XiangYu H, et al.[Clinical study on acupuncture and moxibustion for frozen shoulder: an evidence map] [J]. Zhongguo zhen jiu = Chinese acupuncture & moxibustion, 2022, 42 (2): 227-230.

[17] MEZIAN K, CHANG K V. Contrast-enhanced Ultrasonography for the Diagnosis of Frozen Shoulder [J]. J Med Ultrasound, 2019, 27 (3): 146-147.

[18] Narayan R M, M R P, Lal H N, et al. Frozen shoulder-A prospective randomized clinical trial [J]. World journal of orthopedics, 2017, 8 (5): 394-399.

[19] J M P, Sally G, Sharon K, et al. Manual therapy and exercise for adhesive capsulitis (frozen shoulder) [J]. The Cochrane database of systematic reviews, 2014,(8): CD011275.

[20] Pandey V, Madi S. Clinical Guidelines in the Management of Frozen Shoulder: An Update ！[J]. Indian Journal of Orthopaedics, 2021, 55 (2): 1-11.

[21] Parashar A, Goni V, Neradi D, et al. Comparing Three Modalities of Treatment for Frozen Shoulder: A Prospective, Double-Blinded, Randomized Control Trial [J]. Indian Journal of Orthopaedics, 2020, 55 (prepublish): 1-8.

[22] Tamai K, Akutsu M, Yano Y. Primary frozen shoulder: brief review of pathology and imaging abnormalities [J]. Journal of Orthopaedic Science, 2014, 19 (1): 1-5.

[23] Singh H U, Peter J E, Christopher S. Frozen shoulder: A systematic review of therapeutic options [J]. World journal of orthopedics, 2015, 6 (2): 263-268.

[24] Heidi V, Jyrki K, Martti V. The natural history of idiopathic frozen shoulder: a 2-to 27-year followup study

[J]. Clinical orthopaedics and related research, 2012, 470 (4): 1133-1143.
[25] Marina W, Fabian B, Lutz W V, et al. Frozen shoulder--comparison of different surgical treatment options [J]. Acta orthopaedica Belgica, 2014, 80 (2): 172-177.
[26] Cheng W, GuangKun C, Lei Z, et al.[Exploration of the development direction of contemporary acupuncture-moxibustion school: acupuncture-moxibustion treatment for periarthritis of shoulder] [J]. Zhongguo zhen jiu = Chinese acupuncture & moxibustion, 2022, 42 (8): 944-948.
[27] 中华中医药学会. 肩关节周围炎 (ZYYXH/T378-2012)[J]. 风湿病与关节炎, 2013, 2 (2): 73-75.
[28] 乔祖康, 熊俊龙, 金昕, 等. 沈景允论治冻结肩经验介绍 [J]. 新中医, 2024, 56 (04): 199-203.
[29] 仲思潼, 杨蕊, 朱瑾怡, 等. “经筋理论” 指导下针灸治疗肩关节周围炎探讨 [J]. 针灸临床杂志, 2023, 39 (12): 1-5.
[30] 侯成志, 赵勇, 陈彦飞, 等. 体外冲击波治疗肩周炎临床疗效的 Meta 分析 [J]. 中国中医骨伤科杂志, 2019, 27 (06): 34-39.
[31] 冯敏, 姬乐, 段大鹏, 等. 中老年人群原发性冻结肩发病的潜在危险因素及手术预测因素的调查分析 [J]. 中华骨与关节外科杂志, 2023, 16 (11): 1028-1032.
[32] 刘家玥, 王厚融, 于天源, 等. 推拿及推拿联合其他中医外治法治疗粘连期肩关节周围炎的网状 meta 分析 [J]. 中国医药导报, 2023, 20 (22): 105-109, 166.
[33] 刘欢, 郭基圳, 汪恒伟. 推拿联合穴位注射治疗肩周炎临床疗效的系统评价和 Meta 分析 [J]. 江西中医药, 2020, 51 (04): 60-63.
[34] 刘灵峰, 何骥, 杨照峰, 等. “肩脊同治” 理念指导下手法治疗冻结肩的临床观察 [J]. 中医药导报, 2023, 29 (10): 56-59.
[35] 刘玉恒, 张英杰. 不同压力参数冲击波在肩周炎治疗中的应用 [J]. 黑龙江科学, 2023, 14 (16): 94-100.
[36] 刘颖馨, 何骏宇, 封金梅, 等. 基于筋膜探讨推拿治疗肩周炎 [J]. 中国民间疗法, 2024, 32 (01): 6-9.
[37] 向澍, 苏翔, 施问民, 等. “松肩诀” 导引配合针刀治疗冻结肩疗效观察 [J]. 广西中医药, 2023, 46 (06): 16-19.
[38] 向莉, 宋鸿权, 杜红根, 等. 冻结肩发病的危险因素分析 [J]. 中国现代医生, 2024, 62 (10): 10-12.
[39] 吴淞. 运动针法结合体针针刺治疗肩关节周围炎 38 例 [J]. 实用中医药杂志, 2024, 40 (05): 999-1000.
[40] 吴国林, 季向荣, 陈红卫, 等. 体外冲击波联合海桐皮汤熏蒸治疗冻结肩的疗效 [J]. 浙江临床医学, 2023, 25 (09): 1297-1298.
[41] 吴栩, 韦伟标. 中医药治疗肩关节周围炎研究进展 [J]. 河南中医, 2014, 34 (10): 1959-1960.
[42] 宋盛鑫, 邰东旭. 基于络病理论探析冻结肩的中医病机与治疗 [J]. 实用中医内科杂志, 2023, 37 (05): 55-57.
[43] 廖烜东, 翟霞, 王雪妍, 等. 悬吊推拿运动技术治疗冻结肩的远期疗效 [J]. 现代中西医结合杂志, 2024, 33 (09): 1197-1201+1207.
[44] 张亦可, 郭珈宜, 李峰, 等. 中医药治疗肩关节周围炎研究进展 [J]. 中医药通报, 2022, 21 (12): 57-60.
[45] 张子晶, 高锋. 温针灸治疗肩关节周围炎的临床研究进展 [J]. 中医临床研究, 2023, 15 (18): 106-110.
[46] 张海英, 王丽娟, 袁仕国, 等. 温针灸治疗肩周炎临床疗效的 Meta 分析 [J]. 广州中医药大学学报, 2020, 37 (01): 82-89.
[47] 张锡玮, 侯德才. 侯德才教授手法治疗肩周炎冻结期的临床经验 [J]. 中国中医骨伤科杂志, 2023, 31 (10): 54-56.
[48] 张雪莹, 陈杰波, 赵金忠. 冻结肩的诊治研究进展 [J]. 中国研究型医院, 2024, 11 (03): 21-30.
[49] 徐呈超, 李旭豪, 李金玲. 不同针法治疗慢性肩关节周围炎的疗效及复发率的对比研究 [J]. 针刺研究, 2024, 49 (02): 164-170.
[50] 成子己, 管翀, 顾元嘉, 等. 传统功法在肩周炎治疗中的应用进展 [J]. 中医正骨, 2022, 34 (06): 34-38.

[51] 曾祥勇, 丁政, 李青. 超声在肩周炎诊疗中的应用进展 [J]. 影像研究与医学应用, 2024, 8 (01): 7-9.

[52] 朱天飞, 崔家鸣, 陈锦富, 等. 肩周炎治疗方法及其疗效的研究进展 [J]. 中国骨与关节损伤杂志, 2018, 33 (11): 1230-1232.

[53] 李林, 汪方, 李立, 等. 原发性冻结肩病理机制及治疗方案的研究进展 [J]. 中华肩肘外科电子杂志, 2019, 7 (02): 178-181.

[54] 李林, 王宇旭, 沈莉莉, 等. 针灸疗法治疗肩关节周围炎临床概况 [J]. 中医文献杂志, 2023, 41 (06): 105-108.

[55] 李海馨, 皮敏, 黄达坤. 浮针治疗肩关节周围炎临床疗效的 Meta 分析 [J]. 广州中医药大学学报, 2019, 36 (04): 521-526.

[56] 杨先文, 王飞, 成赋斌, 等. 封闭治疗肩周炎的应用解剖学研究 [J]. 中国临床解剖学杂志, 2024, 42 (02): 168-173.

[57] 杨平, 马红炜, 顾常庆. 推拿与热敷前后顺序对肩周炎疗效的影响 [J]. 光明中医, 2023, 38 (11): 2146-2148.

[58] 杨忠亮, 黄伟, 武娇娜, 等. 中医推拿配合功能锻炼治疗肩关节周围炎的临床疗效观察 [J]. 中国现代药物应用, 2024, 18 (06): 150-152.

[59] 杨漫, 程长江, 刘婷, 等. 刃针治疗肩周炎临床疗效的 Meta 分析 [J]. 广州中医药大学学报, 2023, 40 (11): 2950-2956.

[60] 杨铎, 程国杰, 唐文献. 运动疗法治疗冻结肩的临床进展 [J]. 新疆中医药, 2023, 41 (06): 133-136.

[61] 林永艳, 陈朝晖, 金晗, 等. 理筋正骨手法结合肌内效贴治疗急性期肩关节周围炎疗效观察 [J]. 安徽中医药大学学报, 2023, 42 (4): 24-29.

[62] 桑鹏, 刘毅. 冻结肩的诊疗研究进展 [J]. 局解手术学杂志, 2018, 27 (09): 683-688.

[63] 梁倩倩, 张霆. 肩周炎中西医结合诊疗专家共识 [J]. 世界中医药, 2023, 18 (07): 911-917.

[64] 潘吉兰, 谈立明. 冻结肩方治疗寒湿痹阻型冻结肩临床观察 [J]. 光明中医, 2023, 38 (18): 3592-3595.

[65] 熊宇欣, 钟琴. 穴位贴敷干预肩周炎临床疗效的 Meta 分析 [J]. 循证护理, 2023, 9 (24): 4371-4376.

[66] 王楠, 赵明宇, 寇赵淅, 等. 基于平乐正骨筋滞骨错理论探讨肩周炎的病机及治疗方法 [J]. 中医正骨, 2023, 35 (6): 56-58.

[67] 王真, 王永泉, 王从安, 等. 针灸联合关节松动术治疗肩周炎的网状 Meta 分析 [J]. 世界科学技术- 中医药现代化, 2022, 24 (11): 4366-4377.

[68] 王青云, 钟嘉明, 敬娜, 等. 针刺治疗肩关节周围炎的穴位优化选择 [J]. 中医学报, 2021, 36 (08): 1654-1658.

[69] 白杨, 陈波, 秦懿囡, 等. 初步构建冻结肩中医临床研究核心结局指标集的思考 [J]. 中医学报, 2021, 36 (01): 69-73.

[70] 秦晓宽, 孙凯, 刘军, 等.《肩关节周围炎中医诊疗指南》解读 [J]. 中国循证医学杂志, 2024, 24 (05): 536-542.

[71] 程治芮, 江树连, 赵俊. 肩痹汤联合消痛贴膏治疗肩周炎风寒阻络证 [J]. 中医药临床杂志, 2023, 35 (5): 1014-1017.

[72] 童倩芸. 手法、扶阳罐循经疗法及中医辨证膳食护理干预对风寒湿痹型冻结肩患者疗效的影响 [J]. 中国民间疗法, 2023, 31 (17): 36-39.

[73] 罗晓舟, 唐纯志, 杨雪捷, 等. 针灸治疗肩周炎有效性 Meta 分析 [J]. 中国中医基础医学杂志, 2017, 23 (04): 586-591.

[74] 苏毅, 葛丹丹. 中医药治疗肩关节周围炎研究进展 [J]. 中医药临床杂志, 2017, 29 (3): 414-417.

[75] 谢敏, 吴锦泽, 姜玉雯, 等. 小针刀治疗肩周炎临床疗效 Meta 分析 [J]. 中国初级卫生保健, 2022, 36 (05): 120-123.

[76] 邱钰钦, 李雨鹏, 胡豇. 冻结肩治疗研究进展 [J]. 华西医学, 2023, 38 (10): 1571-1577.

[77] 郑广玫, 粟胜勇, 苏虹, 等. 针灸治疗肩关节周围炎作用机制研究进展 [J]. 辽宁中医药大学学报, 2024, 26 (12): 121-125.

[78] 郑生泓, 王友仁. 王友仁按动疗法治疗肩关节周围炎经验总结 [J]. 中医临床研究, 2024, 16 (02): 140-143.

[79] 郭少卿, 金鹰, 赵钰琦, 等. 针刺治疗对肩周炎患者生存质量改善及临床效果比较研究 [J]. 中华中医药学刊, 2024, 42 (7): 83-86.

[80] 郭治江, 王静, 徐昌. 中医推拿手法治疗肩关节周围炎的临床观察 [J]. 兵团医学, 2023, 21 (02): 57-59.

[81] 钟琳, 林栋. 基于局部反应点分布特征对肩周炎施针布局的思考 [J]. 按摩与康复医学, 2023, 14 (09): 66-68+72.

[82] 陈子良, 张锡玮. 中西医康复治疗在冻结肩术后的应用概况 [J]. 河南中医, 2022, 42 (11): 1777-1782.

[83] 陈柯村, 施杞, 邱文超, 等. 手法治疗肩关节周围炎研究进展 [J]. 西部中医药, 2022, 35 (7): 152-156.

[84] 陈滢如, 杨莉, 王莹莹, 等. 针灸治疗肩周炎循证临床实践指南 (英文)[J]. World Journal of Acupuncture-Moxibustion, 2017, 27 (03): 1-8.

[85] 陈滢如, 杨金生, 王亮, 等.《肩周炎循证针灸临床实践指南》解读 [J]. 中国针灸, 2017, 37 (09): 991-994.

[86] 陈超, 朱得婷, 周云, 等. 肩关节周围炎康复治疗的研究进展 [J]. 颈腰痛杂志, 2021, 42 (6): 884-886+897.

[87] 陶玉婷. 基于“肩颈一体观”论治肩关节周围炎 [J]. 现代医学与健康研究电子杂志, 2024, 8 (08): 142-144.

[88] 韩佳仑, 张锡玮. 中医推拿手法在冻结肩治疗中的研究进展 [J]. 实用中医内科杂志, 2024, 38 (04): 117-120.

[89] 韩继成, 张云松, 刘茜, 等. 瘀滞型肩关节周围炎中医优化方案筛选研究 [J]. 吉林中医药, 2024, 44 (01): 68-72.

[90] 韩飞飞, 陈亦琳. 中医综合疗法治疗肩关节周围炎医案 3 则 [J]. 中国民间疗法, 2024, 32 (10): 110-113.

[91] 马泽冰, 倪力力, 伍智亮, 等. 运动练功法治疗肩关节周围炎疗效的 meta 分析 [J]. 中国医药科学, 2023, 13 (20): 154-157.

[92] 魏光成, 陈泓颖, 章金曦, 等. 肩关节周围炎中医病名考 [J]. 环球中医药, 2023, 16 (8): 1567-1571.

[93] 魏永康, 刘晓峰, 康俊峰, 等. 邹本贵教授从“寒”“瘀”论治肩关节周围炎经验撷菁 [J]. 山西中医药大学学报, 2023, 24 (11): 1240-1243.

[94] 黄秋萍, 陈秀清, 郭晓佳, 等. 肩关节周围炎患者的体外冲击波联合常规康复治疗效果 [J]. 中国医药科学, 2024, 14 (06): 164-167+193.

第十章　冈上肌腱炎

冈上肌腱炎（supraspinatus tendinitis，SST），又称“冈上肌综合征”，主要指冈上肌肌腱在肩峰下和肱骨头间形成的狭小空隙内，因肩部过度活动或不当活动而受到肩峰、肱骨大结节、喙肩韧带等组织的反复摩擦挤压后引起的无菌性炎症。冈上肌腱作为肩袖重要的组成部分，在肩关节运动中起到外展肱骨、限制肱骨头位于肩关节盂旋转中心、稳定肩关节的重要作用。冈上肌腱炎多由肩部外伤、劳损或感受风寒湿邪所致，好发于中老年人群体，依据有无钙化灶，可分为非钙化性冈上肌腱炎（noncalcified supraspinatus tendinitis，NCST）和钙化性冈上肌腱炎（calcified supraspinatus tendinitis，CST）。NCST 与 CST 两种类型的临床特征有较大差异，治疗上需加以区分。鉴于中医药治疗 SST 具有优势特色，本章节将分别梳理中医药治疗 NCST 与 CST 的随机对照试验相关证据及 Meta 分析结果，为临床实践和未来研究提供重要的参考依据，并推荐进一步开展循证研究的方向，以期推动中医骨伤与运动伤科在治疗肩部腱病方面的高质量发展。

第一节　概　　述

SST 是肩关节常见疾病，但临床诊疗时如不能遵循统一的诊断标准与指南，易造成漏诊、误诊。《中医病证诊断疗效标准》确立了 SST 的诊断依据：①多由肩部外伤、劳损或感受风寒湿邪所致。②好发于中老年人，多数呈缓慢发病。③肩部外侧渐进性疼痛，活动受限。④肱骨大结节处或肩峰下有明显压痛，肩关节外展 60°~120° 出现“疼痛弧”。部分病例有冈上肌肌腱钙化存在，应摄 X 片明确诊断。该标准对该病的诱因、好发人群、临床特点进行了充分概括，利于统一 SST 诊断标准，从而提高临床研究质量，推动形成标准、规范的高质量临床研究。

根据该病临床表现，SST 应归属于中医学“筋痹”范畴。《素问·长刺节论》中记载：“病在筋，筋挛节痛，不可以行，名曰筋痹”。患者多因感受风、寒、湿等外邪，加之肩部劳损致病。脉络痹阻，气血瘀滞，是该病的主要病机。《中医病证诊断疗效标准》将 SST 分为两种证型。①瘀滞型：肩部疼痛肿胀，以夜间为甚，痛处固定，拒按，肩部活动时可闻及摩擦音。舌质暗红，或有瘀斑，苔白或薄黄，脉弦或细涩。②虚寒型：肩部酸胀，劳累后疼痛加重，遇寒痛剧，得温痛缓。舌质淡，苔薄白，脉沉细无力。从 X 线片冈上肌腱走行区域有无钙化灶的角度，可将 SST 分为 NCST 与 CST，由于 CST 急性发作期临床表现为肩关节剧烈疼痛，伴显著的关节活动度下降，治疗方案与缓慢发病的 NCST 具有显著差别，本章节将据此分别梳理总结中医药治疗 NCST 与 CST 的循证医学证据。

NCST 多由内因与外因的综合影响所致。冈上肌起于肩胛骨冈上窝，肌腱在肩峰下滑囊和喙肩韧带下方通过，止于肱骨大结节外上方。上臂前举、外展时冈上肌腱易受肩峰和喙肩韧带摩擦和挤压。NCST 外因相关性研究中，ML Sein 对专业游泳运动员的研究中发现，撞击综合征和 NCST 之间存在高度相关（R=0.49，P＜0.000 01），且肌腱厚度增加与 NCST 相关（R=0.37，P＜0.01）；肩关节松弛度与撞击综合征之间仅存在弱相关（R=0.23，P＜0.05），与 NCST 之间不存在关联（R=0.14，P=0.32）；周游泳时间与 NCST 相关（R=0.39，P＜0.005），周游泳距离与 NCST 相关（R=0.34，P=0.01）。可见 NCST 与运动强度相关，且与肩撞击综合征相关。

NCST 的内因则更为复杂，有研究发现白介素 -18（interleukin 18，IL-18）与 SST 发病有关，然其发病机制尚未明确。炎性反应通过大脑和免疫系统之间的双向通路调节，炎症递质从受损组织中释放，可直接刺激痛觉感受器。前列腺素 E_2（prostaglandin E_2，PGE_2）由一种花生四烯酸通过 COX-2 通路从受损的组织和免疫细胞中释放出来，促进炎症反应，并且产生痛觉。体内和体外的研究证据均支持 PGE_2 在肌腱病发展中起重要作用的假说。另外，一氧化氮信号分子在炎症发病机制中的作用很关键。在运动引起肌腱变性的大鼠模型中发现，全部三个亚型的一氧化氮合酶 mRNA 在大鼠跑步运动 14 天之后的冈上肌中过度表达。有研究证实，肩部手术的活检样本中均有人肌腱疾病中所有一氧化氮合酶亚型的表达。随着针对 NCST 发病机制研究的不断开展，对该病病因及相应干预手段的认识不断深入，但目前仍未明确。目前该类疾病仍多采取对症治疗，缺乏针对性的治疗方案，其中一个重要原因是没有明确其在分子水平的发病机制。中医疗法作为治疗 SST 的特色疗法，具有疗效确切、副作用小、安全性高等优点，但缺少高水平临床证据，从循证医学角度去科学规范地评价其临床疗效，有利于中医药疗法在 SST 临床诊疗中的推广应用。

CST 是一种以冈上肌腱内羟基磷灰石晶体沉积合并周围炎性变为主要特征的肩部疾病。CST 的发病机制目前尚未明确，许多学者认为可能与肩关节劳损、外伤、退行性变等因素相关。同时亦有婴幼儿 CST 的病案报道，因此不能单纯以劳损和退行性改变解释其发病原因。肩袖钙化性肌腱炎发病率为 2.7%~22%，其中 CST 占全部钙化性肌腱炎类疾病的 80%，占肩袖肌腱钙化的 90%，好发于 30~50 岁的女性。CST 按病势可分为慢性期和急性期，慢性期主要表现为肩部的慢性疼痛，间歇性活动受限；急性期表现为剧烈疼痛，持续性的活动受限。该疾病按照钙化病灶的形成阶段，通常有三期，即形成期、钙盐沉积期与吸收期。前两期患者多表现为无痛或间歇疼痛，在钙化病灶的吸收期，巨噬细胞及多核细胞介导炎性反应，表现为持续、剧烈的疼痛，此时多可运用物理治疗或非甾体抗炎药（NSAIDs）来缓解疼痛，但治疗效果并不确切。因此，目前大多学者建议在 B 超引导下穿刺治疗，或直接关节镜下将钙化病灶清除。

对于诊断为 NCST 且未发生肩袖撕裂患者的治疗，目前以非手术疗法为主，包括口服 NSAIDs、神经阻滞疗法、局部封闭疗法、关节腔穿刺冲洗疗法、物理康复疗法、体外超声波疗法及中医药疗法等。

对于诊断为CST的患者，治疗分为非手术疗法和手术治疗两类，非手术治疗主要包括口服NSAIDs、物理疗法、局部注射、体外冲击波治疗和中医药疗法等。Gschwend等报道，90%经保守治疗的CST患者钙化灶吸收和疼痛完全缓解，保守治疗是CST的首选治疗方法。对于经保守治疗无效、持续疼痛的患者，可采取手术治疗。手术治疗多以微创关节镜方式进行，主要目的是清理冈上肌腱钙化灶，探查肩袖损伤情况，对于存在肩袖撕裂的情况，同期行肩袖修复手术。

中医疗法作为治疗SST的特色疗法，包括中药内服、中药外治、针灸、手法、针刀、火罐等，因其简、便、廉、效，广泛应用于临床实践，且近年来发表了相关临床研究，但目前尚无中医药治疗该病循证证据的相关总结，对该类成果进行系统梳理与科学评价，是今后重要的工作方向之一。

第二节　临床研究证据纵览

一、非钙化性冈上肌腱炎

（一）中药治疗

NCST多由内外因素共同致病，既与外界环境相关，又与过度使用、劳损等内在因素密不可分。虽然实际临床诊疗时，内服、外用中药治疗NCST疗效显著，但目前相关临床研究数量较少，仅有数篇随机对照试验报道。对国内外文献进行梳理，均未查询到中药治疗NCST的Meta分析，相关RCT成果报道如下。

奇正消痛贴膏由独一味、水柏枝、棘豆、水牛角等西藏高原特有天然药物经特殊低温真空脱水工艺而制成，含有散痹痛、强筋骨的药物活性成分，具有活血化瘀、行气止痛的功效。使用时直接外敷于身体疼痛部位，可促进局部血液循环，改善周围组织营养，达到消炎镇痛的目的。研究者选取该院骨伤科2013年6月至2014年5月就诊的60例SST患者，平均年龄(52.34 ± 12.76)岁，男性39例，女性21例，60例患者随机分为治疗组和对照组，各30例。治疗组取肩关节后方穿刺点，注射醋酸泼尼松25mg，加0.5%利多卡因5ml后，贴奇正消痛贴膏，24小时换贴，7贴为1个疗程。1周后重复上述疗程1次，共计2个疗程。对照组仅局部注射上述药物治疗。疗效结果以治愈、好转、未愈和复发进行统计。结果表明，醋酸泼尼松穿刺注射与奇正消痛贴膏联用治疗SST效果确切，优于单纯醋酸泼尼松注射，且无不良反应。

一项关于SST患者的单中心随机对照临床研究，观察“舒筋活血洗方”临床疗效。舒筋活血洗方的组方为：伸筋草9g，海桐皮9g，独活9g，秦艽9g，当归9g，钩藤9g，川红花6g，乳香6g，没药6g。该方剂源自《伤科补要》，具有活血、消肿、止痛之效，适用于肿硬疼痛及风湿痹痛诸证。独活、伸筋草、秦艽、海桐皮舒筋活络，具有祛风湿、治痹痛之功，乳香、没药均为活血止痛药，而红花活血通络，可增强纤维蛋白溶解酶活性，抑制血小板凝集。该研究参照《中医病证诊断疗效标准》确立 SST 患者的诊断标准与疗效评定标准，共入组 48 例患者，其中男性 29 例，女性 19 例，年龄 33~51 岁，病程 2 周至 3 个月，随机分为观察组及对照组，各 24 例。观察组内服氯唑沙宗片，0.2g，3 次 /d；三七片，2~6 片，3 次 /d。在此基础上予以舒筋活血洗方外敷治疗。将舒筋活血洗方研成粗末装入布袋，蒸药包 30 分钟后，置于疼痛局部热敷 30 分钟，2 次 /d。对照组内服药同观察组，在服药基础上以相同的治疗时间、频率予以疼痛局部热水袋外敷。两周后统计结果，疗效结果以治愈、好转和无效进行统计。观察组治愈、好转和无效分别为 17 例、4 例、3 例，总有效率为 87.50%；对照组上述临床转归分别为 10 例、9 例、5 例，总有效率为 79.17%。两组总有效率差异具有统计学意义（$P<0.05$）。结果表明，中药热敷可使肩关节周围毛细血管扩张，增强血供，使受损组织得以修复，同时中药热敷可加快渗液吸收，减轻或消除局部炎症反应，“舒筋活血洗方”的有效成分可通过皮肤吸收，作用于病变部位，改善局部血液循环和代谢，消除炎症，缓解肌肉筋脉痉挛和局部疼痛。因此，中药热敷较普通热水袋热敷治疗 SST 具有更好的临床疗效。

中药离子导入是将中药液中的分子电离成离子，并使其经皮肤或黏膜进入人体的一种治疗方法，能够促进药物向体内有效运转。海桐皮性味苦、辛，《本草纲目》云其“能行经络，达病所”，常单用或与姜黄合用治疗肩部疾病。一项研究应用海桐皮煎取的药液，以中频脉冲电疗仪进行中药离子导入治疗 SST，观察其临床疗效。研究于 2010 年 3 月至 2012 年 2 月纳入 76 例 SST 患者，男性 60 例，女性 16 例，年龄 18~54 岁，病程 1 周至 2 个月，随机分为治疗组、对照组，各 38 例。治疗组在超声辅助下，于冈上肌近肱骨大结节处和冈上窝压痛点两个位置注射 1% 盐酸利多卡因 1ml，加醋酸曲安奈德 1ml，加生理盐水 3ml 的混合药液，各 1~2ml，每周 1 次，共两次。封闭 3 天后以中频脉冲电疗仪导入海桐皮煎取的药液，每日 1 次，每次 30 分钟，2 周一个疗程。对照组只予超声定位下局部软组织封闭治疗，方法同治疗组。参照《中医病证诊断疗效标准》对治愈、显效、有效和无效的疗效判定标准，治疗组上述临床转归分别为 12 例、17 例、6 例、3 例，总有效率为 92.11%；对照组上述临床转归分别为 10 例、16 例、7 例、5 例，总有效率为 86.47%。两组总有效率差异具有统计学意义（$P<0.05$）。结果表明，超声定位下软组织封闭配合中药离子导入治疗 SST，具有定位安全准确、操作简便、无放射性损害、解剖结构辨识清晰的特点，能减少注射治疗的次数和药量，减少 NSAIDs 及激素类药物的用量，而又不影响治疗效果。中药离子导入治疗，选用具有祛风散寒、通络活血化瘀的海桐皮汤，运用中频脉冲治疗仪使药液直接作用于患处，既促进了超声定位下注射药物的吸收，使局部组织水肿粘连对局部神经和血管的压迫得以解除，又能改善病变局部的血液循环，促进无菌性炎症的吸收，从而有效改善患者症状，两种治疗方法相结合，对 SST 患者疗效可靠。

（二）非药物疗法

非药物疗法作为骨伤科疾病的重要干预手段，已成体系，如具代表性的针灸疗法，其中医理论基础是“疏通经络、活血化瘀、扶正祛邪”，现代医学理论认为该疗法的机制为镇痛、改善微环境、影响激素及炎性机制的释放，大量研究已证实其疗效，是治疗骨伤科疾患的有效方法。通过文献梳理工作证实，在 NCST 的相关临床研究中，以非药物疗法作为主要干预手段的研究占据了较大比重，不同学者对针灸、手法、练功、针刀、电针、浮针、火针、火罐等非药物疗法治疗该病的疗效进行了广泛探索与研究。但目前国内外文献中均未查到关于 NCST 非药物疗法的系统评价或 Meta 分析，相关 RCT 成果报道如下。

温针灸疗法将针刺和艾灸进行了有机结合，通过穴位刺激和热力效应疏通患处经络、改善循环，具有较好的治疗和调整作用。一项研究分析了温针灸法“肩三针”联合体外冲击波疗法的临床效果，该研究选取 2017 年 3 月至 2018 年 3 月在中国人民解放军总医院第八医学中心康复医学科门诊部和住院部就医的 64 例 SST 患者，随机分为观察组、对照组，各 32 例。观察组采用温针灸“肩三针”联合放射式体外冲击波治疗，对照组采用温针灸“肩三针”治疗。肩三针取穴为肩髃、肩前、肩髎，毫针刺入，行平补平泻手法得气后，将艾条套入针柄，施灸 2 壮（约 30 分钟）后出针，每周 3 次，连续治疗 3 周。分别于治疗前和治疗后 1 周、3 周评定视觉模拟评分法（VAS）、肩关节外展肌力评定和肩关节 Constant-Murley 评分。经分析，观察组与对照组在上述三方面观察指标中，均较治疗前有所改善。治疗后第 1 周，两组患者的 VAS 比较（t=0.398，P=0.692）、肩关节外展肌力比较（t=0.242，P=0.809）、Constant-Murley 评分比较（t=0.564，P=0.574），无显著性差异。治疗后第 3 周，在 VAS 方面（t=2.129，P=0.037）观察组较对照组低，肩关节外展肌力方面（t=2.304，P=0.024）、Constant-Murley 评分方面（t=2.121，P=0.037）观察组较对照组高。结果表明，温针灸联合体外冲击波治疗 SST 起效迅速、疗效稳定，两者具有很好的叠加效应。

痛点阻滞疗法不同于封闭疗法，痛点阻滞使用低浓度的麻醉药，并配合对病变组织有治疗作用的药物，如类固醇类激素、维生素 B_{12} 等，阻滞神经冲动的传导，解痉、消炎、改善微循环，缓解疼痛症状。一项研究选取 2013 年 1 月至 2014 年 12 月就诊的 72 例 SST 患者，采用随机数字表法随机分为两组，每组各 36 例，至研究结束时共 63 例获得随访，其中神经阻滞组 32 例，神经阻滞联合针刀组 31 例。神经阻滞选取肱骨大结节和冈上窝两个激痛点，采用 2% 盐酸利多卡因注射液 1ml、1∶10 醋酸曲安奈德 1ml、维生素 B_{12} 注射液 0.5mg、0.9% NaCl 2ml 配置镇痛液，每个激痛点注射镇痛液 1ml，1 次 / 周，共 3 次。联合组在应用上述神经阻滞治疗后，于上述两个激痛点进行针刀治疗，1 次 / 周，共 3 次。治疗后 VAS 评分 ≥ 8 分，疼痛不可忍受时，可口服非甾体抗炎药止痛。观察指标为 VAS、Constant-Murley 评分，并参照《中药新药临床研究指导原则》的标准进行综合疗效评定。综合疗效比较，神经阻滞组、神经阻滞联合针刀组的愈显率分别为 43.75%、74.19%，差异有统计学意义。VAS、Constant-Murley 评分，联合组较单纯神经阻滞组结果更优，两组均未出现不良事件。该结果提示神经阻滞与针刀有机结合，充分发挥药物消炎镇痛和针刀解除软组织粘连、改善局部供血的作用，治疗 SST 疗效显著。

小针刀能剥离组织粘连，疏通气血，松解肌肉，解痉止痛，增强血液循环，利于炎症介质 5- 羟色胺和 PGE_2 的吸收；火罐有温经散寒、活血通络、舒筋止痛的作用，能扩张血管，吸出堆积的代谢产物、炎性介质。一项研究选取 2013 年 3 月至 2014 年 10 月的 62 例 SST 患者，男性 12 例，女性 50 例，发病年龄 38~65 岁，随机分为治疗组 32 例，对照组 30 例。治疗组取局部痛点阿是穴1~2个（一般在冈上肌肱骨大结节处压痛点和冈上窝），针刀治疗后，用闪火法在针刀治疗部位拔罐10~15分钟，1次/周，治疗1~3次，最后1次治疗后1周记录治疗效果。参照《中医病证诊断疗效标准》对治愈、好转和无效的疗效判定标准，治疗组上述临床转归分别为20例、11例、1例，总有效率为96.8%；对照组上述临床转归分别为14例、12例、3例，总有效率为90.0%，两组总有效率差异具有统计学意义（$P<0.05$）。该结果提示小针刀和火罐两者联合使用治疗SST，优于单纯针刀治疗，能够增强治疗效果。

（三）综合疗法

在中医药治疗NCST的临床实践中，为了获得更优的临床效果，通常会将中药治疗、非药物疗法联合应用，有相关RCT文献对此进行了报道，但梳理国内外文献，未查得关于NCST中药疗法，手法、针刺、针刀等非药物疗法及综合疗法的系统评价或Meta分析，NCST相关综合疗法RCT如下所示。

研究者自制的"温经通络散瘀膏"，针对NCST风、寒、湿、瘀夹杂成病、相互为害的特点，具有祛风散寒、温筋通络、除湿散瘀的功效。该处方由桃仁、木香、肉桂、徐长卿、羌活、防风、白芥子、莪术、麻黄、当归、川芎、吴茱萸、丁香、没药、王不留行、甘草组成，以凡士林调制成膏。该研究选取130例SST患者，随机分为治疗组、对照组，各65例。治疗组外敷"温经通络散瘀膏"配合点穴推拿疗法，采用㨰法治疗配合点按肩井、肩髃、肩贞、肩髎，随后在冈上肌部位以轻柔手法点按，最后点按患肢曲池、手三里、外关、合谷以及全息穴位，推拿后以"温经通络散瘀膏"外敷，推拿每周2次，4周为1疗程。对照组采用局部痛点以醋酸泼尼松加利多卡因封闭，每周1次，舒筋活血汤为主辨证加味的中药每日1剂，疼痛剧烈者加服NSAIDs，4周为1个疗程。治疗2~3个疗程后，依据疗效判定治愈、显效、好转和无效。治疗组上述临床转归分别为59例、5例、1例、0例，总有效率为100.0%；对照组上述临床转归分别为55例、7例、2例、1例，总有效率为98.5%。结果提示温经通络散瘀膏结合点穴推拿治疗冈上肌腱炎疗效良好，简便易行，经济实用，副作用小，且无不良反应。

另一项研究观察采用其院内协定方"中药止痛散"进行中药离子透入联合针刀治疗SST的临床疗效。"中药止痛散"组成：苏木20g，路路通20g，木瓜15g，花椒20g，透骨草20g，木香15g，川芎15g，伸筋草20g，独活15g，红花15g，木通20g，制川乌10g，制草乌10g，荆芥20g，细辛10g，冰片10g。诸药合用，具有舒经活络、活血止痛、祛风散寒的功效。研究选取2013年1月至2015年1月的60例SST患者作为研究对象，男性23例，女性37例，年龄38~65岁，病程3周至2年10个月，随机分为对照组、治疗组，各30例。治疗组采取针刀治疗，部位主要为压痛明显处，每2周治疗1次，共1个疗程；中药离子透入治疗，取"中药止痛散"以神灯照射，2次/d，每次30分钟，2周1个疗程。对照组口服洛索洛芬钠60mg，3次/d，2周1个疗程。观察指标采取VAS、Constant-Murley评分，并参照《中药新药临床研究指导原则》的标准进行综合疗效评定。治疗后两组比较，在VAS方面治疗组较对照组低（$P<0.05$），在Constant-Murley评分方面治疗组较对照组高（$P<0.05$）。治疗组的总有效率为93.33%，高于对照组的70%（$P<0.05$），差异具有统计学意义。结果提示，治疗组针刀结合中药离子透入法治疗SST效果优于单纯口服洛索洛芬钠组。

竹圈盐灸起源于莆田地区具有民间特色的“炒盐米”，用来治疗外感风寒、腹痛腹泻、关节疼痛等疾患。盐与艾草，一阴一阳，盐之阴凉制约艾火之燥热；同时咸可走血，可起引经之用，将艾灸之温热引入血脉，疏通经络，祛除阴寒，缓解疼痛，改善肩关节的活动度。另外，隔盐灸易于操作，简便实用，在医者的指导下，患者可自行或在家属的帮助下施灸，安全有效，易于推广。一项研究选取 2015 年 1 月至 2017 年 10 月的 62 例 SST 患者，男性 34 例，女性 28 例，病程 3~12 个月，采取随机数字表法，分为治疗组 32 例，对照组 30 例。治疗组采用针刺配合竹圈盐灸治疗。针刺治疗：主穴取阿是穴、巨骨、肩井、臂臑、曲池、合谷。气血瘀滞者加外关穴，风寒痹阻者加风池穴，劳伤筋脉者加足三里穴。竹圈盐灸治疗：取南方盛产的直径 5~10cm 的毛竹，锯成长 3~5cm 的中空无裂缝的竹圈，纱布封底，铺约 0.8cm 粗盐，粗盐上放置艾绒并压实，点燃后置于冈上肌或阿是穴，上下左右移动或放置施灸。每日治疗 1 次，每次 20~40min，7 次为 1 个疗程。对照组采用针刺配合特定电磁波谱治疗器（teding diancibo pu，TDP）治疗，针刺治疗同治疗组，针刺后在距离冈上肌及疼痛处皮肤正上方约 25cm 处采用 TDP 照射，每日治疗 1 次，每次 30min，7 次为 1 个疗程。观察指标为疼痛评定指数（pain rating index，PRI）、VAS、现时疼痛强度（present pain intensity，PPI）、肩关节外展度数、疗效判定标准。结果表明，针刺配合竹圈盐灸或 TDP 治疗 SST 均能明显缓解肩关节疼痛，改善肩关节活动度，针刺配合竹圈盐灸疗效更优。

二、钙化性冈上肌腱炎

（一）中药治疗

CST 急性发作时疼痛剧烈，常伴随肩关节活动受限，极大影响患者生活质量。中药的内服与外用均可用于治疗 CST，其中早期治疗以活血通络、散寒止痛为主，但相关临床研究结果较少，仅有数篇 RCT 可考。对国内外文献进行梳理，均未查得中药治疗 CST 的系统评价或 Meta 分析，相关 RCT 报道如下。

CST 发病率为 2.7%~22%，该疾病在钙化灶形成期、钙盐沉积期多表现为无痛或间歇性疼痛，而在钙化灶吸收期表现为持续、剧烈的疼痛。海桐皮汤是《医宗金鉴》中的经典外用方剂，《医宗金鉴》中记载该方可“治跌打损伤，筋翻骨错，疼痛不止”，具有温经散寒祛湿、行气活络止痛之效。一项研究认为急性期 CST 主要由外邪引发，同时夹杂痰瘀之邪，因此在海桐皮汤的基础上，加用散结止痛祛痰的白附子、艾叶以温化痰饮、散寒温经，构成热敷方剂加味海桐皮汤。其主要组成为：海桐皮 30g，透骨草 20g，乳香 6g，没药 6g，当归 15g，防风 9g，红花 9g，川芎 15g，威灵仙 9g，川椒 9g，白芷 9g，甘草 9g，白附子 20g，艾草 100g。该研究选取 2015 年 6 月至 2017 年 6 月江苏省中医院骨伤科门诊 CST 患者 76 例，其中男性 10 例，女性 66 例，按照随机数字表法分为治疗组与对照组，各 38 例。对照组服用塞来昔布 200mg，每日 2 次；治疗组在对照组基础上同时使用加味海桐皮汤热敷患肩，并且用其温热的药渣热熨。采用加州大学（UCLA）肩关节评分评估疗效。研究表明，治疗后的 2 周、3 周及 4 周，治疗组患者肩关节 UCLA 评分均高于对照组，说明使用加味海桐皮汤可加强 CST 保守治疗的效果。

CST 患者多因肩关节劳损、感受外邪，使脉络痹阻，血瘀气滞，引发疼痛。有研究者以活血止痛、消瘀散结之法拟方消瘀止痛散进行外敷治疗。消瘀止痛散的组方为：当归 15g、赤芍 12g、黄芪 30g、细辛 3g、川芎 10g、土鳖虫 6g。上述中药以蜂蜜调和，外敷于患处的皮肤上，可温润毛窍、活血通经、固表护卫，使痹者得通、瘀者得疏，达到痹除血行而无痹痛的效果。一项研究选取 2016 年 7 月至 2018 年 3 月在安徽中医药大学第一附属医院接受治疗的 CST 患者 22 例，男性 10 例，女性 12 例，年龄 45~57 岁，病程 8 个月至 5 年，随机分为观察组、对照组，各 11 例。对照组口服塞来昔布胶囊，每次 200mg，2 次 /d；观察组除口服上述药物外，外敷消瘀止痛散，每次敷 12~24 小时，1 次 /d。两组患者均连续治疗 7 天。观察指标为 Constant-Murley 肩关节功能评分法中关于日常生活活动能力的评分项目，评价两组患者的日常生活活动能力，VAS 评价疼痛程度，以及应用疗效评价。治疗后，观察组患者的日常生活活动能力评分、VAS、总有效率均优于对照组（$P<0.05$）。研究结果证实，外敷消瘀止痛散联合口服塞来昔布胶囊治疗 CST 效果显著，可缓解患处疼痛的程度，提高其日常生活能力。

目前治疗 CST 多采取中西医结合疗法，有研究者以注射疗法使钙化灶囊壁破裂，配合应用中药药物注射，具有抗炎、镇痛作用，且能加速钙沉积物溶解、吸收，并减轻周围组织粘连。结合中药热敷则具有活血通络、祛风散寒、宣痹散结、消肿止痛、滑利关节的作用。其中，热敷散药物组成：独活 15g，秦艽 15g，刘寄奴 15g，川续断 15g，红花 10g，川乌 10g，草乌 10g，白附子 10g，大黄 10g，花椒 10g，干姜 10g，樟脑 10g，伸筋草 3g，冰片 3g，铅丹 30g，当归 20g，牛膝 20g，桑寄生 20g，艾叶 20g。该研究选取 2011 年 11 月至 2013 年 4 月就诊的 CST 患者 56 例，男性 34 例，女性 22 例，年龄 30~62 岁，病程 3 天至 21 个月，随机分为治疗组、对照组，各 28 例。对照组单纯给予热敷散热敷治疗。具体方法：将葱白 30g 切成约 2cm 小段加入一剂药中，再用适量食醋拌湿拌匀，装纱布袋中，放笼内蒸热 25min，交替热敷于患侧肩部。每次热敷约 30min，2 次 /d，3 周为 1 个疗程。治疗组在对照组的基础上加用注射疗法，将 1% 利多卡因 20ml 和复方倍他米松注射液 1ml 配制成混悬液，可先将药物注射至肩胛切迹，然后以针头刺破钙化灶，再向囊内或周围注射热敷散药物。每周注射 1 次，3 次为 1 个疗程。观察指标为治疗前后关节活动度数、VAS 评分、Constant-Murley 评分。结果显示，治疗组治疗后的关节活动度数、VAS 及 Constant-Murley 评分均优于对照组。另外，参照《中医病证诊断疗效标准》，将疗效分为治愈、显效、好转和无效。对照组上述临床转归分别为 8 例、11 例、3 例、6 例，总有效率为 78.57%；治疗组上述临床转归分别为 13 例、10 例、3 例、2 例，总有效率为 92.85%，两组总有效率差异具有统计学意义（$P<0.05$）。综上所述，可以认为注射疗法和中药热敷治疗相辅相成，临床疗效优于单纯中药热敷治疗。

（二）非药物疗法

近年来许多研究人员对针灸、手法、练功、针刀、电针、浮针、火针、火罐等中医药非药物疗法治疗 CST 进行了广泛的探索与研究，但未查得关于 CST 非药物疗法的系统评价或 Meta 分析，相关 RCT 报道如下。

浮针疗法是在传统针灸基础上创新出来的一种新疗法，以一次性特制浮针针具在痛点周围进针，针尖对准病痛点，在皮下疏松结缔组织进行手法操作，可起到缓解疼痛的功效。浮针以扫散再灌注等手法灭活肌筋膜触发点（myofascial trigger points，MTrP）作为理论基础。一项研究于 2018 年 1 月至 2020 年 12 月纳入符合急性发作的 CST 患者 61 例，其中男性 26 例，女性 35 例；均为单侧发病，右肩 32 例，左肩 29 例；年龄 40~65 岁。根据随机数字表法，随机分为对照组 31 例与观察组 30 例。对照组给予依托考昔片口服，每次 60mg，每日 1 次，疗程为 2 周；观察组在对照组治疗基础上配合浮针疗法，每 2 日 1 次，疗程为 2 周。观察指标为治疗前后 VAS 及 Constant-Murley 评分，治疗后每个观察时间点的 VAS 评分、Constant-Murley 评分都较术前改善。其中，在治疗第 2 周、第 4 周时，观察组 VAS 低于对照组（P<0.05），观察组的 Constant-Murley 评分高于对照组（P<0.05）；在治疗 3 个月时，两组间 VAS、Constant-Murley 评分比较差异无统计学意义（P>0.05）。另外，参照《中药新药临床研究指导原则》疗效判定标准，将疗效分为痊愈、显效、有效和无效。治疗第 3 个月后，观察组上述临床转归分别为 11 例、11 例、7 例、1 例，总有效率为 96.67%；治疗组上述临床转归分别为 6 例、10 例、9 例、6 例，总有效率为 80.65%，观察组总有效率高于对照组，差异具有统计学意义（P<0.05）。结果说明，运用浮针疗法治疗急性期 CST 的早期临床疗效满意，可显著缓解疼痛和改善肩关节功能，为临床治疗急性期 CST 提供了一种有效途径。

超声引导下细针穿刺改良小针刀法治疗 CST，具有可视化操作的优势，可对钙化灶精准定位，使得操作更加精准、微创，且安全性高。一项研究选取 2018 年 1 月至 2020 年 1 月在甘肃省第二人民医院确诊的 CST 患者 56 例，其中左侧 25 例，右侧 31 例，男性 21 例，女性 35 例，病程 1 个月至 3 年，用随机数字法分为观察组与对照组，每组各 28 例。观察组行超声引导下细针穿刺改良小针刀治疗，利用穿刺针做松解，剥离粘连，并在病灶内捣碎沉积的钙盐，再注入药物混合液 4ml，1 周 1 次，连续治疗 2 周。对照组行传统针刀松解术，1 周 1 次，连续治疗 2 周。分别在治疗前及治疗后 2 周、4 周、12 周，记录 VAS、上肢功能障碍评定量表（disabilities of the arm，shoulder，and hand，DASH），并通过 VAS 下降率判断临床疗效为显效、有效和无效。观察组上述临床转归分别为 16 例、11 例、1 例，总有效率为 96.42%；对照组上述临床转归分别为 11 例、9 例、8 例，总有效率为 71.42%，两组总有效率相比，差异具有统计学意义（P<0.05）。两组患者治疗后不同时间 VAS、DASH 评分比较，观察组均显著低于对照组，差异有统计学意义（P<0.05）；两组患者 VAS 评分在不同时间总体呈降低趋势，差异有统计学意义；从术后各个时间点看，观察组 VAS、DASH 评分显著低于对照组（P<0.05），不同时间点与分组之间存在交互作用。结果表明，两种方法均能缓解患者疼痛，改善肩部功能，但超声引导下细针穿刺改良小针刀效果更优，安全性更高。

热性针灸包括温针和火针。一项研究于 2011 年至 2018 年纳入来自法国皇家中医药学院中医诊所的 60 例 CST 患者，男性 19 例，女性 41 例，病程 6~66 个月，按照随机数字表法随机分为观察组和对照组，每组各 30 例患者。两组取穴相同，取双侧太冲、阳陵泉、血海、丰隆，患侧肩髃、巨骨、臑会、阿是穴（即钙化灶附近的压痛点或硬结节）。观察组采取热性针灸治疗，对照组采取电针治疗。观察指标包括 VAS 评分和 Constant 肩关节评分。治疗前后通过影像学比较钙化灶的大小，分钙化灶消失、减小、同前和增大 4 种情况。结果显示，治疗后观察组的 VAS 评分低于对照组、观察组 Constant 肩关节评分高于对照组，差异具有统计学意义（$P<0.05$）。钙化灶消失、减小、同前和增大的例数，观察组分别是 25 例、4 例、1 例、0 例，对照组分别是 0 例、6 例、23 例、1 例，组间比较差异有统计学意义（$P<0.05$）。结果提示热性针灸消除钙化灶的功效优于电针。在不良反应的观察中，观察组中 1 例患者在一次火针后针孔轻微感染，其余无不良反应出现。另外，治疗结束后 3 周进行疗效评定，将疗效分为痊愈、显效、有效和无效。观察组上述临床转归分别为 25 例、4 例、1 例、0 例，对照组上述临床转归分别为 0 例、6 例、21 例、3 例，两组差异有统计学意义（$P<0.05$）。说明两组的治疗皆能缓解 CST 患者的肩痛程度，但热性针灸疗法具有显著优势。因此，热性针灸治疗 CST，可以在无痛或微痛中使钙化灶消失，并且使肩关节的功能活动恢复正常。

（三）综合疗法

在临床实践中，为了获得更优效果，往往将药物治疗与非药物疗法联合应用，相关 RCT 文献对此进行了报道，但未查得关于 CST 中药疗法，手法、针刺、针刀等非药物疗法及综合疗法的系统评价或 Meta 分析，CST 相关综合疗法 RCT 如下所示。

二黄新伤止痛软膏是四川省骨科医院自制中成药，主要用于治疗闭合性软组织急性损伤局部肿痛明显者，有清热消肿、止痛、活血化瘀之作用。其配方是该院创始人郑怀贤教授的一号新伤药，经改变剂型加工而成，药物组成有黄柏、延胡索、羌活、独活、血竭、木香等。配方中既重用性味苦寒的黄柏以清热消肿，同时配伍性味辛温的羌活、独活，苦寒药和辛温药并用，并以大黄加强清热、凉血之功。该研究选取 2011 年 1 月至 2014 年 4 月在该院就诊的 CST 患者 72 例，发病年龄 50~68 岁，男性 15 例，女性 57 例，所有患者均有肩部过劳史，急性发作前有拉伤史，病程均在一周之内。随机分成两组，每组 36 例，治疗组采取电针配合局部外敷郑氏伤科中药，电针主穴选阿是穴，配肩前、肩髃、肩髎、肩贞，并且在针刺的基础上接直流电电针仪，脉冲连续波刺激，频率 100 次 /min，每日 1 次，每次 20 分钟。针灸完毕后，先后外敷二黄新伤止痛软膏、郑氏舒活灵。对照组口服塞来昔布胶囊。将疗效分为治愈、好转和无效。观察组上述临床转归分别为 15 例、21 例、0 例，总有效率为 100%；对照组上述临床转归分别为 5 例、19 例、12 例，总有效率为 66.67%，两组总有效率差异具有统计学意义（$P<0.05$），电针配合局部外敷郑氏伤科中药组疗效明显优于塞来昔布胶囊口服组。结果表示，郑氏伤科中药外敷配合电针治疗急性期 CST 取得了满意疗效，值得推广运用。

中药熏洗是中医常用外治方法，有研究者将其与体外冲击波治疗综合应用于 CST，中药熏洗药物选用舒经活血洗方。方剂组成：羌活、荆芥、红花、枳壳各 9g，防风、独活、牛膝、五加皮、杜仲、当归、续断各 12g，青皮 6g。研究者选取 2014 年 1 月至 2017 年 1 月的早中期 CST 患者 28 例，男性 8 例，女性 20 例，右侧 16 例，左侧 12 例，随机分为两组，对照组采用红外理疗、针灸推拿为主的综合治疗方法，2~3 次 / 周，连续治疗 6 周。针灸取穴以肩髃、天宗为主，推拿以㨰、揉手法放松筋膜并循按其上经络穴位，以阿是穴及颈肩部周围肩井、肩贞、肩髃穴为主。治疗组在对照组基础上进行舒经活血洗方熏蒸联合体外冲击治疗。首先将舒经活血洗方煎药后在中药熏洗仪中预热，随后对准病痛部位进行熏洗，每次 30min，2 次 /d，连续治疗 42 天。体外冲击波疗法是以肩部压痛点为中心，标记出疼痛的位置 2~3 个，分别从横、纵方向进行冲击波治疗。冲击波频率为 6Hz，治疗探头长度为 15mm，治疗压力为 1.5mJ/mm^2，每个痛点冲击波次数为 2 000 次，每周治疗 1 次。观察指标选取 VAS、Constant-Murley 评分。结果显示，两组治疗后 VAS、Constant-Murley 评分较治疗前明显改善（$P<0.05$），观察组评分优于对照组（$P<0.05$）。因此在传统中药熏蒸的基础上，联合体外冲击波，无需麻醉及住院治疗，可获得 CST 早中期保守治疗的良好疗效，具有安全、经济等特点。

超声引导针刀治疗 CST 疗效确切，同时具有微创、定位精准、效果直接等优势。CST 患者多有肝肾羸弱、气虚血瘀之证。肝血濡养筋脉，肝血虚耗则筋脉失养；肾为藏精之所，精气养肝，肾虚则肝弱；加之外力伤筋，致血瘀阻络、水行不畅，久之则成病。治则以调补肝肾、活血化瘀、利水消肿为主。针刺治疗可收到开阻除痹、止痛通脉之功效。一项研究纳入 2016 年 1 月至 2017 年 1 月就诊的 CST 患者 62 例，男性 13 例，女性 49 例，年龄 30~69 岁，病程 3 个月至 4 年，随机抽签法将患者分为观察组、对照组，各 31 例。对照组采取超声引导小针刀治疗的方式，观察组在进行超声引导小针刀治疗后的第 3 天起开始针灸治疗，取穴为患侧的极泉、内关及尺泽，针刺强刺激后不留针；患侧肩髃、肩髎、肩贞、肩前、臂臑，双侧太溪、太冲、阳陵泉，患侧上肢曲池、合谷及阿是穴，以 0.3mm × 40mm 毫针针刺；1 次 /d，30min/次。阿是穴加以艾灸治疗 20 分钟。连续治疗 14 天为 1 个疗程，治疗 2 个疗程。治疗前、治疗后 3 个月时观察两组患者 UCLA 评分、Constant-Murley 评分、美国肩肘关节外科医师协会（ASES）评分及 VAS 评分，评估两组患者治疗效果。根据治疗后 3 个月症状和超声检查钙化灶的大小变化，将疗效判定为治愈、有效或无效。观察组上述临床转归分别为 13 例、17 例、1 例，总有效率为 96.77%；对照组上述临床转归分别为 7 例、16 例、8 例，总有效率为 74.19%，观察组总有效率优于对照组（$Z=-2.389$，$P<0.05$），差异具有统计学意义。治疗后两组患者 UCLA 评分、Constant-Murley 评分、ASES 评分、VAS 均较前改善（$P<0.05$）；治疗后观察组各项评估均优于对照组，组间对比差异具有统计学意义（$P<0.05$）。两组经治疗后，观察组术后钙化灶消失时间、疼痛消失时间、活动功能恢复时间及水肿消失时间均短于对照组，差异具有统计学意义（$P<0.05$）。结果表明，针灸联合超声引导小针刀治疗 CST 疗效更理想，能够更好地改善患肩活动功能，缩短小针刀治疗后的恢复时间，缓解患者痛苦，促进患者尽早康复。

第三节 临床指南与专家共识

一、国际临床指南与专家共识

（一）美国骨科医师学会关于优化处理肩袖问题的指南（2010 版）

2010 年 12 月 4 日，美国骨科医师学会（AAOS）通过了该项关于优化处理肩袖问题的指南。这项指南并不是单独对应 SST 的指南，但该指南涉及的肩袖问题涵盖了肩袖撕裂与未撕裂的情况，其中与 SST 具有一定相关性的是无肩袖全层撕裂的肩袖相关症状的处理，具体为以下三个内容，见表 10-1。

表 10-1　AAOS 关于优化处理肩袖问题的指南（2010 版）

推荐与反对	推荐强度	依据
1. 建议在无肩袖全层撕裂的情况下出现肩袖相关症状的患者，应首先使用运动疗法和 / 或 NSAIDs 进行非手术治疗	适中	5 项循证级别Ⅱ级的研究
2. 不能推荐或反对肩峰下注射皮质类固醇或脉冲电磁场（PEMF）治疗无肩袖全层撕裂的肩袖相关症状	无定论的	1 项循证级别Ⅰ级和 5 项循证级别Ⅱ级的关于肩峰下皮质类固醇注射的研究及 2 项关于 PEMF 的循证级别Ⅱ级研究
3. 不能推荐或反对使用离子导入、超声透入疗法、经皮神经电刺激（TENS）、冰敷、热敷、按摩或运动调整	无定论的	没有高级别循证研究支持

（二）荷兰骨科协会关于肩峰下疼痛综合征的诊断与治疗指南（2014 版）

2014 年荷兰骨科协会公布了肩峰下疼痛综合征（subacromial pain syndrome，SAPS）的诊断与治疗指南。这项指南并不是单独对应 SST 的指南，该指南所涉及的 SAPS，被定义为所有非创伤性的、通常是单侧的、引起疼痛的肩部问题，该疼痛局限于肩峰周围，在抬臂期间或之后经常加重。SAPS 不同的临床和 / 或放射学名称，如滑囊炎、CST、冈上肌腱病（包含 SST）、肩袖部分撕裂、二头肌肌腱炎或肩袖退变，都是 SAPS 的一部分。SST 也只是其中的一部分。该指南是从 SAPS 整体的角度提出的诊治共识，有关肩袖完整情况下的手术指征、非手术治疗的选择及有关 CST 的治疗内容如下（表 10-2）。关于指南中科学证据等级及文献循证级别的分类方法见表 10-3 和表 10-4。

表 10-2　荷兰骨科协会关于肩峰下疼痛综合征的诊断与治疗指南（2014 版）

项目	治疗方法	证据等级
肩袖完整的情况下 SAPS 手术与非手术治疗方案的选择：		
外科治疗	尚未表明在改善肩关节功能或减轻疼痛方面，外科治疗 SAPS 比非手术治疗更有效	2 级
SAPS 患者非手术治疗的选择：		
皮质类固醇注射	在前 8 周，皮质类固醇注射在减轻疼痛和改善肩部功能方面比安慰剂注射、物理治疗或不治疗更有效。短期内注射皮质类固醇在减轻疼痛方面并不比非甾体抗炎药更有效。皮质类固醇的长期作用（≥3 个月）并不明确	1 级
体外冲击波治疗	高能体外冲击波疗法（ESWT）在减轻钙化性肌腱炎患者的疼痛和改善肩部功能方面比低能 ESWT 或安慰剂更有效。ESWT（所有形式）在减轻疼痛或改善肌腱中无钙沉积患者的肩部功能方面并不比安慰剂或其他治疗更有效	1 级

续表

项目	治疗方法	证据等级
运动疗法	运动疗法在减轻疼痛和改善肩关节功能方面比不治疗更有效。运动疗法和家庭锻炼之间的有效性似乎没有差异。专门针对肩袖和肩胛骨稳定性的运动疗法似乎比一般运动疗法更有效	1~2 级
按摩	按摩(肩部肌肉或软组织中的肌筋膜触发点)似乎比安慰剂或不治疗更有效地减轻肩痛患者的疼痛并改善肩功能	2 级
口服 NSAIDs	在前 1~2 周的疼痛缓解方面似乎比安慰剂更有效	3 级
激光治疗	似乎比安慰剂或超声波治疗更有效地减轻 2~4 周后的疼痛	3 级
超声波治疗	并不比安慰剂、无治疗、物理治疗或运动治疗更有效	3 级
电刺激	没有显示出比安慰剂更有效	3 级
针灸治疗	似乎并不比安慰剂和运动疗法更有效	3 级
关于 CST 的治疗：		
体外冲击波疗法(ESWT)、barbotage(在透视或超声引导下对钙沉积进行针刺)、手术清除	对其中某一种干预措施的选择没有明显倾向	3 级

表 10-3 结论的证据级别及依据

证据级别	结论依据
1	治疗干预研究：高质量研究对于诊断准确性研究或预后、病因或副作用：A1 级研究或至少 2 项独立进行的 A2 级研究
2	治疗干预研究：中等质量研究对于诊断准确性研究或预后、病因或副作用：1 项 A2 级研究或至少 2 项独立进行的 B 级研究
3	治疗干预研究：低质量研究对于诊断准确性研究或预后、病因或副作用：1 项 B 级研究或至少 2 项独立进行的 C 级研究
4	对于治疗干预研究：质量非常低的研究诊断准确性研究或预后、病因或副作用：1 项 C 级研究

表 10-4 诊断准确性研究或病因学和预后研究的证据水平

证据等级	诊断准确性研究	病因学和预后研究
A1	至少 2 项独立进行的 A2 水平研究的 Meta 分析。	–
A2	该研究与参考试验(金标准)进行了对照，参考试验具有先前定义的截止值和独立的结果评估，连续有足够多的患者只进行了指数和参考试验。	前瞻性队列研究，有足够的规模和随访，对"混杂"有足够的控制，并且充分排除了选择性随访。
B	研究与参考测试相比，但并非具有 A2 中列出的所有特征。	前瞻性队列研究，但不包括 A2、回顾性队列研究或患者对照研究中列出的所有特征。
C	非对照研究	–

二、国内临床指南与专家共识

国内尚未发布关于 SST 的相关指南或专家共识，大多数研究者在研究过程中参照的是《中医病证诊断疗效标准》中确立的 SST 诊断依据及证候分类。其中 SST 的诊断标准如下：

1. 多由肩部外伤、劳损或感受风寒湿邪所致。

2. 好发于中老年人，多数呈缓慢发病。

3. 肩部外侧渐进性疼痛，活动受限。

4. 肱骨大结节处或肩峰下有明显压痛，肩关节外展 60°~120° 出现“疼痛弧”。部分病例有冈上肌肌腱钙化存在，应摄 X 片明确诊断。

并且从证候分类的角度，将 SST 分为两种类型。

1. 瘀滞型　肩部疼痛肿胀，以夜间为甚，痛处固定，拒按，肩部活动时可闻及摩擦音。舌质暗红，或有瘀斑，苔白或薄黄，脉弦或细涩。

2. 虚寒型　肩部酸胀，劳累后疼痛加重，遇寒痛剧，得温痛缓。舌质淡，苔薄白，脉沉细无力。

疗效评定方面分为三种。

1. 治愈　肩部疼痛或压痛消失，肩关节活动功能恢复。

2. 好转　肩部疼痛减轻，功能改善。

3. 未愈　症状无改善。

第四节　研究述评与展望

SST 是骨伤科常见疾病，多表现为肩部外侧渐进性疼痛，伴活动受限，其中急性期的 CST 可表现为剧烈疼痛，持续性的活动受限，严重影响患者的生活质量，虽然不少学者在 SST 治疗方面积累了大量的临床经验，但目前国内外均缺乏规范的诊断与治疗指南。此外，中医药疗法治疗该病虽然应用广泛，但缺少足够等级的临床证据，更没有相应的系统评价与 Meta 分析。例如曾有研究者做过针灸治疗肌腱病患者运动功能康复疗效的 Meta 分析，初筛获得 377 篇相关文献，最终纳入 13 篇文献，其中仅 1 篇涉及肩关节的外文文献，而且没有 1 篇 SST 的高级别随机对照研究。同时该研究者指出，虽然国内大部分研究证明了针灸对于肌腱病治疗的有效性，但很多临床研究缺乏对照研究设计，或在研究中未对临床研究设计进行必要的说明，所以我们无法了解该研究对随机序列的产生、分配隐藏、盲法、失访与退出的处理方法和结果。部分研究无法提取如关节活动度、疼痛及功能评分等客观的评价指标，故无法纳入本研究。缺少高级别的临床证据，也是笔者在归纳 SST 临床循证证据时遇到的问题。由于缺乏足够量级的、严格的中医治疗 SST 随机对照底层研究基础，因此获得高质量的 SST 临床循证依据目前仍任重道远。

一、缺乏高级别中医治疗 SST 循证证据的原因

（一）SST 临床诊断标准不一致

随着我国医疗事业的不断发展，早年间“肩痛等于肩周炎”的简单诊断模式已被逐步纠正，但 SST 的准确诊断仍极具专业性，即使对肩关节专科医生来说也很具挑战性：不同于肩袖损伤等可依据肌骨超声、磁共振等具有确切判定作用辅助检查手段的疾病，虽然 CST 可以从 X 线等多种辅助检查手段中得以明确，但对于 NCST 诊断的主要依据仍以临床症状体征的收集分析为主。例如我国《中医病证诊断疗效标准》所确立的 SST 诊断依据，分别从病因、好发人群、起病特点、症状、体征及可能的影像学检查等方面进行了归纳，但在该标准中，肩峰下滑囊炎的诊断依据除了可能出现肩峰外端局限性肿块这一特点外，其余均与 SST 的诊断依据一致，而 NCST 在辅助检查中更是缺乏统一的判定标准，因此在临床工作中，很难简单地将 SST 与肩峰下滑囊炎等疾病相区分。此外，仍有部分医师将 SST 与肩关节周围炎混为一谈，或将所有的 SAPS 都扩大诊断为 SST。诊断上的偏差，最终将导致治疗结局的偏差，甚至掩盖中医治疗 SST 的优势，所以诊断的一致性与规范性，是获得高级别中医治疗 SST 循证依据的基础。

（二）部分研究为多种方式复合治疗 SST

前文所列的 SST 相关研究，是在搜寻所有 SST 相关研究的基础上，在相对更具影响力的刊物上发表的、设计相对更严谨的随机对照研究。其中有些研究，在观察组或对照组应用了多种疗法联合、中西医结合疗法等，虽然在实际临床工作中会联合多种治疗方式，从伦理角度考量也需要给予患者疗效可观的治疗，但临床研究具有严格的设计原则，为了获得更好的临床循证依据，需要去除复合因素，将观察对象与既往获得验证的中西医标准治疗进行对照。

（三）SST 疗效评价标准不统一

对于 CST 的疗效评价可以通过钙化灶的大小、钙化灶消失与否等客观指标进行判断。但对于 NCST，由于该型的诊断主要依据是症状体征，缺乏辅助检查中的统一判定标准，因此该病型的疗效评价只能以主观评价为依据，缺乏明确的结局指标。目前，NCST 多以疼痛、活动角度、恢复运动的能力进行疗效评估，这些评估虽然也经过了一定的量化，形成了如 VAS、Constant-Murley 评分、UCLA 评分、ASES 评分、DASH 评分等，但缺乏统一权威的评分量表，且在实际评估执行过程中，作为主观评价，很难具有绝对的一致性，最终往往单纯以疼痛（如 VAS）的改善程度作为是否疗愈的评价标准，上述都造成了 SST 疗效判定标准的不全面、不一致。

（四）SST 相关研究方案科学性欠佳

前文所列的部分研究，并未详细描述其随机序列的产生、分配隐藏、盲法、失访与退出的处理方法和结果，部分研究缺少如活动度、功能评分等客观的评价指标，仅有治愈率的评价指标。所以需要该领域研究者以更加科学的研究方案开展研究工作，从研究方案的设计、样本量的计算、随机方法的选取、纳入排除标准和脱落剔除标准制定等多方面入手，制定更加科学严

谨的研究方案，提高相关研究临床证据等级，促进中医药临床研究现代化、标准化进程。

（五）随访周期不一致

SST 易迁延反复，依据该病的症状变化，其诊疗次数相对较多，观察周期亦较长，导致该病相关研究的随访周期设定存在较大争议。此外，中医药疗法种类繁多，涉及中药口服、中药外治法、手法、针灸、针刀、功能锻炼等干预措施，不同类型的干预措施相对应的治疗周期、治疗频次各有特点，也需要依据其特点设置符合规律及临床研究原则的观察时间和随访方案；同时，CST 的分型、分期较为复杂，不同时期的 CST 有不同的病理特征和临床特点，适宜的中医药干预手段、干预时长及干预频次也各有差异，这些客观因素都导致了设置一致性的 SST 随访周期难度增大。

二、提升中医药治疗 SST 临床证据等级的策略

（一）临床诊断标准与疗效评价标准统一化

虽然统一 SST 的临床诊断与疗效评价标准具有一定的难度和挑战，但这是获得高级别中医治疗 SST 循证依据的基础。现阶段，笔者团队建议该领域研究者采用《中医病证诊断疗效标准》中所确立的 SST 诊断依据与疗效判定标准进行临床研究。另外，随着专家共识的逐步出现，不断更新相关临床诊断与疗效判定标准，以期统一。

（二）提升研究设计科学性

笔者团队经整理发现，该病相关的多数临床研究仍存在研究设计不合理，缺少关键信息，结局报告不规范等问题。在后续的研究工作中应加强临床流行病学、循证医学、药物临床试验质量管理规范、统计学、卫生经济学和临床研究方法学的学习与理解，提升临床研究科研能力。另外，各级刊物在对期刊审查过程中，可要求研究者提供随机序列产生的方法、过程以及数据处理方式，从终端水准的提升，反向促进研究者以更加科学严谨的态度审视自己的研究设计，逐步向高级别临床循证方向发展。

（三）数据采集规范化

首先需采取国际通用的评价量表，对于主观性指标，为降低测量性偏倚，在有条件的情况下，可采取单盲或双盲的研究方式，或施治者与观察记录者分离的方式。如有多个观察记录者，需在项目启动会公布统一的判定标准，如统一采用某项观察内容的最大值或最小值进行记录。多量表的联合应用也有助于提高疗效评判的证据等级。如果涉及辅助检查的评定，比如测量钙化灶的大小，如采取超声测量，需在多个维度测量寻得长轴最大值进行记录。由于 NCST 在辅助检查中缺乏统一的判定标准，单纯主观指标无法完全避免测量偏移，所以需要进一步挖掘可用于疗效评价的客观指标，提升证据等级。

（四）建立研究质量控制保障机制

建立健全研究质量控制保障机制，在临床专家、流行病学与循证医学方法学专家、医学统计学专家的指导下，全程优化方案，以专职的管理人员和科研质量控制人员进行有效监督，做好中期评估、定期总结工作。并且将质量控制制度化、规章化，以保障设计科学严谨、数据真实有效，从而获得高质量的 SST 临床研究依据。

三、中医药治疗 SST 临床研究的发展方向

（一）确立中医药治疗 SST 优势技术

中医药疗法作为治疗 SST 的特色疗法，疗效确切、副作用小、安全性高。但是目前缺乏科学规范的评估以证明其有效性与安全性，不利于进一步推广应用。面对有限的研究精力和相对有限的患者数量，不宜同时开展多项技术研究。在后续研究工作中，有必要确立中医药治疗 SST 的优势技术，例如针刀治疗 CST 已经具备一定的早期临床观察结果，作为中医药治疗 CST 的方式之一，其较关节镜微创手术创伤更小。在此基础上，如能设计出规范、严谨的研究方案，开展多中心、大规模的 RCT，最终将能从循证医学的高度确定某些中医药治疗 SST 的优势技术。

（二）培养中医运动伤科方向专业型人才

SST 属于"筋痹"范畴，虽然中医药治疗筋痹具备充分的理论基础与临床实践经验，但目前中医运动伤科方向人才梯队的建设仍处在起步阶段，缺少相关领域的从业人员对该病进行专业化、系统性的研究。西医在此领域不断开拓，广泛应用运动疗法、物理治疗、体外冲击波治疗、手术治疗，已在治疗方案方面达成了一定共识。所以，面对目前中医药疗法确有特色、临床疗效确切，但缺乏循证医学验证的局面，需要进一步整合及培养中医运动伤科方向的专业型人才，以加强临床施治能力，提升科研业务水平，在 SST 等研究领域为后续临床工作提供更客观、可靠的结论。

（三）积极开展相关领域基础实验

目前，SST 的致病机制、治疗机制均未明确，对于 SST 的基础研究，需要从细胞试验、动物实验、在体试验等多角度阐释中医药干预措施的疗效机制，以更广阔的视野从多个层面进行探索，有利于发表更多高质量论文，在国内外有效推广中医药疗法治疗 SST，提高认可度。

四、展望

中医药疗法虽广泛应用于 SST 临床诊疗，且形成了一些研究结果，但缺乏大规模多中心的随机对照研究，同时缺乏中医药治疗 SST 的系统评价或 Meta 分析，因此整体研究的循证级别较低。培养中医运动伤科方向专业型人才，发掘中医药治疗 SST 的代表性疗法，开展足够规模的多中心随机对照研究，实现 SST 临床诊断、疗效评价、数据采集的规范化、标准化，建立健全研究质控保障机制，并将临床研究与基础研究紧密衔接，最终形成基于高水平循证医学证据的 SST 中医药特色诊疗技术，促进 SST 临床诊疗水平提升，推动中医药研究现代化进程，是我们今后的奋斗目标。

【参考文献】

[1] Basbaum I A, Bautista M D, Scherrer G, et al. Cellular and Molecular Mechanisms of Pain [J]. Cell, 2009, 139 (2): 267-284.

[2] Ron D, Carel B, Oscar D, et al. Guideline for diagnosis and treatment of subacromial pain syndrome: a multidisciplinary review by the Dutch Orthopaedic Association [J]. Acta orthopaedica, 2014, 85 (3): 314-322.

[3] M G G, C G M, Rajendra K. Hydroxyapatite crystal deposition disease [J]. Seminars in musculoskeletal radiology, 2003, 7 (3): 187-193.

[4] Adeleke I, Markus S. Arthroscopic treatment of calcifying tendonitis of subscapularis and supraspinatus tendon: a case report [J]. Knee surgery, sports traumatology, arthroscopy: official journal of the ESSKA, 2007, 15 (12): 1473-1477.

[5] G S K, S D K. Calcific tendinitis of the rotator cuff: a review [J]. Journal of clinical and diagnostic research: JCDR, 2013, 7 (7): 1482-1485.

[6] Giovanni M, Sanjay S, Paolo P, et al. Calcific tendinitis of the rotator cuff: state of the art in diagnosis and treatment [J]. Journal of orthopaedics and traumatology: official journal of the Italian Society of Orthopaedics and Traumatology, 2016, 17 (1): 7-14.

[7] Murrell A G. Oxygen free radicals and tendon healing [J]. Journal of Shoulder and Elbow Surgery, 2007, 16 (5): S208-S214.

[8] C A G M. Using nitric oxide to treat tendinopathy [J]. British journal of sports medicine, 2007, 41 (4): 227-231.

[9] Neto F A A, Trevizani S C, Benegas E, et al. ARTHROSCOPIC TREATMENT OF CALCIFYING TENDINITIS OF THE ROTATOR CUFF [J]. Revista Brasileira de Ortopedia (English Edition), 2010, 45 (5): 432-436.

[10] A R P, Ken Y, S C A, et al. American Academy of Orthopaedic Surgeons Clinical Practice Guideline on: optimizing the management of rotator cuff problems [J]. The Journal of bone and joint surgery. American volume, 2012, 94 (2): 163-167.

[11] Ranalletta M, Rossi A L, Bongiovanni L S, et al. Arthroscopic Removal and Rotator Cuff Repair Without Acromioplasty for the Treatment of Symptomatic Calcifying Tendinitis of the Supraspinatus Tendon [J]. Orthopaedic Journal of Sports Medicine, 2015, 3 (4): 335-341.

[12] Lay M S, Judie W, James L, et al. Shoulder pain in elite swimmers: primarily due to swim-volume-induced supraspinatus tendinopathy [J]. British journal of sports medicine, 2010, 44 (2): 105-113.

[13] Masanori W, Jiro I, Kensuke K, et al. Calcific Tendinitis of the Supraspinatus Tendon in an Infant [J]. Case reports in orthopedics, 2020, 2020 9842489.

[14] 候南, 郃东旭. 中西医论治钙化性冈上肌腱炎的研究进展 [J]. 实用中医内科杂志, 2019, 33 (08): 70-73.

[15] 冯莹, 袁滨, 孙鲁宁, 等. 超声引导下针刀经皮穿刺抽吸灌洗术治疗钙化性冈上肌腱炎 11 例临床观察 [J]. 江苏中医药, 2015, 47 (02): 59-61.

[16] 刘昱, 钟承隽, 常亮. 浮针治疗肩周炎临床研究进展 [J]. 辽宁中医药大学学报, 2020, 22 (01): 22-25.

[17] 刘豪华, 王正. 外敷消瘀止痛散治疗冈上肌钙化性肌腱炎的效果观察 [J]. 当代医药论丛, 2019, 17 (04): 146-147.

[18] 刘静, 王向鹏, 郭鹤华, 等. 针灸联合超声引导小针刀治疗肩袖钙化型肌腱炎临床疗效及对患者活动功能的作用评估 [J]. 陕西中医, 2018, 39 (08): 1144-1147.

[19] 吴兴杰, 肖建鑫, 刘畅. 奇正消痛贴膏治疗冈上肌腱炎 30 例临床观察 [J]. 中国中医药科技, 2014, 21 (06): 669.

[20] 吴峰, 黄漫为, 郑锦清, 等. 针刺配合竹圈盐灸治疗冈上肌肌腱炎 32 例临床观察 [J]. 江苏中医药, 2018, 50 (05): 65-67.

[21] 吴桂勤, 苏训同, 蔡道章, 等. 肩袖钙化性肌腱炎急性发作的关节镜治疗 [J]. 中华关节外科杂志（电子

版), 2017, 11 (01): 87-90.
[22] 宋寒冰, 王震, 姜益常. 小针刀配合火罐治疗冈上肌肌腱炎的临床观察 [J]. 中医药信息, 2015, 32 (03): 103-104.
[23] 宋文秀, 李克雷, 韩晓实, 等. 针灸治疗肌腱病患者运动功能康复疗效的 Meta 分析 [J]. 南京中医药大学学报, 2021, 37 (04): 581-586.
[24] 张昶, 周鹰, 张怡, 等. 激痛点神经阻滞联合针刀治疗冈上肌腱炎的临床疗效评价 [J]. 世界中医药, 2016, 11 (01): 131-133+139.
[25] 张立俭, 黄静宜, 祁昌杰, 等. 温针灸“肩三针”结合体外冲击波治疗劳损性冈上肌腱炎 [J]. 中医学报, 2020, 35 (09): 2024-2027.
[26] 张驰, 郇波, 李翔宇, 等. 针刀结合中药离子透入法治疗冈上肌腱炎临床观察 [J]. 辽宁中医药大学学报, 2016, 18 (10): 182-184.
[27] 恽晓平. 康复疗法评定学 [M]. 2 版. 北京: 华夏出版社, 2014.
[28] 曾仁昌. 温经通络散瘀膏外敷配点穴推拿治疗冈上肌腱炎 [J]. 实用临床医学, 2016, 17 (11): 37-38.
[29] 李皓, 邹霞, 许晓华, 等. 关节镜微创治疗慢性钙化性肌腱炎的疗效分析 [J]. 深圳中西医结合杂志, 2015, 25 (15): 3-5.
[30] 杨雨果. 中药热敷在冈上肌腱炎治疗中的疗效观察 [J]. 中医临床研究, 2015, 7 (35): 77-78.
[31] 林伟龙, 林勇, 蓝芳. 舒经活血洗方熏蒸联合体外冲击波治疗早中期钙化性冈上肌腱炎临床观察 [J]. 浙江中西医结合杂志, 2018, 28 (10): 867-869.
[32] 汪树林, 沈计荣, 姚晨, 等. 加味海桐皮汤联合塞来昔布治疗急性期肩袖钙化性肌腱炎的临床观察 [J]. 中国中医急症, 2018, 27 (04): 660-662.
[33] 王小勇. 电针配合郑氏中药治疗急性期钙化性岗上肌腱炎疗效观察 [J]. 四川医学, 2014, 35 (09): 1181-1183.
[34] 王德凤, 蔡琳. 热性针灸治疗冈上肌钙化性肌腱炎的临床研究 [J]. 北京中医药大学学报, 2019, 42 (07): 611-616.
[35] 王鹏, 侯鹍, 朱超. 注射疗法加中药热敷治疗钙化性冈上肌腱炎 28 例 [J]. 河南中医, 2015, 35 (07): 1562-1563.
[36] 罗跃嘉. 简化 McGill 疼痛评分表的临床应用评价 [J]. 中国康复, 1992 (04): 160-164.
[37] 苏文财, 赵茂胜, 邓银栓, 等. 肌腱病炎性机制的研究进展 [J]. 中国医药, 2019, 14 (04): 633-636.
[38] 许雷. 超声定位下软组织封闭配合中药离子导入治疗冈上肌腱炎的临床观察 [J]. 中医药学报, 2012, 40 (05): 138-139.
[39] 邢瑞林, 高小平, 许艳青, 等. 超声引导下细针穿刺改良小针刀法治疗钙化性冈上肌腱炎疗效观察 [J]. 影像研究与医学应用, 2021, 5 (12): 163-164.
[40] 陈胜, 魏合伟, 刘治军, 等. 浮针疗法治疗急性钙化性肌腱炎的临床观察 [J]. 中国中医急症, 2022, 31 (02): 294-296.
[41] 韦以宗. 关于骨伤科中西医名词的几点看法 [J]. 中国中医骨伤科杂志, 2001 (01): 55-56.
[42] 国家中医药管理局. 中医病证诊断疗效标准 [M]. 南京: 南京大学出版社, 1994.

第十一章　肱骨外上髁炎

肱骨外上髁炎是导致肘部疼痛最为常见的疾病，以非手术治疗为主，是中医骨伤科临床治疗的优势病种之一。中医药治疗肱骨外上髁炎历史悠久，中药、手法、针刺、传统功法锻炼等在临床中广泛应用，尤其是近年来以手法为代表的中医药非药物疗法治疗肱骨外上髁炎已经被纳入国际循证临床实践指南，逐渐受到各界关注。本章将详细梳理中医药防治肱骨外上髁炎的系统评价与随机对照试验等相关临床证据，为临床实践及未来研究提供参考依据。

第一节　概　　述

肱骨外上髁炎亦称肱桡关节滑囊炎、肱骨外髁骨膜炎，是一种因前臂伸肌起点慢性牵拉伤导致肱骨外上髁局限性疼痛，并影响臂腕功能的慢性劳损性疾病。因该病在网球运动员中较常见，故俗称“网球肘”。肱骨外上髁炎最常影响习惯用手，尤其是在执行日常重复动作的时候。多达 17% 的工人以及需要重复手部动作的劳动者患有肱骨外上髁炎。打字员、艺术家、音乐家、电工、机械师等职业也容易罹患本病。肱骨外上髁炎持续疼痛的原因之一是中枢敏感，与伤害感受阈值降低和时间总和增加有关。有证据表明肱骨外上髁炎患者表现出广泛的痛觉症状，这导致其疼痛量表得分较高及症状持续时间延长。年龄、较高的体重指数（BMI>25）和体力劳动是该病的重要诱发因素。剧烈运动外加每日重复肘部屈伸动作超过两个小时，以及每天手腕屈曲运动超过两个小时是肘部疼痛和肱骨外上髁炎的最主要危险因素。

肱骨外上髁炎在全世界具有较高的发病率，受影响的患者达全世界人口的 1%~3%。据估计，约 40% 的人在其一生中都会表现出一些肱骨外上髁炎的症状，该病好发于 30~50 岁，尤其高发于手工劳动者。

肱骨外上髁炎的确切病因尚未被确定，通常认为与重复过度抓握或手腕伸展、桡骨偏斜或前臂旋后造成的重复性微创伤相关，桡侧腕短伸肌是最容易受影响的肌肉，旋前肌及其他腕伸肌也常受影响。除机械应力过大的因素外，在肘关节屈伸时，肱骨小头外侧肌肉起点处的肌腱有重复磨损的风险。在早期研究中，肱骨外上髁炎常被认定是一种炎症，是因超负荷或过度使用造成的微创性损伤导致胶原纤维撕裂和先天免疫系统激活所致的疾病。然而后续的组织病理学研究发现，在慢性肱骨外上髁炎的活检样本中炎症细胞是缺失的。越来越多的证据支持将其定性为肌腱病，这是一种退行性病变过程，在重复性拉伸的情况下，肌腱的多次撕裂可能导致细胞基质的不可逆变性和纤维组织蛋白的增多。随着病程发展，这些瘢痕组织很容易受到外力的影响出现进一步的撕裂。高频周期性的创伤和不完全的修复会导致更严重的撕裂，从而引起肌腱生物力学结构改变和临床症状恶化。最新的证据表明，肌腱的应变程度和损伤程度存在显著相关性。对于伴有疼痛症状的肱骨外上髁炎，患者往往因疼痛不自觉地废用患病肌腱，继而导致肌腱结构弱化及损伤敏感性增高。此外，剪切力的增加可促进肌腱末端纤维软骨的形成，这会导致肌腱 - 骨交界处的弱化，从而引起肌腱病。组织病理学研究显示，慢性肱骨外上髁炎患者肌腱内的肌腱纤维存在缺陷和坏死，这被归因于疼痛症状引起废用导致。另外，肌腱血管生成不足和持续肌肉收缩可导致肌腱缺血，进一步加重肌腱病的发展。

对于肱骨外上髁炎的疼痛机制，多数研究将其归于神经源性病因，依据是多项研究表明该病患者存在对神经肽［包括 P 物质（SP）和降钙素基因相关肽（CGRP）］有反应性的神经纤维。有研究通过免疫组化的方法观察了 5 例肱骨外上髁炎患者和 4 例内上髁炎患者，发现有神经肽和降钙素基因相关肽神经支配肱骨外上髁炎患者的病理肌腱组织。Uchio 等人研究发现，神经肽、细胞因子和肿瘤生长因子可能参与了肱骨外上髁炎的发病。Han 等研究了皮质类固醇注射治疗对肱骨外上髁炎患者中神经肽和细胞因子水平的影响，发现 SP 的表达量最高在 24 小时内被皮质类固醇曲安奈德（TAA）抑制，但在 72 小时后恢复；神经肽在 24 小时和 3 小时分别被抑制。因此，皮质类固醇缓解肱骨外上髁炎疼痛的反应机制主要是通过抑制神经肽和细胞因子的表达实现的。

肱骨外上髁炎是一种自限性疾病，多数病例不需要治疗，约 80% 的病例可在 1 年内恢复。若症状持续存在，影响生活，则需要治疗。目前，该病的治疗分为手术治疗和非手术治疗两种。多数情况下非手术治疗可取得较好的临床疗效，较少采用手术治疗。早期症状较轻者，不需特殊治疗，适当休息和避免不利的活动即可；症状较重者，建议短期固定制动，配合口服非甾体抗炎药等，待疼痛缓解后去除固定，给予适当的治疗，如封闭、中药治疗、手法、理疗、针灸、生物疗法等。手术治疗适用于症状严重、长时间非手术治疗无效的患者，针对不同的病因，手术可选择的术式有伸肌腱附着部松解术、桡侧腕伸肌腱部分切断术、桡侧滑囊切除、环状韧带部分切除、去神经支配、桡神经管减压和游离桡侧腕短伸肌起点使桡侧短伸肌延长等。

中医药疗法治疗肱骨外上髁炎具有独特优势，常用方法包括中药内服外敷、针灸、手法、拔罐等，因其疗效确切、副作用小、安全性高，近年来被广泛运用于临床实践，且发表了较多临床研究及系统评价，但目前尚无中医药治疗该病循证证据相关总结。因此，系统梳理该领域循证证据具有重要意义。

第二节　临床研究证据纵览

一、中药治疗

中成药、经典名方与临床经验方在治疗肱骨外上髁炎中已得到广泛应用，可改善疼痛、缓解功能障碍，疗效与安全性俱佳。其中，中药及中成药治疗肱骨外上髁炎的相关临床研究成果已在高水平期刊发表。该病常用的疗效评价指标包括：《中医病证诊断疗效标准》疗效评定、视觉模拟评分法（VAS）、Mayo 肘关节功能评分、肘关节功能相关量表、无痛握力、压力疼痛阈值、SF-McGill 量表评分等。

（一）系统评价 /Meta 分析

目前尚无关于中药治疗肱骨外上髁炎的高水平系统评价及 Meta 分析发表，有待进一步探究以完善相关数据。

（二）随机对照试验

中成药金黄膏由天花粉、黄柏、大黄、白芷、赤芍等药物搭配麻油、黄蜡、甘油组成，具有清热燥湿、化瘀止痛、理气活血的功效，能够明显减轻患者疼痛，改善肘关节活动。该药适用于肱骨外上髁炎瘀血阻络证，症见臂痛，旋转活动时加重，活动不利等。一项随机双盲对照试验旨在评估金黄膏治疗肱骨外上髁炎临床疗效和安全性。试验组患者采用金黄膏外敷，悬吊前臂，患肢制动，每隔 7 天换 1 次药；对照组患者安慰剂外敷，使用方法与试验组相同（为确保安慰剂与实验药物的相似性、安全性及实用性，采用 10% 药物加上辅料制作，符合中药安慰剂制作方法），每隔 7 天换 1 次药。疗效评价主要指标为 SF-McGill 量表评分以及疗效标准评估。治疗时间连续 2 周，并于治疗后第 1 周和第 2 周进行随访。本试验将符合纳入标准的 80 例患者随机分为金黄膏试验组 40 例，安慰剂对照组 40 例，最终这 80 例患者均完成了研究。符合方案数据集分析，治疗前，安慰剂对照组和试验组 SF-McGill 量表评分分别为（34.28 ± 1.55）和（33.83 ± 2.31），两组间差异无统计学意义（$P>0.05$）；治疗 1 周时，治疗 1 周后及治疗 2 周后，两组评分差异均有统计学意义（$P<0.01$）；试验组治疗 1 周后与治疗前 SF-McGill 量表评分差异有统计学意义（$P<0.01$），治疗 2 周后与治疗 1 周后差异也有统计学意义（$P<0.01$）。经重复测量资料的方差分析，组内效应结果显示：①时间，F=1 047.88，$P<0.01$，不同时间的治疗效果差异有统计学意义，存在时间效应，SF-McGill 量表评分随时间呈下降趋势；②时间 × 治疗方法，F=451.45，$P<0.01$，表明药物与时间的交互作用差异有统计学意义。组间效应方差分析显示治疗方法，F=758.90，$P<0.01$，治疗 1 周及 2 周后治疗组效果优于对照组，差异均有统计学意义。按照《中医病证诊断疗效标准》，治疗 2 周后治疗组有效率为 90.00%，而对照组仅为 37.50%，治疗组的临床疗效显著优于对照组，差异有统计学意义（$P<0.01$）。由此认为金黄膏能有效缓解炎性疼痛，并能在一定程度上改善患者肱骨外上髁功能。

中药泡洗方由伸筋草、透骨草、鸡血藤、路路通、灯盏、细辛、防风、桂枝、生艾叶和川牛膝等药物组成，具有祛风通络、散寒止痛的作用，主治肱骨外上髁炎风寒阻络证。中国中医科学院望京医院骨伤科门诊于 2018 年 9 月至 2019 年 4 月对中药泡洗方治疗肱骨外上髁炎（风寒阻络证）进行了随机对照试验，本次研究试验过程严格遵循分组隐匿原则。试验组予中药泡洗方（约 45~50℃）泡洗 10 分钟，并药包湿敷 20 分钟，联合护肘制动治疗；对照组予扶他林乳胶剂外涂 4~5g（规格：20g，0.2g 双氯芬酸钠），与试验组相同的护肘制动治疗。两组均每日治疗 1 次，7 天为 1 个疗程，治疗 2 个疗程。共纳入 88 例肱骨外上髁炎患者，完成治疗与随访的患者共80例，其中试验组40例，对照组40例。2个疗程后，比较两组治疗后的总有效率、Mayo肘关节功能评分及通过压痛测量仪测量患者前后肘关节引发压痛值的大小变化。治疗结束3个月后通过门诊复诊或者电话的形式进行远期随访，比较两组患者的远期疗效和复发情况。80例患者治疗结束后，试验组与对照组患者肘关节症状均有好转，经比较试验组疗效占优。治疗前两组患者引发压痛值经 t 检验，差异无统计学意义（t=0.155，P=0.877＞0.05），两组患者具有可比性。治疗2个疗程后，两组患者引发压痛测量值均较治疗前升高，两组数据经统计学比较，结果 t=–2.34，P=0.022＜0.05，差异存在统计学意义。Mayo肘关节功能评分值，两组患者治疗前评分经检验差异无统计学意义（t=0.076，P=0.940＞0.05），存在可比性。治疗后试验组评分高于对照组，差异有统计学意义（t=–2.42，P=0.018＜0.05）。随访发现，试验组远期疗效为75%，对照组远期有效率为65%，组间差异经分析无统计学意义（P＞0.05）。证明中药泡洗方治疗风寒阻络型肱骨外上髁炎疗效显著，值得临床推广使用。

江西中医药大学附属医院于2013年9月至2014年11月通过诊治76位肱骨外上髁炎患者，探讨加味桃红四物汤联合中药蜡疗治疗肱骨外上髁炎风寒阻络证的临床优势及可行性。将上述患者随机分为试验组及对照组，每组各38例，两组基线情况差异无统计学意义。试验组予以加味桃红四物汤联合中药蜡疗外敷，1日2次，7日为1个疗程，治疗4个疗程；对照组给予醋酸曲安奈德注射液40mg+2%盐酸利多卡因注射液2~3ml局部封闭，1周1次，治疗4个疗程。就患者治疗前后临床症状、体征的变化情况进行临床疗效对比，根据疗效评定标准，两组进行对比性研究，经Ridit分析，试验组总有效率为89.47%，对照组为78.95%，差异具有统计学意义（P＜0.05），说明加味桃红四物汤对肱骨外上髁炎具有较好的临床效果，值得推广应用。

二、非药物疗法

以手法、针灸、推拿、功能锻炼为代表的非药物疗法在肱骨外上髁炎临床治疗中应用较多，尤其是手法以及针灸治疗肱骨外上髁炎受到广泛关注。

（一）系统评价/Meta分析

火针疗法是利用烧红的针具刺入人体腧穴，能够温经散寒、通经活络，以达到治疗效果的一种中医特色针刺疗法。目前大量临床研究证实运用火针治疗肱骨外上髁炎有其独特疗效，预后较好，然而对火针和常规针刺对照治疗肱骨外上髁炎的疗效缺乏系统性评价。一项Meta分析检索了2019年以前所有火针治疗肱骨外上髁炎的文献，共检索到研究文献140篇，经过筛选共纳入6篇文献研究，涉及415例患者，干预措施为试验组是火针，对照组为常规针刺治疗，其选穴及疗程不限，以治疗肱骨外上髁炎的总有效率作为主要结局指标。研究结果显示：在治疗的总有效率方面，火针疗法治疗肱骨外上髁炎的疗效明显优于常规针刺治疗[固定效应模型 RR=1.20，95%CI（1.11，1.28），Z=4.87，P＜0.000 01]，其组间差异具有统计学意义。但因本研究纳入的文献数量较少，且所纳入的文献方法学质量均偏低，尚不能充分验证上述结论，还需开展严格规范的大样本、多中心、双盲随机对照试验来进一步验证。

推拿手法是中医非药物疗法的代表之一，大量的临床医疗实践证明手法是治疗肱骨外上髁炎的有效手段，许多研究提示手法在改善肱骨外上髁炎患者的疼痛和运动功能等方面是肯定的。这些研究多数是病例对照，缺乏临床随机对照试验和系统评价，总体证据等级较低，另外由于没有统一的手法操作规范，故围绕本疗法的争论较多。一项研究收集了2005年1月到2016年3月的相关研究成果，共获得115篇相关文献，其中112篇为中文文献，3篇为英文文献。根据纳入与排除标准，最后实际纳入7篇文献，其中有3篇已发表的期刊文献，1篇英文文献，3篇学位论文。①手法与非手法治疗有效率的比较，全部7篇临床文献中有2篇文献没有提到有效率，5篇文献的结局指标是手法治疗肱骨外上髁炎的有效率。X^2=5.16，P=0.27>0.1，I^2=22%，表明所纳入的5个研究没有异质性，故采用固定效应模式对同质性好的这5个研究进行分析。研究显示，采用固定效应模式合并*OR*值为5.36，95%*CI*为(2.57，11.20)，手法组与非手法对照组比较，整体效果检验Z=4.47，P<0.000 01，以有效率为评价标准的手法治疗肱骨外上髁炎的疗效优于非手法治疗，且合并*OR*值>1，95%*CI*都不包含1，说明该疗法的差异不仅具有临床意义，而且具有统计学意义。表明手法治疗的有效率明显比非手法治疗高。②手法与药物疗效对照比较，7项研究报告中有2篇是由单纯手法对照药物治疗肱骨外上髁炎的有效率，共纳入病例120例，按照有效率标准进行Meta分析。两项研究的异质性检验X^2=0.71，P=0.40>0.1，I^2=0，表明所纳入的两项研究没有异质性，故采用固定效应模式对同质性好的这两项研究进行分析。手法与药物疗效对照比较，合并*OR*值为8.86，95%*CI*为(2.58，30.45)，整体效果检验Z=3.46，P=0.000 5<0.01，表明手法组与药物组间的差异有统计学意义。③手法与物理治疗疗效对照比较，7项研究报告中有4篇是由单纯手法对照物理疗法治疗肱骨外上髁炎的随机对照试验，其中2篇结局指标以有效率标准进行，故共纳入病例136例，按照有效率标准进行Meta分析。两项研究的异质性检验X^2=2.79，P=0.09<0.1，I^2=64%，表明所纳入的两项研究不存在同质性，故采用随机效应模型进行效应量合并。手法与理疗对照比较合并*OR*值为2.56，95%*CI*为(0.20，32.01)，整体效果检验Z=0.73，P=0.47>0.01，表明两组间的差异无统计学意义。④手法与非手法组在VAS评分上的对照比较，7项篇报告中有5篇提到VAS疼痛量表，但其中有2篇未提供VAS治疗前后差值的均数及标准差，故未纳入该对照，待获得原始数据后，再及时更新，其余3篇均由VAS量表作为结局指标，具有一定的同质性，最终纳入165例。3个组别的异质性检验X^2=3.11，P=0.21>0.1，I^2=36%，表明所纳入的3个研究没有异质性，故采用固定效应模式对同质性好的这3个研究进行分析。研究显示采用固定效应模式合并*OR*值为0.92，95%*CI*为(0.62，1.22)，整体效果检验Z=6.06，P<0.000 01，表明手法组与非手法组间的差异有统计学意义，手法在VAS疼痛指数上优于非手法治疗。结论：①推拿手法作为主要的干预手段在治疗肱骨外上髁炎上有显著的作用。②经Meta分析，提示以总有效率为评价标准的推拿手法治疗肱骨外上髁炎的疗效优于非手法的保守治疗，并且以VAS评分为评价标准在疼痛缓解上优于其他治疗。③研究所有纳入的临床随机对照试验质量参差不齐，国外文献的Jadad评分明显高于国内文献，国内文献在试验设计和执行等方面仍有明显欠缺。

④推拿治疗肱骨外上髁炎疗效显著，但在今后的临床研究中应制定诊疗的金标准，并制定规范的手法及操作标准，选取的对照干预措施要有公认疗效，注重随访及远期疗效观察，设计多中心、大样本量、高质量的随机对照试验加以证明。

浮针疗法在临床工作中广泛应用于治疗肱骨外上髁炎。该疗法是以一次性浮针等针具在患肌周围或邻近四肢进行的皮下针刺法。一项针对浮针治疗肱骨外上髁炎的有效性及安全性系统评价中，选取 2017 年 9 月 15 日以来有浮针治疗肱骨外上髁炎的随机对照试验，干预组以浮针或浮针联合其他疗法治疗，对照组采用浮针以外的其他疗法治疗，以临床疗效总有效率作为结局指标，总共检出 214 篇文献，经过三次筛选最终纳入 17 篇，总计 1 251 例肱骨外上髁炎患者，其中浮针组 672 例，对照组 579 例。在疗效上，浮针或联合其他疗法与浮针以外的其他疗法相比较，森林图显示浮针或联合其他疗法对肱骨外上髁炎的治疗效果优于对照组［OR=4.99，95%CI(3.13，7.95)，Z=8.10，P＜0.000 01］；浮针和常规针刺相比，浮针治疗肱骨外上髁炎的临床总有效率高于常规针刺［OR=4.741，95%CI(2.02，11.10)，Z=3.58，P=0.000 3］；浮针与电针相比，浮针治疗肱骨外上髁炎优于电针组［OR=5.26，95%CI(2.77，9.99)，Z=5.06，P＜0.000 1］，浮针与封闭［OR=8.70，95%CI(3.73，20.28)，Z=5.01，P＜0.000 01］、火针［OR=7.50，95%CI(0.78，72.44)，Z=1.74，P=0.08＞0.05］相比均显示出较好的临床效果。在另一项 Meta 分析中，作者收集了 1996 年 1 月 1 日至 2018 年 4 月 20 日所有浮针干预肱骨外上髁炎的随机对照试验（RCT）或临床对照试验（CCT），以总有效率作为主要结局指标，VAS 评分作为次要结局指标，症状和体征、日常生活能力和不良反应等作为其他评定指标，结果共收集 163 篇文献，最终纳入 21 篇文献，涉及 1 517 例患者（试验组 784 例，对照组 733 例）。在疗效上比较，浮针治疗肱骨外上髁炎的疗效优于传统电针疗法［OR=4.76，95%CI(2.46，9.24)，P＜0.000 01］；在 VAS 评分改善上，浮针疗法优于其他疗法［WMD=−1.29，95%CI(−1.59，−1.00)，P＜0.000 01］，说明浮针疗法能够有效缓解肱骨外上髁炎的疼痛症状。

多项临床指南推荐使用针灸治疗肱骨外上髁炎，虽然针刺疗法在中医疗法治疗肱骨外上髁炎里占据非常重要的地位，但由于针刺疗法的多样性特征，目前现有的原始研究多为针刺疗法或单一针刺疗法与常规封闭疗法的简单比较，网状 Meta 分析方法能够针对不同干预措施治疗肱骨外上髁炎的疗效进行比较。一项网状 Meta 分析检索了 2019 年 10 月前所有针灸治疗肱骨外上髁炎的文献，共检索到 2 250 篇相关报道，经过筛选最后纳入 32 个 RCT/CCT，2 318 名肱骨外上髁炎患者。涉及温针、火针、电针、毫针刺、浮针、火针＋毫针刺 6 种治疗措施，以有效率及视觉模拟评分法（VAS）作为结局指标。①对所纳以有效率为主要指标两两比较的文献进行 Meta 分析：结果显示，浮针优于电针［OR=0.88，95%CI(0.81，0.97)］，温针优于毫针刺［OR=0.27，95%CI(0.15，0.48)］，温针优于电针［OR=0.24，95%CI(0.08，0.76)］，火针＋毫针刺优于毫针刺［OR=0.22，95%CI(0.07，0.74)］，火针优于毫针刺［OR=0.15，95%CI(0.07，0.36)］，火针优于温针［OR=0.13，95%CI(0.03，0.61)］，火针优于电针［OR=0.24，95%CI(0.06，0.95)］，剩余浮针与温针的两两比较结果，差异无统计学意义。②对所纳以视觉模拟评分法（VAS）为次要结局指标的文献进行 Meta 分析：结果显示，浮针优于温针[MD=0.65,95%CI(0.02,1.28)],温针优于毫针刺[MD=1.33,95%CI(1.03,1.63)],温针优于电针[MD=1.60,95%CI(0.95,2.25)],火针+毫针刺优于毫针刺[MD=1.37,95%CI(0.41,2.33)],火针优于毫针刺[MD=0.96,95%CI(0.73,1.18)],火针亦优于电针[MD=1.61,95%CI(0.76,2.46)],纳入文献中以视觉模拟评分法作为次要指标的统计学均显示出差异。Meta 分析结果显示:在有效率上,温针优于电针、温针优于毫针刺、火针优于温针、火针优于电针、火针优于毫针刺、浮针优于电针、浮针优于毫针刺、火针+毫针刺优于毫针刺;在视觉模拟评分法上,温针优于电针、温针优于毫针刺、火针优于电针、火针优于毫针刺、浮针优于电针、浮针优于毫针刺、火针+毫针刺优于电针。疗效排序:有效率从优到劣依次为浮针>火针>火针+毫针刺>温针>电针>毫针刺,视觉模拟评分法从优到劣依次为浮针>火针+毫针刺>火针>温针>毫针刺>电针。综上所述,临床上治疗肱骨外上髁炎时可优先选择浮针疗法,但各针刺疗法间互有优劣,临床实践中应结合实际情况及中医辨证选择合适的治疗方式,此次研究为肱骨外上髁炎的针刺治疗提供了可靠的参考依据。

（二）随机对照试验

一项研究纳入 2016 年 1 月至 2018 年 8 月就诊于安徽省第二人民医院骨科门诊的肱骨外上髁炎患者 50 例,利用计算机随机法分为观察组 26 例,对照组 24 例。对照组采用单纯康复训练治疗,观察组采用毫火针配合康复训练治疗。以 VAS、Mayo 肘关节功能评分(MEPS)、ADL 评分及临床效果程度为评价指标。两组治疗前 VAS、MEPS、ADL 评分比较(均 P>0.05),说明治疗前各评价指标之间差异无统计学意义,具有可比性。组内治疗前后的比较:其中,观察组治疗前后 VAS、MEPS、ADL 评分之间比较(均 P<0.01)具有统计学意义,说明通过毫火针配合康复训练治疗有效;对照组治疗前后 VAS、MEPS、ADL 评分之间比较(均 P<0.01)具有统计学意义,说明通过康复训练治疗肱骨外上髁炎有一定效果;观察组和对照组治疗后 VAS、MEPS、ADL 评分之间比较(P<0.01)具有统计学意义,说明毫火针配合康复训练比单纯的康复训练更有优势。两组临床效果程度比较(P<0.05),差异具有统计学意义,说明毫火针配合康复训练比单纯的康复训练能够起到更好的临床治疗效果。该研究说明,单纯的康复训练对肱骨外上髁炎有一定治疗效果,毫火针配合康复训练治疗肱骨外上髁炎疗效更为显著,可有效改善症状及功能活动,值得临床推广。

一项研究选取 118 例患者,均来自 2008—2010 年惠州市第三人民医院康复科门诊,所有病例按照随机化方法分为两个组。其中,治疗组 60 例,男 33 例,女 27 例,平均年龄为(45.00 ± 7.25)岁,病程 2 周至 3 个月,平均 1.8 个月;对照组 58 例,男 34 例,女 24 例,平均年龄为(46.52 ± 8.12)岁,病程 1.5 周至 3 个月,平均 1.9 个月。两组性别、年龄、病程和病情经统计学处理,差异均无显著性意义(P>0.05),具有可比性。诊断标准:参照《中医病证诊断疗效标准》。①多见于特殊工种或职业,如砖瓦工、网球运动员,或有肘部损伤病史者。②肘外侧疼痛,疼痛呈持续渐进性发展。拧衣服、扫地、端壶倒水等动作时疼痛加重,常因疼痛而致前臂无力,握力减弱,甚至持物落地,休息时疼痛明显减轻或消失。③肘外侧压痛,以肱骨外上髁处压痛为明显,前臂伸肌群紧张试验阳性,伸肌群抗阻试验阳性。治疗方法:治疗组采用解结针法治疗。取患侧曲池、尺泽、肘髎、手三里及桡骨环状韧带在尺骨前后附着点、桡尺近侧关节及肱桡关节附近压痛点、结节、肿块，选用直径 0.45mm 的 1.5 寸毫针，常规消毒后，每次选 3~5 个点行解结针法治疗，治疗后在治疗部位盖无菌纱块。每 3 天 1 次，7 次为 1 疗程。1 疗程后统计疗效。对照组采用常规针刺法治疗。取患侧曲池、肘髎、手三里、合谷等主穴，行平补平泻手法，得气后留针 30 分钟，其间每 10 分钟行针 1 次。每 3 天 1 次，7 次为 1 疗程。1 疗程后统计疗效。疗效标准参照《中医病证诊断疗效标准》制定。临床痊愈：疼痛、压痛消失，持物无疼痛，肘部活动自如。显效：疼痛、压痛大减，持物稍感疼痛或有不适，肘部功能活动基本正常。有效：疼痛、压痛减轻，肘部功能活动改善。无效：症状治疗前后无明显改善。两组疗效比较：治疗组共 60 例，临床痊愈 45 例（75.00%），显效 10 例（16.67%），有效 3 例（5.00%），无效 2 例（3.33%），总有效率（96.67%）；对照组共 58 例，临床痊愈 24 例（41.38%），显效 12 例（20.69%），有效 10 例（17.24%），无效 12 例（20.69%），总有效率（79.31%）。两组疗效比较，差异有显著性意义（$P<0.01$），说明治疗组疗效明显优于对照组，解结针法治疗肱骨外上髁炎疗效显著。

一项研究选取 2007 年 3 月至 2010 年 6 月浙江省某医院针灸科门诊肱骨外上髁炎患者 68 例，其中男 28 例，女 40 例，平均年龄 42.1 岁；病程最短 2 天，最长 17 个月，平均 6 个月，其中复发 7 例。患者均有明显的肘外侧疼痛，肱骨外上髁压痛敏感，伴有握物无力，前臂伸肌紧张试验阳性。将 68 例患者随机分为反阿是穴组和阿是穴组，每组 34 例。反阿是穴组在按压后使局部疼痛缓解或消失处取穴；阿是穴组在痛点取穴，并于周边围刺三针。隔天治疗 1 次，10 次为 1 疗程，均治疗 2 个疗程，分别在疗程结束后当天、第 7 天、第 30 天、第 6 个月及 1 年后观察疗效。疗效评价标准参照《中医病证诊断疗效标准》进行疗效评定。治愈：肘部疼痛消失，前臂伸肌紧张试验阴性。好转：肘部疼痛明显改善，前臂伸肌紧张试验阴性或弱阳性。无效：临床症状及体征无改善。2 个疗程治疗结束后，当天反阿是穴组有效率为 100.0%（34/34），阿是穴组有效率为 73.5%（25/34），两组比较差异有统计学意义（$P<0.01$）。提示反阿是穴组疗效显著优于阿是穴组，说明运用反阿是穴治疗肱骨外上髁炎在治疗 2 个疗程后具有明显的近期效应，而运用阿是穴进行治疗后并不是每一个患者都能立刻解除疼痛。2 个疗程治疗结束后第 7 天和第 30 天，反阿是穴组有效率分别是 94.1%（32/34）、91.2%（31/34），优于阿是穴组的 70.6%（24/34）、67.6%（23/34）（均 $P<0.01$）。2 个疗程治疗结束后第 6 个月和 1 年后反阿是穴组有效率分别为 73.5%（25/34）、52.9%（18/34），阿是穴组有效率分别为 64.7%（22/34）、61.8%（21/34），组间差异无统计学意义（均 $P>0.05$）。提示反阿是穴组和阿是穴组疗效无差异，表明采用反阿是穴治疗肱骨外上髁炎在 6 个月后疼痛等症状复发率较高，反阿是穴的远期治疗效果等同于阿是穴的治疗结果。该研究运用阿是穴与反阿是穴对 68 例肱骨外上髁炎患者进行治疗，通过在不同时间点上的疗效比较，发现采用反阿是穴治疗的患者在每次治疗后的当日疼痛立即消失，2 个疗程结束后疼痛缓解明显，疗效优于阿是穴治疗。但在疗程结束后，随着时间的推移，疼痛复发的患者不断增多，1 年以后得到了和采用阿是穴治疗患者相似的治愈率和有效率，说明针刺反阿是穴具有良好的近期效应，但远期疗效并没有优于针刺阿是穴。但有一点值得注意，采用阿是穴治疗时，有部分患者产生了疼痛加重的现象，出现惧针反应，这一现象没有在采用反阿是穴治疗的患者中出现，说明反阿是穴在具有良好镇痛效果的同时也具有较好的患者依从性。在对肱骨外上髁炎的治疗中，早期患者可选取反阿是穴进行治疗。

三、综合疗法

在临床实践中，综合疗法包括中医综合疗法与中西医结合疗法。基于系统评价与随机对照试验研究证据，综合疗法主要包括针刀、局部封闭、运动疗法、针灸技术等方法的联合。

（一）系统评价 /Meta 分析

一项小针刀配合局部封闭治疗肱骨外上髁炎的 Meta 分析检索了截至 2016 年 11 月的所有相关 RCT，筛选后纳入了 10 篇研究，涉及 1 280 例患者。通过近期总有效率、远期总有效率、6 个月后复发率、1 年后复发率比较其优劣势。10 项纳入研究均对近期总有效率进行了评价，各组间异质性检验显示 P=0.08，I^2=42%，表明各项纳入研究间无明显异质性，故采用固定效应模型进行 Meta 分析。结果显示：在近期总有效率方面，小针刀配合局部封闭优于单纯小针刀或局部封闭治疗，其差异有统计学意义［RR=1.08，95%CI（1.05，1.11），P < 0.000 01］。有两项纳入研究对远期总有效率进行了评价，各组间异质性检验显示 P=0.52，I^2=0，表明各项纳入研究间无明显异质性，故采用固定效应模型进行 Meta 分析。结果显示：在远期总有效率方面，小针刀配合局部封闭优于对照组，其差异有统计学意义［RR=1.55，95%CI（1.27，1.89），P < 0.000 1］。有三项纳入研究对 6 个月后复发率进行了评价，各组间异质性检验显示 P=0.83，I^2=0，表明各项纳入研究间无明显异质性，故采用固定效应模型进行 Meta 分析。结果显示：小针刀配合局部封闭 6 个月后的复发率低于对照组，其差异有统计学意义［RR=0.07，95%CI（0.03，0.18），P < 0.000 01］。有两项纳入研究对 1 年后复发率进行了评价，各组间异质性检验显示 P=0.92，I^2=0，表明各项纳入研究间无明显异质性，故采用固定效应模型进行 Meta 分析。结果显示：小针刀配合局部封闭 1 年后的复发率低于对照组，其差异有统计学意义［RR=0.30，95%CI（0.13，0.72），P=0.007］。综上所述，小针刀配合局部封闭治疗肱骨外上髁炎的近期总有效率和远期总有效率均优于对照组，而 6 个月后复发率及 1 年后复发率均低于对照组，其差异具有统计学意义，说明小针刀配合局部封闭治疗肱骨外上髁炎能够有效提高近期和远期疗效，降低复发率。但因为目前纳入研究的方法学质量普遍偏低，今后有必要在临床上开展经严格设计的双盲、随机对照、大样本和多中心的高质量试验进一步验证。

另一项关于运动疗法治疗肱骨外上髁炎的 Meta 分析检索了 PubMed、Embase 和 Cochrane Central Register of Controlled Trials 数据库，并纳入了截至 2021 年 5 月的研究，共有 429 名参与者。为了计算运动疗法对肱骨外上髁炎的影响大小，变化基于标准化平均差（SMD）。使用治疗组和对照组的患者总数计算平均 VAS 疼痛评分、平均力量（包括握力）、平均功能、治疗前后的标准差和 SMD。通过比较治疗组和对照组，计算每项研究的 SMD 和 95%CI，然后汇总结果。使用 I^2 统计量评估异质性程度。这些统计数据表示为从 0 到 100 的百分比，表明系统中的异质性程度，作为研究方差之间总变异的量度。为了确定汇总结果的稳定性和可靠性，通过单独排除每项研究并重新分析其余研究来进行敏感性分析。使

用双尾 P 值，统计显著性设置为 $P<0.05$。将运动疗法和辅助治疗与单独的辅助治疗进行比较的四项研究报告显示，相对于对照组的 VAS 评分，运动疗法后的 VAS 评分有显著改善［*SMD*，-0.63；95%*CI*（-0.90，-0.36）］。四项研究报告了肌肉力量的结果：三项研究与握力有关，一项研究与运动后的肌肉力量有关。结果观察到相对于对照组，运动疗法组的肌肉力量有显著改善［*SMD*，1.05；95%*CI*（0.78，1.33）］。通过单独排除这些研究进行的敏感性分析也显示了运动疗法对肱骨外上髁炎患者减轻疼痛和改善肌肉力量的有益作用。但是运动参数数量过少以及一些纳入的研究没有明确描述运动强度和相关不良事件可能会导致结果的变化，因此针对上述问题有必要开展运动疗法的最佳方案和设备的研究试验。

一项针灸治疗肱骨外上髁炎的 Meta 分析检索了中国知网（CNKI）、中国科技期刊数据库、万方数据知识服务平台、中国生物医学文献服务系统（SinoMed）、PubMed、Embase 和 Cochran 图书馆等资源库包括符合纳入标准的随机对照试验（RCT），时间为从建库到 2019 年 5 月。纳入了 10 项涉及 796 名个体的 RCT。结果测量包括临床有效率、视觉模拟评分法（VAS）和功能恢复相关量表。在临床有效率分析中，针灸优于假针灸（两项 RCT，N=130，P=0.15）且有显著异质性（χ^2=5.89；P=0.02；I^2=83%），以及药物治疗（两项 RCT，N=124，P=0.02）和阻断疗法（四项 RCT，N=427，P=0.000 1）。对于视觉模拟评分法的分析，针灸优于假针灸（两项 RCT，N=92，P=0.18）、药物治疗（两项 RCT，N=144，$P<0.000\ 01$）和阻断疗法（两项 RCT，N=132，P=0.03）。

目前已有众多相关研究开展，得出了许多支持综合疗法的结论，但纳入的大多数原始研究方法学质量较差，尤其是缺少盲法和随机化程序的细节，导致偏倚风险高，同时纳入试验的针灸方案各不相同，如穴位选择、插入深度和治疗总数等。干预措施可能是异质性的来源，因此需要设计具有随机化、分配隐藏和盲法的更为严格的大样本随机对照试验。此外，应该解决针灸治疗方案和结果更加客观的问题。同时，进一步的研究不仅要关注针灸疗效，还要关注针灸的安全性。

（二）随机对照试验

中医综合疗法治疗肱骨外上髁炎被广泛应用于临床实践，但一直缺乏高质量的循证研究及远期随访数据。有学者观察了理筋正骨手法联合运动疗法治疗肱骨外上髁炎的临床疗效，研究纳入 2010 年 5 月至 2013 年 12 月肱骨外上髁炎患者 60 例，采用随机分组，观察组和对照组各 30 例，最终这 60 例均完成了试验。观察组采用理筋正骨手法和运动疗法。理筋手法：操作时，有时可在肱骨外上髁 4~5cm 处触及条索状变硬的伸肌腱，以单手或双手拇指指腹紧贴患肘皮肤，用指腹垂直而持久地弹拨治疗部位，后理筋顺筋，双手拇指按压疼痛之筋，顺肌肉走行方向上下疏通，采用分筋法左右分拨，顺筋归位，力度要由浅到深，力量要由轻到重。肘部旋后顿拉法：医者一手握住患侧腕部，另一手掌心托于肘后部，拇指位于肱骨外上髁伸肌总腱附着处后下缘（痛点远端）点揉，其余四指放于患肘内侧，另一手握住患侧腕部。然后旋转患者前臂，并逐渐屈伸肘关节，待患者完全放松，另一手托患肘向前顶推，使肘关节过伸，听到弹响声，患者可立即感到轻松，疼痛减轻。以上治疗隔日 1 次，7 次 1 个疗程，共治疗 2 个疗程。运动疗法：①功能锻炼，患者发病 24 小时后，在无明显疼痛前提下可进行前臂旋前肌的等长收缩，不产生关节运动。②被动牵拉训练，在无明显疼痛的前提下，治疗师一手握住并固定肘关节，另一手使腕关节屈曲，前臂完全旋前，肘关节屈曲，然后牵伸肘关节使其伸直，重复数次。③主动前臂牵伸肌训练，患者面对墙 40~50cm 处站立，上肢前屈伸直，手指向下，手背触及墙并加压，然后将伸直的手和前臂缓慢向上滑动，数次即可感觉前臂伸肌有牵拉紧张感，继续抗阻向上滑动，伸肌牵拉感更明显，当达到最大的牵拉感觉时，保持该位置不动，持续 1 分钟。每个动作重复 5~10 次，每天至少练习 2 组。对照组采用㨰、揉肘部并沿腕伸肌操作，重点在肘部，点按阿是穴、曲池、手三里、尺泽，中指按揉少海各 30 秒左右，弹拨前臂伸肌群 10~15 次，拿伸肌群 3~5 遍，大鱼际揉肱骨外上髁局部 3 分钟，小鱼际直擦腕伸肌群。分别于治疗前后采用 VAS 量表及压痛仪评估两组患者的疼痛程度，参考改良 An 和 Morrey 肘关节功能评分，对患者的症状包括活动度、力量、稳定性、疼痛进行评分，并观察临床疗效。两组患者临床疗效比较，观察组总有效率为 93.3%，对照组总有效率为 83.3%，观察组有效率优于对照组，差异有统计学意义（$Z<0.05$，$P<0.05$）。治疗前两组患者疼痛值比较，差异无统计学意义（$P>0.05$）；治疗后两组均有改善（$P<0.05$），且组间比较差异有统计学意义（$P<0.05$）。治疗前两组患者压痛值比较差异无统计学意义（$P>0.05$）；治疗后两组均有改善（$P<0.05$），且组间比较差异有统计学意义（$P<0.05$）。两组患者治疗前后各项症状评分均较治疗前明显改善（$P<0.05$）。观察组活动度、力量、稳定性、疼痛的改善均优于对照组（$P<0.05$）。综上所述，理筋正骨手法联合运动疗法治疗肱骨外上髁炎可减轻患者的局部疼痛，改善临床疗效。

临床实践中常运用中西医结合疗法治疗肱骨外上髁炎，一项浮针疗法结合肌肉能量技术治疗肱骨外上髁炎的研究选取了 2013 年 7 月至 2015 年 5 月的 80 例肱骨外上髁炎患者，随机分为试验组和对照组，每组各 40 例。观察组采用浮针疗法结合肌肉能量技术，对照组采用以阿是穴为主穴的传统针灸疗法。隔日治疗 1 次，每周治疗 3 次，共治疗 6 次。治疗后，两组患者的 VAS、ADL 评分明显改善（均 $P<0.01$）。与对照组相比，观察组患者治疗后的 VAS 评分降低更显著、ADL 评分增高更明显（均 $P<0.05$），观察组的愈显率和总有效率分别为 67.5% 和 90%，明显高于对照组的 35% 和 72.50%（愈显率 X^2=8.46，$P<0.05$；总有效率 X^2=3.97，$P<0.05$），差异具有统计学意义。观察组的痊愈 + 显效患者共计 27 例，经 1~3 次治疗达到该疗效的患者有 19 例，占 70.37%；而对照组的痊愈 + 显效患者共计 14 例，经 1~3 次治疗达到该疗效的患者有 5 例，占 35.71%。两者的差异有统计学意义（X^2=4.56，$P<0.05$）。观察组 27 例痊愈或显效患者中，有 8 例患者出现不同程度的症状复发，占 29.63%；而对照组 14 例痊愈或显效患者中，有 6 例患者出现不同程度的症状复发，占 42.86%。两者的差异无统计学意义（X^2=0.25，$P>0.05$）。结果显示，浮针疗法结合肌肉能量技术能够有效缓解肱骨外上髁炎患者的疼痛，恢复其日常生活能力，疗效确切，取效速捷，优于传统针灸疗法。

一项麦粒灸配合针刺治疗肱骨外上髁炎的研究选取了 2009 年 6 月至 2011 年 3 月的 70 例肱骨外上髁炎患者，随机分为观察组和对照组，其中脱落病例、剔除病例共 8 例，最终观察组和对照组各完成 31 例。对照组取阿是穴、曲池、手三里、外关。局部皮肤消毒，用

0.30mm × 40mm 一次性针灸针。阿是穴采用齐刺法，得气后行平补平泻，每穴运针 1min，留针 30min。同时 TDP 照射患肘。隔日 1 次，共治疗 10 次。观察组穴位操作同对照组，起针后取精艾绒，制成麦粒大小的艾炷灸阿是穴，点燃后待患者有灼痛感时取掉残艾，每次灸 5 壮。如皮肤起疱，尽量使灸疱不溃破，即使溃破只要保持局部干燥和清洁，无需其他特殊处理。采用视觉模拟评分法（VAS），在患者治疗前、治疗 5 次、治疗 10 次后评估 1 次。治疗 5 次后观察组治疗前后 VAS 评分差异有统计学意义（$P<0.05$），但对照组治疗前后差异无统计学意义（$P>0.05$），两组治疗后组间比较，VAS 评分的差异有统计学意义（$P<0.05$）。10 次后观察组治疗前后 VAS 评分差异有统计学意义（$P<0.01$），对照组治疗前后差异亦有统计学意义（$P<0.05$），组间比较疼痛评分的差异有统计学意义（$P<0.05$）。说明两种治疗方法均能减轻患者疼痛程度，但观察组对患者疼痛的改善程度优于对照组，且具有见效快的特点。观察组总有效率数值高于对照组，但无统计学意义（$P>0.05$）。两组痊愈率比较，差异有统计学意义（$P<0.05$），说明观察组痊愈率比对照组高。综上所述，麦粒灸配合针刺治疗肱骨外上髁炎优于常规针刺，具有见效快、痊愈率高的特点。

第三节　临床指南与专家共识

一、国际临床指南与专家共识

（一）日本骨科协会（JOA）肱骨外上髁炎临床实践指南（2021 版）

日本骨科协会（JOA）于 2021 年发布了肱骨外上髁炎的临床实践指南。所有文献检索时间为 2008 年 1 月至 2016 年 5 月，选择了 102 名肘关节治疗方面的临床医生专家，组成了一个系统的审查团队，使用 GRADE、Cochrane 合作手册、美国卫生保健研究和质量机构（AHRQ）和牛津 EBM 中心采用的标准化证据水平对文献进行独立评分。同时综合专家组提出的系列临床问题，共制定了 11 个临床问题、9 个背景问题和 3 个未来研究问题，涉及肱骨外上髁炎的定义、自然史、诊断和治疗问题。同时为每个问题建立了一个证据等级表，通过工作小组讨论及结合循证医学证据，得出针对临床问题的最终推荐意见，所有证据均有不同证据等级的推荐意见。该指南的建议有助于医生对这种常见疾病进行最佳有效的治疗和功能恢复。

在制定的 23 个问题中，除了明确肱骨外上髁炎的定义、自然史（流行病学）、体格检查与影像学检查外，重点强调临床获益与风险之间的平衡。推荐治疗部分，仍推荐非手术为治疗肱骨外上髁炎的主要方法。中医药疗法中的药物疗法缺乏相关临床证据；手法治疗缺乏相关临床证据；针灸等辅助疗法缺乏高质量临床证据，虽然可以改善疼痛症状，但是相对于肱骨外上髁炎患者的自然史而言，其改善效果有待商榷，临床可以考虑使用（表 11-1）。

表 11-1　日本骨科协会（JOA）肱骨外上髁炎临床实践指南

干预措施	推荐意见
药物治疗	药物治疗被广泛使用，具有短期疗效。（推荐级别 2，同意率 82%，证据等级 C 级）
	局部注射皮质类固醇对短期内的外上髁炎有效，推荐保守治疗。（推荐级别 2，同意率 100%，证据等级 A 级）
肘关节带治疗	肘关节带对外上髁炎患者很有用。（推荐级别 2，同意率 100%，证据等级 C 级）
物理疗法 / 功能锻炼治疗	物理治疗是一种安全、相对低成本、有效的治疗外上髁炎的方法。（推荐级别 1，同意率 83%，证据等级 B 级）
针刺治疗	目前还没有明确的证据支持这种治疗方法
冲击波治疗	体外冲击波治疗（ESWT）并不明确推荐给外上髁炎患者。（推荐级别 5，同意率 36%，证据等级 C 级）
外周全血注射治疗	对于外上髁炎患者，不强烈建议在短期内局部注射外周全血。（推荐级别 2，同意率 80%，证据等级 C 级）
富血小板血浆（PRP）局部注射治疗	与所有对照组局部注射（类固醇、全血、局部麻醉药、生理盐水）的比较无显著差异；然而，PRP 局部注射的长期有效性得到了证实。（推荐级别 2，同意率 60%，证据等级 B 级）
激光照射治疗	低水平激光对外上髁炎无明显影响，也无不良事件。（推荐级别 2，同意率 72.7%，证据等级 C 级）
手术治疗	当保守治疗对外上髁炎无效时，可进行手术治疗。手术可减轻疼痛，但无并发症或减少活动范围。（推荐级别 2，同意率 100%，证据等级 C 级）
关节镜治疗	关节镜手术也达到了适当的结果，没有明显的并发症。（推荐级别 2，同意率 100%，证据等级 C 级）
射频治疗	对外上髁炎患者使用射频可以减轻疼痛，提高握力，并提高进行 ADL 的能力。然而，需要相关设备，并且没有足够的证据来确定推荐级别。
骨髓抽吸浓缩液（BMAC）局部注射治疗	关于 BMAC 局部注射的证据不足。

（二）美国职业与环境医学学院（ACOEM）制定的肘部疾患实践指南（2013 版）

该指南检索收集了 1966 年至 2011 年所有相关文献，对确定的研究进行证据评分，纳入评分较高的随机对照研究，并进行等级标签（A、B 和 C）。在缺乏高质量证据或相互矛盾的情况下，利用专家小组共识达成一致建议，所有这些建议都因证据不足而被标注为“I”。以上证据文献研究由 3 个专业组织和 1 个专家组进行裁定。中医的针灸、按摩、推拿等辅助疗法虽然可以改善慢性疼痛症状，但因缺乏高质量循证证据，仍没有明确推荐（表 11-2）。

表 11-2　ACOEM 肘部疾患实践指南

干预措施	推荐意见
非甾体抗炎药治疗	外用和口服非甾体抗炎药对急性、亚急性或慢性外上髁炎有适度疗效，中等证据（B）。
	乙酰氨基酚没有具有疗效的证据，但它是一个合理的替代方案，可能是非甾体抗炎药禁忌证患者的首选方案（I）。
阿片类药物治疗	应该避免使用阿片类药物。
外固定治疗	没有明确证据支持肱骨外上髁炎带、肩带和支架治疗急性、亚急性或慢性肱骨外上髁炎有确切疗效（I），有两项实验研究表明肘带可能有适度的疗效。因此，仍然建议使用肘带（I），对于更严重的病例，或肘带和腕带效果不佳的病例，可以考虑使用腕托作为辅助护理（I）。
针刺治疗	针灸推荐用于特定的慢性病患者（I）。
物理疗法 / 功能锻炼治疗	目前没有质量研究明确功能锻炼的有效性（I）。一项试验发现，比较偏心功能锻炼和向心功能锻炼没有差异。然而，另一项试验发现，在两年内，功能锻炼疗效优于超声波。因此，建议进行功能锻炼（I）。
热敷 / 冷敷治疗	没有明确证据证明其效果（I），但是可能建议自行热敷或冰敷。
糖皮质激素或非甾体抗炎药的离子电渗疗法	有中等证据表明糖皮质激素或非甾体抗炎药的离子电渗疗法有一定疗效（B）。
按摩治疗	按摩，包括推拿、按摩，用于急性、亚急性或慢性肱骨外上髁炎（I）。
冲击波疗法、激光疗法、软组织松动术、肉毒杆菌注射等	不推荐的治疗方法包括体外冲击波疗法（A）、低强度激光疗法（B）、软组织松动术（C）、手法或松动术（C）、声导疗法（C）、聚氯乙烯注射（C）、肉毒杆菌注射（I）。
糖皮质激素局部注射治疗	糖皮质激素注射有一些疗效证据（C）；然而，注射后 1 年的结果往往更糟，这表明糖皮质激素注射至少需要谨慎。
其他治疗	不推荐或反对使用磁脉冲疗法、生物反馈疗法、经皮电神经刺激、电神经刺激、透热疗法，关节周围透明质酸钠注射、糖胺聚糖注射或超声引导下经皮肌腱切开术（I）。

二、国内临床指南与专家共识

中医骨伤科常见病诊疗指南——肱骨外上髁炎（ZYYXH/T385-2012）

1. 治疗原则　肱骨外上髁炎，一般情况下都可以通过非手术治疗，很少采用手术治疗。早期病例，症状较轻者，不需特殊治疗，但需适当休息和避免不利的活动；症状较重者，建议短期固定制动，配合口服非甾体抗炎药等，待疼痛缓解后去除固定，给予适当的治疗，如封闭、中药外治、手法、针灸等。手术治疗适用于症状严重、长时间非手术治疗无效的极少数患者。

2. 非手术疗法

（1）手法治疗：为主要的治疗方法。各家治疗肱骨外上髁炎的手法不同，但主要的治疗原则都是理筋通络、解痉止痛，常用手法有㨰法、按揉法、弹拨法、擦法、关节运动法等。方法是患者取坐位，患臂外展前屈位置于治疗台上，肘关节微屈，肘下垫枕，操作者立于患者右侧，在前臂桡侧肌群用㨰法，同时配合前臂旋前、旋后的被动运动。然后一手托住患侧肘部，另一手握住患侧腕部，做肘关节屈伸的被动运动。接着按揉阿是穴、曲池、手三里等穴位，最后弹拨、提拿、搓擦桡侧伸腕肌及肱骨外上髁部位。

(2) 中药治疗

1) 中药内治

①风寒阻络证

治法：祛风散寒，通络宣痹。

主方：蠲痹汤(《医学心悟》)加减。

常用药：羌活、独活、桂枝、秦艽、海风藤、桑枝、当归、川芎、乳香、木香、甘草。

②湿热内蕴证

治法：清热除湿。

主方：二妙散(《丹溪心法》)加味。

常用药：黄柏、苍术、桑枝、秦艽、当归、乳香、防己。

③气血亏虚证

治法：养血荣筋，补气养血。

主方：当归鸡血藤(《中医伤科学》)加减。

常用药：当归、鸡血藤、桂枝、党参、白术、茯苓、白芍、熟地、川芎、甘草。

2) 中药外治：以外敷定痛膏或海桐皮汤熏洗。定痛膏药用生南星、白芷、独活、紫荆皮、芙蓉叶等，共研细末，用时以水、蜜糖煮热，调成糊状外敷于患处，或用凡士林调煮成膏外敷；海桐皮汤药用海桐皮、透骨草、乳香、没药、当归、川椒、川芎、红花、威灵仙、甘草、防风、白芷等，煎后熏洗患处。

3) 中成药：复方南星止痛膏、红药贴膏(气雾剂)等外贴，适用于风寒阻络证。

(3) 针灸治疗：包括体针、穴位埋针、灸法、皮肤针、穴位注射、温针、梅花针等法。体针取尺泽、阳溪、曲池、手三里、阿是穴等，强刺激，隔日1次，10次为1疗程。

(4) 水针疗法：当归注射液2ml或红花注射液2ml做痛点注射，隔日1次，10次为1疗程。

(5) 针刀疗法：局部麻醉后患肘伸直，操作者左手拇指在桡骨粗隆处将肱桡肌拨开，将小针刀沿肱桡肌内侧缘刺入，直达肱桡关节滑囊和骨面，做切开剥离2~3次后出针，无菌纱布覆盖针孔后屈伸患肘数次。

(6) 封闭疗法：可的松加2%利多卡因，或曲安奈德10mg加2%利多卡因或倍他米松1ml做痛点封闭，可重复使用，但一般不超过3次，因其可增加伸肌腱的脆性，有突然断裂的危险。

(7) 物理治疗：可采用激光、蜡疗、超短波、离子导入、宽谱等，以缓解炎症、减轻疼痛。

3. 手术治疗　适用于非手术疗法治疗无效的极少数患者。如在9个月内经上述非手术疗法治疗无效，则应考虑手术。针对不同的病因，有伸肌腱附着部松解术、桡侧腕伸肌腱部分切断术、桡侧滑囊切除、环状韧带治疗，以及部分切除、去神经支配、桡神经管减压和游离桡侧腕短伸肌起点使桡侧腕短伸肌延长等手术方法。手术要点：从肱骨外髁至桡骨头做弧形切口，显露出起于肱骨外上髁的伸肌腱约 0.5cm，用锐骨刀将此肌腱在外上髁部剥离，使剥离的肌腱起端有 0.5cm 的间距。若该部有滑囊，应同时予以切除，肌腱不必缝合固定，仅缝合皮下、皮肤，无须外固定。

4. 功能锻炼　注意劳逸结合，不可使手臂过度疲劳；劳动的强度不宜过大，不要长时间拎重物行走或洗衣物过多，防止劳损；保护肘部，避免伤害；在进行网球等运动前要做好“热身”，运动中可使用护肘或弹力绷带，以有效地避免意外伤害；同时还要注意保暖，避免受寒，不要长时间对着风扇或空调出口，以免局部受寒凉刺激，引发疾病。

第四节　研究述评与展望

肱骨外上髁炎是肘关节常见疾病之一，肱骨外上髁部局限性疼痛是本病的主要症状，该疾病具有自限性、症状反复、持久等特点，严重影响国人生活质量。寻求安全可靠、疗效确切、经济实惠的肱骨外上髁炎防治方案符合“健康中国”战略需求。临床治疗肱骨外上髁炎以神经阻滞剂和糖皮质激素局部封闭及口服、外用抗炎镇痛药为主，但该法复发率高，仅能缓解症状，且抗炎镇痛药具有明显的胃肠道不良反应，长期使用对身体产生的副作用不容忽视。在肱骨外上髁炎的诸多防治方案中，中医药特色疗法占据重要地位，其诊疗方法丰富、安全性高、无明显副作用且临床疗效确切，适于大范围推广应用。JOA 肱骨外上髁炎临床实践指南中对于针刺治疗没有明确的证据支持，不能确定推荐；而对于推拿、按摩等物理疗法的证据为 B 级，建议等级为 1 级，同意率为 83%。而 ACOEM 指南指出，中医传统的针灸、按摩、推拿等辅助疗法虽缺乏高质量临床证据，但可改善慢性疼痛症状。因此，中医药防治肱骨外上髁炎的临床研究在质量控制、安全性评价、有效性观察等方面仍面临诸多困难与挑战，而如何克服这些困难并进一步提升中医药治疗肱骨外上髁炎的临床研究证据等级，是促进中医药现代化、提升全民健康水平的重中之重。

一、中医药防治肱骨外上髁炎临床研究现状

中医药防治肱骨外上髁炎具有丰富的手段，临床疗效确切。主要方法有针刺、推拿等特色疗法。

针刺作为一种操作简单、经济有效的治疗方法，不仅在国内应用广泛，在欧美国家的接受度与使用度亦逐年上升，目前被广泛应用于治疗肌肉骨骼疾病，尤其是功能性残疾和疼痛症状。近年来，该领域研究人员进行了大量针刺治疗肱骨外上髁炎的研究，其中有效性和安全性是多数学者研究的重点。然而针刺治疗涵盖了电针、火针、毫针、温针、浮针等多样疗

法，临床实践过程中往往缺乏各种针刺疗法间的直接与间接的系统性比较，今后应当多增加一些相关研究。

推拿手法是中医药特色疗法，大量临床实践证明手法是治疗肱骨外上髁炎的有效方法，多项研究提示手法在改善肱骨外上髁炎患者的疼痛和运动功能等方面具有一定作用。然而以上研究大多以病例对照为主，缺乏临床随机对照试验，导致证据等级偏低；另外，由于没有统一的手法操作规范，且随机对照试验与系统评价等循证医学研究极少，故本疗法的临床有效性争论较大。在今后的临床研究中应制定规范的手法诊疗及操作标准，选取的对照干预措施要有公认疗效，注重随访及远期疗效观察，设计多中心、大样本、高质量的随机对照试验加以证明。

二、中医药防治肱骨外上髁炎临床研究面临的挑战

（一）肱骨外上髁炎患者观察周期的确定及随访存在难度

由于肱骨外上髁炎具有自限性、症状反复、持久等特点，因此该病的症状是一个渐变且反复的过程，在临床研究时需设立较多的访视次数、较长的研究周期。对于访视与随访次数较多的临床研究项目，保证临床数据的完整性、真实性以及受试者、研究者的依从性是存在难度的；另外，中医药疗法中涉及中药口服外用、中医手法、针灸、功能锻炼等干预措施，不同的干预措施相对应的治疗周期、治疗频次各有特点，也需要依据其特点，设置符合规律及临床研究原则的观察时间和随访方案。此外，依据中华中医药学会关于肱骨外上髁炎诊疗指南中对本病进行的证候划分，不同证候的肱骨外上髁炎有不同的病程特点，且其适宜的中医药防治策略及用药时间也有差异，这些客观因素都导致了肱骨外上髁炎患者观察周期的确定及随访周期的难度增大。

（二）术者临床经验对疗效有显著影响

部分中医特色非药物疗法属于技能型操作技术，临床医师的治疗经验与技能熟练度、患者对锻炼方式的熟练程度等对治疗效果有较大影响，如中医手法、针灸疗法、传统功法、功能锻炼等。某些技术操作不当甚至会产生严重不良反应：如手法治疗操作不当可能导致肘关节周围软组织挫伤；针刺治疗操作不当可能导致晕针、滞针等不良反应，等等。而富有经验的操作者，往往在操作中表现出更小的副作用和较好的治疗效果。所以在研究开展过程中，不仅要对治疗操作者进行严格的培训与考核，还应关注不同研究者操作时可能存在的差异。保证各中心研究者在“同质”的水平下开展治疗与临床评价，这是验证中医药干预措施疗效的难点之一。此外，一些特效中药制剂，临床研究的地域不同，也会造成实验结果的存疑或偏倚。

（三）缺乏客观、可靠的疗效评价指标

肱骨外上髁炎本身缺乏可靠且公认的客观疗效评价指标。与重大心脑血管等内科疾病的结局事件不同，肱骨外上髁炎一般缺乏类似“死亡”“残疾”等明确的结局指标，实验室指标也相对缺乏。无特异性指标，造成临床疗效评价指标以主观疗效指标为主，缺乏相对公认、全面、客观的结局指标。如疼痛症状的改善程度评估，该类症状程度的变化难以进

行充分的定量评价，一般以定性评价为主，肱骨外上髁炎的评价指标一般推荐Mayo肘关节功能评分（MEPS）、视觉模拟评分法（VAS）、现有疼痛强度（PPI）评分、改良肘关节评分系统（HSS）、日常生活活动能力（ADL）调查问卷、Barthel指数（BI），以及上肢功能障碍评定量表（DASH）等。这些指标相对主观，且肱骨外上髁炎本身有自愈倾向，很难明确治疗方案的疗效是否确切。另外，目前许多临床研究基于以上的评分或量表总结出“有效率”或“显效率”等评价指标，但这些指标本质上来源于评分或量表，同样难以客观反映疗效。在访视与随访过程中，保证主观评价指标相对客观化，同样是研究结果能否受到公认的难点。因此，制定出系统、规范、定量、相对客观的结局评价指标，可以增强研究结果的可信度。

（四）诊断依据主观性大，缺乏影像学支撑

在肱骨外上髁炎的临床诊断过程中，主要依靠医生主观经验和患者体征，影像学的作用通常是为了排除相关疾病或者鉴别诊断，这就造成了肱骨外上髁炎的诊断无法得到确切的影像学支持，无法像骨折、腰椎滑脱、颈椎病等具有明确的影像学诊断参考和疗效评价。因此，提高影像学诊断水平，建立有效的数据库管理，一方面能够为研究者方便快捷地核查受试者真实信息，完成影像学数据的溯源，提高数据分析的可靠性；另一方面有利于积累同一病种的影像学信息，为临床真实世界评估提供可靠、完整的诊断数据。在临床疗效评价中，如何提高影像学指标的测量水平，是提高研究的真实性和可靠性的重要挑战。

三、中医药防治肱骨外上髁炎临床研究质量控制的保障

在现有研究方法的基础上提升研究质量控制保障，有助于提升中医药防治肱骨外上髁炎临床研究的证据等级，提高相关研究结果的认可度，促进中医药的推广应用。

（一）成立多元化团队质量监护机制

在课题开展过程中，形成稳定的专家队伍，从课题的顶层设计入手能够有效保障课题方案的质量。专家指导小组通常由临床专家（包括中医、西医专家）、临床流行病学与循证医学方法学专家、医学统计学专家等构成，全程参与方案优化、中期评估、课题总结等过程。此外，临床专家还需对临床事件进行解读与判断，而方法学专家与统计学专家则需对数据质量进行评估。在实施阶段，与结局密切相关的研究病例需要重点监查，必要时提交专家指导小组讨论。另外，对于基于多中心开展的临床研究，分中心主要研究者的重视程度、研究秘书的工作态度往往决定了临床试验的成败。建议研究实施前，成立质量控制小组，一般包括课题承担单位2人，课题参加单位至少1人。在临床研究实施方案、研究者手册与病例报告表确定后，该小组成员负责制定质量控制方案，确定其内容、具体考核指标、质控时间等。

（二）建立规范、标准化的考核体系

中医特色非药物疗法是中医学治疗肱骨外上髁炎的有效手段。手法、针刺等治疗十分常用，但手法、针刺的培训、量化、考核一直是业内广泛关注的难点。研究表明，这两种疗法缺乏统一的操作规范，疗效标准也尚未统一。建立操作技术培训与考核程序可在一定程度上解决该问题。例如，可对操作者进行规范化培训及考核，进一步规范操作，降低因研究者操作误差引起的偏倚，提高手法研究课题实施的可靠性，提升相关研究结果的证据等级和临

床质量。

（三）形成有效监管的主观数据采集标准

为保证研究方案的统一实施，除制定一系列标准操作规程之外，在肱骨外上髁炎的疗效观察指标中，诸如疼痛等主观评价尤为常见。以最常使用的疼痛测量工具——VAS评分为例，该评分主要用以评估治疗前后疼痛程度的变化，虽然是国际公认的测量工具，但该指标测量时也存在主观性。为降低测量性偏倚，首先需保证负责治疗的研究者与疼痛指标采集人员分离，由受试者相对客观地在标尺中记录疼痛评分变化，每一次治疗后签字确认。其次，肘关节疼痛的测量，疼痛程度可能会存在不同时间段不一致的情况，研究过程中统一采用治疗前后疼痛的最大值进行记录。此外，多量表的联合应用也有助于提高疗效评判的证据等级，但过多的量表条目也可能滋生患者的抵触情绪，影响结果可靠性。因此，在实际操作过程中，研究者应根据研究本身的特点选择客观且适合的疗效评判指标。

（四）制定影像学诊疗、评价流程

影像学能够直观地观察肘关节伸肌总腱、外侧韧带的结构、信号与变化，有成为诊断指标及疗效评价指标的潜力，如通过MRI分辨肘关节肌肉、肌腱、软组织等的信号来判别疾病发生、发展及恢复情况，应进一步挖掘这些可能用于疗效评价的客观指标，充分利用影像学技术的优势和特点，促进中医药防治肱骨外上髁炎临床证据等级的提升。

四、展望

肱骨外上髁炎作为中医骨伤科常见的筋骨疾病，中医药疗法有其独特优势，但如何阐释其作用机制是亟须解决的问题。基于目前研究，一方面，中医药治疗肱骨外上髁炎的临床研究仍需更高质量的循证证据提供支撑；另一方面，许多中医药特色疗法的效应机制仍不明确，从而对中药、针灸、推拿等疗法的推广和临床应用带来了困难。因此，在今后的研究中，牵头成立相关诊疗方案，开展大规模、多区域的RCT研究，开展中医药治疗肱骨外上髁炎的安全性和有效性评价，提升中医药治疗的证据等级，对推广中医药防治肱骨外上髁炎具有重要意义。

【参考文献】

[1] Akira K, Nobuhito A, Keisuke A, et al. Japanese Orthopaedic Association (JOA) clinical practice guidelines on the management of soft tissue tumors 2020-Secondary publication [J]. Journal of orthopaedic science: official journal of the Japanese Orthopaedic Association, 2022, 27 (3): 533-550.

[2] T K H, E H H, M R B, et al. ACOEM practice guidelines: elbow disorders [J]. Journal of occupational and environmental medicine, 2013, 55 (11): 1365-1374.

[3] Kim M G, Yoo J S, Choi S, et al. Current Trends for Treating Lateral Epicondylitis [J]. 대한견주관절학회지 : CiSE Clinics in Shoulder and Elbow, 2019, 22 (4): 227-234.

[4] Kun-Long M, Hai-Qiang W. Management of Lateral Epicondylitis: A Narrative Literature Review [J]. Pain

research & management, 2020, 2020 6965381.
[5] Uchio Y, Ochi M, Ryoke K, et al. Expression of neuropeptides and cytokines at the extensor carpi radialis brevis muscle origin [J]. Journal of Shoulder and Elbow Surgery, 2002, 11 (6): 570-575.
[6] 殷京, 张清, 王卓, 等. 中药泡洗法治疗风寒阻络型肱骨外上髁炎随机对照研究 [J]. 辽宁中医药大学学报, 2020, 22 (06): 99-103.
[7] 尚方晴, 杜一鸣, 杨志钢, 等. 乌头汤加味联合温针灸治疗肱骨外上髁炎风寒阻络证临床研究 [J]. 中国中医药信息杂志, 2020, 27 (09): 46-50.
[8] 王帅, 刘水涛, 杨军, 等. 体外冲击波治疗肱骨外上髁炎的 Meta 分析 [J]. 中国医学前沿杂志 (电子版), 2015, 7 (11): 21-25.
[9] 丁雪勇, 万小明, 余兆仲. 加味桃红四物汤合中药蜡疗治疗肱骨外上髁炎 38 例 [J]. 江西中医药, 2015, 46 (05): 46-48.
[10] 王欣. 反阿是穴与阿是穴治疗肱骨外上髁炎疗效比较 [J]. 中国针灸, 2011, 31 (12): 1078-1080.
[11] 石毓灵, 李光耀, 梁祖建. 多种针刺疗法治疗肱骨外上髁炎的贝叶斯网状 Meta 分析 [J]. 中国组织工程研究, 2020, 24 (23): 3756-3763.
[12] 侯晓宙, 王平, 王林, 等. 孙树椿教授治疗肱骨外上髁炎的临床经验总结 [J]. 中国中医骨伤科杂志, 2021, 29 (02): 73-75.
[13] 翟俊修, 姜洪茹, 王锡友. 彩色多普勒高频超声在宫廷理筋术治疗肱骨外上髁炎疗效评价中的应用 [J]. 现代中西医结合杂志, 2015, 24 (07): 764-766.
[14] 林强, 严隽陶. 手法治疗肱骨外上髁炎文献质量评价及 Meta 分析 [J]. 中医药导报, 2017, 23 (21): 116-122.
[15] 傅瑞阳, 顾钟忠, 王宝虎, 等. 旋后牵伸手法与内旋伸肘顿拉手法治疗肱骨外上髁炎的临床对比研究 [J]. 中医正骨, 2011, 23 (01): 10-13.
[16] 李黎, 张秀琢. 毫火针联合康复训练治疗肱骨外上髁炎的临床疗效观察 [J]. 时珍国医国药, 2019, 30 (10): 2450-2452.
[17] 李新伟, 杜嘉, 谭克平, 等. 浮针疗法结合肌肉能量技术治疗肱骨外上髁炎疗效观察 [J]. 中华中医药学刊, 2017, 35 (06): 1573-1576.
[18] 程露露, 陈朝晖, 何云欢, 等. 理筋正骨手法联合运动疗法治疗肱骨外上髁炎的效果 [J]. 广东医学, 2016, 37 (12): 1884-1886.
[19] 中华中医药学会. 肱骨外上髁炎 [J]. 风湿病与关节炎, 2013, 2 (3): 77-78.
[20] 王军, 王文, 何光武. 肱骨外上髁炎 MRI 分级与 UEFI 量表的相关性分析 [J]. 临床放射学杂志, 2019, 38 (06): 1093-1096.
[21] 张艺, 高珊, 陈可, 等. 蠲痹汤加减离子导入联合温针灸治疗肱骨外上髁炎风寒阻络证的临床观察 [J]. 中国实验方剂学杂志, 2020, 26 (17): 70-76.
[22] 罗斌, 乔松义, 孟祥奇. 金黄膏治疗肱骨外上髁炎的随机双盲对照研究 [J]. 东南大学学报 (医学版), 2019, 38 (04): 595-599.
[23] 蔡玉梅, 黄文燕, 郑继范. 麦粒灸配合针刺治疗肱骨外上髁炎临床观察 [J]. 上海针灸杂志, 2012, 31 (10): 746-747.

第十二章　桡骨茎突狭窄性腱鞘炎

桡骨茎突狭窄性腱鞘炎是临床工作中常见的骨关节退行性疾病之一，主要表现为桡骨茎突处疼痛，局部肿胀，活动时加剧，严重时可触及硬结节，临床发病率较高，对患者生活质量影响较大。

第一节　概　　述

桡骨茎突狭窄性腱鞘炎（De Quervain' s Stenosing Tenosynovitis，DQST），是由于拇指或者腕部活动频繁，使位于第一背侧间室的拇长展肌腱（APL）和拇短伸肌腱（EBP）周围的腱鞘增厚，糖胺聚糖积聚所致的疾病，常出现手腕和拇指疼痛及活动受限等症状，如在旋前或旋后、紧握和压迫前臂时，在桡骨茎突处出现疼痛和肿胀，手指活动时可伴有弹响声。本病具有发病率高、复发率高等特点。最新的流行病学研究显示，该病发病率约为2.6%，女性高于男性，40~60 岁为高峰，近年来由于电脑、手机等电子产品的普及，发病人群趋向低龄化。

DQST 的确切原因仍有争议，可能的病因包括急性损伤（例如钝性创伤、机械性压迫）、寒冷刺激、手腕和拇指的反复运动、炎症性疾病、解剖变异、遗传、第一背侧间室的异常，以及罕见病原体的感染等。有学者曾对法国地区工人进行研究，发现极端姿势下重复、持续腕关节屈曲扭转，如拧螺钉等重复动作是 DQST 的危险因素。但也有学者持不同观点，Stahl 等在其开展的系统评价与 Meta 分析中发现：DQST 与高重复、高强度、高人体力学压力工作间的关系强度比值比为 2.89［95%CI（1.40，5.97），P=0.004］，没有足够的科学证据证实本病与职业危险因素之间的因果关系。而后，Stahl 等对 189 例手术治疗 DQST 患者与 198 例腕关节腱鞘囊肿患者进行了比较，发现两组患者在重体力劳动、手部创伤、合并症和治疗方面没有显著差异，认为重体力劳动和创伤不是 DQST 发病的危险因素。

现代医学认为，手部桡骨茎突处有一由骨沟和腕背横韧带组成的骨纤维鞘管，拇长展肌腱和拇短伸肌腱由此通过并形成一定曲度，第一伸肌腱间室的空间相对较小，当拇指及腕关节进行诸如屈伸拇指或对掌等活动时，该处曲度加大，肌腱与管鞘壁摩擦增大，组织受到刺激，并进一步在腱鞘中产生炎症反应，导致局部水肿、渗出，进而引起肌腱滑车的增厚、收缩和退化，肌腱滑车肥大会卡压肌腱，使肌腱滑动度下降。反复过度的摩擦导致肌腱增粗，腱鞘壁增厚，肌腱及腱鞘局部水肿、渗出，使二者间的空隙减小，肌腱在活动时由于管鞘卡压产生疼痛。

此外，在 DQST 患者的组织中也可以看到新生血管形成，这可能是该病患者出现疼痛的原因之一。值得注意的是，肌腱中血管的增加与炎症或组织修复无关。组织病理学也可能显示为黏液样变性，这与组织长期劳损相关。反复发生的微小创伤和混乱的修复过程也可能导致伸肌支持带和肌腱的组织退化。

DQST 属于中医“筋痹”“筋伤”范畴。因中老年妇女大多处于绝经期，天癸空虚，气血不足，血不荣筋，不荣则痛；又或因操持家务、怀抱婴儿、操作电脑手机而导致反复劳损，气滞血瘀，气血津液运行受阻，不通则痛。《素问·长刺节论》言：“病在筋，筋挛节痛，不可以行。”本病属本虚标实。王毅认为此病好发于肝肾亏虚，肝主筋，筋束骨，骨属肾，筋脉赖于精血濡养，肝肾亏虚则精血不荣，不荣则痛。宋雅兰认为风寒湿三邪客于筋骨致关节屈伸不利。《素问·痹论》“风寒湿三气杂至，合而为痹也”及“痹在于筋则屈不伸”，贼风虚邪于肌肤腠理入侵，邪客于筋脉。《灵枢·刺节真邪》“搏于筋则为筋挛”，风性善行、寒性收引、湿邪重着凝滞，三邪客于关节则见气血不通、瘀血阻滞，筋脉不荣则疼痛拘急。杨天颖认为，本病发于手阳明经气血不通，《灵枢·经筋》“手阳明之筋，起于大指……结于肩髃”，手阳明经循行过腕部，为多气多血之经，易瘀易滞，结于腕则发为疼痛。《素问·宣明五气》“五劳所伤，久视伤血，久卧伤气，久坐伤肉，久立伤骨，久行伤筋”，指出过度劳累、慢性劳损是造成经筋损伤的主要病因。该病病机是反复劳损致局部气滞血瘀，导致经筋粘连，形成条索、结节样痛性反应物。

该病的诊断依据主要通过体格检查、询问病史及辅助检查获得。

体格检查常显示第一背侧间室压痛，肿胀常出现在桡骨茎突近端 1~2cm 处，通常会沿着拇长展肌腱和拇短伸肌腱走行。握拳尺偏试验（Finkelstein test），最早描述于 1930 年，长期以来一直被临床医生用于检查疑似 DQST 的病例。检查方法为嘱患者将拇指屈曲置于掌心，随后检查人员将其手腕被动向尺侧倾斜，手腕尺侧出现疼痛即为阳性。艾克霍夫（Eichoff）试验与之非常相似，但要求患者将拇指内收屈曲后，其余四指握拇指于掌心，同时将手腕向尺侧倾斜，桡骨茎突处产生剧烈疼痛为阳性。但是，由于握拳尺偏试验对患者来说可能过于痛苦，且容易出现假阳性，Dawson 和 Mudga 描述的阶段性系列测试可能是更为有效的诊断方法。在他们 2010 年的文章中，Dawson 等人描述了分阶段进行握拳尺偏试验的方法，在这项试验中，患者将前臂尺侧放在桌子上，手腕和远端悬吊在桌子的边缘，没有支撑，患者主动将手腕偏离桌子边缘，在急性期的患者中，这足以引起疼痛，试验即可以停止。如果没有疼痛，则进行第二阶段，检查者被动地将患者手腕向尺侧偏离。第三阶段则是检查者被动地将拇指向掌侧弯曲。最后两个阶段出现阳性，可能暗示患者患有更多的慢性病。报告说，这种手法提供了准确的诊断，同时将急慢性病患者的不适感降至最低，也较易与对侧进行鉴别。

影像学检查也是常用的检测手段。在 X 线片上，有时可以看到第一背侧间室的软组织钙化，但一般是无明显异常，通常用于排除桡骨远端或腕关节的其他病变，无法用于直接诊断。DQST 的鉴别诊断包括：交叉综合征、第一腕掌关节骨性关节炎、舟大小多角骨间关节骨性关节炎、扳机指、桡神经炎、舟状骨或桡骨茎突骨折。

超声检查在 DQST 的诊断和治疗中是非常有效的，而且对患者来说更具经济效益。据报道，超声检查有助于检查肌腱的增厚和骨纤维管的狭窄，以及识别异常的肌腱滑动。在超声下识别第一伸肌室内的间隔能帮助患者更好地选择保守疗法或手术治疗。

DQST 的治疗方法颇多，主要分为非手术治疗和手术治疗，非手术治疗是首选。常用的非手术疗法包括口服非甾体抗炎药、中药内外服用、针灸、推拿按摩、支具固定、高或低频脉冲治疗、冷疗和局部药物封闭等。临床应根据具体情况选用合适的治疗方法。当保守治疗无效或症状进一步发展时需要手术治疗。保守治疗主要以改善临床症状为主，但易迁延复发；手术治疗主要以松解粘连和局部减压为主，但部分手术会有一定的并发症。手术治疗与保守治疗各有利弊。现在对于 DQST 的治疗多以综合治疗为主，中西医结合治疗效果一般比单一的治疗效果更佳。

第二节　临床研究证据纵览

DQST 是骨科临床常见的劳损性疾病，非甾体抗炎药、局部封闭、制动、物理疗法是目前西医治疗的常用手段。中药外用、艾灸疗法、针刺疗法、针刀疗法以及手法治疗亦能取得较好效果。现将中西医的治疗进展论述如下。

一、中药治疗

中药外治法是中医外治法的重要组成部分，《素问·至真要大论》中明确指出“内者内治，外者外治”，为外治法的形成和发展奠定了理论依据。中药外治法是运用非口服药物的方法，以中医基础理论为指导，将中药以相应的治疗方式刺激经络、穴位、皮肤、黏膜、肌肉、筋骨等，以达到疏通经络、活血化瘀等作用的一种传统医学疗法。目前治疗 DQST 常用的中药外治法包括膏药外敷、中药熏洗、中药热熨及中药离子导入等。中药外治法不仅在临床上取得了良好疗效，而且具有操作简便、安全廉价、副作用小等诸多优势，易于被患者接受。

林亚军等认为中药外敷可强筋骨、活血止痛、祛风除痹，封闭具有较好的止痛作用，两者结合对 DQST 具有良好的治疗作用。他们对于 2012 年 1 月至 2013 年 12 月在门诊就诊的 87 例 DQST 患者采用随机、双盲的对照方法进行治疗观察，将患者分为试验组(44 例)与对照组(43 例)。试验组先给予患者腱鞘封闭，后于第 2 天在患者无皮肤红肿及皮疹的情况下给予中药外敷治疗。根据不同的中医证型予以不同的外敷方药：寒湿阻络型予桂枝汤加减(组成：桂枝 15g，赤芍 15g，羌活 10g，防风 10g，姜黄 10g，甘草 6g，细辛 10g，川牛膝 15g)；气滞血瘀型予桃红四物汤加减(组成：桃仁 15g，红花 15g，川芎 10g，赤芍 12g，当归 15g，熟地 10g，羌活 10g，独活 10g，伸筋草 20g，海桐皮 15g，柏枝 10g，姜黄 10g，麻黄 6g)。将药物打成细末，配以凡士林调成糊状，涂敷于患处。每日换药，共 6 次，观察 6 天。对照组只给予患者腱鞘封闭，观察 6 天。结果发现，试验组在治疗第 6 天的 VAS 评分为(20.15 ± 14.48)

分，对照组则为(34.98 ± 19.35)分(P<0.01)；试验组在治疗第6天的压痛评分为(0.23 ± 0.13)分，对照组为(1.02 ± 0.71)分(P<0.01)；试验组在治疗第6天的功能障碍评分为(0.24 ± 0.16)分，对照组为(1.07 ± 0.53)分(P<0.01)。同时，中药外敷试验组未发生胃肠不适、心慌等并发症，有3例出现皮肤发红、瘙痒症状，经停药后自然愈合。亦未发生腱鞘感染、软组织感染、关节感染、神经损伤等严重并发症。试验组与对照组在治疗后均有显著疗效，但两组间各天时间比较，试验组优于对照组，且有显著差异，这说明该方法确有明显的活血化瘀、消肿止痛作用，使用安全可靠，毒副反应小，具有广泛的应用价值。当然，极个别患者经各种保守治疗方法效果不佳，反复发作，手术也是有效的解决方法。

中药熏洗也属中医外治法。《理瀹骈文》言“外治之理，即内治之理”，中药熏洗是将具有祛风除湿、温经散寒、通络止痛作用的药物用水煮沸后熏洗患处，利用湿热熏蒸的作用促使局部气血运行，开达腠理，使有效成分更好地渗入皮肤，直达病灶。洪晓冬认为中药熏洗配合推拿手法为无创治疗，以穴位按摩推拿的方式舒筋止痛，将粘连的腱鞘逐渐松解，使肌腱得以有效拉伸，对患处的经脉疏通可达事半功倍的效果。同时，中药熏洗可驱散寒气，使血管逐渐扩张，提高血液循环功能，达到快速、充分的治疗效果，最终使受损部位的新陈代谢速度加快，有效修复损伤部位，消肿止痛，恢复患处的活动功能。他们通过一项随机对照试验，选取60例明确诊断为DQST且符合纳排标准的患者为研究对象，并按照随机数表法将患者分为对照组和试验组，各30例。其中，对照组患者实施针刀治疗，具体治疗方法如下：对患者进行局部消毒，铺无菌巾，将刀锋压迫患者的最痛处，同时将粘连组织进行钝性分离；叮嘱患者及其家属避免使用手腕持重，同时避免接触具有刺激性感觉的物体，并注意手腕保暖；叮嘱患者及其家属定期对患者手腕部位以消毒毛巾进行热敷。试验组患者实施中药熏洗配合推拿手法进行治疗，具体治疗方法如下：让患者采取仰卧位，对鱼际、列缺、阳溪、合谷、手三里、阿是、曲池、后溪等穴位进行点揉式按摩，时间共5分钟；对患者的前臂下部伸肌群桡侧及桡骨茎突部位进行拇指拨法及掌根揉式按摩；按摩医师用双手拇指指腹对桡骨茎突部位进行按摩，按摩后握住患者的双手手腕，同时让助手握住患者的前臂，于相反方向进行拉伸，并对患者做桡偏和尺偏，每日3~5次，最后对患者的拇指进行拔伸、牵拉，以上按摩方式每周3次。然后用中药包熏洗，取寻骨风、莪术、草乌、海桐皮、威灵仙、川芎、红花、鸡血藤、大血藤、王不留行、三棱、土茯苓各20g，与水一起煎制成活血化瘀洗药包和软坚散结洗药包；将汤药煮沸20分钟后倒入熏洗容器，将患处置于药液表面，容器口用毛巾盖住，熏蒸3分钟；当药液温度降至适合皮肤接触的温度时，将患处浸泡于药液中15~20分钟；该药可重复煎2~3次，中药熏洗根据患者的具体情况给予3次/d。结果发现：试验组的VAS评分为(1.86 ± 0.94)分、压痛程度为(2.03 ± 0.24)分、功能障碍评分为(0.49 ± 0.11)分，均低于对照组(P<0.05)；试验组的总有效率为93.33%，高于对照组的73.33%(P<0.05)。以上数据均呈大幅度递减趋势，且递减幅度大于对照组。综上所述，针刀疗法与中药熏洗法配合推拿手法对DQST都有一定的治疗效果，但相比之下，中药熏洗配合推拿手法对该病的治疗效果更佳，具有较高的临床应用价值。中药熏洗多选取温经散寒、活血通络药物，通过炮制使药物发挥疗效，临床常作为辅助疗法，配合针刺或推拿治疗，借助热力熏蒸及药物的特殊功效，对

于 DQST 的恢复有着良好的促进作用，且药物熏洗治疗价格相对低廉、无痛苦感受、副作用小、适用范围较广，是年老体虚、孕妇及哺乳期妇女等不适合有创操作患者的优势疗法。

另外，胡飞等单用发泡膏治疗 31 例 DQST 患者，其药物组成为斑蝥、雄黄，共研细末，以 1∶3 比例混合，用凡士林调成软膏状涂于桡骨茎突痛点处，局部形成小水疱 6~8 小时后，无须处理水疱，以无菌纱布覆盖保护，1 次为 1 疗程，皮肤恢复后进行下一疗程治疗，总有效率为 93.55%。安文博等纳入 DQST 患者 40 例，对患侧前臂行正骨理筋手法后配合敦煌消定膏外敷，总有效率达 97.5%。廖志浩等通过温通膏外敷联合局部封闭治疗该病患者 36 例，结果显示温通膏外敷联合局部封闭治疗具有较好的疗效，能显著缓解疼痛，增加腕关节活动度，减少复发率。郭庆华等通过一到两个疗程的奇正消痛贴膏与曲安奈德并用治疗 DQST 患者 50 例，临床上取得 100% 的有效率。姜宏波采用中药外敷配合休息治疗老年 DQST 患者 501 例，结果治愈 420 例，有效 48 例，无效 33 例，总有效率为 93.4%。王星喜等同样采用中药熏洗联合伤速康贴膏外敷治疗该病 60 例，总有效率为 95.0%，有不错的临床疗效。张韬等采用中药熏蒸腕关节及前臂配合桡骨茎突处涂抹双氯芬酸二乙胺乳胶剂治疗早期 DQST86 例，研究显示联合疗法可以有效缓解疼痛，改善肢体功能。童燕等通过自制温经通络方于患处行热熨治疗后结合理筋手法治疗哺乳期 DQST 患者 52 例，有效率达 94.23%，明显高于对照组的 68.23%，得出热熨疗法结合理筋手法治疗哺乳期该病患者疗效显著，安全性高。朱其等通过超声电导中药活血止痛方透入与传统封闭疗法分别治疗 DQST 患者 40 例，中药离子导入疗法组有效率达 95.0%，明显高于传统封闭疗法组的 67.5%，表明中药离子导入法治疗该病临床疗效明显。

二、非药物疗法

非药物疗法与中药治疗 DQST 相比，临床研究开展较多，不同类型的推拿手法与针刺疗法在临床实践中最为常见。

（一）系统评价 /Meta 分析

针刀是一种介于非手术治疗和手术治疗之间的中医特色疗法，可用于治疗 DQST。针刀疗法是在古代九针中的铍针、锋针等基础上，结合现代医学外科用手术刀发展形成的，是一种闭合性微创手术疗法，它集中医针灸、西医手术刀两者优势于一体，可达到疏通经络、扶正祛邪、调和阴阳的作用。有学者认为，动态平衡失调是慢性软组织损伤的主要病理机制，而造成动态平衡失调有四大病理因素，即粘连、瘢痕、挛缩、堵塞，而针刀疗法则能直接有效解决上述病因。小针刀可以松解组织粘连、消除硬结条索、减轻组织压力、改善血液循环、促进炎症消退、加快水肿吸收、解除血管神经卡压，达到消炎镇痛、祛除麻木、恢复功能的目的。针刀疗法治疗 DQST 的 Meta 分析建立在该疗法的随机对照试验文献基础上，可有效评估其功效和安全性，旨在为临床应用提供循证医学依据。唐勇等通过检索万方、Cochrane 图书馆、超星、Pubmed、中文科技期刊数据库（VIP）、中国知网（CNKI）等数据库，检索自各数据库建库至 2019 年 11 月收录的针刀治疗 DQST 的临床随机对照试验相关文献，最终纳入 11 篇文献，919 例患者，其中治疗组（针刀组）459 例，对照组（封闭组）460 例，运用随机效应模型分析数据。结果显示，针刀组临床治愈率高于封闭组[RR=1.37，Z=5.08（P<0.01），95%CI（1.21，1.54）]；针刀组总有效率高于封闭组[RR=1.16，Z=5.26（P<0.01），95%CI（1.10，1.22）]；针刀组 VAS 评分低于封闭组[RR=−0.81，Z=10.79（P<0.01），95%CI（−0.95，−0.66）]，合并效应检验结果具有统计学意义。该研究得出的结论为针刀治疗 DQST 的临床疗效优于封闭治疗。虽然本研究纳入的 RCT 严格按照纳入标准和排除标准筛选，但总体文献质量较低，故今后还需进行大样本、多中心的临床研究，期待高质量与严格标准的 RCT 能为针刀治疗 DQST 提供更有效的参考。

冲击波治疗会产生独特的空化效应、应力效应和痛觉阻滞效应。其本质是冲击波使细胞通透性变大，局部血液循环与肌肉粘连因此得到改善。另外，在应力效应的作用下，骨的生长、代谢受到应力刺激的调节，进而加速受损组织的修复与重建。冲击波通过刺激人体痛觉神经感受器，降低感受器的敏感度，加速神经递质释放，抑制神经细胞末梢，减慢痛觉传递，此即为痛觉阻滞效应。一项 Meta 分析共检索文献 269 篇，经过最终筛选，纳入 7 篇文献，涉及研究者 387 例。其中有 3 篇描述了具体的随机方法，全部文献都未说明是否使用分配隐藏，亦未使用盲法、未有病例脱落、未有选择性报道，其中 3 篇文献其他偏倚的情况尚不明确。该研究中使用 VAS 评分的文献有 7 篇，共 387 例，存在较大异质性（I^2=67%），故采用随机效应模型。差异具有统计学意义（P<0.000 01），Z=6.28。结果表明，与其他措施相比，采用体外冲击波可以有效减轻疼痛症状。研究中采用 Cooney 评分的文献有 5 篇，共 328 例。按照对照组是否使用吲哚美辛进行亚组分析，发现对照组使用吲哚美辛，异质性极低（I^2=0），差异有统计学意义（P<0.000 01），Z=7.65；对照组没有使用吲哚美辛，异质性较高（I^2=89%），差异有统计学意义（P<0.000 6），Z=3.45。表明体外冲击波与其他措施相比，能明显改善腕关节功能障碍。在有效率方面，共纳入 6 篇文献 307 例，异质性极低（I^2=0），因此使用固定效应模型。将两组进行比较，差异具有统计学意义（P<0.000 01）。说明体外冲击波和其他措施相比，可明显提高 DQST 治疗的有效率。对使用 VAS 评分研究的效应量进行合并时，发现异质性较高（I^2=67%），故对此使用敏感性分析，发现异质性最终来源于一篇文献，讨论该研究异质性产生的原因，可能是设定的冲击波器械参数或者是接受冲击波治疗的对象有差异。将异质性较高的文献剔除后，再次进行效应量合并（I^2=48%），发现 P<0.000 01，与之前研究结论相比，未发生改变，故可认为该研究结论较为稳定。最终结果表明，体外冲击波可以有效缓解 DQST 的疼痛症状，改善腕关节功能障碍，提高临床有效率，但仍需大量高质量的研究提供更充足的证据。

（二）随机对照试验

翁斌等认为杨氏 3A+ 疗法“掌五针”治疗 DQST，具有就诊次数少、治疗简便、症状改善明显等特点，对患者缓解症状、减轻痛苦有确切疗效。他们选取了 2014 年 1 月至 2015 年 12 月的门诊及住院患者共 106 例，分成两组，每组 53 例。试验组患者女性 35 例，男性 15 例，年龄 23~69 岁，病程 1~30 周；对照组患者女性 37 例，男性 16 例，年龄 25~67 岁，病程 1~25 周。两组性别、年龄、病程比较，差异无统计学意义（P>0.05），具有可比性。针具采用兰州大学第一医院杨才德教授发明的埋线针刀，“掌五针”选用 3.4cm 长 7# 埋线针刀。患者取仰卧位或者坐位，患手轻握，患侧朝上放于治疗床或桌上，腕下部垫以薄枕。术者戴检查手套，用定点笔定点，将患腕稍尺偏，在桡骨茎突掌侧缘骨嵴最高点处定点（鼻烟窝上约1.0cm处），其余几点找阳性点配合治疗，随后术者右手拇、示二指持杨氏埋线针刀，右手中指及环指指端支于操作点旁，埋线针刀刀口与肌腱走行方向平行，避开桡动脉。刀体与皮面切线位垂直，快速刺入皮肤，刀锋即达浅表层腱鞘处，先纵行切开2~3刀，再行纵行疏通、横行剥离。病情严重者，即可刺穿肌腱，在肌腱之下使刀锋接触骨面，将腱鞘再切开2~3刀，并行纵行疏通、横行剥离，刀下有松动感时出刀。3天1次，3次为1个疗程，只松解不埋线，埋线针刀直接松解。对照组：采用局部封闭。分别观察记录两组患者治疗1个疗程后的疗效，以及随访1年的复发率。结果发现，一个疗程后，试验组共53例，临床治愈25例，显效23例，无效5例，总有效率为90.5%；对照组共53例，临床治愈18例，显效26例，无效9例，总有效率为82.9%（P<0.05）。试验组随访一年的复发率为10.6%，对照组为52.2%。结论为杨氏3A+“掌五针”疗法治疗效果明显优于局部封闭治疗，针刀治疗方法疗程短、见效快，复发率低，相对于局部封闭疗法，弥补了针刺时间短、患者就诊次数多的不足，值得临床借鉴和推广使用。针刺疗法可配合阿是穴温针灸、艾灸及远端穴位电针治疗，安全性高，哺乳期妇女仍适用。针刺要求医者精准把握疾病变化，准确辨证分析，准确定穴。此外，选取合适的刺法及补泻手法对于疾病的恢复也有较大影响。

贺业霖等认为超声引导下针刀联合局部封闭治疗DQST可明显缓解疼痛、改善腕关节功能、促进关节功能恢复，具有良好的临床疗效，且注射及松解的准确性更高。其于2018年12月至2019年12月纳入在安徽中医药大学第二附属医院骨伤科门诊就诊及住院的DQST患者60例，其中男26例，女34例，年龄26~65岁，病程2~11个月。采用随机数字表法将上述患者分为两组，每组各30例。其中，对照组采用针刀治疗：患者仰卧位，患手轻握，拳尺偏，患侧朝上放置于治疗床面上，腕下部垫一薄枕，在肌腱通过的桡骨茎突处取最敏感的压痛点定点，可酌情取1~2点，将复方倍他米松注射液0.5ml+利多卡因0.5ml+生理盐水1ml混合液在两肌腱隆起处呈45°注入腱鞘内，而后行针刀治疗，先纵行切开2~3刀，再行纵行疏通、横行剥离；病情严重者，可刺穿肌腱，使刀锋穿过肌腱将下层腱鞘再切开2~3刀，并行纵行疏通、横行剥离，待刀下有松动感后出针刀。试验组采用超声下针刀治疗：患者仰卧位，嘱患手轻握拳，患侧朝上放置于治疗床面上，腕下部垫一薄枕，用无菌手套包裹涂有耦合剂的高频超声探头，开启彩色多普勒模式，先沿肌腱走行扫描确定拇长展肌腱、拇短伸肌腱与腱鞘位置；在超声下将穿刺针在腱鞘入口处刺入，注射复方倍他米松注射液0.5ml+利多卡因0.5ml+生理盐水1ml混合液至鞘管内；再旋转探头，观察腱鞘增厚情况，增厚的腱鞘呈现低回声或稍强回声，部分患者可见局部液性暗区。确定病变位置后，使超声探头位于肌腱横轴，将针刀刀锋平行肌腱刺入皮肤至纤维腱鞘，先纵行切割增厚的腱鞘，再疏通粘连的肌腱与腱鞘。可嘱患者背伸拇指或轻微活动腕关节，超声下可观察到肌腱在腱鞘中的活动正常，出刀结束治疗。经过治疗后，1个月随访时两组VAS评分均显著下降，试验组VAS评分为（2.50 ± 1.61）分，对照组为（3.83 ± 2.02）分，试验组低于对照组（P<0.05）；两组Cooney腕关节功能评分1个月后随访时均显著提

高，试验组为（94.33 ± 6.97）分，对照组为（80.33 ± 6.43）分，试验组高于对照组（P<0.05）。经秩和检验，两组临床疗效分布的差异有统计学意义。所有患者均完成治疗，1 个月随访时无失访患者，对照组中有 4 例针刀治疗后出现皮下瘀青，经休息及外敷治疗后症状逐渐好转，余未见不良反应。由此得出结论：超声引导下局部封闭联合针刀松解治疗 DQST 可明显改善临床症状，短期及远期疗效优于常规局部封闭联合针刀松解治疗，注射及松解的准确性更高，且安全性及预后更好，值得临床推广。

DQST 多因寒湿之邪结聚于腕部，客于骨则见屈伸不利，结于筋则见筋脉拘挛。《医学入门》言："药之不及，针之不到，必须灸之。" 艾灸法主要是直接作用于疼痛部位，以期达到改善局部循环、减轻炎症、镇静止痛、温通经络、散寒祛湿的作用。灸法与中药熏洗的机制相似，借助热力持续熏蒸，将艾草通过皮肤毛孔熏至皮下，疏通病变处气血，恢复腕关节活动，同时该病多发于素体亏虚之际，艾灸可通过远近穴位搭配，表里兼治、扶正祛邪。田浩文等认为温针灸不仅具有针刺作用，而且借助温灸，将艾条燃烧时所产生的热力通过毫针输送到穴位，直至病所。五虎穴位于手太阴经筋上，为手太阴经筋之起点，其定位是手掌面拇指第一节之桡侧赤白肉际处。手腕部疼痛及活动受限是 DQST 的主要症状，属于手太阴经筋病。《素问·长刺节论》谓："病在筋，筋挛节痛，不可以行，名曰筋痹，刺筋上为故。" 针刺五虎穴也体现了 "经络所过，主治所及" 的针灸治疗原则。《灵枢·终始》强调 "在骨守骨，在筋守筋"。应用此法可起到舒经活络、消肿止痛之功。他们选取了安徽中医药大学第二附属医院康复科 2017 年 1 月至 2018 年 6 月收治的 DQST 患者 62 例，采用随机数字表法分成试验组和对照组各 31 例。试验组男 13 例、女 18 例，年龄（43.06 ± 6.39）岁，病程（5.00 ± 2.89）个月；对照组男 15 例、女 16 例，年龄（44.71 ± 7.12）岁，病程（5.80 ± 3.32）个月。两组性别、年龄和持续时间比较，差异无统计学意义（P>0.05），具有可比性。对照组取阳溪、列缺、合谷、阿是穴，用一次性无菌针灸针（0.30mm × 25mm）局部常规消毒后针刺，得气后取清艾条约 12mm × 10mm 大小，尾部点燃后置于针灸针针柄上，温针灸 3 壮，第 3 壮艾条燃尽后出针，每日治疗 1 次，每周 6 次，治疗 2 周。试验组选取五虎穴，其分布于手掌面拇指第一节之桡侧赤白肉际处，自指尖向手掌顺数五个等分点，分别为五虎的 5 个穴位，取董氏奇穴所创之倒马针法为两穴同用，故选取患侧五虎之一、二穴，再加阳溪、列缺、合谷及局部阿是穴。操作方法及疗程同对照组。采集患者的视觉模拟评分，制定 Quinnell 分级，疗效标准参照《中药新药临床研究指导原则》。结果发现，试验组在治疗后的 VAS 评分为（1.97 ± 0.98）分，对照组为（2.75 ± 1.18）分；试验组在治疗后的 Quinnell 分级为（0.71 ± 0.59）级，对照组为（1.16 ± 0.82）级（P<0.05）；试验组的愈显率为 71.0%，对照组为 51.6%（P<0.05）。试验组与对照组在治疗后的 VAS 评分与 Quinnell 分级均比治疗前有显著降低，但是试验组的效果更明显。然而，由于研究样本量小且时间较短，对治疗的长期疗效并没有足够的客观证据。今后的研究任务要继续加大样本量及增加远期疗效评估，使温针灸五虎穴治疗 DQST 有更好的临床证据。

此外，陈尹剑子等用肉桂艾绒直接灸治疗 30 例 DQST 患者，取得较好疗效。沈兴邦等采用彭氏 "分筋推拿" 治疗 30 例 DQST，发现其疗效显著。周俊明等采用支具外固定治疗

DQST 患者 45 例，总有效率达 93.3%。研究显示，动态矫形器和静态矫形器均能改善临床症状，但是这种方案从长期来看，可能会导致关节活动僵硬，其治疗效果的可靠性目前仍有争议。

三、综合疗法

本病责之于外邪内犯，局部气血运行不畅，针刺可用于治疗早期或症状不明显的 DQST，能够疏通经络、活血化瘀、理气止痛，有效缓解疼痛症状。许学猛等认为应用毫针点刺加参麦针痛点注射法治疗 DQST，可取得良好临床疗效。他们以 2009 年 1 月至 2010 年 12 月在其所在单位骨伤科门诊接受治疗的 96 例 DQST 患者为研究对象，将患者随机分为三组，这三组患者一般资料经统计学处理，差异均无显著性意义（$P>0.05$）。其中，试验Ⅰ组 33 例，男 14 例，女 19 例，平均年龄为（56.91 ± 10.10）岁，平均病程为（33.91 ± 13.75）天；试验Ⅱ组 32 例，男 12 例，女 20 例，平均年龄为（56.53 ± 11.88）岁，平均病程为（33.56 ± 12.56）天；对照组 31 例，男 12 例，女 19 例，平均年龄为（56.71 ± 11.86）岁，平均病程为（34.74 ± 12.54）天。试验Ⅰ组采用毫针点刺加参麦针痛点注射法治疗。①毫针点刺治疗：在患部压痛点处，先常规消毒皮肤，医者左手固定患者前臂腕关节于尺偏状态，同时左手拇指将患者头静脉向外侧推移，右手拇、示指抓持 0.30mm × 25mm 毫针 1 根，在患者压痛点部位快速斜行入针，直达皮下筋膜层（腱鞘），于患部压痛点处周围全方位（纵向、横向、斜行）来回快速进行点刺，平均点刺提插 10 次，约 10 秒，出针。拔针后即嘱患者背伸、掌屈和旋转腕关节，同时提拉物体验证患处疼痛是否缓解，大多数患者疼痛症状可缓解 50%~80%。若疼痛症状缓解不明显，则重新定位行毫针点刺治疗，方法同前。②参麦针痛点注射法治疗：毫针点刺完毕后，以参麦针注射液 4ml 加 2% 利多卡因 0.5ml 行局部痛点注射，按压止血后治疗完毕。以上治法每周治疗 1 次，连续 3 次为 1 个疗程。试验Ⅱ组采用毫针点刺法治疗：方法、疗程同试验Ⅰ组。对照组采用局部封闭治疗：在桡骨茎突处找到压痛点及硬结处定位，以压痛处为进针点，用龙胆紫作标记，常规消毒后，用 5ml 注射器抽吸醋酸曲安奈德 20mg、2% 利多卡因 2ml 混合注射液注入腱鞘内。要求药物一定注入腱鞘内，注药时局部应有明显的胀痛，并向指端及腕部放射，术者可感到注药有阻力或破膜感，方为注入鞘内。每周 1 次，连续 3 次为 1 个疗程。三组于治疗 1 个疗程后，在随访 1 周及随访 3 个月时评价疗效。三组患者治疗后症状均立即缓解，治疗后随访 1 周总有效率试验Ⅰ组、试验Ⅱ组、对照组分别为 96.9%、90.6% 和 87.1%，组间比较，差异无显著性意义（$P>0.05$）；治疗后随访 3 个月总有效率试验Ⅰ组、试验Ⅱ组、对照组分别为 93.9%、75.0% 和 74.2%，组间比较，差异有显著性意义（$P<0.05$）。96 例患者中，6 例虎口背侧有轻度麻木感，未作特殊处理，3 个月内自行消失。术后切口均无感染。

《素问·血气形志》云："经络不通……治之以按摩醪药。""不仁"是筋不通所致，王冰注："按摩者，开通闭塞，导引阴阳。"说明推拿疗法具有疏通经络、开通闭塞之功能，可缓解肌肉紧张，减轻局部粘连，疏通患处血管，达到促进气血运行、缓急止痛的目的。冲击波治疗可以阻断疼痛信号的传导，刺激痛觉神经感受器并提高痛阈，还能够改变局部微循环，增加黏附白细胞，释放血管内皮生长因子及 P 物质等止痛物质，从而达到止痛目的。曹必伟等以 2018 年 9 月至 2019 年 5 月就诊于湖北省中医院的 34 例 DQST 患者为研究对象，利用计算机随机数分为试验组和对照组，试验组采用推拿联合冲击波治疗，共治疗 2 周；对照组采用冲击波治疗，共治疗 2 周。其中，推拿治疗先采用拇指及大鱼际按揉法按揉患肢腕关节周围肌肉，再以拇指、指间关节弹拨桡骨茎突及舟骨、月骨间隙的肌腱韧带，最后牵伸训练及不同方向活动腕关节。每次 20 分钟，其中推拿 15 分钟，腕关节活动 5 分钟，1 天 1 次，每周治疗 4 天，共治疗 2 周。冲击波治疗：操作前针对压痛点，涂抹耦合剂，设置机器能量为(1.5×10^5)~(2.0×10^5) Pa（1.5~2.0bar），频率 6~8Hz，冲击次数为 2 000 次，每次治疗脉冲数约 2 500 次，1 周 1 次，治疗 2 周。结果发现，两组的 NRS 评分均较治疗前明显下降，试验组治疗 2 周后的 NRS 疼痛评分为(1.5 ± 0.3)分，对照组为(3.4 ± 0.5)分，试验组评分低于对照组（$P<0.05$）；两组的 Cooney 腕关节功能评分均较治疗前明显提高，试验组治疗 2 周后的 Cooney 腕关节功能评分为(95.3 ± 0.8)分，对照组为(83.6 ± 0.3)分，试验组评分高于对照组（$P<0.05$），差异具有统计学意义。表明两组治疗方法均能有效缓解疼痛，且推拿联合冲击波治疗的止痛效果较单用冲击波治疗更为显著。但此次研究中，由于患者的耐受程度不一致，在冲击波治疗过程中，实质上冲击波的按压力度并未统一。未来的研究需要关注研究步骤的严谨性，增加样本量，保证治疗操作的统一性。

孙赵峰等认为小针刀能有效松解腱鞘周围形成的粘连和硬结，改善腱鞘内微循环，从而使无菌性炎症得以吸收，肌肉和韧带活动得以修复，活动恢复自如，术后结合微波治疗仪局部辐射，利用其热效应高、穿透力强的特点，直达病灶，促进血液循环及伤口愈合，避免因为针刀刺入造成伤口处软组织进一步粘连。他们将 56 例患者随机分为两组各 28 例，其中试验组男 9 例，女 19 例，年龄 22~47 岁；对照组男 11 例，女 17 例，年龄 24~49 岁。试验组采用小针刀结合微波治疗及手法治疗。①小针刀治疗：患者取平卧位或坐位，握拳立于桌面上，患腕处下可放一软垫。在患腕处找到最敏感压痛点以龙胆紫定位。常规消毒后铺无菌洞巾，术者戴口罩、无菌外科手套。小针刀定点处注意避开桡动脉，刀口方向与桡动脉平行。按针刀四步法规范进针后，刀口线避开桡动脉刺入腱鞘，纵行疏通剥离 2~3 刀，感觉针下有松动感时出针，无菌纱布压迫伤口几分钟，待不出血时创可贴贴敷针口处。告知患者 2 天内不可沾水以免感染。②手法治疗：针刀松解术后，术者先用拇指重点揉按患处桡骨茎突部及其上下处，达到舒筋活血的目的。然后术者一手握住患处腕部，另一手示指及中指夹持患者患处拇指，其余手指紧握患者其他四指做对抗牵引，并使患侧手腕部分别向尺侧和掌侧屈曲，同时缓缓旋转推按患处桡骨茎突。重复以上操作 3~5 次后结束手法治疗。③微波治疗：针刀术 3 天后让患者复诊，用微波治疗仪在患处局部治疗 20 分钟，连续 3 天，1 次 /d，微波强度以患者皮肤接触感微热为宜。对照组则采用常规针刺治疗：患者平卧位握拳，患腕处放一软垫。在患侧桡骨茎突处找到最敏感压痛点即阿是穴，针刺穴位选择患侧阿是穴、偏历、合谷、阳溪等。常规消毒，进针后平补平泻，患处用神灯（TDP）照射。留针 30 分钟后起针。1 次 /d，7 天 1 个疗程。一个疗程后观察，试验组 28 例，治愈 18 例，显效 8 例，无效 2 例，总有效率为 92.86%；针刺治疗组 28 例，治愈 9 例，显效 12 例，无效 7 例，总有效率为 75%，两组的疗效差异存在显著意义（$P<0.05$）。由此可见，小针刀结合微波治疗疗效要优于常规针刺治疗效果。

陈荷光认为，通过外敷麝香壮骨膏结合衬垫灸，有舒筋通脉、行气活血、消肿止痛、消瘀散结、通痹止痛的作用。他们选取了 2009 年 4 月至 2011 年 4 月其所在单位门诊的 DQST 患者共 62 例为研究对象，并随机分为两组。试验组 33 例，男 6 例，女 27 例，年龄 23~65 岁，平均 43.6 岁，病程 1 周至 10 个月，平均 9 周，病情轻度 7 例，中度 20 例，重度 6 例；对照组 29 例，男 5 例，女 24 例，年龄 22~70 岁，平均 45.2 岁，病程 6 天至 9.5 个月，平均 8 周，病情轻度 6 例，中度 18 例，重度 5 例。试验组治疗方法：①用 0.5% 碘伏棉签擦拭以患肢桡骨茎突为中心约 5cm × 5cm 大小部位，待干；②在消毒好的部位贴“麝香壮骨膏”，通常在桡骨茎突处有压痛，用圆珠笔在压痛点处做好标记，作为施灸点；③点燃清艾条的一端，用 10 层绵纸将其包裹，紧按在施灸点，如患者感觉太烫，可将艾条稍提起，等热减再灸，若火熄灭可重新点燃施灸，一般可连续灸 5~7 次，以患者感觉局部皮肤温热和舒适为度。灸疗结束 12 小时后去除麝香壮骨膏。每隔 1 天治疗 1 次，治疗 3 次为 1 个疗程，共治疗 2 个疗程，疗程之间休息 3 天。对照组采用局部封闭疗法，术毕嘱患者拇指做外展内收、屈伸活动，每 5 天注射 1 次，3 次为 1 个疗程。1 个疗程结束后评定疗效，两组随访观察 1 年内副作用及复发情况。总有效率，试验组为 87.88%，对照组为 82.76%，两组比较，差异无显著性意义（$P>0.05$）。两组随访期间，局部皮下组织萎缩发生率，试验组为 0，对照组为 19.05%（4/21）。随访期间，试验组痊愈 22 例，复发 0 例；对照组痊愈 18 例，复发 0 例。结论为局部封闭和衬垫灸治疗 DQST 均有确切疗效，复发率较低；但局部封闭疗法副作用大，而衬垫灸疗法安全，无副作用，且重复操作性强。

第三节　临床指南与专家共识

一、国际临床指南与专家共识

桡骨茎突狭窄性腱鞘炎多学科治疗指南

2014 年，欧洲 HANDGUIDE 研究协会发布了《桡骨茎突狭窄性腱鞘炎多学科治疗指南》，对手术与非手术干预的疗效进行了系统回顾，并形成了正式报告。表 13-1 列出了已确定的治疗方法及其摘要。该指南面向所有参与 DQST（桡骨茎突狭窄性腱鞘炎）治疗的医生及专业医疗人员，共有 35 位专家参与了制定工作。

该指南的编写得到了欧洲手部治疗学会联合会（EFSHT）与欧洲手部外科学会联合会（FESSH）的支持。指导委员会由一名手外科医生、一名物理医学与康复（PM&R）医生及一名物理治疗师组成，三人均拥有博士学位，并具备临床、科学或流行病学研究背景。他们参与了专家问卷的设计、答复的分析，并据此撰写了反馈报告，为指南的制定提供了依据。参见表 12-1。

表 12-1　DQST 治疗措施

<table>
<tr><th colspan="2">治疗措施</th><th>详细内容</th></tr>
<tr><td rowspan="3">非手术治疗</td><td>皮质类固醇注射</td><td>使用中效皮质类固醇（如甲基强的松龙或曲安奈德），需联合局麻药；
注射后需休息 1~7 天，避免手部过度使用；
最大注射次数为 1~3 次；
糖尿病患者需监测血糖</td></tr>
<tr><td>注射后护理</td><td>1. 可能出现 1~2 天疼痛（持续需就医）；
2. 避免患处机械摩擦（使用夹板、特定指导等）</td></tr>
<tr><td>组合治疗选项</td><td>单独指导
指导 +NSAIDs
指导 +NSAIDs+ 腱鞘切开术</td></tr>
<tr><td rowspan="4">手术治疗</td><td>手术目的</td><td>通过切开第一隔室扩大空间，减少拇长展肌与隔室顶部的机械摩擦</td></tr>
<tr><td>手术技术</td><td>麻醉方式：区域麻醉；
切口选择：优先纵向切口（减少桡神经浅支损伤风险）</td></tr>
<tr><td>术后护理</td><td>术后 10~14 天（拆线前）：
1. 抬高患肢防肿胀
2. 活动手指防瘢痕粘连
3. 避免提重物（持续 2~6 周）
4. 使用夹板限制拇指活动</td></tr>
<tr><td>失败处理</td><td>重新诊断、检查手术过程，或尝试其他治疗</td></tr>
</table>

该指南认为，轻症患者的治疗手段主要为口服非甾体抗炎药，中度患者可考虑夹板固定或皮质类固醇注射，严重的 DQST 可考虑手术来治疗（表 12-2）。

表 12-2　DQST 的治疗方法等级

治疗等级	治疗方法
1	IN（对患者的指导结合非甾体抗炎药）
2	IS（对患者的指导结合夹板固定）
3	INS（对患者的指导结合非甾体抗炎药结合夹板固定）
4	IC（对患者的指导结合皮质类固醇注射）
5	ICS（对患者的指导结合皮质类固醇注射结合夹板固定）
6	IO（对患者的指导结合联合手术治疗）

专家们一致认为，三级指导对于患者生活方式的指导将是最有效的。表 12-3 进行了详细描述。

表 12-3 对 DQST 患者的三级指导

指导级别	目标	指导描述(说明)
级别 1:活动	提供有关某些活动的特定信息,这些活动可能会加重该特定患者的主诉。	如果给予与活动有关的指示,则应考虑到患者的个人情况。例如,一位怀里抱着孩子的年轻母亲,或一名操作风钻的工人。
级别 2:功能锻炼(力量、活动范围、重复动作)	指示应避免的特定负重类型。	有关功能方面的具体说明可以包括:尽可能避免重复的拇指运动;尽可能避免重复的手腕运动;避免静态练习;尽可能避免拇指屈曲;尽可能避免尺骨偏斜;尽可能避免用力的手部动作。
级别 3:疼痛	可以起到一种"紧急刹车"的作用。	应尽可能避免引起手部疼痛的动作。在这一层面上的指导应该因人而异。

该研究调查了目前对 DQST 的治疗意见,但这一结果有其时效性。医学技术的发展会改变关于本病的相关观点。基于德尔菲法制定共识的一个主要优势是它能够较好地整合专家意见并最终形成共识,尤其对于手外科这样的专业化学科。未来关于这一主题的研究应该集中在 DQST 评估的标准化,以及指南中提到的高质量对照研究中不同治疗措施的有效性。由于这种疾病的患病率不高,专家们建议启动多中心研究。此外,当新的治疗手段出现时,应根据这些新的见解重新评估和调整指南。

二、国内临床指南与专家共识

国家中医药管理局于 1994 年颁布的《中医病证诊断疗效标准》对 DQST 的诊断标准为:①有劳损史,好发于家庭妇女及长期从事腕部操作者;②桡骨茎突部有疼痛、肿胀隆起、压痛感,腕部劳累或寒冷刺激后疼痛加剧,局部腱鞘增厚,握物无力,活动受限;③握拳尺偏试验(Finkelstein 征)阳性,嘱患者拇指紧贴掌心,其余四指握拳于拇指之上,然后向尺侧屈腕,出现桡骨茎突处疼痛加重则为阳性。中医辨证分型标准:①寒湿阻络。症见腕关节处疼痛,遇天气变化及寒湿疼痛加重,昼轻夜重,得热痛减,舌淡,苔白,脉沉细。②气滞血瘀。症见关节刺痛,痛处固定,关节活动不利,皮肤淤滞,舌苔紫暗,脉细涩。治疗效果评价:①治愈。腕桡侧肿痛及压痛消失,功能恢复,握拳尺偏试验阴性。②好转。腕部肿痛减轻,活动时轻微疼痛,握拳尺偏试验阴性或阳性。③未愈。症状无明显改善。

第四节 研究述评与展望

DQST 以腕部桡侧疼痛、拇指外展及背伸功能受限,可伴有弹响声为主要临床症状,给患者的日常生活带来极大不便。通常认为本病的发病是由过度劳作或怀抱婴儿引起,因拇长展肌腱和拇短伸肌腱在桡骨茎突部腱鞘内反复摩擦,产生无菌性炎症反应所致。但是,通过文献的查阅与研究发现,DQST 的发病与其局部解剖结构所产生的物理卡压相关度更高,肌腱数量、是否有间隔、第一伸肌室底部骨突的存在等因素都会影响肌腱滑动并产生炎症，所以该病的发病机制尚未完全阐明。中医学认为，其发病原因主要为手腕部的腱鞘受到外伤、劳损、寒冷刺激，局部气血运行受阻、经络失和、风湿痹阻，从而发生疼痛、功能受限，属于“筋痹”“筋凝”“伤筋”范畴。本病为劳损性、退行性慢性疾病，在临床治疗后由于患者频繁使用拇指，复发率高。发病人群主要为家庭妇女，与从事家务有关。由于现代社会工作生活方式的改变，电脑及其他电子产品的普及，DQST 患者逐年递增，并有年轻化趋势。通过症状及体征结合辅助检查能较好地确诊该病。目前，该病的临床治疗方案较多，主要有中药内服外用、针刺、针刀、艾灸、推拿、支具固定、局部封闭、物理治疗、口服非甾体抗炎药、手术等。建议先采取针灸、推拿、理疗、外敷中药、小针刀、封闭等保守方法，多数有良好的疗效，少数顽固性病例可考虑手术治疗。

本章总结了 DQST 的发病机制、诊断标准和治疗方案，旨在为本病的诊断和治疗提供具有指导价值的参考信息。

一、中医药防治桡骨茎突狭窄性腱鞘炎临床研究面临的挑战

（一）各种治疗存在的缺陷

中药外敷起效慢，所需疗程更长，由于每个人体质不同，对于敷药时间难以把控，部分皮肤敏感患者短时间敷药也会引起皮肤红肿，更有甚者皮肤出现溃口，且煎煮药物较为麻烦，许多患者对浸泡时间较难把握，存在患者不配合的现象。

针灸疗法是传统中医疗法中的一种，具有操作简单、安全性高、疗效好、无副作用等优点，可用于治疗早期或症状不明显的 DQST，能够有效缓解疼痛症状，临床上配合电针和艾灸等方法更能增强疗效。虽然针灸治疗 DQST 效果显著，但临床并无统一的针刺方法和选穴标准，且所需疗程长，对于急性患者的缓解效果有限，还容易发生滞针、晕针等现象，一旦发生该情况，患者病情或将进一步恶化。根据病情合理选择针刺方法及穴位，及时缓解疼痛症状，更有效地促进局部功能恢复是临床研究的最终目的。

小针刀疗法是通过刺开腱鞘，分离粘连，松解瘢痕，从而达到促进炎症吸收，缓解卡压的目的，疗效确切，但是属于有创操作，增加了感染率，费用比其他非手术疗法高，患者的接受程度有限，并且小针刀的操作对临床医师的技能有一定要求。针刀治疗时，若不熟悉局部解剖、病理特征，稍有不慎便会伤及周围神经、动脉及肌腱，风险较高，且针刀作为微创类治疗手段，对于局部血运有着不良影响。总而言之，解剖结构作为重要病因从诊断到治疗贯穿了 DQST 的始终，术前检查利用超声来鉴别局部解剖结构，选择合适的阶梯治疗，针对造成病变的关键解剖结构靶点进行精准治疗，是目前针刀治疗该病临床运用的热点，也是未来的发展方向之一。

推拿按摩手法对桡骨茎突部并没有明显的刺激作用，因此该操作特别适用于急性腱鞘炎患者，而对于腱鞘明显增生性狭窄的患者，推拿的作用效果则难以维持。

体外冲击波是近年来发展较快的一种物理治疗方法，具有操作简单、安全、治疗费用低、患者满意度高等特点，不影响美观，可重复，临床发展前景较好。但是临床上运用冲击波治

疗 DQST 的历史尚短，且国内外相关研究较少，缺乏大数据支撑，因此仍需要大规模的随机对照研究来提供更多的循证医学证据，以便促进推广使用。

局部制动的缺点在于长期的指夹板并不能保证固定在位，此外，长期的制动可能导致肢端活动僵硬、局部血栓形成及肌萎缩，严重影响患者的日常生活。尽管临床上经验性采用制动辅助其他治疗方法，但其治疗效果仍有争议。单纯的外固定并不能根治 DQST，存在一定的复发率。有学者认为，夹板固定只是一种安慰性疗法。因此，临床上可以根据患者状况合理建议制动。

非甾体抗炎药简便可行，安全有效，但是仅用于缓解疼痛，改善症状，至于能否根治本病，仍需进一步研究证实。

局部封闭疗法短期内可消除无菌性炎症，减轻水肿，减少粘连和变性，短期镇痛效果较好，但是不能松解狭窄的腱鞘，且其疗效与注射的精准程度有关，同时受到患者基于解剖结构变异的病情严重程度的影响，术后复发率较高，远期疗效较差。局部封闭疗法的不良反应也大，最常见的副作用是局部皮下组织萎缩及局部皮肤色素沉着，肌腱组织纤维化以及肌腱断裂，甚至是手指末节坏死。激素类药物对于腕关节肌腱及腱鞘有刺激作用，孕妇作为患病高发人群禁用此法。

手术治疗是难治性 DQST 的最终方法，直接开放手术具有见效快的优点，但是存在相关并发症，如感染、桡神经浅支医源性损伤、肌腱与切口术后粘连、肌腱半脱位及松解不全残留痛等，可能致使患者术后手指麻木，甚至有功能障碍的风险。由于该病患病人群以女性居多，部分患者可因恐惧手术或考虑手术瘢痕影响美观而不接受手术治疗。手术预后时间较长，痛苦较大，且手术治疗对于术者解剖知识要求较高。

从以上几种疗法中可以看出，每种疗法都各有优劣，虽然试验结果都提示具有较好的临床疗效，但是由于样本量局限和随访时间的差异，临床中的实用性有待证实。因此在临床中，可以借鉴国内外学者先进试验结果，采用多种保守方法并行治疗 DQST。

（二）该病的研究与防治的不足

在查阅相关文献时，发现目前对于该病的研究与治疗也存在一定问题，诸如基础性研究相对较少，临床报道病例也多以小样本为主，疗效的评价并不统一，评定方式较为单一等，目前临床大部分治疗均只能缓解该病症状，无法阻止病情反复，且大部分试验者对于患者的随访调查执行较差。因此，基础性的研究，以及更加广泛的临床试验有待进一步开展，对于患者长期的疗效有待进一步观察。另外，在治疗手段上应有更多的探索，减少患者治疗后出现的并发症，延长患者复发时间。

二、中医药防治桡骨茎突狭窄性腱鞘炎临床研究质量控制的保障

（一）建立多学科专家指导与全过程质量控制体系

桡骨茎突狭窄性腱鞘炎具有诊断明确、症状以疼痛和功能受限为主的特点，在研究中需确保疗效评价的准确性和干预手段的规范性。为此，课题应建立由中医、西医、流行病学、循证医学和统计学专家组成的专家指导与质量控制小组，参与研究方案制定、数据质量评估

和临床事件判读等全过程工作。对与结局相关的病例实施重点监查，确保关键节点的数据真实可靠。针对多中心研究，质量控制小组应制订明确的质控方案，包括考核指标和时间节点，确保各分中心理解统一、执行一致，从而提高研究的整体科学性和可重复性。

（二）强化操作规范培训与主观评价数据的标准化管理

考虑到 DQST 多采用中医针刺、推拿等非药物疗法干预，且疗效评价常涉及疼痛等主观指标，因此必须加强手法操作的标准化和数据采集的客观性。采用手法智能教学系统进行规范化培训与量化考核，可有效控制治疗过程中的人为偏差，降低治疗风险，提高研究可靠性。同时，针对 VAS 评分等主观疼痛评估工具，实行操作者与评估者分离，明确评价流程，由患者独立完成记录和签字确认，以减少测量偏倚。合理整合多维度评价量表，在提升证据等级的同时兼顾患者依从性，确保研究结果科学、可信。

三、展望

现阶段，中医药防治 DQST 的临床研究已经广泛开展，但目前研究仍有许多不足，需要进一步克服，这些不足也为接下来中医药防治 DQST 的临床研究指明了发展方向。

DQST 多见于骨伤科门诊，临床试验表明，中医对于 DQST 疗效较好，通过针刺、艾灸、推拿等中医疗法，可有效达到疏通局部气血、温经散寒、活血化瘀的目的，且操作简单、痛苦较小、复发率低、适用范围广、禁忌证相对较少，孕妇及体虚不符合手术指征患者仍适用。但由于中医治疗具有取穴多变、证型不一、因人而异的特点，对于不同年龄段的患者应采取的治疗方式以及在治疗时机的选择上缺乏统一的标准或共识，今后通过研究寻找高效便捷的中医方案仍然是我们的目标。对于各种治疗方式的研究，应以该治疗方式的治病机制及适应证为基础，进行更深入的研究。同时，应注重避免干扰因素，加强各种治疗手段的联合应用，对于治疗效果的检测与观察、疾病的评估方案、出院时间较长的患者回访，均有待提高。

综上，日后临床仍需进行更深入的试验与观察，在综合分析的基础上，找出该病的最佳治疗方案。及时缓解疼痛症状、最大限度恢复患肢功能是未来研究的最终目标。

【参考文献】

[1] Jad A, Roy K, Tyler S, et al. Conservative Management of de Quervain Stenosing Tenosynovitis: Review and Presentation of Treatment Algorithm [J]. Plastic and reconstructive surgery, 2020, 146 (1): 105-126.

[2] E J A, Rohan H. Tendinopathies of the Hand and Wrist [J]. The Journal of the American Academy of Orthopaedic Surgeons, 2015, 23 (12): 741-750.

[3] Victoria A.'The side of my wrist hurts': De Quervain's tenosynovitis [J]. Australian journal of general practice, 2019, 48 (11): 753-756.

[4] Omer M A, G V D. Systematic review and meta-analysis on steroid injection therapy for de Quervain's tenosynovitis in adults [J]. European journal of orthopaedic surgery & traumatology: orthopedie traumatologie, 2014, 24 (2): 149-157.

[5] Bouras Y, Andaloussi E Y, Zaouari T, et al. Traitement chirurgical de la ténosynovite de De Quervain. À propos de 20 cas [J]. Annales de chirurgie plastique esthetique, 2009, 55 (1): 42-45.

[6] Cavaleri R, Schabrun M S, Te M, et al. Hand therapy versus corticosteroid injections in the treatment of de Quervain's disease: A systematic review and meta-analysis [J]. Journal of Hand Therapy, 2016, 29 (1): 3-11.

[7] Darowish M, Sharma J. Evaluation and Treatment of Chronic Hand Conditions [J]. Medical Clinics of North America, 2014, 98 (4): 801-815.

[8] Dawson C, Mudgal S C. Staged Description of the Finkelstein Test [J]. Journal of Hand Surgery, 2010, 35 (9): 1513-1515.

[9] Dębek A, Czyrny Z, Nowicki P. Sonography of pathological changes in the hand [J]. Journal of Ultrasonography, 2014, 14 (56): 74-88.

[10] Fedorczyk M J. Tendinopathies of the Elbow, Wrist, and Hand: Histopathology and Clinical Considerations [J]. Journal of Hand Therapy, 2012, 25 (2): 191-201.

[11] FINKELSTEIN H. STENOSING TENDOVAGINITIS AT THE RADIAL STYLOID PROCESS [J]. JBJS, 1930, 12 (3): 509-540.

[12] Goel R, Abzug M J. De Quervain's Tenosynovitis: A Review of the Rehabilitative Options [J]. HAND, 2015, 10 (1): 1-5.

[13] A M B H, Henk J C, Jan F, et al. Consensus on a multidisciplinary treatment guideline for de Quervain disease: results from the European HANDGUIDE study [J]. Physical therapy, 2014, 94 (8): 1095-1110.

[14] Ilyas M A. Nonsurgical Treatment for de Quervain's Tenosynovitis [J]. Journal of Hand Surgery, 2008, 34 (5): 928-929.

[15] Lee K, Kang C, Lee G B, et al. Ultrasonographic evaluation of the first extensor compartment of the wrist in de Quervain's disease [J]. Journal of Orthopaedic Science, 2014, 19 (1): 49-54.

[16] Auditory-perceptual evaluation of the degree of vocal deviation: correlation between the Visual Analogue Scale and Numerical Scale [J]. CoDAS, 2015, 27 (3): 279-284.

[17] Zahra N, Ali M J, Hassan S, et al. The effect of new dynamic splint in pinch strength in De Quervain syndrome: a comparative study [J]. Disability and rehabilitation. Assistive technology, 2017, 12 (5): 457-461.

[18] Ly M N, F N J. Rupture of both the abductor pollicis longus and extensor pollicis brevis tendons after steroid injection for de quervain tenosynovitis [J]. Plastic and reconstructive surgery, 2012, 129 (5): 883e-886e.

[19] Davide O, Angelo C, Emanuele F, et al. Ultrasound-guided percutaneous injection to treat de Quervain's disease using three different techniques: a randomized controlled trial [J]. European radiology, 2015, 25 (5): 1512-1519.

[20] Manac'h L P A, Roquelaure Y, Ha C, et al. Risk factors for de Quervain's disease in a French working population [J]. Scandinavian Journal of Work, Environment & Health, 2011, 37 (5): 394-401.

[21] QUINNELL R C. Conservative management of trigger finger [J]. Practitioner, 1980, 224 (1340): 187-190.

[22] Sato J, Ishii Y, Noguchi H. Clinical and ultrasound features in patients with intersection syndrome or de Quervain's disease [J]. Journal of Hand Surgery (European Volume), 2016, 41 (2): 220-225.

[23] Takuya S, Mitsuhiko N, Hiromoto I. De Quervain's disease: efficacy of intra-sheath triamcinolone injection [J]. International orthopaedics, 2007, 31 (2): 265-268.

[24] Stéphane S, Daniel V, Christoph M, et al. Work related etiology of de Quervain's tenosynovitis: a case-control study with prospectively collected data [J]. BMC musculoskeletal disorders, 2015, 16 (1): 126.

[25] Stepan G J, London A D, Boyer I M, et al. Blood Glucose Levels in Diabetic Patients Following Cortico-

steroid Injections Into the Hand and Wrist [J]. Journal of Hand Surgery, 2014, 39 (4): 706-712.
[26] Wagner R E, Gottschalk B M. Tendinopathies of the Forearm, Wrist, and Hand [J]. Clinics in Plastic Surgery, 2019, 46 (3): 317-327.
[27] Wolf M J, Sturdivant X R, Owens D B. Incidence of de Quervain's Tenosynovitis in a Young, Active Population [J]. Journal of Hand Surgery, 2008, 34 (1): 112-115.
[28] Bing Z, Sheng-ting H, Ying-ze Z. Spontaneous rupture of multiple extensor tendons following repeated steroid injections: a case report [J]. Orthopaedic surgery, 2012, 4 (2): 118-121.
[29] 丁英奇, 段永刚, 李耀华, 等. 小针刀治疗腱鞘炎并发症临床分析 [J]. 河北北方学院学报 (医学版), 2007 (3): 67-68.
[30] 严广斌. NRS 疼痛数字评价量表 numerical rating scale [J]. 中华关节外科杂志 (电子版), 2014, 8 (3): 410.
[31] 何咏梅, 邱国俊, 张孟生, 等. 黑膏药新制作方法探讨 [J]. 中国药业, 2012, 21 (16): 107-108.
[32] 侯成志, 褚雪镭, 吴林, 等. 体外冲击波治疗桡骨茎突狭窄性腱鞘炎 meta 分析 [J]. 海南医学院学报, 2019, 25 (21): 1670-1675.
[33] 傅俊钦. 针灸治疗桡骨茎突腱鞘炎 [J]. 北京中医药, 2010, 29 (1): 49-50.
[34] 全科, 何冬凤, 刘华, 等. 针刀治疗桡骨茎突狭窄性腱鞘炎疗效观察 [J]. 内蒙古中医药, 2016, 35 (12): 85.
[35] 刘岂凡. 桡骨茎突狭窄性腱鞘炎手术治疗的临床研究 [J]. 养生保健指南, 2018 (20): 241.
[36] 刘彧, 吴坤, 刘水涛, 等. 发散式体外冲击波治疗桡骨茎突狭窄性腱鞘炎的疗效观察 [J]. 中国医学前沿杂志 (电子版), 2015, 7 (11): 18-20.
[37] 刘文辉, 李富林, 尹东. 体外冲击波在骨科疾病中应用的研究现状 [J]. 中国临床新医学, 2017, 10 (3): 279-282.
[38] 刘星, 张俊杰, 景亚军, 等. 针刀治疗桡骨茎突狭窄性腱鞘炎安全区域的解剖学研究 [J]. 中医正骨, 2018, 30 (02): 7-9+15.
[39] 叶志强. 桂枝芍药知母汤治疗腱鞘炎 21 例 [J]. 中国乡村医药, 2007 (3): 57.
[40] 吉乐天, 吴永恒, 韩文东. 三种方法治疗桡骨茎突狭窄性腱鞘炎的临床疗效观察 [J]. 生物骨科材料与临床研究, 2018, 15 (1): 71-73.
[41] 吴顺军. 体外冲击波联合超短波治疗对桡骨茎突狭窄性腱鞘炎患者血清炎性因子及血流动力学影响 [J]. 实用医院临床杂志, 2019, 16 (1): 190-192.
[42] 吴顺军, 王帆, 何国霞, 等. 体外冲击波治疗桡骨茎突狭窄性腱鞘炎的研究进展 [J]. 中国医药导报, 2017, 14 (34): 41-44.
[43] 周俊明, 劳杰, 徐晓君. 支具外固定治疗桡骨茎突狭窄性腱鞘炎 [J]. 中华手外科杂志, 2009, 25 (4): 204.
[44] 唐俊良, 杨娟, 侯瑶, 等. 自拟冰烧散结合手法推拿治疗桡骨茎突狭窄性腱鞘炎疗效观察 [J]. 辽宁中医杂志, 2014, 41 (05): 940-942.
[45] 唐勇, 孙昌雄. 针刀治疗桡骨茎突狭窄性腱鞘炎 Meta 分析 [J]. 中国民间疗法, 2020, 28 (23): 54-57.
[46] 国家中医药管理局. 中医病证诊断疗效标准 [M]. 南京: 南京大学出版社, 1994.
[47] 姚血明, 马武开, 唐芳, 等. 中医外治法在痹证中的应用 [J]. 风湿病与关节炎, 2014, 3 (5): 73-75.
[48] 姜宏波. 老年桡骨茎突狭窄性腱鞘炎治法分析 [J]. 长春中医药大学学报, 2007 (6): 76.
[49] 总后勤部卫生部. 临床疾病诊断依据治愈好转标准 [M]. 2 版. 北京: 人民军医出版社, 1998.
[50] 孙占学, 李曰庆, 张丰川, 等. 中医外治法源流 [J]. 中华中医药杂志, 2016, 31 (11): 4416-4419.
[51] 孙赵峰, 胡水荣. 小针刀结合微波治疗桡骨茎突狭窄性腱鞘炎疗效分析 [J]. 中国社区医师 (医学专业), 2012, 14 (19): 210-211.

[52] 安文博, 姜劲挺, 郑吉元, 等. 正骨理筋手法配合中药外敷治疗桡骨茎突狭窄性腱鞘炎 80 例临床疗效观察 [J]. 中国运动医学杂志, 2012, 31 (6): 533-534.

[53] 常宁. 电针联合体外冲击波治疗创伤性桡骨茎突狭窄性腱鞘炎临床观察 [J]. 河南中医, 2017, 37 (5): 885-887.

[54] 廖志浩, 陈希, 吴雪茹, 等. 温通膏外敷和局部封闭治疗桡骨茎突狭窄性腱鞘炎的疗效观察 [J]. 广州中医药大学学报, 2017, 34 (4): 526-530.

[55] 张恒. 熏洗疗法原理探究 [J]. 中医药研究, 1994 (2): 10-11.

[56] 张欣悦, 高明利. 中药离子导入法治疗膝骨关节炎研究进展 [J]. 河北中医, 2017, 39 (1): 152-155+160.

[57] 张韬, 雷雪飞, 程建明. 中药薰蒸肢体治疗早期桡骨茎突狭窄性腱鞘炎的疗效观察 [J]. 中国中医急症, 2015, 24 (12): 2223-2225.

[58] 徐颖, 黄臻, 罗子芮, 等. 体外冲击波联合威伐光治疗桡骨茎突狭窄性腱鞘炎的临床疗效观察 [J]. 中国康复医学杂志, 2019, 34 (09): 1092-1094.

[59] 曹必伟, 罗昱君, 吴术喜. 推拿联合冲击波治疗桡骨茎突狭窄性腱鞘炎的临床研究 [J]. 中国继续医学教育, 2020, 12 (31): 155-158.

[60] 朱其, 吴建伟, 李慧辉, 等. 超声电导中药透入与传统封闭疗法在桡骨茎突狭窄性腱鞘炎治疗中的比较研究 [J]. 新中医, 2015, 47 (12): 121-123.

[61] 朱泽, 邱承玺, 洪海东. 小针刀治疗桡骨茎突狭窄性腱鞘炎 30 例的疗效观察 [J]. 贵阳中医学院学报, 2012, 34 (6): 138-140.

[62] 李凯, 周云, 王永召, 等. 发散式冲击波联合手法治疗桡骨茎突狭窄性腱鞘炎 [J]. 生物医学工程与临床, 2017, 21 (6): 629-632.

[63] 李成哲, 孙振杰, 刘瑞波. 关节镜治疗膝骨性关节炎疗效分析 [J]. 中国骨伤, 2004 (5): 50-51.

[64] 李涛, 宋奇志, 裴建祥, 等. 体外冲击波治疗早中期膝关节骨关节炎的近期临床疗效观察 [J]. 重庆医学, 2017, 46 (3): 338-340.

[65] 杜学菊. 针刀治疗桡骨茎突狭窄性腱鞘炎 68 例 [J]. 河北中医, 2003 (9): 661.

[66] 杨天颖, 何澎, 朱恪材. 浮针联合肌肉力量训练治疗桡骨茎突狭窄性腱鞘炎临床观察 [J]. 实用中医药杂志, 2021, 37 (01): 114-115.

[67] 杨威, 石继祥, 姚文亿, 等. 中西医治疗桡骨茎突狭窄性腱鞘炎研究进展 [J]. 山西中医药大学学报, 2020, 21 (04): 310-313.

[68] 杨桂先, 曾燕. 超激光配合针刺治疗产褥期妇女桡骨茎突腱鞘炎的观察研究 [J]. 齐齐哈尔医学院学报, 2012, 33 (5): 600-601.

[69] 林亚军. 中药外敷配合局部封闭治疗桡骨茎突狭窄性腱鞘炎 44 例疗效观察 [J]. 四川中医, 2014, 32 (7): 131-132.

[70] 林坤山, 黄立羡, 练克俭. 冲击波结合反阿是穴治疗桡骨茎突狭窄性腱鞘炎 [J]. 中国中医骨伤科杂志, 2016, 24 (04): 49-50.

[71] 柴忠, 李可畏. 针刀结合中药热敷疗法治疗膝关节骨性关节炎临床观察 [J]. 辽宁中医药大学学报, 2016, 18 (8): 239-241.

[72] 梁启楼. 针刀治疗桡骨茎突狭窄性腱鞘炎 53 例疗效观察 [J]. 中医药临床杂志, 2011, 23 (11): 974-975.

[73] 梁繁荣, 刘雨星, 陈瑾, 等. 电针镇痛后效应与脑干 5-HT、下丘脑 β-EP 含量的关系 [J]. 上海针灸杂志, 2001 (3): 37-39.

[74] 沈兴邦, 彭旭明. 彭氏"分筋推拿"疗法治疗早期桡骨茎突狭窄性腱鞘炎疗效观察 [J]. 中医药导报, 2018, 24 (13): 87-89.

[75] 洪晓冬. 中药熏洗法配合推拿手法治疗桡骨茎突狭窄性腱鞘炎疗效观察 [J]. 中医临床研究, 2020, 12 (22): 39-41.

[76] 王悦, 袁秀丽. 桡骨茎突狭窄性腱鞘炎中医治疗临床进展 [J]. 新疆中医药, 2022, 40 (01): 87-89.
[77] 王文炎, 米建平. 董氏奇穴治疗痛证浅探 [J]. 针灸临床杂志, 2012, 28 (2): 51-52.
[78] 王星喜, 谢心军. 中药熏洗联合伤速康贴膏外敷治疗桡骨茎突狭窄性腱鞘炎 60 例 [J]. 湖南中医杂志, 2016, 32 (12): 74-76.
[79] 王毅, 廖怀章. 桡骨茎突狭窄性腱鞘炎中西医治疗研究进展 [J]. 湖南中医杂志, 2018, 34 (12): 164-167.
[80] 王珍, 吕敏芳, 马忠. 针灸治疗桡骨茎突狭窄性腱鞘炎的研究进展 [J]. 新疆中医药, 2019, 37 (04): 124-127.
[81] 王银河, 朱丽华, 任杰, 等. 扶他林乳胶剂治疗桡骨茎突狭窄性腱鞘炎的临床疗效观察 [J]. 中国医药导报, 2011, 8 (31): 89-90.
[82] 王静, 陶熔, 夏令杰, 等. 体外冲击波联合背根神经节脉冲射频治疗脊柱源性腹痛的疗效观察 [J]. 中华物理医学与康复杂志, 2019, 41 (2): 121-126.
[83] 王颖, 张守平, 孙莉莉, 等. V 型小针刀配合封闭治疗桡骨茎突狭窄性腱鞘炎 100 例疗效对比观察 [J]. 中国实用医药, 2014, 9 (21): 38-40.
[84] 田浩文, 孙善斌, 陈冲, 等. 温针灸五虎穴治疗桡骨茎突狭窄性腱鞘炎临床研究 [J]. 实用中医药杂志, 2019, 35 (11): 1372-1373.
[85] 申爱玲. 桡骨茎突狭窄性腱鞘炎临床治疗略述 [J]. 光明中医, 2022, 37 (10): 1888-1890.
[86] 程锐. 小针刀治疗桡骨茎突狭窄性腱鞘炎 30 例疗效观察 [J]. 中医药导报, 2012, 18 (9): 113-114.
[87] 童燕, 郭峭峰, 黄凯. 熨药疗法联合理筋手法治疗哺乳期妇女桡骨茎突狭窄性腱鞘炎 52 例 [J]. 浙江中医杂志, 2018, 53 (2): 114.
[88] 纪宇波, 赵瑜. 针刺配合超声波治疗狭窄性腱鞘炎 35 例 [J]. 江苏中医药, 2011, 43 (2): 68-69.
[89] 翁斌, 杨才德, 高敬辉, 等. 杨氏 3A+ 疗法“掌五针”埋线针刀治疗桡骨茎突狭窄性腱鞘炎疗效观察 [C]. 2017 世界针灸学术大会暨 2017 中国针灸学会年会论文集, 2017: 503-504.
[90] 肖岚, 李素淑. 高频超声诊断桡骨茎突狭窄性腱鞘炎的临床价值 [J]. 中国医疗设备, 2016, 31 (11): 66-68+72.
[91] 胡安华, 陈国庆, 吴耀持. 滞针术治疗桡骨茎突狭窄性腱鞘炎的临床研究 [J]. 针灸临床杂志, 2017, 33 (1): 30-32.
[92] 胡飞, 马勇. 发泡膏治疗桡骨茎突狭窄性腱鞘炎 31 例临床观察 [J]. 中国民族民间医药, 2015, 24 (12): 84-85.
[93] 董均成. 放散状冲击波治疗狭窄性腱鞘炎的疗效观察 [J]. 按摩与康复医学, 2018, 9 (6): 31-33.
[94] 薛大鹏, 杨铮, 刘瑞. 体外冲击波治疗桡骨茎突狭窄性腱鞘炎的临床疗效 [J]. 内蒙古医科大学学报, 2016, 38 (6): 556-559.
[95] 许学猛, 张宇, 李亨, 等. 毫针点刺加参麦针痛点注射治疗桡骨茎突狭窄性腱鞘炎疗效观察 [J]. 新中医, 2012, 44 (3): 97-99.
[96] 贺业霖, 朱俊琛, 龚悦诚, 等. 超声引导下针刀联合局部封闭治疗桡骨茎突狭窄性腱鞘炎临床研究 [J]. 陕西中医药大学学报, 2021, 44 (5): 79-82.
[97] 赵文海, 詹红生. 中医骨伤科学 [M]. 2 版. 上海: 上海科学技术出版社, 2020.
[98] 赵杰, 戴小宇, 何双华. 桡骨茎突狭窄性腱鞘炎的治疗进展 [J]. 中国骨伤, 2019, 32 (4): 387-390.
[99] 邓铭聪, 廖璐, 谢平霖. 桡骨茎突狭窄性腱鞘炎治疗研究进展 [J]. 岭南急诊医学杂志, 2016, 21 (4): 429-430.
[100] 邬强, 杨晓, 余悦, 等. 法斯通凝胶治疗桡骨茎突狭窄性腱鞘炎 [J]. 实用医学杂志, 2010, 26 (2): 182.
[101] 邬强, 熊铗, 余悦, 等. 桡骨茎突狭窄性腱鞘炎的治疗概况 [J]. 中医正骨, 2011, 23 (7): 36-38.
[102] 郑吉元, 姜劲挺, 安文博, 等. 桡骨茎突狭窄性腱鞘炎治疗进展 [J]. 中国中医骨伤科杂志, 2015, 23 (7): 73-76.

[103] 郭庆华, 卢向东, 刘强, 等. 曲安奈德与奇正消痛贴膏并用治疗桡骨茎突狭窄性腱鞘炎 50 例 [J]. 临床医药实践, 2009, 18 (32): 2193.
[104] 闫连杰, 黄肖华, 柯辉雄, 等. 中药外用治疗桡骨茎突狭窄性腱鞘炎的现状 [J]. 大众科技, 2019, 21 (6): 100-102.
[105] 陈尹剑子, 陈峰, 王翠娟, 等. 肉桂艾绒直接灸治疗桡骨茎突狭窄性腱鞘炎 30 例 [J]. 浙江中西医结合杂志, 2019, 29 (07): 580-581.
[106] 陈泓鑫, 纪双泉, 詹瑶璇, 等. 体外冲击波治疗桡骨茎突狭窄性腱鞘炎的临床疗效 [J]. 中国康复, 2015, 30 (1): 43-44.
[107] 陈罗西, 刘波. 桡骨茎突狭窄性腱鞘炎的针灸治疗进展 [J]. 中医正骨, 2014, 26 (6): 46-47.
[108] 陈荷光, 赵云珍. 衬垫灸治疗桡骨茎突狭窄性腱鞘炎疗效观察 [J]. 新中医, 2013, 45 (03): 131-132.
[109] 陶红成, 黄英如, 金贵根. 桡骨茎突狭窄性腱鞘炎治疗进展 [J]. 实用中医药杂志, 2021, 37 (4): 709-712.
[110] 韩贵轩. 桡骨茎突狭窄性腱鞘炎手术治疗 30 例疗效观察 [J]. 临床医药文献电子杂志, 2016, 3 (28): 554+5545.
[111] 韵向东, 万麟, 王旭, 等. 桡骨茎突狭窄性腱鞘炎局部封闭致手指坏死一例 [J]. 中华手外科杂志, 2008, 24 (5): 276.
[112] 马世伟. 手部封闭治疗后并发血管危象一例报告 [J]. 中华手外科杂志, 2007, 23 (4): 199.
[113] 马宁. 体外冲击波治疗桡骨茎突狭窄性腱鞘炎临床分析 [J]. 实用医技杂志, 2013, 20 (11): 1211-1212.
[114] 黄彪, 陈超鹏, 付红亮, 等. 小针刀和局部封闭治疗桡骨茎突狭窄性腱鞘炎 60 例 [J]. 中国中医药现代远程教育, 2012, 10 (10): 49-50.

下篇

骨　　病

第十三章　骨质疏松症

骨质疏松症(osteoporosis,OP)是一种以骨量低,骨组织微结构损坏,导致骨脆性增加,易发生骨折为特征的全身性骨病,是骨伤科临床优势病种。中医药治疗本病具有一定优势,可改善患者症状,提高生存质量,且安全性良好,近年来逐渐受到业界广泛关注。本章将详细梳理中医药防治骨质疏松症的系统评价与随机对照试验相关证据,为临床实践及未来研究提供参考依据。

第一节　概　　述

骨质疏松症可发生于任何年龄,但多见于绝经后女性和老年男性。中医学中并无“骨质疏松症”概念,本病属“骨痿”“骨枯”“骨痹”等范畴。病变在骨,其本在肾,病因以肾虚为主,与肝、脾、瘀等密切相关,证属本虚标实。骨质疏松症包含原发性和继发性两大类。原发性骨质疏松症包括绝经后骨质疏松症(Ⅰ型)、老年骨质疏松症(Ⅱ型)和特发性骨质疏松症(包括青少年型)。绝经后骨质疏松症(postmenopausal osteoporosis,PMOP)一般发生在女性绝经后5~10年内;老年性骨质疏松症(senile osteoporosis,SOP)一般指70岁以后发生的骨质疏松;特发性骨质疏松症(idiopathic osteoporosis)主要发生在青少年,病因尚未明确。继发性骨质疏松症指由任何影响骨代谢的疾病和/或药物及其他明确病因导致的骨质疏松。本章内容主要针对原发性骨质疏松症。

2021年公布的第七次全国人口普查结果显示,60岁及以上人口占比18.7%,约2.64亿人。伴随着老年人口规模的日益扩大,各种慢性病将成为影响国家经济社会发展的重大公共卫生问题,为此,国务院办公厅发布了《中国防治慢性病中长期规划(2017—2025年)》,提出坚持预防为主、分级诊疗、早诊早治、实现全流程健康管理等一系列措施,全方位、全周期保障人民健康。2018年国家卫生健康委员会发布的首个中国骨质疏松症流行病学调查显示,骨质疏松症在我国65岁以上人群中的患病率高达32.0%,其中男性为10.7%,女性为51.6%,城市地区为25.6%,农村地区为35.3%。总体呈现患病率高、治疗费用高、致残率和致死率高的特点,严重危害老年人群的生活质量和预期寿命。据估计,到2050年,我国骨质疏松性骨折患病人数将达599万,相应的医疗支出将达1 745亿元。

目前,业界普遍认为骨骼的完整性由不断重复、时空偶联的骨吸收和骨形成过程维持,此过程称为“骨重建”。骨重建由成骨细胞、破骨细胞和骨细胞等组成的骨骼基本多细胞单位实施。其中,破骨细胞占骨骼细胞的1%~2%,由单核巨噬细胞前体分化形成,主司骨吸收。破骨细胞生成的关键调节步骤包括成骨细胞产生的 NF-κB 受体激活蛋白配体（receptor activator of NF-κB ligand，RANKL）与破骨细胞前体细胞上的 RANK 结合，从而激活 NF-κB，促进破骨细胞分化。破骨细胞的增生和生存有赖于成骨细胞源性的巨噬细胞集落刺激因子（macro-phage colony-stimulating factor，M-CSF）与破骨细胞的受体 c-fms 相结合。成骨细胞分泌的护骨因子（osteoprotegerin，OPG），也作为可溶性 RANKL 受体，与 RANK 竞争性结合 RANKL，从而抑制破骨细胞的生成。成骨细胞由间充质干细胞分化而成，主司骨形成，并可随骨基质的矿化而成为包埋于骨组织中的骨细胞或停留在骨表面的骨衬细胞。成骨细胞分泌富含蛋白质的骨基质，包括 I 型胶原和一些非胶原的蛋白质（如骨钙素）等；再经过数周至数月，羟基磷灰石沉积于骨基质上完成矿化。

从具体分型上看，PMOP 主要是绝经后雌激素水平降低，雌激素对破骨细胞的抑制作用减弱，破骨细胞的数量增加、凋亡减少、寿命延长，导致其骨吸收功能增强。尽管成骨细胞介导的骨形成亦有增加，但不足以代偿过度的骨吸收，骨重建活跃和失衡致使小梁骨变细或断裂，皮质骨孔隙度增加，导致骨强度下降。雌激素减少降低骨骼对力学刺激的敏感性，使骨骼呈现类似于废用性骨丢失的病理变化。

老年性骨质疏松症，一方面增龄造成骨重建失衡，骨吸收 / 骨形成比值升高，导致进行性骨丢失；另一方面，增龄和雌激素缺乏使免疫系统持续低度活化，处于促炎性反应状态。炎性反应介质肿瘤坏死因子 α（tumor necrosis factor-α，TNF-α）、白介素（interleukin，IL）（含 IL-1、IL-6、IL-7、IL-17）及前列腺素 E_2（prostaglandin E_2，PGE_2）均诱导 M-CSF 和 RANKL 的表达，刺激破骨细胞，并抑制成骨细胞，造成骨量减少。雌激素和雄激素在体内均具有对抗氧化应激的作用，老年人性激素结合球蛋白持续增加，使睾酮和雌二醇的生物利用度下降，体内的活性氧类（reactive oxygen species，ROS）堆积，促使间充质干细胞、成骨细胞和骨细胞凋亡，使骨形成减少。老年人常见维生素 D 缺乏及慢性负钙平衡，导致继发性甲状旁腺功能亢进。年龄相关的肾上腺源性雄激素生成减少、生长激素 - 胰岛素样生长因子轴功能下降、肌少症和体力活动减少造成骨骼负荷减少，也会使骨吸收增加。此外，随年龄增长和生活方式相关疾病引起的氧化应激及糖基化增加，使骨基质中的胶原分子发生非酶促交联，也会导致骨强度降低。

从临床治疗角度看，现代医学对于原发性骨质疏松症的防治目标包括改善骨骼生长发育，促进成年期达到理想的峰值骨量；维持骨量和骨质量，预防增龄性骨丢失；避免跌倒和骨折。主要手段包括基础措施、药物干预和康复治疗。在中医学理论指导下，中医药治疗原发性骨质疏松症的原则是“辨证施治，病证结合，整体调节，防治结合”。临床遣方用药，充分考虑治疗的长期性，密切关注患者中医证候的演变，及时调整处方，达到“改善临床症状，延缓骨量丢失，保持或增加骨量，降低骨折风险、提高生存质量”的目的，并根据患者病情和治疗目的选择合适的疗程。

近年来，《原发性骨质疏松症诊疗指南》等系列文件对骨质疏松症的临床诊治起到了引领、指导和规范作用，众多学者在骨质疏松领域开展了大量工作，我国骨质疏松症的防治水平有了明显提升。然而随着日益增长的健康需求，骨质疏松症防治中的一些瓶颈问题日益凸显。中医药疗法作为治疗骨质疏松症的特色疗法，包括中药内服、针灸、手法、拔罐等，因其疗效确切、副作用小、安全性高，近年来被广泛运用于临床实践，并产生了一系列原始研究、二次研究的高质量证据。因此，本章将重点突出中医药的特色和优势，坚持中西医并重，系统梳理该领域循证证据，以为临床医师防治原发性骨质疏松症和科学研究提供参考。

第二节 临床研究证据纵览

一、绝经后骨质疏松症

（一）中药治疗

中成药、经典名方与临床经验方在治疗绝经后骨质疏松症中，从增加骨密度、改善症状等方面证实了中药疗法的临床疗效与安全性。其中，中成药治疗绝经后骨质疏松症的临床研究成果已在国际期刊发表。

1. 系统评价 /Meta 分析　一项补肾中成药对绝经后骨质疏松症患者的骨代谢影响的 Meta 分析，检索了 2005 年 1 月 1 日至 2018 年 4 月 30 日 MEDLINE、Cochrane Library、中国知网（CNKI）、万方数据和 CBM 数据库，收集补肾中成药单用或联合西药治疗绝经后骨质疏松症的随机对照试验和临床对照试验，按 PRISMA 声明进行定性分析和定量分析。试验组干预措施为：单用颗粒、胶囊、片剂、中药提取物等有补肾功效的中成药治疗，可同时合并钙剂、维生素 D、双膦酸盐类药物基础治疗，但不能合并绝经激素治疗、选择性雌激素调节剂、PTH 类似物，也不能合并中药汤剂、针灸、推拿、康复治疗等措施。对照组干预措施为：安慰剂、抗骨质疏松药物或钙剂、维生素 D 基础治疗。干预时间大于 12 周。最终纳入文献 15 篇，其中英文文献 2 篇（1 篇来自韩国，1 篇来自中国），中文文献 13 篇。合计患者 1 388 例（试验组 709 例，对照组 679 例）。其中 5 项关于青娥丸和密骨片的研究来自同一个研究团队，但研究时间不同；1 项研究试验组只采用中成药；其余研究均为中成药联合抗骨质疏松药物、钙剂、维生素 D 治疗。Meta 分析结果表明，与对照组相比，补肾中成药对 P1NP 无显著影响（P= 0.11），可下调 β-CTX［WMD=–66.85，95%CI（–125.83，–7.87），P=0.03］，上调 BALP［WMD= 10.12，95%CI（7.35，12.90），P<0.01］，上调骨钙素［WMD=2.70，95%CI（0.46，4.94），P=0.02］。补肾中成药能够抑制绝经后骨质疏松症的骨吸收，但对骨形成的影响尚不确定。中药淫羊藿、刺五加能促进骨形成，其他药物的影响不明显。本文由于纳入的文献质量较低，作者建议仍需要更严谨的研究加以证实。

一项关于独活寄生汤治疗绝经后骨质疏松症疗效及安全性的 Meta 分析，检索了建库以来至 2020 年 8 月 12 日的万方数据知识服务平台、中国知网（CNKI）、中文科技期刊数据库（VIP）、CBM、MEDLINE、Embase、Web of Science、EBSCO 数据库，运用 Cochrane 标准评价文献质量，共纳入 13 篇文献，17 项研究，共 1 306 例患者。结果显示，独活寄生汤联合西药在增加临床疗效、腰椎骨密度、髋关节骨密度、股骨颈骨密度、雌二醇、血清钙、血清骨钙素，降低碱性磷酸酶、骨碱性磷酸酶、β-CTX 方面优于西药治疗；但在改善血清磷水平方面与常规西药相比无明显优势。该文章认为，与西药治疗相比，独活寄生汤在增加临床疗效、骨密度、雌二醇水平等方面有一定优势，并具有较高安全性，但在改善血清磷水平方面证据不足。

一项 Meta 分析评价了补肾活血类中药复方制剂治疗绝经后骨质疏松症有效性和安全性。该研究检索了建库起至 2018 年 8 月 Cochrane Library、MEDLINE、Embase、中国生物医学文献服务系统（SinoMed）、中国知网（CNKI）、中文科技期刊数据库（VIP）和万方数据知识服务平台，收集补肾活血类中药复方制剂对比钙剂或非钙剂治疗绝经后骨质疏松症的随机对照试验（RCT）。采用 Cochrane 系统评价手册 5.1.0 提供的偏倚风险评价工具和 Jadad 量表对文献质量进行评价。共纳入 18 项 RCT，1 408 例患者。Meta 分析结果显示，试验组患者总有效率［RR=1.35，95%CI（1.17，1.54），P<0.001］、骨密度［SMD=0.24，95%CI（0.16，0.32），P<0.001］均显著高于对照组，血钙水平［SMD=–0.05，95%CI（–0.09，0.00），P=0.033］显著低于对照组。此外，两组患者尿肌酐、尿钙 / 尿肌酐比值、丙氨酸转氨酶、天冬氨酸转氨酶、碱性磷酸酶、雌二醇、IL-6、VAS 评分等指标差异均无统计学意义（P>0.05）。序贯分析结果显示，补肾活血类中药复方制剂治疗绝经后骨质疏松症总有效率证据确切，可改善患者血钙和骨密度，且安全性较好。

一项 Meta 分析评价了仙灵骨葆胶囊治疗绝经后骨质疏松症的有效性和安全性。检索了自建库时间至 2017 年 11 月的中、英文数据库共 7 个，依据 Cochrane 系统评价手册提供的偏倚风险评价工具对纳入研究进行评价。最终纳入文献 16 篇，包括 19 项原始研究，总样本量 1 492 例。Meta 分析结果显示，单用仙灵骨葆胶囊在提高腰椎骨密度疗效方面优于常规治疗［MD=0.08，95%CI（0.03，0.14），P=0.002］；仙灵骨葆胶囊加常规干预在提高临床有效率［OR=3.35，95%CI（1.86，6.05），P<0.001］、改善疼痛［MD=–1.71，95%CI（–2.39，–1.03），P<0.001］方面优于常规治疗；在改善腰椎骨密度方面，仙灵骨葆胶囊 + 单一常规干预的疗效明显优于单一常规干预［MD=0.06，95%CI（0.04，0.07），P<0.001］。结果表明，仙灵骨葆胶囊在改善腰椎骨密度、提高临床有效率及改善疼痛方面疗效确切；但在改善髋部骨密度方面证据不足，总疗程可能是其重要影响因素；仙灵骨葆胶囊联合单一抗骨质疏松药物具有增效作用，但与两种或以上抗骨质疏松药物联用的叠加增效作用尚待研究。

2. 随机对照试验　仙灵骨葆胶囊具有滋补肝肾、活血通络、强筋壮骨的功效，适用于骨质疏松和骨质疏松症，药物成分包括六种非豆科草药，重量百分比为淫羊藿（70%）、续断（10%）、丹参（5%）、知母（5%）、补骨脂（5%）和地黄（5%）。

一项多中心、双盲、安慰剂对照和剂量效应临床试验评估仙灵骨葆胶囊在绝经后骨质疏松症妇女中的安全性和有效性。该研究从四个临床中心（上海华东医院、上海市第九人民医院、吉林大学第一医院临床医院、北京中日友好医院）招募 180 名绝经后妇女（≥60 岁），骨密度 T 评分≤–2.0（腰椎或股骨颈）。试验组接受低剂量（常规剂量）仙灵骨葆胶囊（3g/d，n=61）或高剂量仙灵骨葆胶囊（6g/d，n=58）或安慰剂（n=61）。所有参与者每天补充碳酸钙中的元素钙（500mg）和维生素 D_3（200IU）。主要疗效终点是 6 个月和 12 个月时腰椎骨密度的变化。试验组对药物的预期反应为增加 1%。次要疗效终点是同一试验期间股骨颈骨密度和骨转换标志物的变化。安全性终点是 12 个月时累积的不良事件和 12 个月随访期间安全性评价指标的变化。在招募的 180 名女性中,148 人完成了这项研究。各组的依从性具有可比性。两组均未观察到明显的不良事件。作为主要终点的腰椎骨密度,在 6 个月时,低剂量组、高剂量组和安慰剂组的骨密度分别比基线增加 2.11%、1.41% 和 0.58%,低剂量组和安慰剂组之间的组间差异具有统计学意义($P<0.05$)。作为次要终点,三组中股骨颈骨密度在 6 个月或 12 个月时的变化值组间差异无统计学意义。进行亚组分析时,试验组的年轻患者在骨密度增加百分比方面的反应优于老年患者。

青娥丸由杜仲、补骨脂、核桃仁组成,具有较好的强腰膝、壮筋骨功效。初步研究表明,该方不仅能抑制破骨细胞的骨吸收能力,还能促进成骨细胞的增殖,促进骨形成。一项临床随机对照试验观察青娥丸对绝经后骨质疏松症患者骨密度、骨代谢指标和骨硬化蛋白的影响。该试验纳入 2017 年 5 月到 2018 年 1 月在攀枝花市第二人民医院老年科收治的 120 例门诊和住院绝经后骨质疏松症患者,随机分为 QEW 组(给予钙片和青娥丸),ALF 组(给予钙片和阿法骨化醇)和对照组(给予钙片)(每组 n=40),治疗时长为 1 年。测量基线和治疗 1 年后血清骨硬化蛋白、25 羟维生素 D 和骨转换标志物(β-CTX,N-MID 和 T-PINP)的水平。结果表明,QEW 组和 ALF 组治疗后 1 年血清骨硬化素水平显著高于对照组($P<0.05$),但 QEW 组和 ALF 组比较差异无统计学意义($P>0.05$)。治疗后 1 年 QEW 组和 ALF 组血清 β-CTX、N-MID 和 T-PINP 水平均降低,而两组间差异无统计学意义($P>0.05$)。但 QEW 组和 ALF 组血清 β-CTX、N-MID 和 T-PINP 水平显著低于对照组($P<0.05$)。研究者认为,青娥丸调节绝经后骨质疏松症患者骨代谢的机制可能与青娥丸增加硬化蛋白表达的作用有关。

骨疏康胶囊主要成分为淫羊藿、熟地黄、骨碎朴、黄芪、丹参、木耳、黄瓜籽,具有补肾益气、活血壮骨的功效。主治肾虚兼气血不足所致的原发性骨质疏松症,症见腰背疼痛、腰膝酸软、下肢痿弱、步履艰难、神疲、目眩、舌质偏红或淡,脉平或濡细。一项随机对照试验研究了骨疏康胶囊联合鲑鱼降钙素、戊酸雌二醇对绝经后骨质疏松患者的临床疗效。研究纳入了 2017 年 9 月至 2018 年 12 月收治于北京积水潭医院的 140 例绝经后骨质疏松症患者,随机信封法分为对照组和观察组,每组 70 例。对照组给予鲑鱼降钙素、戊酸雌二醇,观察组在对照组基础上加用骨疏康胶囊,疗程 6 个月。检测临床疗效、疼痛评分、骨密度(L_2~L_4 和股骨颈)、血清 CEACAM1 和 β-catenin、不良反应发生率变化。结果表明,观察组总有效率高于对照组($P<0.05$)。治疗前后两组疼痛评分降低($P<0.05$),骨密度、血清 CEACAM1 和 β-catenin 升高($P<0.05$),比观察组更明显($P<0.05$)。不良反应发生率,差异无统计学意义($P>0.05$)。结果表明,骨疏康胶囊联合鲑鱼降钙素、戊酸雌二醇可安全有效地提高绝经后骨质疏松症患者骨密度,降低疼痛程度,其治疗机制可能与上调血清 CEACAM1、β-catenin 水平有关。

(二) 非药物疗法

以针灸、太极等为代表的非药物疗法在绝经后骨质疏松症临床治疗中应用较多,尤其是太极防治绝经后骨质疏松症受到广泛关注,有较多研究发表于国际期刊。

1. 系统评价 /Meta 分析 一篇 Meta 分析评价了针刺治疗绝经后骨质疏松症的有效性

及安全性。该研究检索了建库以来至2017年11月的6个中英文数据库,根据Cochrane系统评价手册5.3评价标准和工具,评价纳入研究的质量。试验组干预措施为针刺或针刺联合常规治疗,针刺穴位可根据病情需要选择;对照组为常规治疗,包括《原发性骨质疏松症诊疗指南(2017)》《原发性骨质疏松症中医临床实践指南》推荐的所有治疗措施。共纳入10篇文献,包括710例患者,试验组354例,对照组356例。Meta分析显示:针刺和针刺+常规治疗[RR=1.36,95%CI(1.18,1.57),P<0.001;RR=1.31,95%CI(1.14,1.50),P=0.002]在提高临床有效率上均优于对照组;针刺和针刺+常规治疗[MD=−2.36,95%CI(−4.20,−0.53),P=0.01;MD=−1.61,95%CI(−2.06,−1.16),P<0.05]在改善疼痛评分上均优于对照组。结果表明,与单用常规治疗相比,针刺或针刺联合常规治疗在提高临床治疗有效率、改善疼痛方面疗效更优,适于临床采纳应用。本文考虑到纳入文献的局限性,在今后的研究中需要更多高质量、大样本、多中心、方法学设计严谨的随机对照试验,以进一步佐证并提升针刺治疗绝经后骨质疏松症的有效性和安全性证据强度。

一项Meta分析评价了灸法治疗绝经后骨质疏松症的有效性和安全性。共检索建库至2017年11月的7个中英文数据库,运用Cochrane风险评估工具评价研究质量。共检索到881篇文献,最终纳入7篇文献、8个研究。灸法与常规治疗相比,在提高绝经后骨质疏松症患者生活质量量表的总体健康[MD=5.66,95%CI(1.16,10.16)]、心理维度[MD=6.64,95%CI(0.18,13.10)]、躯体活动[MD=3.60,95%CI(0.18,7.02)]方面可能优于常规治疗。与常规治疗相比,灸法联合常规疗法治疗绝经后骨质疏松症疗效可能优于常规治疗,在改善绝经后骨质疏松症患者骨密度[MD=0.04,95%CI(0.01,0.07)],缓解骨质疏松性疼痛[MD=−1.15,95%CI(−1.77,−0.53)],提高患者血钙[MD=0.09,95%CI(0.01,0.17)]、血清BALP含量[MD=9.16,95%CI(4.5,13.82)]和临床有效率[OR=4.66,95%CI(1.7,12.81)],降低患者血清BGP [MD=−1.37,95%CI(−2.27,−0.47)]、ALP [MD=−6.27,95%CI(−12.43,−0.11)]和TRACP-5b含量[MD=−0.44,95%CI(−0.8,−0.08)]等方面疗效显著。纳入的原始研究中未报告不良反应。结果表明,与西药常规治疗相比,灸法在改善绝经后骨质疏松症患者的生活质量方面可能具有优势,而在提高骨密度、缓解疼痛,改善血钙、血清骨钙素等生化指标方面,可能有辅助治疗作用。

2. 随机对照试验　岭南陈氏针法是国家级非物质文化遗产代表性项目之一,是我国重要的针灸流派,在长期的临床实践中治疗常见病和疑难病都有明显疗效。一项随机对照临床试验比较岭南陈氏针法与骨化三醇胶丸治疗绝经后骨质疏松症的疗效。该研究将70例绝经后骨质疏松症患者随机分为观察组(35例,脱落4例)与对照组(35例,脱落3例)。两组均口服碳酸钙D_3元素片(每次600mg,每天1次)。观察组针刺肾俞、脾俞、关元等穴,行岭南陈氏分级补泻法和导气法,隔日治疗1次,每周3次;对照组口服骨化三醇胶丸,每次0.25μg,每天2次,两组均治疗12周。治疗前后,观察两组骨密度及血清GH、IGF-1水平;治疗前及治疗4、8、12周后,观察两组中医症状评分和健康调查量表(36-item short-form,SF-36)评分,并比较两组疗效。结果发现,两组患者治疗前后组内、组间骨密度比较,差异无统计学意义(P>0.05);治疗后,观察组患者血清GH、IGF-1水平升高(P<0.05),且观察组高于

对照组（$P<0.05$）。治疗4、8、12周后，两组患者中医症状评分均较治疗前降低（$P<0.05$），且观察组低于对照组（$P<0.05$）。治疗4、8、12周后，除对照组治疗4周后总体健康维度外，两组其余SF-36各项评分均较治疗前升高（$P<0.05$）；除治疗12周后总体健康、社会职能维度外，观察组其余SF-36各项评分均高于对照组（$P<0.05$）。结果表明，岭南陈氏针法治疗绝经后骨质疏松症疗效确切，可改善骨质疏松症状与患者生活质量，优于骨化三醇胶丸治疗，其作用机制可能与上调绝经后骨质疏松症患者血清GH及IGF-1水平有关。

有专家探讨八段锦联合抗骨质疏松药物治疗绝经后骨质疏松症的疗效及对平衡能力、血清雌二醇的影响。80例绝经后骨质疏松症患者，按随机数字表法分为对照组与试验组，每组40例，对照组采用常规抗骨质疏松药物治疗（阿仑膦酸钠＋钙尔奇D_3＋骨化三醇胶丸），试验组在对照组基础上进行规律八段锦练功，两组疗程均为6个月。观察和比较两组受试者临床疗效及治疗前后腰背部疼痛评分、腰椎椎体QCT骨密度值、骨转换指标、平衡能力和血清雌二醇的变化情况。结果显示，治疗后两组受试者疼痛评分、DPD/Cr较治疗前均有不同程度下降，差异均有统计学意义（$P<0.05$），且试验组下降幅度较对照组明显，差异具有统计学意义（$P<0.05$）；两组受试者治疗后骨密度、骨钙素、雌二醇均较治疗前有不同程度上升，差异均有统计学意义（$P<0.05$），且试验组上升幅度较对照组显著，差异有统计学意义（$P<0.05$）；治疗后两组受试者的平衡能力测试结果与治疗前相比，差异均有统计学意义（$P<0.05$），且两组受试者的平衡能力测试结果组间比较，差异有统计学意义（$P<0.05$）。因此对于绝经后骨质疏松症患者，在常规抗骨质疏松药物治疗基础上联合八段锦练功可减轻患者腰背部疼痛，增加骨密度，改善骨代谢，并可提高肢体平衡能力与血清雌二醇水平，是一种行之有效的治疗方法，值得推广应用。

（三）综合疗法

在临床实践中，综合疗法包括中医综合疗法与中西医结合疗法。基于系统评价与随机对照试验研究证据，综合疗法主要包括中药、针灸、雷火灸、易筋经方法的联合。

1. 系统评价/Meta分析　一项系统评价分析评估了运动对绝经后无骨折骨质疏松妇女骨密度和生活质量的影响。研究者检索了2009年至2019年MEDLINE、Proquest、CINAHL、Scopus、Cochrane Central和PEDro数据库的相关随机对照试验，最终纳入10项研究进行分析。使用Cochrane偏倚风险工具进行评估。结果表明，运动在改善绝经后骨质疏松症妇女的骨密度和生活质量方面是有效的。研究中包括的运动干预措施具有异质性，如太极练习、高强度有氧运动、改良八段锦式运动、渐进式慢负荷低冲击运动、普拉提运动和封闭式运动。四项研究的样本量较少，三项研究的干预持续时间较短。由于研究的异质性，无法进行Meta分析。作者认为需要采用稳健的研究方法进行更多的试验，以避免高风险的偏倚。现有证据支持运动对绝经后骨质疏松症具有积极影响。

2. 随机对照试验　一项随机对照试验研究仙灵骨葆胶囊联合易筋经运动疗法对绝经后骨质疏松症患者的干预疗效。该研究将125例绝经后骨质疏松症患者随机分为试验组62例，对照组63例。两组在依降钙素的基础治疗上，对照组给予单纯口服仙灵骨葆胶囊治疗，试验组给予口服仙灵骨葆胶囊联合易筋经运动疗法，两组患者均以6周为1个疗程，治疗连续3个疗程后，比较两组患者的疼痛评分、动态平衡能力及骨密度、血液骨代谢生化指标变化。结果表明，治疗后对照组与试验组相比，两组疼痛评分、骨密度及血液骨代谢生化指标变化，均有统计学意义（$P<0.05$）；动态平衡能力测试变化，两组统计差异具有统计学意义（$P<0.01$）。仙灵骨葆胶囊联合易筋经运动疗法对防治绝经后骨质疏松症患者的疗效显著，可改善姿势控制能力、平衡能力，降低跌倒风险，改善骨密度，从而有效降低跌倒继发骨折事件的发生，且经济、简便、依从性高，值得在绝经后骨质疏松症患者中应用推广。

一项随机对照试验观察独活寄生汤联合针灸治疗绝经后骨质疏松症效果。该研究将80例绝经后骨质疏松症患者随机分为对照组和试验组，每组40例。对照组患者行常规治疗方法，试验组患者行独活寄生汤配合针灸疗法。结局指标为骨密度、视觉模拟评分法（VAS）、日常生活活动能力量表（ADL）、血清骨代谢因子（β-CTX、PINP）水平、中医证候积分、临床治疗效果。结果表明，治疗后，试验组骨密度（0.77 ± 0.11）g/cm^2大于对照组的（0.72 ± 0.11）g/cm^2，ADL评分（86.65 ± 7.21）分高于对照组的（70.25 ± 7.45）分；VAS评分（1.47 ± 0.65）分低于对照组的（2.03 ± 0.74）分，差异具有统计学意义（$P<0.05$）。此外，治疗后，试验组β-CTX、PINP、N-MID分别为（0.41 ± 0.13）μg/L、（40.25 ± 6.53）μg/L、（14.33 ± 4.25）μg/L，均低于对照组的（0.65 ± 0.12）μg/L、（51.54 ± 8.34）μg/L、（17.76 ± 5.43）μg/L，差异具有统计学意义（$P<0.05$）。试验组患者的腰背疼痛、夜尿增加、腰膝酸软、神疲倦怠、畏寒肢冷等症状有所改善。结果表明，在绝经后骨质疏松症的临床治疗中应用独活寄生汤配合针灸治疗方法，患者临床症状改善效果好，骨密度增加明显。

一项随机对照试验研究在药物治疗基础上观察针刺联合雷火灸治疗绝经后骨质疏松症患者腰背痛的临床疗效及安全性。该研究纳入216例肾虚血瘀型绝经后骨质疏松症患者，随机分为对照组和观察组，每组108例。两组均口服阿仑膦酸钠片和碳酸钙D_3片，对照组给予单纯针刺治疗；观察组在对照组治疗基础上予雷火灸治疗。分别于治疗前后评估患者腰背痛、腰膝酸软症状评分和VAS评分，并检测血清碱性磷酸酶（ALP）、雌二醇（E_2）、骨钙素（BGP）和β-胶原特殊序列（β-CTX）和骨密度水平。结果表明，观察组治疗后腰背痛、腰膝酸软症状评分和VAS评分均明显低于治疗前（$P<0.05$），血清E_2水平明显高于治疗前（$P<0.05$），ALP、BGP和β-CTX水平明显低于治疗前（$P<0.05$）。观察组治疗后的腰背痛、腰膝酸软症状评分和VAS评分均明显低于对照组（$P<0.05$），血清E_2、ALP、BGP水平均明显高于对照组（$P<0.05$），β-CTX水平明显低于对照组（$P<0.05$）。两组均未出现严重不良反应。在口服药物基础上，针刺联合雷火灸治疗绝经后骨质疏松症可调节骨形成与骨吸收的平衡，缓解患者腰背痛，且安全性较好。

二、老年性骨质疏松症

因单独聚焦老年性骨质疏松症的文献较少，故本部分内容对研究对象年龄在50岁及以上的相关证据进行了筛选、纳入与总结。

（一）中药治疗

中成药在治疗老年性骨质疏松症中，从增加骨密度、改善症状等方面证实了中药疗法的临床疗效与安全性，未检索到中成药治疗老年性骨质疏松的系统评价 /Meta 分析，有待更多高质量 RCT 研究评价中药疗法对老年性骨质疏松的疗效。

随机对照试验：金天格胶囊主要成分为人工虎骨粉，用于腰背疼痛、腰膝酸软、下肢痿弱、步履艰难等症状的改善。一项前瞻性分层区组随机方法、双盲双模拟、阳性药平行对照临床研究，评估该药治疗原发性骨质疏松症的临床疗效和安全性。纳入 11 家医院 471 例原发性骨质疏松受试者，以 3∶1 比例随机分配至试验组和对照组，其中试验组 356 例，对照组 115 例。试验组口服金天格胶囊 1.2g/ 次，3 次 /d，骨疏康胶囊模拟剂 1.28g/ 次，2 次 /d；对照组口服金天格胶囊模拟剂 1.2g/ 次，3 次 /d，骨疏康胶囊 1.28g/ 次，2 次 /d。两组用药疗程均为 24 周，干预 48 周电话随访。主要结局指标为干预 12 周和 24 周的中医证候积分；次要结局指标为疼痛评分、单项症状评分和骨密度改善情况。安全性评价包括试验期间骨折发生率，血常规、尿常规、便常规、肝肾功能、心电图等安全性指标。结果表明，试验组 12 周的总有效率为 64.61%，高于对照组的总有效率 50.44%（$P<0.001$）；试验组 24 周的总有效率为 84.55%，高于对照组的总有效率 71.30%（$P<0.001$）。试验组 24 周中医证候积分较基线下降的差值大于对照组的差值，差异有统计学意义（$P<0.001$）；试验组 24 周骨密度改善的总有效率为 91.98%，高于对照组的总有效率 75.23%（$P<0.001$）；试验组 24 周 L_2、L_3、L_4、L_2~L_4 骨密度较基线提高值明显高于对照组，差异有统计学意义（$P=0.032$，$P=0.002$，$P=0.031$，$P=0.000$），两组 24 周股骨颈（左）、股骨颈（右）骨密度较基线提高值无统计学意义（$P=0.896$，$P=0.675$）；两组不良反应发生率差异无统计学意义（$P>0.05$）。结果表明，金天格胶囊能改善原发性骨质疏松患者中医证候总体疗效，尤其在改善腰背疼痛、腰膝酸软无力症状方面具有优势，同时能减轻疼痛程度，增加骨密度，且安全性较好。

（二）非药物疗法

以针刺、隔药饼灸、太极、八段锦等为代表的非药物疗法在老年性骨质疏松症临床治疗中应用较多，尤其是针刺、太极防治骨质疏松症受到广泛关注，有研究发表于国际期刊，期待更多高质量的 RCT 研究评价非药物疗法对老年性骨质疏松症的疗效。

1. 系统评价 /Meta 分析　一项 Meta 分析评估了太极拳作为辅助治疗骨质减少和原发性骨质疏松症的疗效。作者检索了截至 2017 年 9 月 MEDLINE、中国知网（CNKI）、万方数据等八个数据库来确定相关的随机对照试验，比较太极拳与对照组干预的疗效。主要结果是骨质疏松相关骨折发生率。该研究纳入 15 项随机对照试验，共涉及 857 名患者。没有试验报告主要结果；然而，太极拳与未治疗组相比，骨密度显著增加［$WMD=0.05g/cm^2$，95%CI（0.03，0.07），$P<0.001$］。太极拳与常规治疗组相比，骨密度显著增加［$WMD=0.16g/cm^2$，95%CI（0.11，0.21），$P<0.001$］。此外，两项试验将太极拳与常规治疗进行了比较，发现骨 GLA 蛋白存在显著差异［$WMD=-1.18$，95%CI（−1.66，−0.70），$P<0.001$］。骨密度结果经 TSA 证实。此外，太极拳可能对缓解骨质疏松疼痛有一定作用［$WMD=-2.61$，95%CI（−3.51，−1.71）；$WMD=-1.39$，95%CI（−2.01，−0.77）］。然而，太极干预没有提高生活质量、血清钙、血清磷水平，对骨转换指标的影响不具有统计学意义。结果表明，虽然没有研究报告骨折发生率，但太极干预可能有助于患者改善骨密度值、骨 GLA 蛋白水平和缓解骨质疏松疼痛。此外，

作者认为，由于方法学质量较低，目前通过太极治疗骨质减少和原发性骨质疏松症的证据不足。

一篇 Meta 分析评价了八段锦对骨质疏松症患者的干预效果。作者检索了从建库至 2019 年 1 月 MEDLINE、The Cochrane Library、Embase、CBM、中国知网（CNKI）、中文科技期刊数据库（VIP）、万方等数据库，合计纳入 15 项 RCT，包括 1 154 名研究对象。Meta 分析结果显示，与对照组相比，八段锦组提高了骨质疏松症患者的总有效率、血清骨钙素水平、血清碱性磷酸酶，降低了患者的疼痛评分，差异有统计学意义（$P<0.05$）；在血清 Ca^{2+} 水平方面，两组患者无明显差异。在提高骨密度方面，八段锦组优于对照组，差异有统计学意义（$P<0.05$）；但亚组分析显示腰椎骨密度差异有统计学意义，股骨颈骨密度差异无统计学意义。八段锦运动治疗骨质疏松症具有良好疗效，但纳入研究数量、质量有限，尚需要高质量、大样本的随机对照试验加以证实。

2. 随机对照试验　一项单盲、前瞻性、随机对照临床研究旨在评估标准针灸治疗方案对骨质疏松症患者疼痛体验和生活质量的影响。这项研究中，将 53 例椎体压缩性骨折、骨质疏松相关脊柱畸形及由此引起的疼痛患者随机分为两组，一组是针刺组（n=29），另一组是浅刺非穴位的对照组（n=24）。在治疗开始时（T0）、每次针灸治疗前（T1）、治疗后 1 个月（T2）和 3 个月（T3）测量疼痛评分和生活质量。结果显示，随着时间的推移，两种针灸疗法均显著减少了活动相关疼痛和休息时疼痛。与对照组相比，针刺组在休息时的平均疼痛强度显著降低。对照组的生活质量在治疗后（T2）仅暂时改善，在随访期（T3）结束时略有下降。相比之下，针刺组患者在治疗后 3 个月内的生活质量持续显著改善（T3）。两种针灸疗法在临床上对缓解骨质疏松症患者产生的持续相关疼痛同样有效。针灸对生活质量和休息时疼痛有更强和更持久的影响。

一项随机对照临床试验探讨隔药饼灸治疗老年骨质疏松症的临床疗效及其部分作用机制。将 60 例老年骨质疏松症患者按随机数字表法随机分为观察组和对照组，每组 30 例。两组均予西药基础治疗及隔物灸治疗。穴取：①大椎、大杼、肝俞；②中脘、膻中、足三里；③脾俞、肾俞、命门；④神阙、关元。每次取 1 组穴位，4 组穴位轮流选用。观察组予隔药饼灸，药物组成：补骨脂 30g、熟地黄 30g、白术 30g、党参 30g、淫羊藿 20g、仙茅 20g、丁香 5g、肉桂 5g。对照组予隔面饼灸。两组均每穴施灸 5 壮，隔日治疗 1 次，共治疗 6 个月。观察两组治疗前后的症状评分、腰椎及髋部骨密度、PINP 和 β-CTX。结果显示，两组治疗后症状评分、血清 β-CTX 均低于治疗前，腰椎及髋部骨密度、血清 PINP 均高于治疗前（均 $P<0.05$）；治疗后观察组症状评分、血清 β-CTX 均低于对照组，腰椎及髋部骨密度、血清 PINP 均高于对照组（均 $P<0.05$）。隔药饼灸治疗老年骨质疏松症疗效显著，优于隔面饼灸。

（三）综合疗法

在临床实践中，综合疗法包括中医综合疗法与中西医结合疗法。基于系统评价与随机对照试验研究证据，综合疗法主要包括中药、针灸的联合，有待更多高质量的 RCT 研究评价综合疗法对老年性骨质疏松症的疗效。

1. 系统评价 /Meta 分析　针灸及其联合其他疗法与标准西医疗法之间治疗骨质疏

松症有效性的比较研究结论存在争议，现有的原始研究和Meta分析多为单一针灸治疗、针灸联合西药治疗与标准西医疗法间的比较，缺乏针灸联合其他疗法之间的直接比较，使人们难以对针灸疗效有较清晰、全面的认识。一项研究采用网状Meta分析方法，比较针灸联合其他疗法治疗骨质疏松疗效的差异。作者检索了建库至2018年12月30日中国知网（CNKI）、中文科技期刊数据库（VIP）、万方、中国生物医学文献服务系统（SinoMed）、MEDLINE、Cochrane Library等数据库，纳入不同针灸疗法对比治疗骨质疏松的临床随机对照试验。最终纳入34篇随机对照试验，共涉及7种干预措施，包括：单一针灸治疗，单一西药治疗，单一中药治疗，针灸＋西药联合治疗，针灸＋中药联合治疗，中药＋西药治疗，针灸＋中药＋西药联合治疗。①在治疗有效率上，针灸＋中药的疗效最佳，且针灸＋中药、针灸＋西药以及针灸＋中药＋西药，均显著比中药＋西药治疗的有效率高（$P<0.05$）；②在增加患者骨密度方面，针灸＋中药、针灸＋西药以及针灸＋中药＋西药，均优于单一中药或西药组（$P<0.05$）；③在缓解患者疼痛方面，与单一西药治疗相比，针灸＋西药治疗效果更佳（$P<0.05$），但其余治疗方式之间，并无明显差异（$P>0.05$）。在纳入的研究中，有极少数患者出现针刺后穴位瘀血现象，但均未出现晕针或未报道，也未发现其他毒副作用。提示针灸联合其他疗法，可以提高有效率、增加骨密度、缓解患者疼痛。

2. **随机对照试验** 一项临床试验研究温针灸联合骨康胶囊治疗原发性骨质疏松症患者的临床疗效，评估其对骨密度及血清相关因子的影响。该研究选取了原发性骨质疏松症患者100例，按随机数字表法分为研究组和对照组各50例。对照组给予骨康胶囊治疗，研究组在对照组基础上联用温针灸治疗。评价两组临床疗效、中医证候积分，检测治疗前后骨密度、血清骨钙素、PINP和骨特异性碱性磷酸酶水平。结果显示，研究组与对照组总有效率比较，差异无统计学意义（$P>0.05$）。治疗后，两组腰椎、股骨颈骨密度高于治疗前，且研究组腰椎、股骨颈骨密度高于对照组，差异均有统计学意义（$P<0.05$）；两组中医证候积分低于治疗前，且研究组中医证候积分低于对照组，差异有统计学意义（$P<0.05$）；两组骨钙素、PINP和骨特异性碱性磷酸酶水平低于治疗前，且研究组血清骨钙素、PINP和骨特异性碱性磷酸酶水平低于对照组，差异均有统计学意义（$P<0.05$）。结果表明，温针灸联合骨康胶囊治疗原发性骨质疏松症患者能够促进骨的形成和吸收，增加骨密度，改善患者骨质疏松症状。

第三节 临床指南与专家共识

一、国际临床指南与专家共识

（一）AACE/ACE临床实践指南：绝经后骨质疏松症的诊断和治疗（2020版）

由美国临床内分泌医师协会（AACE）制定，旨在降低骨质疏松症相关骨折风险，从而维持骨质疏松症患者的生活质量。通过检索MEDLINE和其他数据库获得证据，专家意见用于评估现有文献，并根据证据水平、证据分析和主观因素对文献进行评级。根据确定的主观因素和限定因素，工作组通过专家共识，将建议分为 A 至 D 级（强、中、弱、无确凿证据 / 专家意见），映射到支持文献的最佳证据水平（BEL）或最高质量评级。2020 年更新指南的执行摘要包含 52 项建议：21 项 A 级（40%）、24 项 B 级（46%）、7 项 C 级（14%）和 0 项 D 级（0%）。目的是为内分泌学家、内科医生、监管机构、健康相关组织和感兴趣的非专业人士提供绝经后骨质疏松症诊断、评估和治疗的循证信息。该指南的推荐意见见表 13-1。

表 13-1　绝经后骨质疏松症的诊断和治疗指南推荐意见

干预措施	推荐意见	
基本措施	维生素 D 评估与补充	1. 建议测量有维生素 D 缺乏风险患者的血清 25- 羟基维生素 D 水平，尤其是骨质疏松症患者（B 级，BEL2）。 2. 骨质疏松症患者应维持血清 25- 羟基维生素 D 水平在 $\geq$30ng/ml，理想范围为 30~50ng/ml（A 级，BEL1）。 3. 必要时补充维生素 D_3，通常需要每日补充 1 000~2 000IU，以维持最佳的血清维生素 D 水平（A 级，BEL1）。 4. 在以下情况中可能需更高剂量的维生素 D_3：肥胖、吸收不良、器官移植患者、某些种族人群及老年人（A 级，BEL1）。
	钙摄入建议	建议患者保持足够的钙摄入量，50 岁及以上女性每日钙总摄入量（包括膳食和必要时的补充剂）应达 1 200mg（B 级，BEL1，因证据有限而降级）。
	生活方式调整	1. 限制每日饮酒量不超过 2 个单位（B 级，BEL2）。 2. 避免或停止吸烟（B 级，BEL1，因证据有限而降级）。 3. 保持积极生活方式，包括负重、平衡及阻力训练（A 级，BEL1）。 4. 向患者提供减少跌倒风险的相关咨询，尤其是老年人群（B 级，BEL1，因证据有限而降级）。 5. 必要时考虑转诊进行物理治疗，以减轻不适、预防跌倒并提升生活质量（A 级，BEL1）。
药物治疗	强烈推荐启动药物治疗的情况	1. 对于有髋部或脊柱脆性骨折病史且存在骨质减少或低骨量的患者，强烈建议进行药物治疗（A 级，BEL1）。 2. 对于 T 评分 ≤ -2.5（位于脊柱、股骨颈、全髋关节或 1/3 桡骨）的患者，强烈建议进行药物治疗（A 级，BEL1）。
	需重点考虑药物治疗的高风险情况	1. 近期骨折（如 12 个月内骨折）； 2. 在接受获批骨质疏松治疗期间发生骨折； 3. 多发性骨折； 4. 在使用可能导致骨质损伤的药物期间发生骨折（如长期糖皮质激素治疗）； 5. 极低的 T 评分（例如 <-3.0）； 6. FRAX 评估提示极高骨折风险（例如主要骨质疏松性骨折风险 $>$30%，或髋部骨折风险 $>$4.5%）； 7. 其他经验证的骨折风险算法显示极高风险； 8. 注：即使尚未发生骨折，已确诊骨质疏松症但具有上述风险因素者，也应视为高风险患者（B 级，BEL1，因证据有限而降级）。

续表

干预措施	推荐意见	
药物治疗	首选经批准药物	以下药物已被证实可有效减少髋部、非椎体及椎体骨折：阿仑膦酸钠、利塞膦酸钠、唑来膦酸钠（A 级，BEL1）。
	无法口服治疗的患者，或属于极高骨折风险人群	以下药物作为初始治疗：阿巴帕肽、地诺单抗、罗莫单抗、特立帕肽、唑来膦酸盐（A 级，BEL1）。
	针对脊柱骨折疗效的患者	以下药物可作为初始治疗选择：伊班膦酸钠、雷洛昔芬（B 级，BEL1，因证据有限而降级）。

（二）APTA 临床实践指南：疑似或确诊骨质疏松症患者的物理治疗师管理（2021 版）

美国老年物理治疗学会（APTA）发布了关于物理治疗师管理疑似或确诊骨质疏松症患者的临床实践指南。工作小组由一名运动生理学家和 6 名具有临床和方法学专业知识的物理治疗师组成。检索了 2013 年 1 月 1 日起包括国家指南交换所、Trip 数据库等在内的有关骨质疏松症患者物理治疗管理的临床证据。检索词如下：骨质疏松、骨量减少、低骨密度、体力活动、运动、物理治疗、干预和治疗。体力活动包括步行、骑自行车等，这些运动是以任何水平的技能进行的，是有计划、有组织和可重复的。采用 AGREE Ⅱ对证据进行评价。该指南重点关注物理疗法对骨质疏松症的管理，指导物理治疗师开具处方进行体力活动或运动干预以保持或改善骨密度（表 13-2）。

表 13-2 疑似或确诊骨质疏松症患者的物理治疗师管理指南推荐意见

干预措施	推荐意见
静态负重运动	考虑单腿站立，以减缓髋部骨密度的下降
动态负重运动（低强度）	考虑步行、太极和渐进式力量训练（如闭合运动链举重训练）来减缓腰椎骨密度的下降
动态负重运动（高强度）	未提供循证建议。这种运动对脊柱或髋部的骨密度没有统计上的显著影响
非负重运动（高强度）	考虑进行渐进阻力力量训练（如开放式运动链负重训练）以减缓股骨颈骨密度的下降
多元运动	应考虑将闭合运动链（低力量）（例如：渐进强化、平衡训练、耐力训练）与开放运动链（高力量）（例如：灵活性 / 拉伸、渐进强化、耐力训练）相结合，以优化骨骼健康

（三）NOGG 临床指南：骨质疏松症防治临床指南（2022 版）

英国国家骨质疏松症指南小组（NOGG）于 2008 年首次制定了骨质疏松症预防和治疗指南，并于 2013 年和 2017 年进行了更新。工作小组检索了 2016 年 7 月至 2020 年 9 月 MEDLINE 数据库，对证据库进行了更新，以确定系统评价和 Meta 分析。使用工具 AMSTAR 2 对建议制定过程中使用的系统评价和 Meta 分析的质量进行评估。

该指南明确了绝经后妇女和 50 岁及以上男性骨质疏松症的评估和管理，以及脆性骨折的预防。综述了骨质疏松症的诊断、骨折风险评估和干预阈值、椎体骨折的管理、非药物和药物治疗，包括抗吸收治疗的持续时间和监测、糖皮质激素诱导的骨质疏松症以及骨折预防护理模式等方面的证据和建议。该指南得到了业内的广泛认可，其治疗推荐意见见表 13-3。

表 13-3　NOGG 临床指南治疗推荐意见

<table>
<tr><th>干预措施</th><th colspan="2">推荐意见</th></tr>
<tr><td rowspan="7">生活方式</td><td colspan="2">1. 健康、营养丰富的均衡饮食（强烈建议）。</td></tr>
<tr><td colspan="2">2. 钙的充足摄入（每天至少 700mg），最好通过饮食摄入或补充（强烈建议）。</td></tr>
<tr><td colspan="2">3. 从食物中摄入维生素 D 不足，则应规定每天至少补充 800IU 的维生素 D。（强烈建议）。</td></tr>
<tr><td colspan="2">4. 结合常规负重和肌肉力量训练，根据患者个人需求和能力量身定制（强烈建议）。</td></tr>
<tr><td colspan="2">5. 如果个人是吸烟者，关于戒烟的建议（强烈建议）。</td></tr>
<tr><td colspan="2">6. 限制饮酒的建议（强烈推荐）。</td></tr>
<tr><td colspan="2">7. 对所有骨质疏松症和脆性骨折患者进行跌倒评估，为有风险的人提供锻炼计划（强烈建议）。</td></tr>
<tr><td rowspan="6">药物干预</td><td>双膦酸盐（阿仑膦酸盐或利塞膦酸盐）或唑来膦酸盐</td><td>最具成本效益的干预措施（强烈建议）</td></tr>
<tr><td>静脉注射唑来膦酸</td><td>作为髋部骨折后的一线治疗选择（强烈建议）。如果无法监测血清 CTX，考虑在第一次服用唑来膦酸后 6 个月再次静脉输注唑来膦酸（有条件的建议），限制绝经后年轻女性（年龄 ≤ 60 岁）患者发生恶性和血栓栓塞不良事件的风险（强烈建议）</td></tr>
<tr><td>地诺单抗</td><td>避免非计划停止或延迟治疗（强烈建议）</td></tr>
<tr><td>特立帕肽或罗莫单抗</td><td>考虑作为绝经后骨折风险非常高的人群的一线治疗方案，尤其是脊椎骨折患者（有条件建议）</td></tr>
<tr><td>雷尼酸锶</td><td>当禁用或不耐受其他抗吸收和合成代谢治疗时，可用于治疗绝经后骨质疏松症和严重的男性骨质疏松症（强烈建议）</td></tr>
<tr><td>钙和 / 或维生素 D</td><td>膳食钙含量低和 / 或维生素 D 不足，则提供补充作为治疗的辅助手段（强烈建议）</td></tr>
<tr><td rowspan="2">非药物干预</td><td>钙和维生素 D</td><td>建议正在接受骨质疏松症药物治疗的患者和不能耐受药物治疗的绝经后骨质疏松症患者通过饮食补充</td></tr>
<tr><td>补充和营养替代治疗</td><td>不建议使用任何这些营养替代品，应就有效的药物治疗向风险患者提供咨询</td></tr>
</table>

二、国内临床指南与专家共识

（一）中医药防治原发性骨质疏松症专家共识（2020）

中国老年学和老年医学学会骨质疏松分会中医药专家委员会于 2020 年发布了《中医

药防治原发性骨质疏松症专家共识(2020)》。该共识在前期原发性骨质疏松症临床实践指南和专家共识的基础上，检索和评价近年有关中医药防治骨质疏松方面文献，通过临床医师的问卷调查和3次专家组的会议讨论，结合临床实际情况，并咨询我国中医骨伤科界名老专家意见而制定。

除了明确原发性骨质疏松症的临床表现和诊断，本共识采用"病证结合"的模式，重点明确了该病的中医病因病机，辨证分为肾阳虚证、肝肾阴虚证、脾肾阳虚证、肾虚血瘀证、脾胃虚弱证和血瘀气滞证，并提出相应治法和中药方剂；原则是"辨证施治，整体调节，防治结合"，合理选择治疗方案、观察指标和检测项目，关注长期用药的安全性，以及临床疗效评价与监测；并强调预防原发性骨质疏松症"未病先防、既病防变、瘥后防复"的原则与方法，充分发挥中医学的特色和优势。其推荐意见见表13-4。

表13-4 《中医药防治原发性骨质疏松症专家共识(2020)》推荐意见

干预措施		推荐意见
中医辨证论治	肾阳虚证	1. 推荐方剂：右归丸(《景岳全书》)加减，常用熟地黄、附子、肉桂、山药、山茱萸、菟丝子、鹿角胶、枸杞子、当归、杜仲。虚寒症状明显者，可酌加仙茅、淫羊藿、肉苁蓉、骨碎补等以温阳散寒。若兼有风寒湿痹者，可加独活、羌活、威灵仙、秦艽、桂枝、防风等。 2. 常用中成药：淫羊藿总黄酮胶囊、右归丸、强骨胶囊。 3. 针灸治疗：主穴选用阿是穴、肾俞、足三里、悬钟、大杼等，针刺以捻转提插补法为主；配穴选用命门、志室、腰阳关等穴。
	肝肾阴虚证	1. 推荐方剂：六味地黄汤(《小儿药证直诀》)加减，常用熟地黄、山萸肉、山药、丹皮、泽泻、茯苓。阴虚火旺症状明显者，可酌加知母、黄柏；酸痛明显者，可酌加桑寄生、牛膝等。 2. 常用中成药：芪骨胶囊、六味地黄丸、肾骨胶囊。 3. 针灸治疗：主穴选用阿是穴、肾俞、足三里、悬钟、大杼等，针刺以捻转提插补法为主；配穴选用肝俞、太冲、太溪、三阴交等穴。
	脾肾阳虚证	1. 推荐方剂：补中益气汤(《脾胃论》)合金匮肾气丸(《金匮要略》)加减，常用黄芪、白术、炙甘草、陈皮、升麻、柴胡、人参、当归、地黄、山药、山茱萸、泽泻、茯苓、牡丹皮、桂枝、附子、牛膝、车前子。 2. 常用中成药：补中益气丸合右归丸、金匮肾气丸。 3. 针灸治疗：主穴选用阿是穴、肾俞、足三里、悬钟、大杼等，针刺以捻转提插补法为主；配穴选用脾俞、命门、中脘、关元等穴。
	肾虚血瘀证	1. 推荐方剂：补肾活血汤(《伤科大成》)加减，常用熟地、菟丝子、杜仲、枸杞、归尾、山萸肉、苁蓉、没药、独活、红花。 2. 常用中成药：仙灵骨葆胶囊、金天格胶囊、骨疏康胶囊(颗粒)。 3. 针灸治疗：主穴选用阿是穴、肾俞、足三里、悬钟、大杼等，针刺以捻转提插补法为主；配穴选用膈俞、血海、太溪、三阴交等穴。

续表

干预措施		推荐意见
中医辨证论治	脾胃虚弱证	1. 推荐方剂：四君子汤（《太平惠民和剂局方》）、参苓白术散（《太平惠民和剂局方》）加减，常用白扁豆、白术、茯苓、甘草、桔梗、莲子、人参、砂仁、山药、薏苡仁。 2. 常用中成药：参苓白术散。 3. 针灸治疗：主穴选用阿是穴、肾俞、足三里、悬钟、大杼等，针刺以捻转提插补法为主；配穴选用脾俞、胃俞、中脘、关元等穴。
	血瘀气滞证	1. 推荐方剂：身痛逐瘀汤（《医林改错》）加减，常用秦艽、川芎、桃仁、红花、甘草、羌活、没药、当归、香附、牛膝、地龙。以上肢为主者，加桑枝、姜黄；下肢为甚者，加独活、汉防己、鸡血藤以通络止痛。 2. 常用中成药：活血止痛散（胶囊）。 3. 针灸治疗：主穴选用阿是穴、肾俞、足三里、悬钟、大杼等，针刺以捻转提插补法为主；配穴选用膈俞、肝俞、血海、太冲等穴。
基础措施	保持适度、规律的肌力锻炼和康复治疗	适度和规律的肌力锻炼，有助于防止跌倒，减少骨折风险。锻炼强度和时间应事先咨询专业医师。推荐运动：行走、慢跑、太极拳、五禽戏、八段锦等。
	坚持健康的生活方式，提倡摄入营养均衡膳食	提倡摄入营养均衡膳食：如每日摄入牛奶 300ml 或相当量奶制品，富含维生素 D、钙、低盐和适量蛋白质的均衡膳食，避免嗜烟、酗酒，避免过量饮用咖啡和碳酸饮料。尽量避免或少用影响骨代谢的药物。
	保证充足、适度的日照	以促进体内维生素 D 的合成，但需注意避免烈日下暴晒灼伤皮肤。
	摄入充足的钙	根据中国居民膳食营养素参考摄入量建议，成人每日钙推荐摄入量为 800mg，50 岁及以上人群每日钙推荐摄入量为 1 000~1 200mg。我国居民每天需补充钙 500~600mg，钙剂选择需考虑其钙元素含量、安全性和有效性。高钙血症和高钙尿症时应避免使用钙剂。
	摄入充足的维生素 D	钙剂与维生素 D 的补充适用于骨折高风险和患有骨质疏松症的老年人，但必须与抗骨质疏松症的治疗药物联合应用。

（二）原发性骨质疏松症诊疗指南（2022）

中华医学会骨质疏松和骨矿盐疾病分会于 2022 年更新并发布了《原发性骨质疏松症诊疗指南（2022）》，该指南涉及原发性骨质疏松症的定义、发病机制、危险因素、风险评估工具、诊断和治疗问题。鉴于我国目前骨质疏松症诊治率过低的严峻现实，本指南建议在医疗卫生工作中重视骨质疏松症及其骨折的防治、注意识别高危人群，给予及时诊断和合理治疗（表 13-5）。

表 13-5 《原发性骨质疏松症诊疗指南（2022）》有关骨质疏松症防治推荐意见

防治措施	推荐意见
基础措施	1. 调整生活方式：加强营养，均衡膳食；充足日照；规律运动；戒烟；限酒；避免过量饮用咖啡；尽量避免或少用影响骨代谢的药物；采取避免跌倒的生活措施。 2. 骨健康基本补充剂：钙剂；维生素 D。

续表

防治措施	推荐意见
抗骨质疏松症药物	1. 双膦酸盐类：对于骨折高风险者建议首选口服双膦酸盐。双膦酸盐与骨骼羟基磷灰石具有高亲和力，能够特异性结合到骨重建活跃部位，抑制破骨细胞功能，从而抑制骨吸收。主要包括阿仑膦酸钠、唑来膦酸、利塞膦酸钠、伊班膦酸钠、米诺膦酸。 2. RANKL 单克隆抗体：地舒单抗能够减少破骨细胞形成、功能和存活，从而降低骨吸收、增加骨密度、改善皮质骨和松质骨的强度，降低骨折发生风险。 3. 降钙素类：一种钙调节激素，能抑制破骨细胞的生物活性、减少破骨细胞数量，减少骨量丢失并增加骨量。包括依降钙素、鲑降钙素。 4. 绝经激素治疗：能减少骨丢失，降低骨质疏松性椎体、非椎体及髋部骨折的风险，是防治绝经后骨质疏松症的有效措施。 5. 选择性雌激素受体调节剂：在骨骼与雌激素受体结合，发挥类雌激素的作用，抑制骨吸收、增加骨密度、降低椎体骨折发生的风险。包括雷洛昔芬。 6. 甲状旁腺素类似物：小剂量间断使用能刺激成骨细胞活性，促进骨形成、增加骨密度、改善骨质量、降低椎体和非椎体骨折的发生风险。包括特立帕肽。 7. 活性维生素 D 及其类似物：活性维生素 D 及其类似物更适用于老年人、肾功能减退以及 1α 羟化酶缺乏或减少的患者，具有提高骨密度、减少跌倒、降低骨折风险的作用。包括 α-骨化醇、骨化三醇、艾地骨化醇。 8. 维生素 K 类：γ- 羧基谷氨酸是骨钙素发挥正常生理功能所必需的，具有提高骨量的作用。包括四烯甲萘醌。 9. 罗莫佐单抗：罗莫佐单抗是硬骨抑素单克隆抗体，通过抑制硬骨抑素的活性，拮抗其对骨代谢的负向调节作用，在促进骨形成的同时抑制骨吸收。
中医药治疗	补肾益精、健脾益气、活血祛瘀。 1. 中成药：骨碎补总黄酮、淫羊藿总黄酮、人工虎骨粉。 2. 中药复方制剂：仙灵骨葆胶囊、左归丸、芪骨胶囊、骨疏康胶囊。
康复治疗	1. 运动疗法：有氧运动（包括慢跑、游泳、太极、五禽戏、八段锦和普拉提等）、抗阻运动（包括举重、下蹲、俯卧撑和引体向上等）、冲击性运动（如体操、跳绳）、振动运动（如全身振动训练）。 2. 物理因子治疗：脉冲电磁场、体外冲击波、紫外线、超短波、微波、经皮神经电刺激、中频脉冲、神经肌肉电刺激、针灸等。 3. 作业疗法：作业疗法以针对骨质疏松症患者的康复宣教为主，包括指导患者正确的姿势，改变不良生活习惯，提高安全性。作业疗法还可分散患者注意力，减少对疼痛的关注，缓解由骨质疏松症引起的焦虑、抑郁等不利情绪。 4. 康复工程：选用拐杖、助行架等辅助器具，进行适当的环境改造，骨折患者可佩戴矫形器。

（三）中国老年骨质疏松症诊疗指南（2023）

中国老年学和老年医学学会骨质疏松分会于 2023 年发布了《中国老年骨质疏松症诊疗指南（2023）》。2018 年 1 月，中国老年学和老年医学学会骨质疏松分会按照国内外循证医学指南制定标准化方法，开始撰写《中国老年骨质疏松症诊疗指南（2018）》（简称《2018 指南》），并于同年 10 月发布。为确保指南推荐的质量及时效性，中国老年学和老年医学学会骨质疏松分会联合中国医疗保健国际交流促进会骨质疏松病学分会、中国康复医学会骨质疏松预防与康复专业委员会和老年常见临床问题防控技术综合示范研究课题组，基于近 5 年发表的相关文献，对《2018 指南》进行更新。

工作小组检索更新了近 5 年的相关文献，使用 GRADE 系统对证据体和推荐意见进行分级。针对老年骨质疏松症诊疗过程中可能涉及的临床问题，在全国范围内向骨质疏松症相关十余个专业领域临床医师，发放 2 轮调查问卷的形式进行调研并遴选出重要性排名靠前的 15 个临床问题。同时考虑中国患者的偏好与价值观、干预措施的成本和利弊平衡，为老年骨质疏松症的诊疗提供 15 条推荐意见。该指南涵盖了老年骨质疏松症的筛查、风险评估、诊断、基础措施、多种抗骨质疏松药物、疗效监测和评估等方面（表 13-6）。

表 13-6 《中国老年骨质疏松症诊疗指南（2023）》相关临床问题推荐意见

干预措施	推荐意见	证据质量与推荐强度
骨转换标志物（BTM）	1. BTM 能反映骨转换状态（高转换或低转换），具有灵敏度、特异度高的特点，可用于评定老年骨质疏松症的骨转换状态，鉴别是否为继发性骨质疏松症，预测骨折风险，评价抗骨质疏松药物疗效及用药依从性。推荐 I 型胶原 N 端前肽、血清 I 型胶原 C 末端交联肽作为首选的骨形成和骨吸收标志物。BTM 检测较骨密度检测能更早地反映药物疗效，可在用药后 3 个月开始检测，每隔 3~6 个月检测 1 次。	1B
	2. 应预先检测 BTM 的基线水平，作为对照。复测时应采用相同测量方法，并与最小有意义变化值（least significant change，LSC）比较，以便除外系统误差，正确判断 BTM 改变的临床意义。	2C
定量计算机断层扫描（QCT）	1. QCT 在老年人群中的诊断标准：通常取 2 个腰椎椎体松质骨骨密度平均值，腰椎 QCT 骨密度绝对值 >120mg/cm³ 为骨密度正常，80~120mg/cm³ 为低骨量，<80mg/cm³ 为骨质疏松。	2B
	2. 建议 QCT 与临床影像检查的胸、腹部或髋部等 CT 扫描同时进行，单独扫描时应尽可能采用低剂量 CT 扫描技术。	2C
钙剂和 / 或维生素 D 补充	1. 老年骨质疏松症患者普遍存在钙与维生素 D 不足或缺乏。联合补充钙与维生素 D 可以增加腰椎和股骨颈的骨密度，小幅降低髋部骨折风险。老年骨质疏松每日摄入元素钙的总量为 1 000~1 200mg，可耐受最高量为 2 000mg，除饮食补充外，每日尚需补充元素钙 500~600mg，钙剂选择需要考虑元素钙含量、安全性、有效性和依从性。	1B
	2. 高钙血症或高尿钙症的患者禁用钙剂。	1C
	3. 建议多晒太阳，促进皮肤内生维生素 D 的形成，进而促进肠道内的钙吸收。	2B
预防跌倒	1. 推荐对老年骨质疏松症和脆性骨折患者进行跌倒风险评估，对有风险的患者应提供改善平衡和 / 或包含综合运动方案的干预措施。	1B
	2. 老年骨质疏松症患者预防跌倒的措施有：规律锻炼、选择合适的服装和鞋子、科学选择和使用适老辅助器具、进行家居环境适老化改造、定期进行防跌倒评估和遵医嘱用药等。	1B

续表

干预措施	推荐意见	证据质量与推荐强度
运动干预	1. 推荐老年骨质疏松症患者遵循个体化(运动方式、频率、时间及强度)、量力而行、循序渐进的原则,有规律地进行一些中、低强度的多元化运动(有氧运动、肌肉强化、平衡训练等),以维持现有功能的适度提高为目的。	1B
	2. 身体条件允许的情况下,定期进行一些负重运动来增强肌肉强度和预防跌倒。	2C
	3. 建议老年骨质疏松症患者每周至少进行 150~300 分钟中等强度运动,或者每周 75~150 分钟高强度有氧运动。	2C
	4. 老年骨质疏松症患者多合并下肢骨关节炎,不建议进行下蹲、登楼梯、爬山等运动,避免弯腰、扭腰等过度运动或不恰当运动带来的副损伤。	2C
使用地舒单抗	1. 对于老年骨质疏松症患者,建议使用地舒单抗进行治疗。	2B
	2. 双膦酸盐进入药物假期或特立帕肽停药后的患者,建议使用地舒单抗进行序贯治疗。	2B
	3. 应用地舒单抗 5~10 年后需重新评估骨折风险,并根据骨折风险情况决定是否停用。	2C
	4. 建议在地舒单抗停用后,序贯使用双膦酸盐等其他抗骨质疏松药物,以预防停药后的快速骨量流失和降低骨折风险。	2C
	5. 肾功能不全的老年骨质疏松症患者可以使用地舒单抗进行抗骨质疏松治疗。	2B
使用罗莫舒单抗	1. 针对老年女性有脆性骨折史、骨折极高风险或严重的骨质疏松症患者,建议使用罗莫舒单抗治疗,以降低椎体、非椎体和髋部骨折发生的风险。用药前,应评估心血管疾病的风险。	2C
	2. 罗莫舒单抗使用时间应限制在 1 年以内,停药后应序贯使用其他抗骨吸收抑制剂以维持骨密度。	2C
营养干预	1. 推荐老年骨质疏松症患者摄入含有优质蛋白质、丰富矿物质和维生素的均衡膳食,摄入足量蛋白质。	1B
	2. 推荐老年骨质疏松症患者多摄入富钙食物,如奶类及其制品、大豆类及其制品、水产类、坚果、深绿色蔬菜等。	1B
	3. 建议老年骨质疏松症患者戒烟限酒。	2C
健康教育与心理干预	1. 推荐对老年骨质疏松症及脆性骨折患者进行系统性、经常性健康宣教,增加对疾病的认识,包括告知骨质疏松症的危险因素、危害及防范,改善生活方式的重要性,用药常识与监测等,提高治疗依从性。	1B
	2. 建议对老年骨质疏松症及脆性骨折患者进行持续性的心理沟通和心理支持,帮助患者缓解焦虑,克服患者对跌倒和骨折的恐惧,提高患者治疗依从性及生活质量。推荐根据情况给予抗抑郁及焦虑药物。	2C

续表

<table>
<tr><th>干预措施</th><th>推荐意见</th><th>证据质量与推荐强度</th></tr>
<tr><td rowspan="3">中医及康复治疗</td><td>1. 老年骨质疏松症患者可考虑选用经国家药品监督管理局(National Medical Products Administration，NMPA)批准的中成药(详见国家基本药物目录)。</td><td>2C</td></tr>
<tr><td>2. 老年骨质疏松症及脆性骨折患者应进行积极的康复治疗，常见的康复治疗措施有生活方式干预(膳食、户外活动、改善不良生活习惯等)和医疗干预(康复训练和理疗)。</td><td>2C</td></tr>
<tr><td>3. 老年骨质疏松症患者可选择适合自身状况的运动形式和运动强度来进行康复训练。建议采用太极拳、八段锦和五禽戏等传统运动方式来缓解疼痛、增强肌力、改善步态和增强肢体功能。</td><td>2C</td></tr>
<tr><td rowspan="4">脆性骨折的治疗</td><td>1. 建议发生脆性骨折的老年骨质疏松症患者在专科医师指导下进行包括营养、运动、康复、心理、药物、手术等在内的综合治疗。</td><td>2B</td></tr>
<tr><td>2. 建议发生脆性骨折的老年骨质疏松症患者根据骨折的部位、类型、移位程度、患者全身情况、预期寿命及患者需求等因素选择非手术治疗、微创手术或开放手术治疗。</td><td>2C</td></tr>
<tr><td>3. 老年骨质疏松性骨折患者要高度重视抗骨质疏松治疗。强调依据骨折风险分层选择抗骨质疏松药物。发生骨质疏松性骨折后，应选择强效抗骨质疏松药物。在基础治疗措施(调整生活方式，预防跌倒，以及补充钙剂、维生素D等)上，建议在骨折围手术期及骨折后的长期治疗中选用双膦酸盐、甲状旁腺素类似物(特立帕肽、阿巴洛肽)、地舒单抗等抗骨质疏松药物。</td><td>2B</td></tr>
<tr><td>4. 老年骨质疏松性骨折中重度疼痛及骨折围手术期的患者，建议使用降钙素类药物，减轻疼痛，避免快速骨丢失，促进骨折愈合。使用时间不超过3个月。</td><td>2C</td></tr>
<tr><td rowspan="3">三级预防策略</td><td>1. 建议对骨折低风险及中风险老年人群进行骨质疏松症的一级预防，减少或延缓骨质疏松症的发生。预防措施包括健康教育、生活方式指导、风险人群筛查及危险因素控制、跌倒风险评估及预防、补充钙与维生素D等。</td><td>2B</td></tr>
<tr><td>2. 建议对骨折高风险老年人群进行骨质疏松症的二级预防，降低骨折的发生率。具体措施包括在一级预防的基础上规范使用抗骨质疏松药物与康复治疗等。</td><td>2B</td></tr>
<tr><td>3. 建议对骨折极高风险人群或新发脆性骨折人群进行骨质疏松症的三级预防，减少骨折及再骨折的发生率，降低伤残及病死率。采取包括强化管理、手术干预、规范使用强效抗骨质疏松药物(如地舒单抗、唑来膦酸、特立帕肽)及康复治疗等综合措施，以提高患者生活质量和延长预期寿命。</td><td>2B</td></tr>
</table>

(四) 骨质疏松症康复治疗指南(2024版)

2019年由中国康复医学会发起，由中国康复医学会康复治疗专业委员会等承担具体制定任务，指南的主要目标人群为骨质疏松症患者。此前我国尚无针对骨质疏松症的循证康复治疗指南或康复治疗规范。因此，该课题组按照循证指南制定的方法与步骤，组建多学科团队，制定《骨质疏松症康复指南》，以期为骨质疏松症的康复治疗提供参考。指南制定小组通过查阅文献资料，咨询一线康复医师、康复治疗师、护理人员的意见，从身体功能、身体结构、活动和参与以及环境因素等方面，最终形成了本指南要纳入的 19 个临床问题，采用 GRADE 方法对证据体和推荐意见分级。

但近四年(2019—2023)新临床证据持续涌现，该共识已难以完全满足当前临床需求。结合中华医学会 2022 年发布的《中国制订 / 修订临床诊疗指南的指导原则(2022 版)》新规范要求，2024 版《骨质疏松症康复治疗指南》编制组历时一年完成系统性修订工作。该指南适用于各级医疗、康复机构与公众。指南的使用对象为临床医师、康复医师、康复治疗师、康复护理人员以及对骨质疏松症的康复治疗感兴趣的相关人员(如患者和政策制定者等)。其推荐意见见表 13-7。

表 13-7 《骨质疏松症康复治疗指南(2024 版)》推荐意见

类别	推荐内容	推荐强度	证据等级
1. 康复评定			
1.1 疼痛评定	常规使用 VAS 和 NRS 量表进行疼痛评定	推荐	2D
1.2 肌力与关节活动度评定	采用 MMT 和测角仪评定关键肌群(腰背肌、股四头肌等)肌力及脊柱 / 关节活动度	推荐	2D
1.3 心理功能评定	使用 HAMA、HAMD、PHQ-9 量表评估焦虑 / 抑郁	推荐	2B
1.4 身体结构评定	骨密度评定首选 DXA；脊柱结构评定采用 X 线平片(Genant 半定量法)	强推荐	1A
1.5 ADL 评定	使用改良 Barthel 指数和 ODI 量表	建议	2D
1.6 社会参与与生活质量	采用 SF-36、WHOQOL-100 或 HRQOL 量表	建议	2C
1.7 跌倒风险评定	使用 Berg 平衡量表、MORSE 跌倒量表	建议	2D
1.8 脆性骨折风险评定	优先采用 FRAX 工具预测 10 年骨折风险	强推荐	1A
2. 物理因子治疗			
2.1 全身振动疗法(WBV)	作为辅助干预，联合肌力训练改善骨密度和肌力	建议	2B
2.2 脉冲电磁场(PEMFs)	改善骨密度和疼痛(参数：8~100Hz，1.2~5mT，30~60min/ 次，≥ 12 周)	建议	2B
2.3 低频脉冲超声波(LIPUS)	暂不推荐常规使用	暂不推荐	2D
2.4 经皮电刺激(TENS)	暂不推荐常规使用	暂不推荐	2D
2.5 神经肌肉电刺激(NMES)	暂不推荐常规使用	暂不推荐	2D
2.6 离子导入疗法(IT)	暂不推荐	暂不推荐	2D
2.7 体外冲击波(ESWT)	可改善骨密度(推荐剂量：4 000 脉冲，0.15~0.28mJ/mm²)	建议	2C
2.8 紫外线疗法(UVT)	仅推荐合并维生素 D 缺乏者	建议	2C
2.9 高强度激光(HILT)	联合运动训练缓解疼痛并改善骨密度(参数：10.5W，1 064nm，12 周)	建议	2C

续表

类别	推荐内容	推荐强度	证据等级
3. 作业治疗			
3.1 日常活动能力培训	重点培训翻身、转移、沐浴等技能	推荐	2D
3.2 环境改造与职业咨询	提供居家环境改造及职业适应建议	建议	2D
4. 康复辅具			
4.1 脊柱矫形器	缓解腰背痛(尤其合并脊柱骨折者)	推荐	2B
4.2 助行器 / 髋保护器	仅限中高跌倒风险患者,根据偏好选择性使用	建议	2D
4.3 矫形鞋	改善平衡功能与足底疼痛	建议	2C
5. 认知行为与心理治疗			
5.1 心理咨询与支持	开展心理疏导及基于自我管理的认知行为干预	推荐	2D
6. 传统中医治疗			
6.1 电针与艾灸	作为辅助治疗缓解疼痛并改善骨密度	建议	2B
7. 健康教育			
7.1 线下教育	强推疾病知识、生活方式指导及治疗选择	强推荐	1B
7.2 线上教育	可结合互联网平台提供健康教育资源	建议	2D

(五) 骨质疏松症中西医结合诊疗指南

中国中西医结合学会骨伤科专业委员会于 2019 年发布《骨质疏松症中西医结合诊疗指南》。该指南根据近年来 OP 最新诊疗进展,参考国内外指南和最新循证医学证据,结合临床经验,经过多次讨论制定而成。该指南主要针对原发性骨质疏松,指出骨质疏松应遵循药食同源、动静结合、筋骨并重、内外兼治、医患合作、长期坚持的原则,结合患者具体情况,给予个体化的中西医结合多模式诊疗。其推荐意见见表 13-8。

表 13-8 《骨质疏松症中西医结合诊疗指南》推荐意见

干预措施	推荐意见
基础干预	1. 健康教育。 2. 中医养生。 3. 调整生活方式:均衡营养、充足日照、规律运动。 4. 作业疗法。 5. 康复疗法。
非药物治疗	食疗:羊肉、枸杞、乌鸡、海参、龙眼、韭菜、生姜等补益肾阳;银耳、猪肝、黑豆、玫瑰花等养肝疏肝;山药、薏米、山楂、牛肉、大枣健脾益胃。 导引:太极拳、八段锦、五禽戏、易筋经等,可增强骨质代谢,提高骨密度,改善肌力和平衡能力,降低跌倒风险。

续表

干预措施	推荐意见
非药物治疗	推拿：通过手法作用于体表，可疏通经络、促进血液循环、滋养神经和免疫系统。 针灸：针刺选穴以足三里、肾俞、脾俞、关元、太溪、三阴交、大椎、太白为主，配以痛处所属经脉络穴，配合针刺补泻手法，达到补肾、健脾和活血目的，可减少骨质流失，缓解患者疼痛。针刺可每日1次，每次留针20分钟，1个疗程10天。灸法采用补肾填精、温阳壮骨、疏通经络等中药，通过直接灸、隔药灸等方法，借助热力刺激大椎、大杼、肝俞、中脘、膻中、足三里、脾俞、肾俞、命门、神阙、关元等穴位，具有调节机体脏腑功能之效。研究表明，针灸可增加骨密度、血清钙、雌二醇水平和降低血清碱性磷酸酶水平。 物理疗法：多波段光谱治疗仪、超短波、微波、经皮神经电刺激、中频脉冲等治疗可减轻疼痛。神经肌肉电刺激、针灸等治疗可增强肌力、促进神经修复、改善肢体功能。
药物治疗	1. 中药外用 (1)中药熏蒸：中药熏蒸将药力与热力结合，可透皮触骨，直达病灶，起化瘀活血、疏通腠理、调气活血、通络镇痛的功效，所用药物多以活血化瘀、散寒止痛和祛风除湿通络药为主。研究表明，熏蒸温度可影响OP的临床疗效，可根据不同中医证型选择合适的熏蒸温度。有皮肤条件不良或过敏、心脑血管疾病等情况者应谨慎使用。 (2)中药贴敷：外用中药制剂贴敷于局部或穴位处，在不断刺激中缓解OP引发的疼痛和痉挛，提高骨密度，改善人体平衡功能。而穴位选择、贴敷药物和选穴时辰等均可能影响临床疗效，但有待进一步研究。中药贴敷治疗时应注意皮肤过敏等不良反应的发生。 2. 中药内服 (1)肾阳虚型：推荐右归丸(《景岳全书》)加减，药用熟地黄、附子(制)、肉桂、山药、山茱萸、菟丝子、鹿角胶、枸杞子、当归、杜仲等；中成药如续断壮骨胶囊、仙灵骨葆胶囊、金天格胶囊等。 (2)脾肾阳虚型：推荐补中益气汤(《脾胃论》)合金匮肾气丸(《金匮要略》)加减，药用黄芪、白术、陈皮、升麻、柴胡、人参、甘草、当归等；中成药如仙灵骨葆胶囊、金天格胶囊、续断壮骨胶囊、恒古骨伤愈合剂等。 (3)肝肾阴虚型：推荐六味地黄汤(《小儿药证直诀》)加减，药用熟地、山茱萸肉、丹皮、泽泻、山药、茯苓等；中成药如恒古骨伤愈合剂、金天格胶囊等。 (4)血瘀气滞型：推荐身痛逐瘀汤(《医林改错》)加减，药用秦艽、川芎、桃仁、红花、甘草、羌活、没药、当归、灵脂、香附、牛膝、地龙等；中成药如恒古骨伤愈合剂、续断壮骨胶囊等。 3. 骨健康基本补充剂 包括钙剂和普通维生素D，是OP的基础治疗措施。如果饮食中钙供给不足可选用钙剂补充，绝经后妇女和老年人钙摄入推荐量为1 000mg/d，维生素D推荐剂量为400~800U/d。 4. 骨吸收抑制剂 (1)双膦酸类药物 (2)降钙素类 (3)雌激素 (4)选择性雌激素受体调节剂类(SERMs) 5. 骨形成促进药 如甲状旁腺素类似物(PTHa)。 6. 其他 (1)活性维生素D (2)维生素K_2

续表

干预措施	推荐意见
联合和序贯用药	中医药治疗OP时，应做到“四诊合参、药随症施、随症易方”，结合患者病情和证候特点，使用中药熏洗、贴敷和内服等中医药疗法，积极配合食疗、导引、日照、针灸、推拿等非药物方式。临床可根据患者特点和OP类型，联合相应的西药治疗，包括钙剂、维生素D和其他抗OP药物。
不良反应监测	中西医联合用药需充分考虑药物间可能存在的相互影响，以及联用后带来的疗效和安全问题。服药期建议行血常规、肝肾功能等必要的、有针对性的检查，排除明确的用药禁忌。服药期间需定期监测血常规、肝肾功能等，每半年至少1次，如有必要应缩短复查周期。出现安全性问题后，积极予以相应处理，如对症处理、停药、随访等。
OP性骨折的治疗	OP性骨折治疗原则：复位、固定、功能锻炼、促进骨折愈合及抗骨质疏松治疗。OP性骨折治疗目标可分为两部分：近期目标是改善临床症状、减少并发症；远期目标是促进骨折愈合、功能康复，预防再骨折。OP性骨折骨科治疗应强调动静结合、筋骨并重、内外兼治、医患合作，在综合评估患者全身状况、骨折部位、骨折类型、OP程度后选择手术或非手术治疗。

（六）原发性骨质疏松症患者的营养和运动管理专家共识

原发性骨质疏松症是一种因骨量减少、骨质量下降，导致骨折风险升高的疾病，常见于绝经后妇女和老年人。目前已经有多种药物用于骨质疏松症的治疗，但在防治骨质疏松的过程中，不能忽视多种营养物质和运动的作用，尤其在因为多种原因出门减少的情况下，如何保证摄入足够的营养物质，如何进行与身体健康状况和周围环境适应的运动，对骨质疏松患者来说至关重要。鉴于此，中国营养学会骨营养与健康分会和中华医学会骨质疏松和骨矿盐疾病分会的专家，根据膳食模式、膳食营养素、运动对于骨骼健康影响的最新科学证据，于2020年制定了《原发性骨质疏松症患者的营养和运动管理专家共识》，旨在提高骨质疏松症患者的膳食质量和营养管理水平，并通过合适的运动方式维护骨骼健康。其膳食模式推荐见表13-9。

表13-9　《原发性骨质疏松症患者的营养和运动管理专家共识》膳食模式推荐

干预措施	推荐意见
膳食模式	1. 膳食多样化：平均每天摄入12种以上食物，每周25种以上，包括谷薯类、蔬菜水果类、畜禽鱼蛋奶类、大豆坚果类等食物，其中以谷类为主。 2. 保证谷薯类摄入：每天谷薯类食物250~400g，其中全谷物和杂豆类50~150g，薯类50~100g；蔬菜300~500g，深色蔬菜应占1/2；新鲜水果200~350g。果汁不能代替鲜果。 3. 保证蛋白质摄入：每天优先选择鱼和禽类，每周摄入鱼280~525g，畜禽肉280~525g，蛋类280~350g，平均每天摄入总量120~200g；每日1个鸡蛋，不弃蛋黄；经常吃豆制品，适量吃坚果；保证奶及奶制品摄入，摄入量以每天液态奶300g（约300ml）为宜。 4. 足量饮水：成年人每天7~8杯（1 500~1 700ml），提倡饮用白开水和淡茶水；不喝或少喝含糖饮料、咖啡及碳酸饮料。 5. 清淡饮食：少吃高盐和油炸食品。成人每天食盐不超过6g，老年人不超过5g，每天烹调油25~30g，食物要煮熟煮透。 6. 控制添加糖的摄入量：每天摄入不超过50g，宜控制在25g以下。 7. 少食用烟熏和腌制肉制品。戒烟限酒。如遇到食品采购困难，或因长期食欲不振、疾病等原因导致食物摄入量减少，可应用营养制剂进行补充（均衡型肠内营养制剂，蛋白质补充剂及维生素矿物质补充剂等）。

续表

干预措施	推荐意见
能量摄入	1. 对于 BMI 为 18.5~28kg/m^2 的成年人，建议根据标准体质量（身高 –105cm）及体力劳动程度计算每日能量摄入，即每日能量需要量 = 标准体质量 ×（25~40）kcal，维持体质量在 BMI 18.5~24.0kg/m^2。 2. 对于饮食不足、存在营养不良风险的老年患者及慢性消耗性基础疾病患者，或 BMI＜18.5kg/m^2 的患者，可应用全营养型口服营养补充剂进行营养补充，每天额外补充不少于 400~600kcal，以达到健康体质量。能量的计算可以应用食物交换份法计算。 3. 对于并发有糖尿病、肾功能减退、心脑血管疾病等慢性病的骨质疏松患者，目前尚无针对性的膳食营养研究。
蛋白质	建议骨质疏松症患者及高危人群在钙摄入充足的前提下，每日摄入蛋白质 0.8~1.0g/kg，将每天的蛋白质总量均衡分配到一日三餐中，这更加有利于蛋白质合成。
矿物质	1. 钙：建议每天至少饮用 300ml 牛奶，外加深绿叶蔬菜等其他富含钙的食物以满足机体需要，使抗骨质疏松药物发挥应有的作用。如果膳食钙摄入不足，可以补充元素钙制剂，口服含 500~600mg 元素钙的钙剂。 2. 磷：总体而言，不建议常规补充磷酸盐。 3. 镁：成年人镁推荐摄入量 330mg/d，65 岁以上老年人镁推荐摄入量为 320mg/d，目前尚无证据建议防治骨质疏松需要常规补充镁。 4. 钠：建议骨质疏松症患者低盐饮食，成人每天食盐不超过 6g，老年人不超过 5g。
维生素	1. 维生素 D：中国营养学会 2013 年推荐的我国成人维生素 D 摄入量为 400IU/d，65 岁以上推荐摄入量为 600IU/d，可耐受最高摄入量为 2 000IU/d；如果每日口服 800~2 000IU 的维生素 D_3 或每 6 个月单次肌内注射 60 万国际单位的维生素 D_2，能将血清 25- 羟基维生素 D（25OHD）约 10μg/L。如能将血清 25OHD 的浓度维持在 30μg/L 以上，抗骨质疏松药物将会发挥更好的疗效，但如过量补充导致 25OHD 的浓度过高，如在 40~45μg/L 以上，可能会逐渐失去对骨骼的保护作用。 2. 维生素 K：建议骨质疏松患者和高危人群保证深绿叶蔬菜的摄入量，占每日蔬菜量的 1/2，以满足维生素 K 摄入。 3. 维生素 A：推荐骨质疏松患者膳食中维生素 A 摄入遵照中国营养学会《2023 版中国居民膳食营养素参考摄入量》，男性为 800μgRAE/d，女性为 700μgRAE/d。 4. 维生素 E：根据中国营养学会《中国居民膳食营养推荐摄入量》，推荐成年人膳食维生素 E 的适宜摄入量为 14mg/d。 5. 维生素 C：骨质疏松患者应尽可能增加蔬菜水果等的摄入以增加膳食维生素 C 的摄入，鉴于维生素 C 良好的安全性，也可以考虑适当使用维生素 C 补充剂，但每日总摄入量不可超过 2 000mg。
其他	1. 黄酮类化合物：不建议使用黄酮类化合物补充剂。 2. 鞣花酸（EA）：EA 是否具有促成骨作用有待研究。 3. 建议骨质疏松症患者及高危人群每天咖啡因摄入量不超过 300mg（1~2 杯咖啡），并且注意钙的摄入达到每日推荐量 800~1 000mg。

续表

干预措施	推荐意见
运动推荐	1. 有氧运动：步行；跳舞（社交舞）；健骨操；慢跑、原地蹬地跑；有氧健身操；太极；骑自行车（固定）；家居劳动（拖地、清扫、手洗衣服等）；庭院作业（整理花坛）等。 2. 肌肉强化型身体活动：训练要求达到高负荷（70%~90% 的最大重复次数），即每次 2~3 组，每组 8~12 次，每周 3 次，每次 45~70 分钟。如：推举杠铃；推举、背部下拉、坐姿划船和旋转躯干；带负重背包的背部伸展练习，推举、长卧推、躯干伸展、屈肘、屈腕、反向屈腕、三头肌屈伸、前臂内旋和旋后。建议每周至少 3 次。 3. 平衡活动：包括脚跟到脚尖走路、踏步走直线、顶书平衡走、从坐姿到站立的练习，以及使用摆动板加强背部、腹部和腿部的肌肉，改善平衡功能。建议每周进行 3 天或以上。 4. 多元身体活动：包括负重活动、平衡训练、慢跑、低冲击负荷、高强度运动、肌肉力量和模拟功能性任务。

（七）中成药治疗骨质疏松症临床应用指南（2021 年）

《中成药治疗骨质疏松症临床应用指南（2021 年）》由中国中药协会负责实施，遵循“循证为主、共识为辅、经验为鉴”的原则，由上海中医药大学附属曙光医院和上海交通大学附属第六人民医院共同牵头制定。工作组检索了建库至 2020 年 12 月 31 日相关文献，通过检索多种数据库、专家问卷调查、查询国家药品监督管理局网站和查阅《中华人民共和国药典》2010 版 4 种方式筛选中成药，经过查重后得到 346 种中成药，采用 GRADE 标准对纳入中成药的有效性和安全性的证据体进行汇总和质量评价。

根据问卷调查结果和专家、普通人群补充问题，最终确定临床研究问题为中成药单独使用或联合其他方法分别在治疗低骨量患者、绝经后骨质疏松症患者、老年性骨质疏松症患者、原发性骨质疏松症患者（临床无法明确区分的人群）、骨质疏松性骨折者五类人群中，对改善骨密度值、调节骨转换指标、降低骨折风险、减少疼痛、提高生活质量、改善中医临床症状方面的作用，同时评估了有效性和安全性（表 13-10）。

表 13-10 《中成药治疗骨质疏松症临床应用指南（2021 年）》推荐意见

人群	推荐意见
低骨量患者	1. 强骨胶囊联合活性维生素 D，6 个月可升高腰椎骨密度值（2C）、升高总髋部骨密度值（2C）、减少中医症状积分（1C）。
	2. 强骨胶囊单独使用 3 个月可减轻骨痛积分（2B）、减少中医症状积分（1B）。
PMOP 患者	1. 仙灵骨葆胶囊单独使用 6 个月可维持腰椎骨密度值（1C）、维持股骨颈骨密度值（1B）。
	2. 仙灵骨葆胶囊联合双膦酸盐 + 活性维生素 D，12 个月可升高腰椎骨密度值（2B）、升高股骨颈骨密度值（2C）。
	3. 金天格胶囊联合双膦酸盐或活性维生素 D，6 个月可升高腰椎骨密度值（2B）、升高股骨颈骨密度值（2C）、降低血清 P1NP（2C）、降低 β-CTX（2C）、减轻疼痛评分（2C）、减少中医症状积分（1B）。
	4. 强骨胶囊联合双膦酸盐 6 个月可升高腰椎骨密度值（2C）、减轻疼痛评分（2C）。
	5. 芪骨胶囊单独使用 6 个月可维持腰椎骨密度值和股骨颈骨密度值（2B），但该药物阳性对照药为中成药，临床使用需根据实际需求选择。

续表

人群	推荐意见
PMOP患者	6. 左归丸联合替勃龙＋活性维生素D，6个月可升高腰椎骨密度值（2C）、升高股骨颈骨密度值（2C）、提高中医证候积分有效率（2C）。
	7. 恒古骨伤愈合剂联合活性维生素D，12个月可提高中医证候积分有效率（2C），但该药物缺少其他重要结局指标，样本量小，临床使用需根据实际需求选择。
SOP患者	1. 仙灵骨葆胶囊单独使用6月可升高腰椎骨密度值；仙灵骨葆胶囊联合降钙素＋活性维生素D或双膦酸盐6~12月，可升高腰椎骨密度值（2B）、升高骨钙素（2C）、升高P1NP（2C）、降低β-CTX（2C）。
	2. 护骨胶囊联合活性维生素D，6个月可减轻腰背疼痛评分（2C），但该药物缺少其他重要结局指标，样本量小，临床使用需根据实际需求选择。
POP患者	1. 仙灵骨葆胶囊联合双膦酸盐12个月可升高腰椎骨密度值（1B）、升高股骨颈骨密度值（1C）、减轻疼痛评分（2C）。
	2. 强骨胶囊联合降钙素或活性维生素D，6个月可升高腰椎骨密度值（2C）、升高股骨颈骨密度值（2C）、减轻疼痛评分（2C）；强骨胶囊单独使用3个月，可减轻骨痛积分（2B）。
	3. 骨疏康胶囊联合双膦酸盐＋活性维生素D，6个月可升高腰椎骨密度值（2C）、升高股骨颈骨密度值。
	4. 淫羊藿总黄酮胶囊单独使用6个月可维持腰椎骨密度值（2B），但该药物阳性对照药为中成药，缺少其他重要结局指标，样本量小，临床使用需根据实际需求选择。
	5. 对于POP患者，骨松宝颗粒单独使用3个月可减轻骨痛积分（2B），但该药物阳性对照药为中成药，缺少其他重要结局指标，临床使用需根据实际需求选择。
	6. 复方鹿茸健骨胶囊联合活性维生素D，6个月可减轻疼痛评分（2C）、提高生活质量（2C）、减少中医症状积分（2C）。
OPF患者	1. 仙灵骨葆胶囊联合双膦酸盐＋活性维生素D，6个月可升高腰椎骨密度值（2B）、联合双膦酸盐＋活性维生素D或降钙素3个月可减轻疼痛VAS（2C）、提高骨折后功能评价（Cobb角、ODI评分）（2B）。
	2. 对于老年性OPF患者，金天格胶囊联合双膦酸盐或降钙素，6个月可升高腰椎骨密度值（2C）、升高股骨颈骨密度值（2C）、升高骨钙素和骨特异性碱性磷酸酶（2C），3~6个月可减轻疼痛评分（2C）。
	3. 对于老年性OPF患者，强骨胶囊联合降钙素6个月可升高腰椎骨密度值（2C）、减轻疼痛评分（2C）。

（八）基层医疗机构骨质疏松症诊断和治疗专家共识（2021）

基层医疗机构是诊治骨质疏松症的前沿阵地，为了解决基层医疗机构在骨质疏松症防治过程中面临的诊断、治疗和管理问题，中国健康促进基金会基层医疗机构骨质疏松症诊断与治疗专家共识委员会组织专家编写了《基层医疗机构骨质疏松症诊断和治疗专家共识（2021）》，为基层医疗机构骨质疏松症的临床诊疗提供参考，推荐基层医疗机构通过骨质疏松症高危因素和简易筛查工具进行初步筛查。骨质疏松症的诊断包括高危人群、临床诊断和鉴别诊断。骨质疏松症的治疗包括调整生活方式、基础治疗、中药内服外治、中西医结合、练功和骨折处理及疗效判定。基层骨质疏松症的管理可从人群筛查、数据建档、分级诊疗、双向转诊规范治疗、定期随访着手。其推荐意见见表 13-11。

表 13-11 《基层医疗机构骨质疏松症诊断与治疗专家共识(2021)》推荐意见

干预措施	推荐意见
调整生活方式	1. 科学膳食：保证每日膳食丰富、营养均衡是防治骨质疏松症的基础生活方式。饮食上应多吃钙和维生素 D 含量较高的食物，如牛奶、蔬菜、鱼类、蛋类、豆腐、菌菇、燕麦、奶制品等。同时还应坚持低盐饮食，多饮水，保持大便通畅，以增进食欲，促进钙的吸收。注意戒烟、限酒，避免过量饮用咖啡和碳酸饮料。 2. 充足日照：建议选择阳光较为柔和的时间段(根据季节、地区、纬度等有所调整)，避免强烈阳光照射，以防灼伤皮肤。 3. 合理运动：日常运动应以负重、抗阻力运动和平衡训练为主。中年人以有氧运动为基础，配合全身肌肉力量训练，每周 3~7 次，运动量逐渐增加；老年人可选择散步、慢跑、跳舞、骑车等中强度运动，以及哑铃、太极拳、五禽戏、八段锦等力量训练。另外，老年人还应增加手膝位、坐位、站位等平衡练习，每周 3~5 次。 4. 预防跌倒：中老年高危人群和家属应提高防护意识，避免走楼梯，家庭走道保持通畅，卫生间安装夜灯、安全扶手、铺防滑垫；必要时使用拐杖或助行器。 5. 伴有影响骨代谢的内科疾病(如甲状腺功能亢进、糖尿病、肾功能不全等)，或服用影响骨代谢的药物(如地塞米松、甲泼尼龙等)的患者，需督促其定期至医院检测骨密度，必要时进行规范抗骨质疏松治疗。 6. 心理健康评估：重视和关注骨质疏松症及其骨折患者的心理健康评估，并视情况干预，使患者正确认识骨质疏松症，帮助其消除心理负担。
基础治疗	1. 骨健康基本补充剂：钙剂和维生素 D 是日常防治骨质疏松症的基本药物。①钙剂：成人每日钙推荐摄入量为 800mg，50 岁及以上人群每日钙推荐摄入量为 1 000~1 200mg。②维生素 D：成人维生素 D 推荐摄入量为 400IU(10μg)/d，65 岁及以上老年人推荐维生素 D 摄入量为 600IU(15μg)/d。维生素 D 用于防治骨质疏松症时，剂量可为 800~1 200IU(20~30μg)/d，可耐受最高摄入量为 2 000IU(50μg)/d。 2. 骨质疏松症的药物治疗：活性维生素 D 及其类似物、双膦酸盐(含阿仑膦酸钠、阿仑膦酸钠维 D、唑来膦酸、利塞膦酸等)、降钙素、雌激素、选择性雌激素受体调节剂、RANKL 抑制剂、甲状旁腺激素类似物、维生素 K_2 类、锶盐、中药。 3. 药物联合和序贯治疗：联合使用抗骨质疏松药物应评价潜在的不良反应、治疗成本及获益。骨健康基本补充剂(钙剂和维生素 D)可以与骨吸收抑制剂或骨形成促进剂联合使用。不建议相同作用机制的药物联合使用，特殊情况下为防止快速骨丢失，可考虑两种骨吸收抑制剂短期联合使用，如绝经后妇女降钙素与双膦酸盐短期联合使用。
中药内服	1. 肝肾阴虚证。治则：滋补肝肾，强筋壮骨。推荐方药：左归饮、六味地黄丸、人工虎骨粉等。 2. 脾肾阳虚证。治则：温补脾肾，填精益髓。推荐方药：右归饮、金匮肾气丸、淫羊藿提取物、骨疏康胶囊等。 3. 肾虚血瘀证。治则：补肾活血，化瘀止痛。推荐方药：补肾活血汤、青娥丸、壮骨止痛胶囊等。

续表

干预措施	推荐意见
中医外治法	1. 针灸疗法：治疗原则包括补肾健脾、养骨生髓、温经通络、祛瘀止痛等，可采用针刺、电针、艾灸、温针灸、热敏灸等方法，临床主要选用肾经、膀胱经、脾经、胃经及任督二脉等，常用穴位如足三里、肾俞、三阴交、脾俞、肝俞、中脘、神阙、关元等。 2. 中药外治法：主要针对腰背部或其他部位疼痛，中药热敷、溻渍、熏蒸和穴位贴敷等传统外治法。有补肾填精、益气健脾、活血通络、强筋壮骨之功，可有效缓解疼痛，改善运动功能。
中西医结合治疗	在单纯中药、西药治疗骨质疏松症效果不显著时，可依据病理特点及类型，审慎联合应用中西药治疗，西药的选择应当符合用药适应证，中药的使用也须遵循辨证施治，临床推荐中药与钙剂、维生素 D 等基础治疗药物联合使用。
功法	推荐中老年人群长期练习太极拳、五禽戏、八段锦等传统功法，能够增加骨量、提升肌力、增强平衡能力。

第四节　研究述评与展望

原发性骨质疏松症是中医药临床实践中的优势病种之一。近年来中医药防治骨质疏松症取得的成果令人鼓舞，在增强疗效、改善症状、提高生存质量等方面，已显示出独特优势。学界也期待中医药治疗该病不断取得实质性突破，为中医药学的现代化及国际化奠定良好的基础。

一、中医药防治骨质疏松症研究现状分析

通过前期对近 20 年中医药防治骨质疏松症研究分析发现，从发文量来看，中医药防治骨质疏松症研究的发文量总体呈上升趋势，说明中医药治疗骨质疏松症逐渐被关注并得到认可。其中，辽宁、福建、北京、上海等地专家学者团队发文量位居前列。从研究内容来看，早期主要通过动物实验，对中医药防治骨质疏松症的作用效果及机制等方面进行研究，近年来仍以动物实验为主，但从药效、药理、机制等不同维度已经开始对该领域进行深入探索。

进一步以时间段划分，在 21 世纪初，国内中医药防治骨质疏松症的研究方向主要是从中医辨证肾阳虚的角度切入，通过临床研究、基础研究对相关药物防治骨质疏松症的作用效果进行评价；在 2010—2015 年，骨质疏松症证候的研究范畴逐步延展至肾阴虚证等；近五年来，本领域研究方向逐步关注到疾病本身伴随的临床症状（如骨质疏松性骨痛）、中医病因病机、原发性骨质疏松症不同类型等，可以窥见国内学者团队正逐步以临床问题与实际需求为导向，结合前期研究基础，凝练升华研究方向，研究重点逐步趋于深入。

当前，中医药在骨质疏松症的防治过程中趋于具体化、全面化。基础研究从动物在体

药效研究逐渐转向更深层次的基于细胞与分子的机制研究。在临床研究方面，由于对骨质疏松症中医辨证的不同及各家学派思想的不同，尚未形成规范统一的中医诊疗方案，还需加大病例收集，进行多中心的前瞻性研究。但整体而言，中医药治疗骨质疏松症的研究逐渐深入，目前研究热点围绕补肾中药，如六味地黄丸、杜仲健骨方、左归丸等。此外，中西医疗法的结合也是目前学者研究的热点。

二、骨质疏松症临床试验关键技术问题的思考

经过前期全面系统的文献复习发现，现阶段中医药治疗原发性骨质疏松症的临床试验多数仍然参照旧版《中药新药治疗骨质疏松症的临床研究指导原则》的相关要求进行临床试验，但该版指导原则实施已近 10 年，随着现代医学的发展和中药新药临床研究水平的进步，现已难以起到相应的指导作用，亟需全面修订和完善。

针对原发性骨质疏松症临床试验指导原则中涉及的关键技术问题，包括临床定位、疾病诊断标准、纳入标准、对照药的选择、疗程及观察时点设计、有效性评价、安全性评价、合并用药、试验的质量控制等，需要进一步总结和完善。

（一）临床定位

欧洲药品局（EMEA）于 2007 年 5 月发布的《治疗原发性骨质疏松症药品评价的指导原则》明确指出：骨质疏松症用药物干预的目的是降低骨折的发生率。从注册角度看，治疗适应证一般应是治疗骨折风险增大的绝经后妇女的骨质疏松症，其次是治疗骨折风险增大的男性骨质疏松症。美国食品药品监督管理局（FDA）于 1994 年 2 月发布的《预防和治疗绝经后骨质疏松症药物研究指导原则》明确指出：在判断一种新药是否具有疗效时，最重要的是评价新药对椎体新发骨折发生率的作用。

另外，EMEA 和 FDA 上述两个指导原则均认为“骨密度不适合作为骨折减少的一个替代指标”。临床上骨质疏松症多伴有腰酸背痛等症状，给患者带来较大的痛苦。症状的改善对于该适应证来说，是合理的治疗目的之一。

骨质疏松症临床治疗的终点目标是避免脆性骨折或降低骨折发生率，而阶段性目标包括升高骨量或延缓骨质继续丢失、改善骨代谢、减轻或缓解临床症状和证候、降低跌倒危险（包括增加肌肉力量和平衡能力）等。

临床定位是一个临床研究指导原则的核心内容，经专家多次讨论，考虑到中药治疗骨质疏松症新药临床定位既要突出中药新药的临床价值与特点，又要与国际接轨，故建议可选择以下两种临床定位：①降低骨折发生率；②减轻或缓解临床症状。

（二）疾病的诊断标准

根据多个治疗指南，可以进行该病的诊断：①在没有外伤或轻微外伤情况发生了脆性骨折，即可诊断为骨质疏松症。②基于骨密度测量的诊断标准：目前通行可靠的方法是双能 X 线吸收法（DXEA），检测结果与同性别、同种族峰值骨量比较，其标准偏差（T 值）$\geqslant -1.0$SD 为正常；-2.5SD$<T$ 值<-1.0SD 为骨量低下；T 值 $\leqslant -2.5$SD 为骨质疏松；T 值 $\leqslant -2.5$SD + 脆性骨折者为严重骨质疏松。以上标准适用于绝经后女性和 50 岁及以上的男性。

（三）纳入标准

根据试验目的、处方特点及临床前试验结果制定合适的受试者纳入标准。若定位于降低骨折发生率，应充分考虑选择已发生过脆性骨折或脆性骨折高危人群作为受试人群；若定位于减轻或缓解临床症状，应考虑选择以骨质疏松引起的慢性骨痛为主要症状者作为受试人群。

以绝经后骨质疏松症为目标人群者，年龄应>45 周岁且自然绝经 2 年以上。以男性骨质疏松症为目标人群者，年龄应≥70 岁。

另外，所有的受试者选择应符合伦理学要求。

（四）对照药的选择

可选择安慰剂对照或阳性药物对照。原则上，应尽量进行安慰剂对照试验。可采用加载试验，即基于基础治疗的安慰剂平行对照，基础治疗包括每日服用适量的元素钙和维生素 D，试验组和对照组的剂量应保持完全一致。如果选用阳性药物平行对照，应考虑阳性药物具有充分的有效性证据、在功能主治方面与试验药物具有可比性、非劣效性界值得到清楚论证。

（五）疗程与观察时点设计

根据临床试验目的、药物处方特点和主要疗效指标的变化特点，设定合理的疗程和观察时点。若定位于降低骨折发生率，疗程至少为 3 年，在 3 年观察过程中统计骨折发生率。同时，骨密度每年检测 1 次；骨转换标志物 3~6 个月检测 1 次；临床症状每月观察记录 1 次。若定位于减轻或缓解临床症状，疗程 6 个月。临床症状每月观察记录 1 次；骨密度第 6 个月末检测 1 次；骨转换标志物每 3 个月检测 1 次。

（六）有效性评价

若定位于降低骨折发生率，以脆性骨折发生率为主要疗效指标。降低椎体骨折，可测量胸腰椎侧位相 X 线片和身高；降低非椎体骨折，可观察骨折部位的 X 线片。同时，选择适当的时点检测骨密度和骨转换标志物。骨转换标志物检测，应至少分别选择一项特异性反映骨形成和骨吸收的骨转换标志物，推荐测定血清 PINP 和 S-CTX，对于检测值进行统计分析。

若定位于减轻或缓解临床症状，以临床常见症状积分值变化为主要疗效指标。同时，选择适当的时点检测骨密度和骨转换标志物。也可测量胸腰椎侧位 X 线片和身高。还可根据试验药物和证候特点增加相关症状进行观察。

（七）安全性评价

首先应关注一般状况、生命体征（体温、呼吸、心率、血压），血、尿、便常规，肝、肾功能和心电图等安全性指标。其次，应根据试验目的和试验药物潜在的安全性问题，设计合理安全性指标访视时点。常规安全性指标实验室检测间隔时间一般不应大于 3 个月，中药有效部位和成分的制剂常规检测间隔时间不应大于 1 个月；即使没有潜在的肝损害风险及前期的肝损害信号，推荐肝功能基本检测项目也至少应包括 ALT、AST、TBIL、ALP 和 γ-GT。

（八）合并用药

原发性骨质疏松症的发病年龄段常常合并高血压、高脂血症、糖尿病等内科疾病，应注意评价合并用药对试验药物疗效和安全性的影响。明确规定对有效性和安全性评价有影响的不应使用的中、西药物。应注意对合并用药进行如实详细记录。

（九）研究设计与质量控制

随着医疗理念的更新和医疗手段的丰富，中医药开始由以个人经验为主的传统医学模式向以科学证据为基础的现代医学模式转化。近30年来，中医药临床试验研究逐步开展，并在过去10年中显著增加。中医学整体观念及辨证论治的诊疗特点，使得临床采集患者信息全面丰富、治疗手段复杂多变。在中医药领域采用横断面研究方法可充分运用该试验设计类型的时效性和灵活性，最大限度地保证研究对象信息采集的完整性和疾病分布描述的全面性，以此衡量人群健康水平变动的趋势。

横断面研究的资料收集主要依靠调查者深入研究人群所在实地进行获取，但基于不同的研究目的、研究人群和研究地域范围等因素，相关实施方案及细节存在差异。

1. 研究人群一般信息应精确翔实备案　考虑到社区人口流动性因素，当横断面研究地点既包含人口流动性较小的社区（如老城区等），也涉及零散人口较多地区及人口流动性较大的社区（如城区近郊、安置房小区）时，应尤其重视该类信息的备案和记录。

研究人群的一般信息是判别其是否符合研究纳入排除标准的基本指标，也是后期溯源研究对象的重要保证。对于基础设施建设较完备的社区，可在课题开展初期通过工作协调会、自媒体等方式，多次对接社区居委会主任或卫生专员，充分利用社区已经建立的居民信息系统进行备案登记，确保纳入研究的居民信息准确、无误、可溯源；对于人口流动性大、基础建设较落后的社区，研究者在充分联系社区项目负责专员的同时，还应在调查过程中尽可能详细记录居民相关信息，如预留多个居民联系方式（患者本人及家人电话）、详细家庭住址、可能的搬迁地址等。

2. 采取多种方式提高研究人群依从性　调查者与社区居民间的信息不对称是阻碍现场调查顺利实施的重要原因，尤其当调查问卷问题较多或调查项目较繁杂，或采集样本信息包含有创检测等情况时，社区居民往往因对研究项目背景及意义了解不深刻而出现抵触情绪，造成参与度低且依从性差。

在这一环节中，前期有学者依据经验总结出“三部曲”策略，即调研前期通过召开项目通气会（社区居委会主任、卫生专干、居民楼楼长等）、印制宣传画册、社区健康宣讲、建立患者微信群等措施，从各个维度针对社区不同人群，多次宣传本研究的背景、目的及意义；在现场调查过程中，通过合理安排检查项目流程以减少患者等待时间，可购买早餐方便居民及时就餐，在各检查项目衔接处安排专人引导，对血液学及骨密度检查报告单及指标含义的及时反馈与解答等各项措施，增强居民对于整个研究的理解与支持；在调研结束后，及时反馈居民检测结果，义务提供相关健康问题咨询服务等，确保课题任务按时、按质、按量完成。

3. 调查人员须严格培训　问卷调查人员是整个横断面研究原始资料的记录者，其记录的准确性、全面性、真实性直接影响研究质量和研究结果的意义。对于现场调查人员来说，最基本的要求是实事求是的科学工作态度和高度的责任心。调查员须具有一定的与研究课题相关的基础知识储备，防止在调查过程中掺入自己的假设和看法，诱导性地提出问题而产生信息偏倚。故参与现场调查的人员须经过统一培训，以从宏观和微观上充分理解项目及问卷相关内容。

4. 生物样本采集运输须严格规范　疾病相关的人体生物样本是转化医学研究的重要资源，是实现转化医学的核心环节。同时，生物样本也是精准医疗产业运行的物质基础，生物样本信息则贯穿整个产业链，发挥着十分关键且无法替代的作用。精准医疗技术研发和临床治疗中的生物标志物分析和靶向药物研发，均须完成生物样本的采集、制备、储存等环节，每个步骤的操作也应严格规范。

在研究实际操作中，应事先拟定详细的生物样本采集、保存和运输的标准化实施流程。样本采集时，主要考虑采血所用医疗用品、所需最终样本（全血、血清、血浆等）、血样采集量、采血程序等；血样保存时，针对本研究采集的血液样本类型选定冻存温度为 −80℃，入库过程中填写“血样采集、冻存登记卡”，存取时根据血样的位置信息和存取记录明确其位置及存样情况，再打开冰箱迅速存取，避免其他血样的温度波动；血样运输时，前期充分考虑运输所需物品，在运输过程中，将样本放置于保温的干冰保温盒中并用胶带进行密封，并确保样本在完整的大体积干冰冷链（−40℃）中运输，运输过程控制在最短时间内（全程不超过 72 小时）；交接样本时，对照血液样本详单中样本数量与冻存盒中血液样本数量，核对样本编号信息是否一致，填写血液样本交接单，并将交接时间填写清楚，由双方交接人签字。

三、重视骨质疏松症的共病研究与早期筛查

骨质疏松症共病的发病率较高，常与多种老年慢性疾病共存，但目前临床上骨质疏松症共病概念尚不够普及，缺乏特异性的共病患者骨质疏松症筛查、评估工具及管理指南；临床诊疗模式尚未完善，仍以专科诊疗为主，各学科之间相互分离，难以实现及时有效的沟通，可能造成骨质疏松症共病患者过度医疗、治疗中断、治疗不系统、不全面等相关问题。随着骨质疏松症共病患者增多，未来建议引入多学科诊疗（multi-disciplinary team，MDT）理念，应进一步加强骨质疏松症共病患者的全面评估，完善相关筛查指标，及时发现骨质疏松症并进行系统治疗；以往单一骨质疏松症诊治已不能满足临床需要，还需从以单一骨质疏松症为中心的模式转变成以患者为中心的个体化管理。同时应积极开展骨质疏松症共病的相关研究，以更好地服务临床。

骨质疏松症共病研究是一项复杂的系统工程，正处于起步阶段。目前我国尚缺乏骨质疏松症与相关共病的流行病学调查，以及共病患者骨质疏松症风险评估手段。因此，在以后的骨质疏松症共病研究中应对受试者开展远期随访研究，系统采集基本信息、影响因素信息、相关疾病与中医证候学相关信息，建立具有病证结合特点的临床生物样本库。从中获取骨质疏松症常见共病人群及共病率，并分析共病患者出现骨质疏松症的相关危险因素，探讨建立适宜的风险评估模型。同时，借助基因组学、代谢组学、蛋白质组学等技术，探索骨质疏松症共病患者的早期生物标志物或者差异性骨代谢标志物、易感基因等，对高危人群进行早

期预警，从而选择适当的干预手段，减少与延缓疾病进展。骨质疏松症共病的发病机制较为复杂且尚未完全明确，因此深入研究了解骨质疏松症共病的发生、发展机制可能为骨质疏松症的预防和诊疗提供新思路，发现新靶点。综上，只有积极重视骨质疏松症共病研究及早期筛查，才能实现骨质疏松症共病共防、共治，以预防或延缓不同疾病终点结局的发生，达到不同疾病之间管理的协调统一。

四、展望

对绝经后骨质疏松症患者进行治疗，降低骨折发生的治疗方法已有大量相关研究，然而，对于某些特殊人群的治疗方法研究还有待加强，如男性患者、老年患者、继发性骨质疏松症患者及肾功能损害患者等。这些人群由于具有不同的群体特征，对治疗方法的反应不一，是临床医学工作者面临的一大挑战。

（一）男性患者

骨质疏松症经常被认为是发生于女性的疾病。然而资料显示，39% 的骨质疏松性骨折发生于男性。目前，大多数临床试验集中在绝经后女性患者身上，以男性为研究对象的研究只占一小部分，因此，临床医师对于男性患者治疗效果的基础数据掌握极少。男性与女性骨质疏松症的病理、生理机制有所不同，且男性患者首次骨折后的 5~10 年死亡率与女性相似，甚至高于女性，因此防止男性骨质疏松性骨折与女性患者同等重要。目前针对男性患者的治疗原则与女性患者相似，同时有研究表示，接受治疗的男性患者对此病存在认识上的误区，同时在治疗过程中的依从性较低，不愿意服用药物。因此，对男性患者骨质疏松性骨折风险评估、预防与治疗应引起研究者的注意与重视。

（二）老年患者

高龄是骨质疏松症和骨折的高危因素。随着年龄的增加，骨形成和骨吸收过程的平衡被打破，骨质减少，骨脆性增加；同时老年人的肌力降低、平衡感差，易跌倒而增加骨折的风险。因此，预防高龄骨质疏松症患者骨折不仅要增加骨密度，还要预防老年人跌倒。由于以老年人为研究对象的临床试验较少，加之老年人身体状况复杂，可能患有多种其他疾病并服用多种药物，这都增加了治疗骨质疏松症的难度。

（三）继发性骨质疏松症患者

对于需要长期使用糖皮质激素治疗的患者，骨质疏松症的进展需要引起格外注意，因为糖皮质激素能够对骨组织产生直接或间接的作用，主要抑制骨形成，进而增加骨折风险。使用糖皮质激素治疗的 3 个月，骨密度开始降低，特别是 6~12 个月下降速度最快，之后下降速度平稳。接受糖皮质激素治疗的患者，其骨折发生率为 30%~50%。虽然针对此类患者的预防和治疗方法已有，但仍存在一些问题，如对于预防性治疗的糖皮质激素的用量范围还未确定，大部分研究以骨密度增加为研究终点，以骨折发生为研究终点的临床试验较少。

（四）肾功能损害患者

肾功能不全增加患者的骨折风险。对肾小球滤过率（GFR）<60ml/min 的患者来说，骨折的发生风险是 GFR>60ml/min 患者的 2.5 倍。患者骨折发生的原因可能是肾功能损害导致骨代谢和矿物质代谢的异常，从而引起肌肉无力、平衡受损，因而增加患者跌倒的危险。骨质疏松症和由肾功能不全导致的骨疾病很难区分，但两者的治疗方法是不同的。由于患者的肾功能损害，不能耐受一些常规的预防骨折的治疗方法，如何诊治这部分患者就成为临床医务工作者面临的又一挑战。

因此，几类特殊骨质疏松症患病群体的治疗对临床医务工作者提出了挑战。如何有效、具有针对性地治疗特殊患病人群并取得良好效果，需要开展进一步的研究工作。

【参考文献】

[1] D J A, G K S, D P D, et al. Two-year effects of alendronate on bone mineral density and vertebral fracture in patients receiving glucocorticoids: a randomized, double-blind, placebo-controlled extension trial [J]. Arthritis and rheumatism, 2001, 44 (1): 202-211.

[2] Boonen S. Osteoporosis and osteoporotic fracture occurrence and prevention in the elderly: a geriatric perspective [J]. Best Practice & Research Clinical Endocrinology & Metabolism, 2008, 22 (5): 765-785.

[3] M P C, M S P, Neil B, et al. AMERICAN ASSOCIATION OF CLINICAL ENDOCRINOLOGISTS/AMERICAN COLLEGE OF ENDOCRINOLOGY CLINICAL PRACTICE GUIDELINES FOR THE DIAGNOSIS AND TREATMENT OF POSTMENOPAUSAL OSTEOPOROSIS-2020 UPDATE [J]. Endocrine practice: official journal of the American College of Endocrinology and the American Association of Clinical Endocrinologists, 2020, 26 (Suppl 1): 1-46.

[4] L. C G, J. D A, Jean B, et al. UK clinical guideline for the prevention and treatment of osteoporosis [J]. Archives of Osteoporosis, 2022, 17 (1): 58.

[5] M J G, Rebecca G, K V R, et al. American College of Rheumatology 2010 recommendations for the prevention and treatment of glucocorticoid-induced osteoporosis [J]. Arthritis care & research, 2010, 62 (11): 1515-1526.

[6] Management of Postmenopausal Osteoporosis: ACOG Clinical Practice Guideline No. 2 [J]. Obstetrics & Gynecology, 2022, 139 (4): 698-717.

[7] Gregory W H, Kathryn E R, Robert W N, et al. Physical Therapist Management of Patients With Suspected or Confirmed Osteoporosis: A Clinical Practice Guideline From the Academy of Geriatric Physical Therapy [J]. Journal of Geriatric Physical Therapy, 2022, 44 (2): E106-E119.

[8] O J, A J K. An estimate of the worldwide prevalence and disability associated with osteoporotic fractures [J]. Osteoporosis international: a journal established as result of cooperation between the European Foundation for Osteoporosis and the National Osteoporosis Foundation of the USA, 2006, 17 (12): 1726-1733.

[9] A J K, G B, P J B, et al. Towards a diagnostic and therapeutic consensus in male osteoporosis [J]. Osteoporosis international: a journal established as result of cooperation between the European Foundation for Osteoporosis and the National Osteoporosis Foundation of the USA, 2011, 22 (11): 2789-2798.

[10] E N L. Glucocorticoid-Induced Osteoporosis: New Insights into the Pathophysiology and Treatments [J]. Current osteoporosis reports, 2019, 17 (1): 1-7.

[11] L T N, J D M, Elizabeth S. Relationship between moderate to severe kidney disease and hip fracture in the United States [J]. Journal of the American Society of Nephrology: JASN, 2006, 17 (11): 3223-3232.

[12] Joerg S, Christoph K, Matthias B, et al. Effects of acupuncture on quality of life and pain in patients with

osteoporosis-a pilot randomized controlled trial [J]. Archives of osteoporosis, 2016, 11 (1): 34.

[13] L S S, J T W, T D G. Older men's explanatory model for osteoporosis [J]. The Gerontologist, 2011, 51 (4): 530-539.

[14] MD A J S, PhD S J, FRCSC M M R E B. Overcoming barriers to osteoporosis care in vulnerable elderly patients with hip fractures [J]. Journal of, 2009, 23 (6): 454-459.

[15] S R W. Clinical practice. Glucocorticoid-induced bone disease [J]. The New England journal of medicine, 2011, 365 (1): 62-70.

[16] Yili Z, Yan C, Xiaojie P, et al. Tai chi for treating osteopenia and primary osteoporosis: a meta-analysis and trial sequential analysis [J]. Clinical interventions in aging, 2019, 14 (default): 91-104.

[17] M H Z, L Q, P G, et al. The first multicenter and randomized clinical trial of herbal Fufang for treatment of postmenopausal osteoporosis [J]. Osteoporosis international: a journal established as result of cooperation between the European Foundation for Osteoporosis and the National Osteoporosis Foundation of the USA, 2012, 23 (4): 1317-1327.

[18] 中华医学会骨质疏松和骨矿盐疾病分会. 原发性骨质疏松症诊疗指南 (2017)[J]. 中华骨质疏松和骨矿盐疾病杂志, 2017, 10 (5): 413-443.

[19] 中华医学会骨质疏松和骨矿盐疾病分会, 章振林. 原发性骨质疏松症诊疗指南 (2022)[J]. 中国全科医学, 2023, 26 (14): 1671-1691.

[20] 中国中西医结合学会骨伤科专业委员会. 骨质疏松症中西医结合诊疗指南 [J]. 中华医学杂志, 2019, 99 (45): 3524-3533.

[21] 基层医疗机构骨质疏松症诊断和治疗专家共识 (2021)[J]. 中国骨质疏松杂志, 2021, 27 (7): 937-944.

[22] 袁涛, 王忠太. 骨质疏松症康复指南 (上)[J]. 中国康复医学杂志, 2019, 34 (11): 1265-1272.

[23] 葛继荣, 王和鸣, 郑洪新, 等. 中医药防治原发性骨质疏松症专家共识 (2020)[J]. 中国骨质疏松杂志, 2020, 26 (12): 1717-1725.

[24]《中国老年骨质疏松症诊疗指南 (2023)》工作组, 中国老年学和老年医学学会骨质疏松分会, 中国医疗保健国际交流促进会骨质疏松病学分会, 等. 中国老年骨质疏松症诊疗指南 (2023)[J]. 中华骨与关节外科杂志, 2023, 16 (10): 865-885.

[25] 中国营养学会骨营养与健康分会, 中华医学会骨质疏松和骨矿盐疾病分会. 原发性骨质疏松症患者的营养和运动管理专家共识 [J]. 中华骨质疏松和骨矿盐疾病杂志, 2020, 13 (5): 396-410.

[26] 余宇倩, 蔡娴珊, 何宇峰. 针刺联合雷火灸治疗绝经后骨质疏松患者腰背痛的临床观察 [J]. 上海针灸杂志, 2021, 40 (4): 458-463.

[27] 孟梅飞, 方弘伟. 温针灸联合骨康胶囊治疗原发性骨质疏松症临床研究 [J]. 新中医, 2022, 54 (01): 190-193.

[28] 季聪华, 曹毅, 张颖, 等. 12 个病种中医临床诊疗指南适用性评价 [J]. 中医杂志, 2015, 56 (4): 293-296.

[29] 安一方, 章铁立, 谢雁鸣, 等. 仙灵骨葆胶囊治疗绝经后骨质疏松症有效性的系统评价和 Meta 分析 [J]. 中国骨质疏松杂志, 2019, 25 (1): 47-61.

[30] 岑卓灏, 陈洁娜, 黄嘉华, 等. 针灸联合多种方法治疗骨质疏松的网状 Meta 分析 [J]. 中国组织工程研究, 2020, 24 (2): 320-328.

[31] 崔鑫, 谢雁鸣, 姜俊杰, 等. 灸法治疗绝经后骨质疏松症的系统评价与 Meta 分析 [J]. 中国骨质疏松杂志, 2019, 25 (12): 1730-1738.

[32] 张伯礼, 张俊华. 中医药现代化研究 20 年回顾与展望 [J]. 中国中药杂志, 2015, 40 (17): 3331-3334.

[33] 曾宇晴, 贲定严, 易展, 等. 隔药饼灸治疗老年骨质疏松症临床研究 [J]. 中国针灸, 2017, 37 (5): 473-476.

[34] 李军杰, 邓强, 张彦军, 等. 仙灵骨葆胶囊联合易筋经干预绝经后骨质疏松症患者的临床观察 [J]. 时珍

国医国药, 2017, 28 (10): 2450-2452.

[35] 李小燕, 云洁, 何杰, 等. 八段锦对骨质疏松症患者干预效果的 Meta 分析 [J]. 中国骨质疏松杂志, 2020, 26 (1): 37-43+84.

[36] 沈文娟, 刘建平, 吴效科, 等. 中医药临床试验研究的现状及提升策略 [J]. 中医药学报, 2016, 44 (5): 1-4.

[37] 王凯莉, 章轶立, 谢雁鸣, 等. 针刺治疗绝经后骨质疏松症有效性及安全性的系统评价和 Meta 分析 [J]. 中国骨质疏松杂志, 2019, 25 (4): 452-460.

[38] 王弋波. 精准医疗背景下生物样本信息的价值初探 [J]. 中国科技资源导刊, 2017, 49 (4): 12-18.

[39] 王欣燕, 刘建红, 黄显元. 青娥丸对绝经后骨质疏松症患者骨密度、骨代谢指标和骨硬化蛋白的影响 [J]. 中国骨质疏松杂志, 2020, 26 (3): 412-415.

[40] 王洁, 黎业科, 李金辉, 等. 独活寄生汤配合针灸治疗绝经后骨质疏松症的临床疗效观察 [J]. 中国现代药物应用, 2022, 16 (6): 1-4.

[41] 程酩, 姜峰. 临床与基础研究中实验室生物样本对接管理的主要问题及对策 [J]. 中国组织工程研究, 2018, 22 (16): 2619-2624.

[42] 程金莲, 张翔, 潘汉升, 等. 金天格胶囊治疗原发性骨质疏松症前瞻性多中心随机双盲对照临床试验 [J]. 中华中医药学刊, 2021, 39 (1): 36-41.

[43] 苏建华, 邓强. 八段锦联合抗骨质疏松药物治疗绝经后骨质疏松症的临床研究 [J]. 中医药学报, 2018, 46 (3): 84-88.

[44] 葛继荣, 郑洪新, 万小明, 等. 中医药防治原发性骨质疏松症专家共识 (2015)[J]. 中国骨质疏松杂志, 2015, 21 (9): 1023-1028.

[45] 蔡昕钰, 刘希萍, 徐涛涛. 独活寄生汤治疗绝经后骨质疏松症疗效及安全性的 Meta 分析 [J]. 新中医, 2022, 54 (3): 25-34.

[46] 詹魁骏, 安艳军, 牟新. 补肾中成药对绝经后骨质疏松症骨代谢影响的 Meta 分析 [J]. 中国骨质疏松杂志, 2019, 25 (2): 202-211.

[47] 赵思怡, 黄帆, 冯子桐, 等. 补肾活血类中药复方制剂治疗绝经后骨质疏松症有效性和安全性的 Meta 分析 [J]. 中国药房, 2019, 30 (8): 1105-1111.

[48] 陈艳婷, 林丽梅, 王晓东, 等. 岭南陈氏针法治疗绝经后骨质疏松症及对血清 GH、IGF-1 的影响 [J]. 中国针灸, 2022, 42 (9): 979-984.

[49] 马远征, 王以朋, 刘强, 等. 中国老年骨质疏松诊疗指南 (2018)[J]. 中国老年学杂志, 2019, 39 (11): 2557-2575.

第十四章　骨质疏松性骨折

骨质疏松性骨折(osteoporotic fracture)是中老年常见的骨骼疾病,也是骨质疏松症(osteoporosis,OP)最严重的并发症,具有发病率高、致残致死率高、医疗花费高的特点,通常发生在没有显著外伤或低能量损伤的 OP 患者中。骨质疏松性骨折往往伴随一系列的继发病症,严重影响患者的生活质量。中医药防治骨质疏松性骨折具有广泛应用前景,中药汤剂、中药外用药、针刺、传统功法锻炼等在该病的预防、治疗、康复等各个环节具有重要价值。本章将梳理中医药防治骨质疏松性骨折的循证医学证据,对特定临床问题的证据进行总结,拟为临床医生和研究人员提供基于系统检索、科学评价和严格筛选的最佳证据,为临床决策和科学研究提供参考。

第一节　概　　述

骨质疏松性骨折亦称脆性骨折,是由于骨密度和骨质量下降,骨强度减低,骨脆性增加,而在受到低能量外力或日常活动中即发生的骨折。骨质疏松性骨折是 OP 最为严重的阶段,常为骨质疏松症患者的首发症状和就诊原因。骨质疏松性骨折常发生于髋部、椎体、前臂远端、肱骨近端及骨盆,其中髋部骨折最为严重,一年内死亡率可达 10%~20%。骨质疏松性骨折常为低能量损伤,发病人群年龄高,隐匿性强,致残致死率高,且再发骨折风险很大。发生一次髋部骨折后,再发骨折风险将增加 2.5 倍;发生椎体骨折后,再发骨折风险将增至 5 倍,其余部位骨折风险亦增至 2~3 倍。75 岁以上患者发生骨质疏松性骨折后的预期生存率将降低一半以上。骨折发生后,将很大程度影响老年人的生活自理能力,约一半的患者骨折后无法独立行走,常伴有慢性疼痛、畸形和活动受限等残留症状。老年骨质疏松性骨折患者中有 7% 需要在他人帮助下生活,约 1/3 的髋部骨折患者失去独立生活能力。因此,亟须提高对骨质疏松性骨折的重视程度,在“未病先防,已病防变”思路指导下加以干预,从而减少骨质疏松性骨折带来的经济与社会负担。

骨质疏松性骨折发病率逐年上升,据估计全球每年会发生约 900 万例骨质疏松性骨折。随着人口老龄化程度不断加剧,我国老年人口骨折发病率也不断升高,我国城市老年人口骨质疏松性骨折发病率年增长可达 3.36%。2002—2006 年,50 岁以上女性髋部骨折发病率增长了 2.76 倍,男性增长了 1.61 倍。我国 60~70 岁女性股骨颈骨折发病率为 35%,70 岁以上女性高达 62.1%。预计未来骨质疏松性骨折发病仍处于快速增长期,据估计,至 2035 年我国骨质疏松性骨折患者病例数将达到 483 万例次,至 2050 年,这一数字将攀升至 599 万例次。此外，骨质疏松性骨折的医疗养护占用了大量人力、财力、物力，给患者及社会造成沉重负担。据统计，骨质疏松性髋部骨折患者年医疗费用达 27 283 元，椎体骨折患者年医疗费用也需 21 474 元。社会层面上，2015 年我国用于支出骨质疏松性骨折的医疗费用高达 720 亿元，预计到 2035 年，该部分支出将达到 1 320 亿元，2050 年将进一步增至 1 630 亿元。由此可见，积极开展骨质疏松性骨折防治工作具有重大社会意义。

骨质疏松性骨折继发于 OP。由于遗传、衰老、内分泌紊乱及钙、磷、维生素 D 缺乏等因素，机体骨重塑失衡，骨形成不足，骨吸收增强，进而造成骨量减少，骨小梁变细或断裂，骨皮质空隙增加，骨强度下降，骨脆性增加，最终在轻微外力作用甚至无外力作用下发生骨折。骨质疏松性骨折具有以下特点：①骨折部位骨量低，骨质量差，多为粉碎性骨折，复位困难，且内固定治疗稳定性差，内固定物及植入物易松动、脱出，植骨易被吸收；②骨折后卧床制动，易发生快速骨丢失，加重 OP；③骨折后骨形成与骨痂成熟迟缓，易出现骨折延迟愈合或不愈合；④多见于老年人群，常合并其他基础疾病，治疗时易出现并发症；⑤骨折后同一部位或其他部位再发骨折概率高；⑥致残致死率高。

目前骨质疏松性骨折治疗主要包括三部分，即骨折的对症治疗，功能锻炼和抗骨质疏松治疗。骨折的对症治疗可分为手术治疗与非手术治疗。选择治疗方案时需要充分评估患者的骨折部位及类型、年龄、体质、合并疾病等临床实际情况后决定，具体包括开放手术、微创手术、手法复位、卧床休息等方式。功能锻炼需尽早进行，以尽可能避免病情恶化及并发症，包括物理疗法、康复训练、运动疗法、功法练习等。抗骨质疏松药物的使用可以缩短病程，促进恢复，包括维生素 D、钙剂、抗骨吸收药、促骨形成药及中药等。中医药防治骨质疏松性骨折具有疗效好、副作用小的特点。一项队列研究显示，使用中草药的患者骨折风险减低近 30%，两年再骨折率降低 54%，由此可见中医药防治骨质疏松性骨折具有良好的应用前景，但目前该领域临床研究及系统评价数量较少，系统梳理该领域现有的循证医学证据将有利于临床研究和基础研究的深入。

第二节　临床研究证据纵览

一、胸腰椎体压缩骨折

（一）中药治疗

椎体压缩骨折治疗以减轻疼痛、恢复骨折椎体高度作为主要原则，在骨质疏松性骨折术后应用中医药，可以很大程度改善骨质和脊柱功能，预防椎体压缩骨折再发生。中医学根据脏腑、经络、气血、阴阳、津液等理论辨证施治，一般采用补肾壮骨、益气活血、接骨续筋的治法，注重内外兼顾和辨证论治，疗效显著。但目前中医药治疗骨质疏松性骨折的临床证据缺乏系统性，未能充分体现中医药防治该病的特色。

1. 系统评价 /Meta 分析　一项系统评价检索了 2010 年 1 月 1 日至 2018 年 10 月 12 日收录的有关补肾活血方联合经皮椎体强化术（治疗组）和单纯经皮椎体强化术（对照组）治疗骨质疏松性椎体压缩骨折（osteoporotic vertebral compression fracture，OVCF）的随机对照试验，评价补肾活血方联合经皮椎体强化术治疗的临床疗效和安全性。筛选后最终纳入 14 篇文献，与对照组相比，治疗组的有效率更高［ OR=4.06，95%CI（2.26，7.30）］、治疗后的疼痛视觉模拟评分（VAS）更低［ WMD=−0.97，95%CI（−1.50，−0.44）］，结果提示补肾活血方联合经皮椎体强化术是治疗 OVCF 的有效方法，其疗效优于单纯经皮椎体强化术。两组治疗后的骨密度比较，差异无统计学意义［ WMD=0.05，95%CI（−0.01，0.11）］，提示补肾活血方联合经皮椎体强化术与单纯经皮椎体强化术改善 OVCF 患者骨密度的效果相当。基于治疗后 VAS 评分绘制的漏斗图两侧分布不对称，提示可能存在潜在的发表偏倚，其原因可能与研究者和期刊编辑更愿意发表有阳性结果的研究有关，因此，需要在未来的研究中加以证实。

2. 随机对照试验　金天格胶囊是一种中药制剂，主要成分为人工虎骨粉，具有强筋壮骨作用。有学者观察金天格胶囊对骨质疏松性腰椎骨折患者骨密度及骨折愈合情况的影响，选取 2019 年 6 月至 2020 年 3 月收治的 82 例骨质疏松性腰椎骨折患者作为研究对象，采用随机数表法分为对照组和观察组，每组各 41 例患者。对照组进行常规治疗（维生素 D，口服，0.5mg/ 次，1 次 /d，持续用药 3 个月，骨折后第 3 天静脉滴注唑来膦酸注射液，5mg/ 次，持续静滴＞15min，静滴前后均以 500ml 生理盐水补液）；观察组在对照组基础上应用金天格胶囊治疗，口服，1.2g/ 次，3 次 /d，持续用药 6 个月。此外，两组进行 1 年随访，记录两组骨折愈合时间、骨质疏松症状改善时间，应用双能 X 线骨密度检测仪检测两组受试者腰椎骨密度。随访 1 年，观察组骨折愈合时间、骨质疏松症状改善时间均较对照组短（P＜0.05），观察组骨密度较对照组高（P＜0.05）。作为我国自主研发的一种中成药，金天格胶囊可提供骨形成所需的骨肽、骨生长因子、骨胶原蛋白等，还可提供合理比例的有机钙、磷、锌等元素，可直接刺激成骨细胞增殖，抑制破骨作用，从而提高骨韧性及硬度，促进骨愈合。此外，金天格胶囊可发挥镇痛抗炎作用，能够提高疼痛阈值，在一定程度上缓解腰背疼痛，还可通过调节骨折部位炎性反应以增加骨折部位骨量，改善四肢无力、腰背痛等症状。本次研究结果显示，观察组骨折愈合时间、症状改善时间均较对照组短，可能与金天格胶囊的主要成分——人工虎骨富含的骨胶原蛋白有关，骨胶原蛋白可参与骨代谢，促进骨折愈合过程。观察组治疗后骨量较对照组高，可能与金天格胶囊富含的生物来源钙、磷等有关。生物来源钙、磷容易被人体吸收，利于增加血钙，从而提高骨密度。综上所述，金天格胶囊可促进骨质疏松性腰椎骨折患者的骨折愈合，也能改善骨密度，值得在临床中进一步推广应用。

（二）非药物疗法

以针灸、手法、功能锻炼为代表的非药物疗法较多，对于骨质疏松性骨折来说，非药物疗法通常是在手术的基础上进行的。

1. 系统评价 /Meta 分析　骨质疏松性骨折恢复期进行功能康复锻炼具有重要意义，主要体现在：①增加腰背肌的力量，通过恢复期腰背肌功能锻炼，例如小燕飞、三点支撑、四点支撑、五点支撑或者飞燕点水、拱桥式锻炼，可以增强腰背部肌肉力量，为术后下地行走时腰部功能的康复创造条件。②延缓骨质流失，通过后期的功能锻炼，可以促进人体的新陈代谢，增加骨密度，为恢复正常的生活、工作创造条件。最近一项研究针对功能锻炼（腰背部肌肉锻炼，主要包括五点支撑、三点支撑、一点支撑、挺腹、坐站走、腰部回旋、前屈后伸等）对骨质疏松性椎体压缩骨折患者行经皮椎体成形术后的康复效果进行系统评价，检索时间至2021年1月，纳入11项符合标准的RCT，涉及1 046名研究对象。Meta分析结果显示，与对照组相比，功能锻炼组骨质疏松性椎体压缩骨折患者术后的VAS评分更低，患者自理能力更高，远期并发症更少（$P<0.05$）。因此，术后进行循序渐进的腰背肌功能锻炼可以改善骨质疏松性椎体压缩骨折患者的日常生活水平，提高平衡能力，从而提高生活质量，但目前关于周期性功能锻炼的研究数量、质量有限，尚需要高质量、大样本的随机对照试验加以证实。

2. 随机对照试验　我国著名伤科专家方先之、尚天裕等提出中西医结合治疗骨折的原则是动静结合、筋骨并重、内外兼治、医患合作。中医正骨手法是中国劳动人民的结晶，是经过了长期实践形成的一套具有独特理论体系和完整治疗原则的治疗方式。有学者研究了PVP配合中医正骨手法治疗骨质疏松性胸腰椎压缩骨折的临床疗效。选取2018年2月至2018年10月诊治的骨质疏松性胸腰椎压缩骨折患者87例（单节段骨折患者），随机分为治疗组44例，对照组43例。治疗组先采用中医正骨手法进行复位，再应用PVP治疗。具体操作方法：患者俯卧于可透视骨科手术床上，胸部及腹部各垫一个复位垫（骨折部位悬空），高度约15cm，宽度约35cm，使骨折部位悬空，胸腰椎处于过伸位，医者双手交叉，垂直压在骨折椎体棘突之上，让患者深呼吸，在呼气过程中用手按压，反复3次，力度在患者可忍受范围之内。骨折复位后，PVP穿刺入路均采用经椎弓根入路，静脉予镇静剂加穿刺部位局部麻醉，在C形臂透视下定位，确定穿刺的椎弓根在体表投影，局部消毒后，切开皮肤及皮下组织约0.5cm，无菌条件下以内径4.2mm的穿刺针经椎弓根钻入椎体前1/3，用活检针取出病变椎体组织，送病理室活检。用造影剂稀释骨水泥，按8g粉末加入5ml造影剂调配，待骨水泥到拉丝期，用推杆注射骨水泥3~7ml，通过X线透视严密观察骨水泥的充盈程度，当骨水泥离椎体后沿0.5cm时，停止注射，拔出穿刺针，无菌敷料包扎伤口。对照组单纯予PVP治疗，方法同治疗组。比较两组手术前后伤椎高度、Cobb角度及胸腰椎VAS评分。两组患者在术后恢复伤椎高度和后凸畸形等方面存在明显差异，治疗组效果优于对照组（$P<0.05$），治疗组术后3天、7天的VAS评分优于对照组（$P<0.05$）。结果提示PVP配合中医正骨手法治疗骨质疏松性胸腰椎压缩骨折效果显著，值得临床推广。

此外，有学者同样开展了中医传统手法复位联合PVP治疗骨质疏松性椎体压缩骨折的研究，选取常德市第一中医医院2018年7月至2019年12月收治的82例骨质疏松性椎体压缩性骨折患者，随机分为对照组与观察组，各41例。对照组行PVP治疗，观察组在PVP术前行中医传统手法复位。具体操作方法：患者平卧于硬板床上，进行过伸性体位复位，体位改成俯卧位，利用软枕适当垫高患者的前胸部和髂嵴，悬空腹部，通过对骨科手术床进行调整促使脊柱过伸，行局麻，完成体位复位，在透视定位后进行PVP治疗。将两组的治疗效果及不良反应发生情况进行比较。结果提示，术后7天观察组患者的疼痛数字分级评分法（numerical rating scale，NRS）评分低于对照组，差异具有统计学意义（$P<0.05$）。术后6个月

两组患者的脊柱后凸 Cobb 角均有不同程度减少，伤椎椎体前缘高度均有不同程度提高，且观察组的脊柱后凸 Cobb 角小于对照组，伤椎椎体前缘高度高于对照组，差异具有统计学意义（$P<0.05$）。术后 6 个月观察组患者的 Oswestry 功能障碍指数（oswestry disability index，ODI）评分低于对照组，差异具有统计学意义（$P<0.05$）。观察组患者不良反应发生率为 4.88%，低于对照组的 12.20%，差异具有统计学意义（$P<0.05$）。观察组患者的单个椎体手术时间、术中透视时间、住院费用均低于对照组，差异具有统计学意义（$P<0.05$）。观察组患者的骨水泥弥散系数与对照组比较，差异无统计学意义（$P>0.05$）。综合上述两项研究，中医正骨手法复位联合 PVP 治疗骨质疏松性椎体压缩骨折安全有效，但何种中医正骨手法是最合适的，以及实施过程中的操作规范仍需进一步研究。

目前多项研究证明针灸治疗可以改善骨折引发的疼痛等症状。有学者探讨了针灸治疗骨质疏松性腰椎压缩骨折患者的临床价值，选择肇庆市广宁县人民医院 2018 年 6 月至 2019 年 6 月收治的 120 例骨质疏松性腰椎压缩性骨折患者为评价对象，以患者入院的先后顺序分为 A 组、B 组，每组人数各 60 例。B 组患者接受常规方法治疗，采用鲑鱼降钙素鼻喷剂治疗，40μg/d。对于疼痛症状严重者，可将药物剂量增加为 80μg/d，2 次 /d，联合葡萄糖酸钙片，口服，1 片 / 次，3 次 /d。A 组在 B 组治疗的基础上采用针灸方法治疗，选取大杼、腰阳关、足三里、三阴交、腰椎夹脊穴、命门和太溪，以平补平泻手法进针，留针时间为 0.5h，10min 行针 1 次。两组均治疗 7 天（1 个疗程），比较两组的临床治疗效果、不良反应、VAS 评分、骨密度、血清学指标（BALP、BGP）、ODI 评分、治疗满意度以及生活质量各维度评分。结果提示，A 组的治疗总有效率、满意度和生活质量各维度评分高于 B 组（$P<0.05$），治疗 7 天后，A 组 VAS 评分低于 B 组（$P<0.05$），骨密度高于 B 组（$P<0.05$）。A 组血清 BALP、BGP 水平高于 B 组（$P<0.05$）、ODI 评分 A 组下降程度高于 B 组，组间比较具有统计学意义（$P<0.05$）。A 组的不良反应发生率低于 B 组（$P<0.05$）。因此，骨质疏松性腰椎压缩骨折患者接受针灸治疗，可以减轻患者的疼痛症状，改善患者的骨密度水平，故而建议在骨质疏松性腰椎压缩骨折患者的治疗中应用推广，但针灸时选取的穴位有待于高质量证据的梳理。

（三）综合治疗

1. 系统评价 /Meta 分析　有学者进行了一项口服补肾活血中药治疗老年桡骨远端骨折临床疗效的系统评价，检索建库至 2020 年 1 月收录的有关闭合复位夹板固定或切开复位内固定术联合口服补肾活血中药（试验组）和单纯闭合复位夹板固定或切开复位内固定术（对照组）治疗老年桡骨远端骨折的随机对照试验。最终纳入 12 篇文献，共涉及 1 039 例老年桡骨远端骨折患者，其中对照组 519 例、试验组 520 例。结果显示，试验组骨折愈合时间短于对照组［$I^2=0\%$，$P=1.000$，$MD=-0.77$，95%CI（−0.94，−0.59）］，Gartland-Werley 腕关节功能评分低于对照组［$I^2=26\%$，$P=0.190$，$MD=-2.21$，95%CI（−2.43，−1.98）］，腕关节患者自评量表评分低于对照组［$I^2=0\%$，$P=1.000$，$MD=-3.97$，95%CI（−4.85，−3.10）］，桡骨骨折愈合评分系统（radius union scoring system，RUSS）评分高于对照组［$I^2=99\%$，$P=0.000$，$MD=0.53$，95%CI（0.09，0.98）］。证据表明，采用口服补肾活血中药治疗老年桡骨远端骨折具有良好的临床疗效，表现在能够促进骨折愈合、改善腕关节功能等。

2. 随机对照试验　火龙灸根据所用药物不同，分别有调和阴阳、通经活络、固肾壮阳之功。有学者研究火龙灸配合自拟补肾活血汤治疗老年骨质疏松性椎体压缩骨折的临床效果，选取80例老年骨质疏松性椎体压缩骨折患者，按电脑随机方式分为对照组和观察组，每组各40例。对照组采取PKP治疗，观察组在对照组基础上进行火龙灸配合自拟补肾活血汤治疗。火龙灸加艾绒和生姜，1次/周，治疗3次为1个疗程。自拟补肾活血汤，方药组成为菟丝子20g，桑寄生20g，熟地30g，鸡血藤15g，补骨脂30g，鹿衔草30g，当归30g，黄芪30g，骨碎补20g，肉苁蓉20g，淫羊藿20g，莱菔子20g，地龙20g，水煎煮，取汁400ml，于早晚分2次口服，连续治疗10天为1个疗程，共治疗3个疗程。对比两组治疗前后椎体高度比值和后凸角度改变情况、VAS评分和ODI评分及治疗效果、骨密度水平变化。治疗前，两组椎体高度比值和后凸角度对比，差异无统计学意义（$P>0.05$）；治疗后，观察组椎体高度比值大于对照组，后凸角度小于对照组，差异具有统计学意义（$P<0.05$）。观察组治疗总有效率为97.50%，明显高于对照组的72.50%，差异有统计学意义（$P<0.05$）。治疗后，观察组VAS评分（1.25 ± 0.02）分、ODI评分（9.22 ± 1.85）分低于对照组的（2.82 ± 1.21）分、（19.52 ± 1.52）分，差异有统计学意义（$P<0.05$）。观察组骨密度为（0.76 ± 0.02）g/cm^2，对照组骨密度为（0.53 ± 0.08）g/cm^2，观察组骨密度明显高于对照组，差异有统计学意义（$P<0.05$）。综上所述，火龙灸配合自拟补肾活血汤治疗老年骨质疏松性椎体压缩骨折的效果显著，可有效改善患者腰椎功能和骨密度情况，减轻疼痛，值得进一步研究与推广。

贴敷疗法是以中医基本理论为指导，应用中草药制剂，施予皮肤、孔窍、腧穴及病变局部等部位的治病方法，属于中医外治法。有学者探究中医辨证施护联合中药贴敷干预运用在骨质疏松性椎体压缩骨折中的价值，选取骨质疏松性椎体压缩骨折患者100例，随机分成研究组和对照组，各50例。对照组选择中医辨证施护，主要体现在手术结束后，密切关注患者体征与病情的改变，并检查其下肢感觉障碍程度，观察穿刺位置是否存在渗血，一旦发现异常及时告知医师；患者因手术可能出现炎症反应，可鼓励其多饮水，定期更换床单，保证室内干燥清洁，间隔4小时测定体温，加强保暖；主动与患者沟通，引导其抒发内心真实想法，指导转移注意力或者顺情从欲等方式疏导情绪，同时按患者喜好选择合适的音乐进行播放，减少病房人员流动，为患者提供安静舒适的环境；针对早期患者（筋骨受损、肿胀疼痛、瘀血凝结）可选择消肿止痛、活血化瘀类药物，中期患者（肿胀消退）选择接骨续筋药，后期患者（伤骨已续，血气未恢复）选择强筋骨、补血气药物；帮助患者制定合理的饮食方案，鼓励多食用高蛋白、容易消化以及高营养类食物，同时可增加麦冬、百合及五味子等营养物质，不可食用辛辣刺激性食物；等待病情稳定后，指导直腿抬高运动，并鼓励尽早下床活动，注意劳逸结合，并按循序渐进原则进行，运动期间可配合深呼吸。研究组在上述基础上加用中药敷贴，选择狗脊、淫羊藿、杜仲，按2∶2∶1比例配制成为糊状，贴敷在患者天枢、足三里、神阙、中脘等穴，6h/次，1次/d。研究组疼痛消失、消肿、愈合时间均短于对照组（$P<0.05$）；干预后研究组BMD高于对照组，VAS评分低于对照组（$P<0.05$）。结果提示，中医辨证施护联合中药敷贴干预的效果更为显著，能够快速减轻疼痛，并缩短愈合时长，改善骨密度，提升患者生活质量。

二、其他类型的骨质疏松性骨折

（一）中药治疗

1. 系统评价/Meta 分析　一项中成药治疗骨质疏松性骨折有效性的系统评价，检索中国知网（CNKI）、万方数据知识服务平台、中文科技期刊数据库（VIP）、中国生物医学文献服务系统（SinoMed）（CBM）、The Cochrane Library、Pubmed、Web of Science 等中英文数据中所有关于中成药治疗骨质疏松性骨折的随机对照试验（RCT）文献，中成药主要包括仙灵骨葆胶囊、骨松宝、骨愈灵片、金天格胶囊、强骨胶囊、独活寄生汤等。结果共纳入 34 篇研究文献，全部为中低质量文献。Meta 分析结果显示，与常规治疗组比较，中成药联合常规治疗组治疗骨质疏松性骨折的临床效果明显［OR=4.26，95%CI（3.37，5.40），P<0.000 01］，但纳入的研究存在发表偏倚，仍需要更多高质量的临床试验证明此结论。

2. 随机对照试验　有学者探讨补肾活血汤辅助治疗老年骨质疏松性桡骨远端骨折的效果，收集 2017 年 6 月至 2019 年 12 月浙江中医药大学附属江南医院收治的老年骨质疏松性桡骨远端骨折患者 86 例，经中医辨证均为肾虚血瘀证，观察组与对照组各 43 例。两组均采取西医常规骨折治疗和抗骨质疏松治疗，观察组在对照组治疗基础上，根据症状给予补肾活血汤加减［骨碎补 20g，丹参 30g，女贞子、白芍、川芎各 15g，枸杞子、熟地黄各 12g，三七粉（冲调）5g］，水煎服，每剂煎至 300ml 药液，分早晚两次温服，连服 4 周。对比两组中医辨证积分、骨折愈合时间等结局指标。观察组复位后不同时间骨折愈合评分系统（RUSS）、骨密度值高于对照组，骨折愈合时间短于对照组（P<0.05），Gartland-Werley 评分低于对照组（P<0.05）。两组患者均未出现明显不良反应。结果提示，与常规西医治疗相比，补肾活血汤联合常规西医治疗效果更优，有利于缩短骨折愈合时间，改善骨折患者术后的生活质量。

股骨颈骨折由外伤引起，以外伤后髋部疼痛、畸形、骨擦音为主要表现，是常见的髋关节骨折类型，具有较高的致残率。有学者研究了加味右归丸在股骨颈骨质疏松性骨折行髋关节置换术患者（肾阳虚型）治疗中的应用价值，纳入 2017 年 11 月至 2020 年 1 月在台州骨伤医院就诊并行髋关节置换术治疗的肾阳虚型股骨颈骨质疏松性骨折患者，纳入研究前对 96 例患者进行随机分组。对照组 48 例患者术后采用西医常规治疗（予抗生素预防感染、抗凝、预防深静脉血栓形成、维护水电解质平衡治疗以促进骨折修复，指导患者尽快行康复训练。OP 治疗：碳酸钙 D_3 片，600mg/次，1 次/d）；观察组在对照组基础上联合加味右归丸，方由怀山药 30g，熟地黄、山茱萸、枸杞子、骨碎补、淫羊藿、菟丝子各 15g，续断、当归、丹参各 10g，鹿角胶（烊服）6g，炙甘草 3g 组成，每日 1 剂，取汁 300ml，分两次服用，每次 150ml，共治疗 4 周。治疗后观察组血清骨形态发生蛋白 2（BMP-2）、血清骨钙素（BGP）、骨碱性磷酸酶（BALP）、β-内啡肽（β-EP）高于对照组，血栓素 B2（TXB2）、血清碱性成纤维细胞生长因子（bFGF）、D-二聚体改善均优于对照组（P<0.05）；观察组总有效率为 95.83%，高于对照组的 79.17%。结果提示，对于股骨颈骨质疏松性骨折行髋关节置换术患者（肾阳虚型）而言，西医常规治疗联合加味右归丸有助于改善术后高凝状态，调节骨代谢，提高临床疗效。

全杜仲胶囊以杜仲为有效成分，现代研究表明，杜仲含有木脂素类、环烯醚萜类、苯丙素类、黄酮类、多糖类、杜仲胶等138种化学成分，药理作用有降压、增强免疫力、调血脂、降血糖、保肝利胆、利尿、保护神经细胞、调节骨代谢、补肾护肾、安胎等。全杜仲胶囊可用于骨质疏松、膝骨关节炎、高血压等的治疗。有学者观察全杜仲胶囊治疗骨质疏松性下肢骨折术后患者的疗效及安全性，将120例患者随机分为对照组和观察组各60例，术后两组均口服维D钙咀嚼片，600mg/次，1次/d。观察组加服全杜仲胶囊，6粒/次，2次/d，均连续治疗3个月。检测两组患者骨密度（BMD），骨代谢指标［BGP、ALP、PINP、25-（OH）VD_3］和细胞免疫指标（$CD3^+$、$CD4^+$、$CD8^+$、$CD4^+/CD8^+$），记录不良反应。治疗后，两组BMD、25-（OH）VD_3、$CD3^+$、$CD4^+$、$CD4^+/CD8^+$明显增加（$P<0.05$）；BGP、ALP、T-PINP含量下降（$P<0.05$）。与对照组相比，观察组BMD、25-（OH）VD_3、$CD3^+$、$CD4^+$、$CD4^+/CD8^+$较高，血清BGP和T-PINP较低（$P<0.05$）。观察组有效率为83.3%，明显高于对照组的65.0%。结果提示，全杜仲胶囊治疗骨质疏松性下肢骨折术后患者安全且有效。

（二）非中药疗法

1. 系统评价/Meta分析　随着社会人口的老龄化，髋部骨折已成为我国创伤骨科领域中具有挑战性的骨折之一，是老年人常见的骨折类型。因老年人骨质疏松和全身各系统功能的退化，该病已成为导致老年患者致残甚至致死的重要原因。术前牵引是髋部骨折制动的常规方法，但其疗效一直存在很大争议，目前尚无术前牵引治疗髋部骨折的系统评价。为了评价术前牵引治疗髋部骨折的疗效和安全性，有学者检索了MEDLINE、Embase、Cochrane Library、CBM、中国知网（CNKI）、中文科技期刊数据库（VIP）和万方等中外文数据库上所有关于术前牵引治疗髋部骨折的随机对照试验或半随机对照试验，并辅以手工检索和其他检索。最终纳入7项研究，包括1 000位患者，Meta分析结果显示术前牵引组与术前未牵引治疗组比较，在镇痛药物的使用情况［OR=1.28，95% CI（0.87，1.89），P=0.21］、疼痛缓解分数［WMD=–0.31，95% CI（–0.90，0.29），P=0.31］和复位不良率［OR=0.92，95% CI（0.34，2.48），P=0.88］尚无统计学意义。结果提示，术前牵引并不能有效缓解髋部骨折疼痛，对术中复位也无改善。

2. 随机对照试验　股骨粗隆间骨折为老年髋部骨折的常见类型，多数患者伴有严重的骨质疏松，因其较高的死亡率及致残率而成为近年骨伤科研究的重点。有学者研究“筋骨并重”理论指导下的功能锻炼对老年骨质疏松性股骨粗隆间骨折患者骨密度的影响，选择2019年4月至10月收治的老年骨质疏松性股骨粗隆间骨折患者80例，随机分成观察组和对照组，各40例。两组均行闭合复位股骨近端防旋髓内钉内固定术，术后观察组依照“筋骨并重”理论进行分阶段功能锻炼，对照组采用常规康复练习。第一阶段：术前锻炼。观察组锻炼方法如下。①健肢锻炼：上肢伸屈运动20次，拉吊环引体向上20次，健侧下肢直腿抬高练习20次，抗阻力运动20次。②患肢锻炼：股四头肌等长收缩练习20次，踝泵练习20次。③呼吸锻炼：扩胸练习20次，吹气练习20次。每项锻炼每天3次，合计锻炼时间每天不少于60min。第二阶段：术后至患肢下地活动前锻炼阶段。这一阶段除了继续第一阶段的训练项目外，加入了患肢训练项目，根据个人情况鼓励患者进行患肢髋关节及膝关节的主动屈伸锻炼。对于主动训练有困难者，可借助下肢被动功能康复器行被动活动，依据个人耐受情况，决定活动范围及运动速度，每日 1 次，每次 30min。此外，鼓励患者坐在床边自主运动。第三阶段：指术后患肢下地负重到术后 6 个月，为主动训练阶段。在康复治疗师的指导下进行患肢屈肌群、伸肌群和外展肌群的主动收缩及抗阻力锻炼，助行器保护下站立并逐步负重行走。观察两组术后 3 个月骨代谢指标，术后 6 个月健侧股骨颈、粗隆间和大粗隆骨密度差异。最后 80 例受试者均获得至少 6 个月随访。术后 3 个月，两组 PINP、CTX 及 PTH 数据比较，差异具有统计学意义（$P<0.05$），两组 25-(OH) D_3、OC 数据比较，差异无统计学意义（$P>0.05$）；术后 6 个月，观察组股骨颈、粗隆间骨密度高于对照组，差异具有统计学意义（$P<0.05$），两组大粗隆的骨密度比较差异无统计学意义（$P>0.05$）。结果提示，“筋骨并重”理论指导下的分期功能锻炼，可以改善老年骨质疏松性股骨粗隆间骨折患者的骨密度。

第三节　临床指南与专家共识

一、国际临床指南与专家共识

（一）骨质疏松症：评价骨质疏松性骨折的风险（2012 版，更新于 2019 年）

英国国家卫生与临床优化研究所（NICE）于 2012 年发布了骨质疏松性骨折风险评价指南。该指南指出，全球每年大约有 9 000 000 名患者的骨折是由骨质疏松导致的，在英国每年有超过 300 000 患者由于出现脆性骨折入院。脆性骨折最重要的风险因素是骨密度降低，其他因素可能包括口服或全身使用糖皮质激素、年龄、性别、陈旧性骨折和骨质疏松的家族史。随着人均年龄的增长，OP 和脆性骨折的发生率将会增高。

脆性骨折最常发生于椎骨、股骨近端、桡骨远端，也常发生于肱骨、盆骨、肋骨和其他骨。该疾病常引起巨大的疼痛和严重的残疾，降低患者的生活质量，而且髋部的骨折和椎体的骨折与预期寿命的缩短密切相关。髋骨骨折的患者几乎都需要入院治疗，其中 20% 是致命的，50% 长期受到影响，仅有 30% 可以完全恢复。预计到 2025 年，脆性骨折对英国医疗保健经济的直接医疗成本约为 22 亿英镑。

现已有多种完善的治疗方案和有效的治疗方法，可用于高危人群的脆性骨折预防，或是预防已经发生过脆性骨折人群骨折的进一步加重。但是，确定患者是否能从以上治疗中获益的方法不够精准，在一段时间内有许多评价方法可用于预测骨折的概率以辅助治疗决策的制定，这些工具要么不能包括全部的风险因素，要么缺少一些风险因素的详细资料。目前，两种工具 FRAX 和 QFracture 仍可在英国使用。总之，这一简短的临床指南可以为可能存在脆性骨折风险，并接受英国国家医疗服务体系（NHS）治疗人群的治疗选择和风险评估工具使用提供指导，具体内容见表 14-1。

表 14-1 英国国家卫生与临床优化研究所（NICE）骨质疏松性骨折风险评价指南

风险评估	推荐意见
目标风险评估	1. 所有 65 岁及以上的女性和 75 岁及以上的男性。 2. 存在如下风险因素的 65 岁以下女性和 75 岁以下男性： （1）陈旧性的脆性骨折史； （2）目前使用或近期频繁使用口服或全身糖皮质激素； （3）跌倒史； （4）髋部骨折家族史； （5）继发性骨质疏松症的其他原因； （6）低体重指数（BMI）（低于 18.5kg/m²）； （7）吸烟史； （8）男性和女性每周饮酒超过 14 个单位。
风险评估方法	在评估骨折风险时，估计绝对风险（例如，10 年内严重骨质疏松或髋部骨折的预测风险，以百分比表示）。 在评估骨折风险时，使用 FRAX［如果之前未进行双能 X 射线吸收仪扫描，则无骨密度（BMD）值］或 QFracture，在其允许的年龄范围内，估计 10 年预测的绝对骨折风险。在工具定义的年龄上限以上，将人们视为高危人群。 谨慎解释 80 岁以上人群骨折的估计绝对风险，因为预测的 10 年骨折风险可能会低估其短期骨折风险。 在没有事先使用 FRAX（无 BMD 值）或 QFracture 进行评估的情况下，不要常规测量 BMD 来评估骨折风险。 在使用 FRAX（无 BMD 值）或 QFracture 进行风险评估后，考虑使用 DXA 测量骨折风险在拟定治疗干预阈值范围内人群的 BMD，并使用 FRAX 和 BMD 值重新计算绝对风险。 在开始可能对骨密度产生快速不利影响的治疗之前，考虑使用 DXA 测量 BMD（例如，乳腺癌或前列腺癌治疗中缺乏性激素）。 测量骨密度以评估 40 岁以下具有主要风险因素人群的骨折风险，如多发性脆性骨折史、严重骨质疏松性骨折史、当前或近期使用大剂量口服或大剂量全身糖皮质激素（3 个月或更长时间内每天使用 7.5mg 以上泼尼松或等效物）。 当患者具有下列情况时，风险评估工具可能会低估骨折风险：有多处骨折病史；曾经有过脊椎骨折；大量酒精摄入；正在大剂量全身使用的糖皮质激素（在 3 个月或更长时间内每天超过 7.5mg 泼尼松龙或等效药物）；其他原因诱发的继发性骨质疏松。 考虑到骨折风险可能会受到风险工具中未包含因素的影响，例如住在养老院或服用可能损害骨代谢的药物（如抗惊厥药、选择性血清素再摄取抑制剂、噻唑烷二酮类、质子泵抑制剂和抗逆转录病毒药物）。

（二）骨质疏松性骨折：韩国骨与矿物质研究学会 2015 年立场声明（2015 年）

骨质疏松性骨折是世界范围内导致残疾和医疗费用支出的常见原因，韩国骨质疏松性骨折的患者数量呈逐渐增多趋势。许多骨质疏松性骨折，如髋部和脊柱骨折，具有较高的发病率和死亡率。韩国骨与矿物质研究学会（KSBMR）2015 年发布的这篇指南的目的是更准确地定义骨质疏松性骨折，并为其诊断提供一种比仅依赖于骨密度这一传统方法更具临床应用性的工具。

对于 50 岁以上的患者，由相当于从站立高度或更低高度坠落的低水平创伤引起髋部、脊椎、桡骨远端、股骨近端、骨盆、骶骨、肋骨、股骨远端、肱骨远端、踝关节的骨折，应首先视为骨质疏松性骨折。此外，如果在病史和体检中强烈怀疑骨质疏松性骨折，即使常规 X 射线检查没有阳性发现，也需要更先进的成像技术。随后，在明确诊断骨质疏松性骨折后，应尽快进行规范的治疗，以达到最具成本效益的治疗效果。

（三）ACP 临床实践指南：治疗低骨密度或骨质疏松症预防骨折（2017 年）

本指南更新了 2008 年美国内科医师协会（American College of Physicians，ACP）关于治疗低骨密度和 OP 以预防男性和女性骨折的建议。本指南得到美国家庭医生学会（American Academy of Family Physicians，AAFP）的认可。ACP 临床指南委员会基于对随机对照试验的系统评价、大型观察性研究（针对不良事件），以及 2005 年 1 月 2 日至 2011 年 6 月 3 日发表的病例报告（针对罕见事件）编写本指南，并做了相关内容的更新。本指南侧重于评价低骨密度短期和长期使用不同种类药物的相对益处和风险，并根据证据等级对相关内容进行分级推荐。旨在为所有临床医生和患有低骨密度与 OP 的患者提供参考。主要推荐内容见表 14-2。

表 14-2 ACP 临床指南推荐内容

推荐项目	推荐等级	证据质量	推荐内容
推荐一	强推荐	高	使用阿仑膦酸盐、利塞膦酸盐、唑来膦酸盐或地诺单抗进行药物治疗，以降低已知骨质疏松症女性髋部和脊椎骨折的风险。
推荐二	弱推荐	低	对骨质疏松妇女进行为期 5 年的药物治疗。
推荐三	弱推荐	低	使用双膦酸盐进行药物治疗，以降低临床上已确认患有骨质疏松症的男性发生脊椎骨折的风险。
推荐四	弱推荐	低	在女性骨质疏松症的 5 年药物治疗期间不要进行骨密度监测。
推荐五	强推荐	中	不要使用绝经期雌激素治疗或绝经期雌激素加孕激素治疗或雷洛昔芬治疗女性骨质疏松症。
推荐六	弱推荐	低	临床医生在讨论患者偏好、骨折风险状况以及药物的益处、危害和成本的基础上，决定是否治疗 65 岁或 65 岁以上骨折风险较高的骨质疏松症女性。

（四）SIGN 英国国家指南：骨质疏松症的管理与脆性骨折的预防（2021 年修订版）

英国国家医疗服务体系（NHS）信息和数据分部收集的数据显示，2018 年 9 月在英国 OP 的发生率为 0.14%，骨折是重要的继发事件，对患者的生活质量造成巨大影响。因此，制定一种能够广泛适用的临床治疗方案以减少骨质疏性骨折的发生是一种切实有效的方法，同时可以提高该病的防治效果并减少社会医疗对此的花费。

本指南提供了基于目前最新证据的 OP 管理和骨折预防最佳实践的建议，涉及骨折的风险因素、评估骨折风险的常用工具、靶向治疗方法、降低骨折风险的药物和非药物治疗、疼痛性脊椎骨折的治疗和护理系统；局限性是不包括跌倒的评估和预防、骨折手术管理及骨折患者术后护理相关问题。

指南中绝经后妇女骨质疏松症的预防用药见表 14-3，其他人群骨质疏松症的预防见表 14-4。

表 14-3　绝经后妇女骨质疏松症的预防用药

药物治疗	推荐使用的干预措施	考虑使用的干预措施
阿仑膦酸	推荐用于预防绝经后椎体骨折、非椎体骨折和髋部骨折	
利塞膦酸盐	推荐用于预防绝经后椎体骨折、非椎体骨折和髋部骨折	
唑来膦酸	推荐用于预防绝经后椎体骨折、非椎体和髋部骨折。建议用于预防不能或不愿意接受口服骨质疏松症药物治疗绝经后女性的进一步骨折。	
伊班膦酸		口服伊班膦酸（每月 150mg）可用于预防经 DXA 证实患有骨质疏松症的绝经后妇女的脊椎骨折。 若对口服治疗不耐受或难以坚持，可静脉注射伊班膦酸（每 3 个月 3mg）可用于预防 DXA 证实的骨质疏松症绝经后妇女的脊椎骨折。
雷尼酸锶		可考虑用于治疗严重绝经后骨质疏松症，以降低未确诊心血管疾病患者椎体和非椎体骨折的风险。
地诺单抗	对于患有 DXA 证实的骨质疏松症的绝经后妇女，推荐使用地诺单抗预防椎体、非椎体和髋部骨折，这些患者由于禁忌证、不耐受或无法遵守特殊给药说明，不适宜口服治疗。	在停用地诺单抗后，应考虑过渡到抗再吸收治疗，以防止骨转换反弹增加。需要确保治疗按时进行（在计划日期的 1 个月内）。 所有患者应在地诺单抗治疗到期前两周检查血钙。肾功能损害患者（GFR<30ml/min）应在治疗后两周再次检查血钙。
甲状旁腺激素	建议使用特立帕肽预防绝经后严重骨质疏松妇女的椎体和非椎体骨折。对于绝经后至少有两次中度或一次重度低创伤椎体骨折的女性，建议使用特立帕肽而不是口服双膦酸盐，以预防椎体骨折。	由于停服特立帕肽与骨质流失有关，应考虑使用抗再吸收剂治疗，以在完成一个疗程的特立帕肽后保持骨密度的增加。
罗莫单抗	建议用于治疗绝经后患有严重骨质疏松症的女性，这些女性之前曾经历过脆性骨折，以降低进一步椎体、非椎体和髋部骨折的风险。 对于至少有一个严重低创伤或两个中度低创伤椎体骨折的绝经后妇女，优先建议口服罗莫单抗，以防止进一步的椎体、非椎体和髋部骨折。	一旦罗莫单抗疗程结束，建议使用抗再吸收剂治疗，以保持骨密度的增加。
替勃龙		替勃龙可用于预防即将绝经的，尤其是有绝经症状女性的椎体和非椎体骨折。

续表

药物治疗	推荐使用的干预措施	考虑使用的干预措施
雷洛昔芬		雷洛昔芬可用于不适宜使用其他方法治疗的绝经后妇女椎体骨折。
激素替代疗法		激素替代疗法可用于预防即将绝经的妇女的椎体、非椎体和髋部骨折。在开始之前，医疗专业人员应评估每位女性的总体风险，尤其是60岁以上严重不良事件基线风险增加的女性。对于所有女性，应在最短的时间内使用最低有效剂量。
钙和维生素D治疗	对于社区居住的绝经后妇女，不建议单独或联合使用钙和维生素D来预防骨折。	可以考虑对体弱的老年人，例如需要护理的居民，他们有很高的维生素D缺乏风险，进行钙和维生素D治疗以降低非脊椎骨折的风险。 除非存在骨软化症的临床问题，否则没有必要测量个人的血清维生素D水平。 通过评估饮食和补充钙/维生素D或单独补充维生素D，确保接受抑制再吸收治疗的患者摄入足够的钙和维生素D。

表 14-4 其他人群骨质疏松性骨折的预防

针对人群	干预措施	具体内容	指南意见
男性骨质疏松症	锻炼	高强度冲击运动、渐进性阻力力量训练	考虑进行高强度冲击运动（如慢跑）以及将冲击运动（如爬楼梯）与渐进性阻力力量训练（如重量训练）相结合，以减缓股骨颈骨密度的下降。 应考虑单独进行渐进性阻力力量训练（如举重训练），或结合冲击运动（如爬楼梯或慢跑），以减缓腰椎骨密度的下降。
	饮食	健康饮食及钙与维生素D	对于患有骨质疏松症或有脆性骨折风险的男性，建议与绝经后女性相同。男性应以健康均衡的饮食为目标，饮食中应摄入足够的钙和维生素D。
	药物	利塞膦酸盐	可考虑用于治疗男性骨质疏松症。
		唑来膦酸	应考虑用于治疗男性骨质疏松症和预防脊椎骨折。
糖皮质激素性骨质疏松性患者	药物	阿仑膦酸	应考虑使用阿仑膦酸预防男性和女性骨质疏松性骨折，使用泼尼松剂量为每天7.5mg或更大（或同等剂量的糖皮质激素），持续治疗3个月或更长时间。
		利塞膦酸盐	应考虑使用利塞膦酸盐预防男性和女性椎体骨折，每天使用7.5mg或更大剂量的泼尼松龙（或同等剂量的糖皮质激素），持续3个月或更长时间。
		唑来膦酸	口服双膦酸盐不耐受的患者和难以坚持口服的患者，应考虑使用唑来膦酸预防男性和女性椎体骨折，每天使用7.5mg或更大剂量的泼尼松龙（或同等剂量的糖皮质激素），持续3个月或更长时间。

续表

针对人群	干预措施	具体内容	指南意见
椎体骨折患者	非药物疗法	电场疗法	无论是否有运动计划，都可以考虑，以减轻患者疼痛并改善脊椎骨折患者功能。 建议在物理治疗师指导下进行运动计划，提高脊椎骨折疼痛患者的生活质量。

二、国内临床指南与专家共识

（一）骨质疏松性椎体压缩性骨折的治疗指南

随着人口老龄化及人们对生活质量的重视，骨质疏松症日渐成为困扰老年人的一个社会问题。骨质疏松性骨折是骨质疏松症的严重后果，由于骨量减低、骨强度下降、骨脆性增加，日常活动中轻微损伤即可造成脆性骨折，此类骨折多属于完全骨折，而骨质疏松性椎体压缩骨折（OVCF）是其最常见的类型。该病骨折后骨愈合过程缓慢、外科治疗的难度大、临床疗效低、再次发生骨折的风险明显增高，有较高的致残率及致死率。有鉴于此，中国老年学学会骨质疏松委员会骨质疏松性骨折治疗学科组于2015年6月发布《骨质疏松性椎体压缩性骨折的治疗指南》，对本病的流行病学、发生机制、临床表现、分型、诊断标准、治疗方法进行详细叙述。

该指南指出，骨质疏松症的发病率已经跃居世界各种常见病的第7位。我国骨质疏松症的发生率约为6.6%，总患病人数达6 000万~8 000万，我国老年性（超过60岁）骨质疏松症男性发病率为60.72%，女性为90.84%，男女患病率之比约为1∶(2~3)，主要是60岁以上的老年人以及绝经后妇女。每年大约有700 000例与骨质疏松相关的椎体骨折。16%的女性和5%的男性会出现有症状的椎体骨折。

本病的发病机制可能为骨质疏松症发生后，构成椎体的骨小梁的表面密度逐渐下降，承受外力的能力同时下降，其形态结构发生相应变化，在压缩力的作用下，骨小梁出现结构失稳并导致局部碎裂，继而发生骨折。

基于椎体形态改变将OVCF分为3型：①椎体楔形骨折，椎体前方高度变小，后方高度不变；②双凹状骨折，椎体前方、后方高度不变，中间高度变小；③压缩性骨折，椎体各部分高度均变小。

临床主要表现如下。

1. 腰背痛　①急性期：骨折后大部分患者腰背部出现急性疼痛，疼痛部位即伤椎处，翻身时疼痛明显加重，不能翻身，不敢下床。②慢性期：部分患者早期短暂卧床休息后疼痛减轻，即下床负重活动，易导致骨折不愈合，假关节形成。部分患者虽长期卧床，骨质疏松存在，骨折不断发生，存在长期慢性背痛。③相应神经分布区的放射痛：部分患者除表现骨折部位的局限性疼痛外，还有沿骨折部位神经走行的放射痛。腰背部压痛可向胸前、腹前区及下肢放射。

2. 后凸畸形　脊柱矢状面失平衡：部分患者发生骨折后无明显疼痛不适，或经早期卧床及自服止痛药物治疗后疼痛减轻，仍能从事日常工作而未诊治。患者早期未制动，常导致骨折椎体继续压缩变扁，骨折愈合差，发生进展性脊柱后凸畸形。

3. 腰背部的慢性疼痛及身高下降，背部肌肉的痉挛和抽搐　部分患者由于骨折部位疼痛，患者长期保持疼痛最小的体位，背部肌肉长时间痉挛，翻身或屈伸疼痛加重时，可发生抽搐。部分患者骨折部位疼痛、压痛不明显，表现为骨折部位以下棘旁疼痛及压痛，如胸腰段椎体压缩骨折，表现为下腰痛。患者由于腰背部疼痛，下腰段肌肉长时间痉挛，肌肉疲劳，可引起远离骨折部位的疼痛及压痛。

4. 其他表现　如肺活量减少，呼吸功能障碍，腹部受压导致的食欲减退，腰椎前凸增大导致的椎管狭窄、腰椎滑脱等，健康状况恶化，如失眠和抑郁症等。

5. 影像学检查　X 线片可以初步判断骨折的新旧，CT 可观察椎体内、椎旁软组织及椎管内的影像，发现 X 线片不易发现的骨皮质、骨纹理的中断，MRI 可更准确地评估有无椎管压迫及骨折的新鲜程度。DXA 检查对于早期诊断骨质疏松及评估再发骨折风险和指导治疗具有重要意义。定量 CT（QCT）生成的椎体横断面影像可测定骨小梁的密度，准确性为 90%~95%，放射量高于 DXA。

OVCF 的治疗部分，指南推荐建议主要见表 14-5。

表 14-5 《骨质疏松性椎体压缩性骨折的治疗指南》推荐建议

干预措施类型	具体治疗建议
保守治疗	限制活动及卧床休息以改善症状。
	使用便于穿戴的有限接触支具，如三点 Jewett 伸展支具或 Cash 支具。
	药物主要分为骨吸收抑制剂、骨矿化物、骨形成促进剂及具有双重作用的抑制剂。
	抑制骨吸收药物：第四代双膦酸盐类药物阿仑膦酸钠可有效促进钙平衡和增加骨矿含量。
	雌激素替代疗法是治疗绝经后骨质疏松症有效的治疗方案。由于长期应用雌激素的不良反应，目前不主张将雌激素替代疗法作为绝经后妇女防治 OP 的首选治疗。
	降钙素是强有力的骨吸收抑制剂，对骨质疏松性骨疼痛具有很好的镇痛效果。
	促进骨形成的药物中特立帕肽在成骨和降低骨折风险方面疗效显著。他汀类药物对骨组织具有双向作用，既能促进骨形成又能抑制骨吸收。
	促进骨骼矿化类药物：钙剂、维生素 D 是骨代谢调节剂，对骨吸收和骨形成具有调节作用，还能改善神经肌肉的协调性、反应能力、平衡能力。锶盐可降低椎体及椎体外骨折的发生危险。雷尼酸锶既可促进骨形成，又可抑制骨吸收。
	维生素 K_2 是具有双重作用的药物，可长期服用。
手术治疗	开放性手术：目前多用于伴有神经、脊髓受压及结构性失平衡的病例，但骨质疏松常易导致内固定失败。开放手术创伤大，患者多为老年人，术前需评估患者心肺功能及手术的耐受力，行骨密度检查评估患者骨质疏松严重程度，内固定植入时常需骨水泥强化。

续表

干预措施类型	具体治疗建议
手术治疗	微创手术：主要包括经皮椎体成形术（PVP）和经皮后凸成形术（PKP），微创手术可以达到稳定骨折、恢复椎体力学强度、防止椎体进一步压缩和缓解疼痛的目标，使患者早期恢复正常活动。通过临床经验，我们认为早期行微创手术是 OVCF 治疗的最佳方法。

（二）中国骨质疏松性骨折诊疗指南（骨质疏松性骨折诊断及治疗原则）

骨质疏松症是一种全身性、代谢性骨骼系统疾病，其病理特征为骨量降低、骨微细结构破坏、骨脆性增加，骨强度下降，易发生骨折。与年龄、性别、种族等因素密切相关，绝经后妇女多发。骨折是骨质疏松症最严重的后果，常是骨质疏松症患者的首发症状和就诊原因。骨质疏松症分为原发性和继发性，本指南所指的骨折是原发性骨质疏松症导致的骨折。指南包括骨质疏松性骨折诊断及鉴别诊断，常见骨质疏松性骨折的部位、特点、治疗，以及骨质疏松性骨折的其他治疗，具体内容见表 14-6。

表 14-6 常见骨质疏松性骨折部位及治疗

骨折部位	临床分型	治疗
脊柱骨折	椎体压缩呈楔形骨折、双凹骨折和垂直压缩性骨折，Genant 影像分型为：①轻度压缩骨折，在原椎体高度上压缩 20%~25%；②中度压缩骨折，在原椎体高度上压缩 25%~40%；③重度压缩骨折，在原椎体高度上压缩>40%。	非手术治疗：①适应证：症状及体征较轻，影像学检查为轻度压缩骨折、无法耐受手术者可采取非手术治疗。②治疗方法：卧床休息，一般 3~4 周，腰背部垫软枕，具体根据骨折损伤程度决定。支具：下地活动时建议佩戴。对症治疗：疼痛明显者，可给予镇痛药。降钙素能减少骨折后急性骨丢失，又对缓解骨折后急性骨痛有一定效果。 微创手术治疗：①适应证：非手术治疗无效、疼痛明显；不宜长时间卧床者；不稳定压缩骨折；骨折块不愈合或内部囊性变、椎体坏死；能耐受手术。②绝对禁忌证：无法耐受麻醉、手术的患者；无痛的骨质疏松性脊柱骨折。相对禁忌证：有出血倾向者；身体其他部位有活动性感染；椎体严重压缩骨折。③治疗方法：可选经皮椎体后凸成形术（PKP）或经皮椎体成形术（PVP），建议术中同时行活检术。 开放手术治疗：有神经压迫症状、体征或需截骨矫形的患者，以及不适合微创手术的不稳定骨折患者，可考虑开放手术治疗。必要时可在内固定周围采用局部注射骨水泥增强技术，以增强内固定的稳定性。
髋部骨折	股骨转子间骨折常采用 Evans 分型和 AO 分型，骨折稳定性的判断十分重要，Evans Ⅰa、Ⅰb 型属稳定型，Ⅰc、Ⅰd 和Ⅱ型属不稳定型。	手术治疗：若条件允许，应尽早手术治疗，并推荐早期部分或完全负重活动。①髓内固定：对于稳定型和不稳定型转子间骨折均可选择髓内固定。②髓外固定：主要适用于稳定型骨折。③人工髋关节置换：仅适用于一些特殊病例，例如严重骨质疏松症患者，股骨转子间粉碎性骨折依靠内固定很难达到牢靠固定；或骨折同时伴有髋关节疾病，或陈旧性骨折患者。

续表

骨折部位	临床分型	治疗
髋部骨折	股骨颈骨折通常采用 Garden 分型。Garden Ⅰ型及Ⅱ型为无移位的股骨颈骨折，Ⅲ型及Ⅳ型为有移位的股骨颈骨折。	手术治疗：①空心加压螺钉内固定，适用于没有移位或低移位倾向的稳定型骨折。②动力髋螺钉，适用于骨折线近乎垂直、移位倾向大的患者。③髋关节置换，用于移位或不稳定型骨折。对于高龄、活动量不大、身体条件差、合并症多，髋臼无明显退变的患者，推荐采用半髋置换；其他患者可选择全髋置换。
桡骨远端骨折	常用人名分型，如 Colles 骨折、Smith 骨折、Barton 骨折等，近年来 AO 分型应用更为广泛。	非手术治疗：对于可恢复关节面平整及正常掌倾角和尺偏角，以及能够恢复桡骨茎突高度的桡骨远端骨折，可采用手法复位、石膏固定等非手术治疗。 手术治疗：对复位后桡骨短缩超过 3mm、侧位 X 线片示背侧成角超过 10°、关节面台阶超过 2mm 的患者推荐手术治疗。目的是恢复关节面的平整及相邻关节面之间的吻合关系，重建关节的稳定性以及恢复无痛且功能良好的腕关节。根据骨折的具体情况选用经皮撬拨复位克氏针内固定、切开复位锁定加压接骨板（LCP）内固定、外固定支架、桡骨远端骨折髓内钉等技术。
肱骨近端骨折	目前临床应用最广泛的是 Neer 分型。	手术治疗：对于有移位骨折的患者，目前主张早期手术。包括张力带、拉力螺钉、经皮克氏针、锁定接骨板固定、髓内钉内固定等；对于老年高龄、严重粉碎性骨折或伴肱骨头骨折的患者，可行人工肱骨头置换术。术后肩关节应进行早期功能锻炼。

（三）中国骨质疏松性骨折修复策略专家共识（2019 年）

本共识由中华医学会骨科学分会青年骨质疏松学组协同中国老年学和老年医学学会老年病分会骨科专家委员会、中国医师协会急救复苏专业委员会创伤骨科与多发伤学组与上海市中西医结合学会骨质疏松专业委员会制定，以进一步规范骨质疏松性骨折缺损的骨修复治疗，更好地维持内固定稳定性与手术后功能康复。常用的骨修复材料包括：自体骨、同种异体骨、人工骨和靶向生物材料。自体骨移植可快速、完整地整合至宿主骨中，是治疗缺损的“金标准”和评估其他骨移植物的基准。同种异体骨是自体骨的合适替代品，可以从活体供体或非生命供体获取，并在骨组织库内处理。人工骨硫酸钙移植物是最快吸收的合成骨代替物。磷酸钙陶瓷（CaP）是由不同比例的钙离子和有机磷酸盐组成的钙盐化合物家族，属合成矿物盐，CaP 作为一种具有良好骨传导性的生物可吸收陶瓷，广泛应用于临床。常见的靶向材料主要分为基质靶向与细胞靶向。无机羟基磷灰石（HA）是骨基质的主要成分，临床骨靶向治疗常用 HA 高亲和力物质作为药物或药物载体，主要代表为四环素类和双膦酸盐类。骨组织中间充质干细胞、成骨细胞、破骨细胞与脂肪细胞等细胞成分较为复杂，功能相互影响，使得精准靶向细胞的载体系更加重要。多以高细胞亲和力的多肽、核酸作为靶向成分，以生长因子作为药物成分。骨质疏松性骨折骨修复策略见表 14-7。

表 14-7 骨质疏松性骨折骨修复策略

骨折类型	手术指征	具体操作	共识内容
肱骨近端骨折	肱骨近端骨折复位后干骺端存在明显骨质缺损，术后常发生骨质再移位及内固定松动，妨碍肩关节早期锻炼。	对于内翻嵌插型骨折、复位后缺乏内侧支撑的肱骨近端骨折，除进行有效的肱骨距螺钉坚强支撑外，还可行腓骨段植骨，填充肱骨内侧的骨缺损，实现皮质内侧良好的力学支撑，减少骨与螺钉的微动，加强钢板螺钉系统的稳定性，有助于降低术后并发症发生率。 对于外翻嵌插型骨折，由于纠正外翻后在肱骨近端外侧干骺端出现不同程度骨质缺损，在肱骨近端骨折手术中适当应用CPC强化术可增加骨质抗扭转强度，提高局部机械强度。	缺乏内侧支撑的肱骨近端骨折是植骨的唯一适应证，腓骨植骨是最理想的选择，也可依据术中的情况具体选择。局部骨替代物填充在外翻嵌插型肱骨近端骨折的治疗中具有一定作用。
桡骨远端骨折	老年骨质疏松性桡骨远端骨折常存在干骺端骨缺损，在骨折复位过程中容易造成关节面塌陷及复位缺失，复位后易发生骨折再移位。	自体髂骨松质骨填充及带皮骨质镶嵌支撑能够实现结构性重建，恢复解剖形态，防止远期关节面塌陷；稳定地维持复位，防止后期桡骨远端高度的丢失或骨折再移位。同种异体骨和人工骨也是一种可以选择的方式。	自体髂骨可以有效恢复桡骨远端高度，对塌陷软骨面提供支撑，增加内固定物的牢固性，是最理想的选择。同种异体骨和人工骨也可作为一种备选方案。
胫骨平台骨折	胫骨平台塌陷性骨折治疗的目标是关节面重建和坚强固定。	作为临床常用手段，辅助锁定钢板内固定在胫骨平台骨折治疗中表现出良好的效果。对于 Schatzker Ⅱ～Ⅵ型平台骨折，当塌陷>5mm 时，为防止术后再塌陷、减少创伤性关节炎的发生，行磷酸钙或硫酸钙注射型人工骨填充缺损，可有效维持解剖复位和钢板螺钉支撑，临床效果确切。	辅助锁定钢板内固定治疗在胫骨平台骨质疏松中仍处主流地位，磷酸钙或硫酸钙注射型人工骨可作为有效骨修复替代材料治疗塌陷型胫骨平台骨折。
Pilon 骨折	Pilon 骨折的胫骨远端关节面塌陷由轴向暴力造成，骨质疏松性骨折患者关节内损伤往往比非骨质疏松患者的损伤更严重。	Pilon 骨折的治疗一般遵循四大原则：恢复腓骨长度（若有腓骨骨折），胫骨关节面完整性重建，自体骨移植（必要时），内固定支撑钢板的使用。自体髂骨或同种异体骨移植均可作为治疗 Pilon 骨折的植骨材料，增强关节面的力学支撑及内置物的把持力，增加骨折的稳定性，促进骨折愈合，有效防止后期塌陷的发生。	对于 Pilon 骨折，可选择自体髂骨或同种异体骨作为植骨材料，能有效防止术后关节面塌陷，可视术中骨缺损程度具体选择植骨材料。
跟骨骨折	是否需要术中植骨尚存在争议。	对于跟骨骨折 Sanders 分型Ⅱ型及以上、骨缺损>2cm^3、关节面塌陷>2mm 或复位后的关节面较难固定维持者，如软组织条件允许，术中适当植骨有助于维持关节面稳定。植骨材料一般选择自体骨或同种异体骨较为安全。	跟骨骨折是否需要植骨仍存在争议，可依据术中塌陷和缺损的情况酌情植骨。

续表

骨折类型	手术指征	具体操作	共识内容
脊柱骨折	近期发生的(伤后3个月内)胸腰段骨质疏松性椎体压缩骨折(OVCF),伴有明显的疼痛,且伤椎椎体后壁完整,可选择椎体成形术治疗。	PVP和PKP均可恢复压缩性椎体的高度和强度、提高椎体稳定性、防止椎体塌陷、缓解疼痛、改善椎体功能。在选择两种方式上目前没有一致意见,需要术前结合影像学资料综合考虑。实际操作中结合椎体大小、术中透视情况和术者的操作手感决定骨水泥注射量。 伴有明显脊髓损伤的胸腰段OVCF,如无明确手术禁忌证,可选择减压复位椎弓根螺丝钉内固定。目前没有根据术前评估决定椎弓根螺丝钉固定时是否使用骨水泥强化的统一标准。如术中置钉时感觉骨质量较差或反复置钉后螺钉出现松动,需要使用骨水泥强化技术。	对于大多数胸腰段OVCF患者,PVP或PKP均可取得较好的疗效,对于较为严重的椎体压缩性骨折PKP更为适用。要求术中严格规范操作,避免渗漏风险。骨水泥强化技术可作为胸腰椎骨折椎弓根螺丝钉内固定手术的重要辅助技术,有助于减少内固定松动和复位固定效果丢失,根据术中情况决定是否使用该技术。

(四) 骨质疏松性椎体压缩骨折诊治专家共识(2021版)

骨质疏松性椎体压缩骨折(OVCF)是严重危害骨质疏松人群的常见病,临床中OVCF发病隐匿、就诊率较低、漏诊概率较高,严重降低患者生活质量,OVCF患者骨折后1年的死亡率高于普通人群,4年生存率仅为50%。为提高OVCF的诊治水平、规范诊疗流程、提高OVCF患者及其风险人群的生存质量和健康水平,从2020年初开始,共识制定小组组织国内多学科专家多次召开线上线下研讨会,整合近年来OVCF相关的指南共识以及循证医学研究证据,结合国内临床实践现状,对原有的OVCF诊断和治疗系列共识进行修订,细化诊治流程,增加围手术期加速康复管理,突出骨质疏松症综合治疗的重要性,进一步优化OVCF诊疗策略,并及时反映近年来OVCF诊治的新理念和相关循证医学研究的新进展,从流行病学、诊断和治疗三个方面,为广大医务工作者在临床工作中提供参考。OVCF的治疗部分,指南推荐建议主要见表14-8。

表14-8 《骨质疏松性椎体压缩骨折诊治专家共识(2021版)》治疗建议

治疗方法	具体操作
非手术治疗	适应证:症状或体征较轻,影像学检查显示为轻度椎体压缩骨折,无神经功能损害,或者不能耐受手术者。 治疗方法:卧床休息,药物镇痛,佩戴支具,早期活动和功能锻炼,抗骨质疏松治疗。卧床时腰背部可垫软枕,具体根据骨折损伤程度决定。佩戴软的或者硬的支具在椎体高度维持、疼痛缓解和功能改善方面没有显著差异。注意:对于接受非手术治疗的患者,应密切观察,定期摄片,必要时行MRI检查。如发现进行性椎体塌陷,椎体内裂隙,假关节形成,出现脊柱后凸畸形、神经功能损害等表现,应当考虑手术治疗。

续表

治疗方法	具体操作
微创手术治疗	适应证：非手术治疗无效，疼痛严重；椎体骨折不愈合或椎体内部囊性变、椎体坏死；不宜长时间卧床的患者，高龄患者宜考虑早期手术，可有效缩短卧床时间，减少骨折并发症的发生。 绝对禁忌证：不能耐受手术的患者；无痛的、陈旧的 OVCF；手术节段的局部感染及无法控制的全身感染；严重的凝血功能障碍；对骨填充材料过敏者。需要强调的是，对于 OVCF 患者尚未发生骨折的椎体，包括骨折节段的邻近椎体和已进行骨水泥强化节段的邻近椎体不应进行所谓的预防性强化。 相对禁忌证：椎体严重压缩骨折，椎管内有骨块；有出血倾向者；身体其他部位存在活动性感染者；与椎体压缩骨折无关的神经压迫引起的根性痛。 注意： 手术操作前仔细分析患者影像学资料，规划合适的穿刺点和穿刺路径。 工作通道放置完成后，常规取椎体组织送病检，有助于进一步确定诊断。 若使用球囊复位应逐步进行，避免出现球囊破裂或者因球囊过度扩张导致椎体周壁破裂的情况。 骨水泥注入量应根据椎体大小、骨折类型和压缩程度等而定，以完全充填椎体内空腔并弥散至空腔周围骨小梁内为宜。 术者应严格把握手术指征，加强围手术期管理，重视 PKP 和 PVP 手术的规范化操作，掌握手术应用过程中常见问题的处理策略，降低手术并发症的发生率，提高手术疗效。
开放手术	适用证：有脊髓及神经压迫症状和体征，严重后凸畸形需截骨矫形，以及不适合微创手术的不稳定椎体骨折患者。 注意：为提高骨质疏松症患者内固定的稳定性，可选用特殊设计的螺钉，如加长加粗的螺钉、可膨胀螺钉或者带涂层螺钉，提高螺钉的抗拔出力；采用特殊的置钉技术，如双皮质固定技术、皮质骨轨迹技术增强螺钉的稳定性；延长固定节段或者使用多点固定，如椎板钩、椎板下钢丝辅助椎弓根螺钉固定可增加内固定强度；在椎弓根螺钉周围局部注射骨水泥也可有效防止螺钉拔出，应注意骨水泥渗漏风险和翻修困难等问题。
推荐意见	对于非手术治疗效果不佳的 OVCF 患者，首选微创手术治疗。应严格把握手术适应证，不推荐进行所谓的预防性椎体强化手术。重视规范化的手术操作，对于特殊类型的椎体骨折强化手术，需掌握相关技术后方能开展。如需对 OVCF 进行内固定手术，应充分考虑骨质疏松椎体的特殊性，采取相应措施增加内植物的稳定性。

第四节　研究述评与展望

骨质疏松性骨折是骨质疏松症最为严重的结局，也是老年人常见病，致残率及致死率高，严重威胁我国人民健康及生命财产安全。寻求安全可靠、疗效确切、价格低廉的骨质疏松性骨折防治方法符合“全民健康”“健康中国”的国家健康战略需要，对减轻家庭与社会的经济负担具有重要意义。当前中医药防治 OP 相关临床研究开展较为丰富，中药复方、中药制剂、中药提取物、针灸与各类传统功法都在 OP 的预防与治疗中取得了良好的临床疗效。在防治骨质疏松性骨折方面，中医药同样具有较大潜力，但目前中医药防治骨质疏松性骨折的临床研究设计与质量控制方面仍有较大的困难与挑战，如何克服这些困难，完善中医药防治骨质疏松性骨折的临床研究设计方案，提升相关临床证据等级，是促进中医药现代化，实现国家全面健康战略的重要课题。

一、中医药防治骨质疏松性骨折临床研究现状与挑战

骨质疏松性骨折为中老年人群常见骨折，具有发病率高、预后差、致残致死率高等特点。结合当前现有的临床研究以及国家药品监督管理局药品审评中心（CDE）发布的《中药新药治疗原发性骨质疏松症临床研究技术指导原则》（2015 年），中医药防治骨质疏松性骨折主要有以下几个方向：降低骨折风险；减少骨丢失；缓解临床症状；促进骨折愈合。目前中医药防治骨质疏松性骨折的临床研究开展尚十分有限，存在许多困难与挑战，这主要与骨质疏松性骨折的疾病特点以及中医药疗法的自身特点有关。

骨质疏松性骨折及再发骨折的预防方面，目前主要存在以下挑战：骨折发生的危险因素较多，其中最主要的内外部因素为低骨量与跌倒。目前针对骨质疏松性骨折的预防，主要聚焦在前者，即通过抗骨质疏松治疗，提高骨强度，进而避免骨折的发生。当前相关临床研究大都以骨矿物质密度（BMD）、激素水平、骨代谢标志物等影像学或实验室指标作为主要结局指标，而直接以骨折的发生与否作为终点结局的则较少。这主要是因为以骨折作为终点结局具有很高的不确定性，受到较多因素影响，不同患者发生骨折的时间难以预测，需要设置较长的随访周期，研究成本较高。因此，往往是以骨密度、骨代谢标志物等指标的好转来间接论证其对骨质疏松性骨折的预防作用。然而，骨质疏松性骨折的发生为多种因素共同作用的结果，若仅以骨量作为评判指标缺乏科学性与说服力，同时也不符合国内外相关临床指南对终点结局的要求。因此，如何规范结局指标的选用，设计并实施以骨折为终点结局的研究，是当前中医药预防骨质疏松性骨折相关临床研究最主要的挑战。

在中医药防治骨丢失研究领域，目前相关临床研究数量较多，主要以单味中药或中药提取物为主，研究对象主要为 OP 患者，相关治疗方法应用于骨折患者的较为少见。此外，中药制剂或功法锻炼等中医药传统疗法，对骨密度、骨代谢物等理化指标的改善效果，往往很难超过膦酸盐等化学药物。如何在防治骨质疏松性骨折的临床研究中，体现中医药疗法的优势，也是主要挑战之一。

当前骨质疏松性骨折的治疗以手术为主，中医药相关临床研究主要着眼于缓解骨折后的临床症状，如通过中药、针灸等疗法缓解骨质疏松性椎体压缩骨折（OVCF）的疼痛与功能障碍，通过功能锻炼加快术后患者康复等，这方面临床研究目前开展亦较为有限，且证据等级较低。中医药促进骨折愈合与恢复方面的研究数量较少，且大都停留在基础研究阶段，其中可能的机制尚待进一步探索，临床疗效尚待验证。因此，开展高质量、高证据等级的中医药防治骨质疏松性骨折的临床研究，将是未来亟须研究的重要课题。

二、中医药防治骨质疏松性骨折的临床研究策略

（一）规范结局指标的遴选

预防治疗骨质疏松性骨折，中医药疗法具有多成分、多靶点综合起效的治疗特点，虽然

对骨密度、骨代谢物等理化指标的影响往往很难超过膦酸盐等化学药物，但很可能存在其他避免骨折发生的机制。同时，骨质疏松性骨折的发生也不仅只有低骨量一个因素，针对其他因素，如跌倒，通过传统功法的练习，减少老年人跌倒的概率也有可能进一步降低骨折的发生率，而这通过理化指标的改善或短期随访很难进一步明确。同时，国内外相关临床实践指南所关注的该病的结局指标亦为是否有骨质疏松性骨折的发生。使用“骨折”或“再发骨折”作为结局指标，更有利于提高证据等级，体现出中医药疗法自身的优势。因此，对中医药疗法预防骨质疏松性骨折的疗效评价，若想取得突破性进展，将疗效评价的结局指标着眼于“骨折”并实施长时间的随访，可能是途径之一。此外，也不应将着眼点局限在骨密度、骨代谢物等理化指标，跌倒、生活习惯等其他可能的致伤因素同样值得关注。

（二）扬长避短，发挥中医药疗法的优势

鉴于骨质疏松性骨折部位骨量低，骨质差，多为粉碎性骨折，复位困难的特点，当前临床上治疗骨质疏松性骨折以手术治疗为主。而中医药疗法则在骨折预防、康复以及缓解症状方面具有优势，如中药方剂加减变化灵活，可以有效针对不同体质与基础病种的老年人群，避免阿片类或其他类型止痛药带来的不良反应，提高患者接受度与配合度；中医外治法如中药熏蒸、穴位贴敷、外用膏剂等可以促进骨质疏松性骨折的愈合；中医理论指导下借助先进仪器的物理疗法，如超短波、磁振热、微波、激光等也可对此疾病起到一定的康复治疗作用；传统功法的练习亦可有效提高中老年人的身体素质，避免跌倒与骨折的发生；同时，传统功法相较于其他康复训练方式，具有对肌肉力量要求较低的特点，更适于术后卧床以及肌肉力量较差、运动能力较低的老年人群。

骨质疏松性骨折的治疗区别于一般外伤骨折，除复位外，还应当缓解疼痛，抑制骨量丢失，提高骨强度，避免二次骨折，且患者平均年龄较高，易出现骨折延迟愈合、并发症以及后遗症状，这些情况都将严重影响患者生活质量，是临床上亟待解决的问题，而目前针对上述骨折恢复与并发症的临床研究数量稀少。通过扬长避短，选择中医药疗法的优势区间，能够更好地发挥中医药的疗效特点，有利于中医药现代化以及提升中医药防治骨质疏松性骨折的临床证据等级。

（三）强调质量控制管理

目前中医药防治骨质疏松性骨折临床研究方面，普遍存在试验方案表述不清，随机方案隐藏、盲法实施等试验关键步骤交代含糊其词等问题，进而导致相关研究质量存疑，证据等级较低。因此在相关研究开展过程中，需尽可能保证研究的质量，对试验设计、专家队伍建设、分中心研究者的管理，以及对检测数据的管理等方面需要格外重视。

在试验设计方面，应当尽可能采取客观的、受认可度高的随机方法，设计合理、便于操作的随机方案隐藏方法，对于能够使用盲法的，应尽可能采取完善有效的措施对盲法加以落实，尽可能降低偏倚出现，提高试验质量与可信度。此外，日常的运动、饮食及生活习惯等因素能够影响骨质疏松性骨折患者疗效评价，因此，为防止研究结果偏倚，应在试验设计及质量保证环节充分考虑组间运动、饮食及生活习惯的均衡性。

对于多中心临床研究，分中心主要研究者的重视程度、研究秘书的工作态度往往决定了临床研究的成败。因此，成立质量控制小组至关重要，质量控制小组一般由课题承担单位两人、参加单位各一人组成，在研究实施方案、研究者手册与病例报告表（case report form，CRF）确定后，质控小组需制定质量控制方案，确定其中内容、考核指标与质控时间等。通过质控方案的实施，可以加深各分中心研究者对课题的理解与认识，保证相关研究有序推进。

检测指标方面，骨密度是骨质疏松症最常采用的客观指标，但是不同品牌设备、同一品牌设备使用年限、操作人员的测量流程等环节都有可能影响测量结果，因此骨密度测量的质量控制显得尤为重要。在临床试验实施过程中须制定骨密度测量标准操作规程（SOP），并在试验开始前进行培训及考核，培训、考核资料要作为原始资料存档，考核合格方可参加试验，试验过程中还要制定过程性骨密度检测质量抽查计划，定期开展骨密度测量的质量抽查，发现不合格者随时暂停或终止测量人员研究资格，以最大限度保证研究质量。

（四）加强安全性管理

治疗骨质疏松症与骨质疏松性骨折的中药往往以补肾为主，其中淫羊藿、补骨脂等都是常用中药。然而有研究认为该类中药对肝肾功能存在一定影响。老年人作为骨质疏松性骨折的易发人群，对药物可能存在的安全隐患更加敏感，更易出现相关损伤。在临床研究中，需要尽可能避免相关安全隐患，应在安全性第一的原则下，注意药物不良反应与安全性观察，进而更好地开展中医药防治骨质疏松性骨折的研究。

（五）重视对受试者的访视与宣讲

抗骨质疏松治疗是长期持续的过程，抗骨质疏松、预防骨折或再发骨折的临床研究需要较长的治疗周期与随访周期，甚至可长达数年。患者接受治疗与参加随访的依从性往往难以保证，尤其是无明显症状的患者，有数据显示抗骨质疏松治疗的依从性在半年时已降为70%，经过两年更是可能下降至4%，这可能包括经济、药物不良反应、疗程周期等方面因素。因此，较长周期的临床试验对受试者访视与用药依从性提出了较大的挑战，访视周期的设置就尤为重要了。随访时间点的设置需要兼顾可操作性、安全性与患者依从性，同时亦需要加强对受试者的宣传教育，强调抗骨质疏松治疗的必要性，普及防病、食疗与养生知识，提高患者对治疗与随访的接受度，保证研究的质量。

三、中医药防治骨质疏松性骨折临床研究的发展方向

目前中医药防治骨质疏松性骨折的临床研究非常有限，需要进一步提高重视程度与资源投入。此外，亦有很多困难需要克服，而如何克服这些困难可能是未来中医药防治骨质疏松性骨折临床研究的主要发展方向。

（一）融合多学科研发中医技术设备

发挥中医药在骨质疏松性骨折预防、治疗与康复中的优势，提高临床服务能力与水平，研发中医关键技术设备既是创新的载体，也是中医药现代化发展的必然趋势。融合人工智能、云计算、大数据等技术，以中医药优势方案或技术为依托，解决中医关键技术设备研发的瓶颈问题，实现技术创新与优化，如术后康复的功法锻炼方面，可以通过将智能控制技术、交互性界面的语言和视觉分析技术等与移动终端平台结合，设计出方便患者学习使用的康复锻炼教学平台，既可节省人力，又可提高患者锻炼的积极性。同时，积极与其他学科联系，打

造多学科交叉互惠的新局面，并运用当前先进技术与中医药临床实践相结合，将有助于中医药现代化以及中医药防治骨质疏松性骨折相关临床研究的开展。

（二）整合优势资源，开启合作共赢新态势

骨质疏松性骨折的临床研究开展难度大，随访周期长，研究成本高，单一科室或研究团队难以胜任，因此需要整合优势资源，联合多中心进行协同攻关配合。临床研究是整个医药卫生事业创新生态系统最为重要的环节，如果临床研究的能力和资源问题得不到及时解决，也将延缓中国医药卫生事业的发展进程。骨质疏松性骨折所带来的社会和经济负担是一种“沉默的杀手”，也提示国家和社会未来对此可能承担的高额支出。因此，亟须关注目前骨质疏松性骨折的影响态势，从源头扼杀危险因素，探索中医药背景下预防疾病发生发展、提高临床疗效，形成创新性成果、产学研一体化新模式。

（三）构建中医药特色临床生物样本库，探索疾病新型标志物

面对骨质疏松性骨折无特异性标志物的瓶颈问题，建立临床样本库是未来探索骨质疏松性骨折防治环节的重要一环。临床信息的规范化采集与生物样本合理化采集、处理、存储、分析是临床生物样本库构建与应用的重要内容。中医药防治骨质疏松性骨折除需采集对象人群特征、生活方式与习惯、干预措施实施细节、评价指标以外，亦应关注中医诊疗信息的规范化采集，在条件允许的情况下亦应采集如中医症状、证候信息、中医及中药敏感体质分型、中医药干预远期随访信息等，包括舌象、脉象等客观征象，以及行为习惯与可能致使跌倒的风险性因素。在开展前瞻性临床研究的过程中，中医诊疗信息库与临床生物样本库的有机结合能够更好地实现骨质疏松症患者的统筹管理与信息共享，保障患者安全，为疾病流行病学调查、预防干预与评估预后提供依据。临床生物样本与信息库的建立与合理使用，将会减轻骨质疏松性骨折临床研究的随访难度，降低中药不良反应的发生，进一步将有可能明确中医证候、体质等因素与骨折发生间的联系，为中医药防治骨质疏松性骨折临床研究提供新的思路。

（四）积极开展相关基础实验

由于骨质疏松性骨折发生的随机性较大，以骨折为结局指标的临床试验所需随访周期长，成本高，因此寻找更优的替代性指标具有重要的临床价值。通过基础研究进一步探索骨质疏松性骨折发生的相关机制，发掘更具有临床价值的生化指标及代谢标志物，探明中医药防治骨质疏松性骨折的机制与靶点，提高相关疗效指标的可靠性，可以优化临床研究的试验设计，提高效率，降低成本，缩短所需随访周期，有助于相关临床研究工作的开展，进而促进相关疗法的现代化与推广应用。

四、展望

中医药在防治骨质疏松性骨折中应用前景广阔，不仅疗效明显，最重要的是可减轻患者痛苦，提高生活质量，易于患者接受。但中医药尚未对骨质疏松性骨折形成一套具有特色的完备治疗方案，且与中医“治未病”理论结合较少。根据前期实践得出，只有防治结合才能更好地应对骨质疏松性骨折，有条件的中医院应设立专科疾病研究门诊，更有利于疾病的防治。基于目前研究，中医药防治骨质疏松性骨折的临床研究仍需要更高质量的循证证据提

供支撑，以最大限度、最快速度地实现共享和使用。

【参考文献】

[1] F L, M B, S B. Surgery for fragility hip fracture-streamlining the process [J]. Osteoporosis international: a journal established as result of cooperation between the European Foundation for Osteoporosis and the National Osteoporosis Foundation of the USA, 2010, 21 (4s): S519-21.
[2] 周旭毓, 方积乾. Meta 分析的常见偏倚 [J]. 循证医学, 2002 (4): 216-220.
[3] 夏荣林. 中医药防治老年骨质疏松骨折的研究进展 [J]. 内蒙古中医药, 2022, 41 (04): 135-137.
[4] 岳海源. 术前牵引与未牵引治疗髋部骨折的系统评价 [D]. 兰州: 兰州大学, 2010.
[5] 崔立军, 陈常柏, 李仕成. 火龙灸配合自拟补肾活血汤治疗老年骨质疏松性椎体压缩性骨折的效果观察 [J]. 中国现代药物应用, 2022, 16 (5): 190-193.
[6] 彭丽娜, 陶青云, 林立国. 加味右归丸对股骨颈骨质疏松性骨折肾阳虚型患者 BMP-2、bFGF、β-EP 及骨代谢的影响 [J]. 浙江中医杂志, 2022, 57 (1): 21-22.
[7] 曹顺海, 于东方, 王祥善, 等. PVP 配合中医正骨手法治疗骨质疏松性胸腰椎压缩性骨折疗效观察 [J]. 广西中医药大学学报, 2022, 25 (2): 35-37.
[8] 朱华英, 王轶. 中医辨证施护联合中药敷贴干预对骨质疏松性椎体压缩性骨折患者生活质量的影响分析 [J]. 贵州医药, 2022, 46 (03): 502-503.
[9] 李兆勇, 杨少锋, 张晨阳. 补肾活血方联合经皮椎体强化术治疗骨质疏松性椎体压缩骨折的系统评价 [J]. 中医正骨, 2019, 31 (03): 28-32.
[10] 李志勇. 探讨针灸治疗骨质疏松性腰椎压缩性骨折的临床效果 [J]. 中国医药指南, 2021, 19 (33): 52-54.
[11] 来玉凤, 陈恩良. 补肾活血汤辅助治疗老年骨质疏松性桡骨远端骨折效果 [J]. 中国乡村医药, 2022, 29 (4): 38-40.
[12] 杨洁, 张哲, 赵慧慧. 功能锻炼对骨质疏松椎体压缩性骨折患者术后康复效果的系统评价 [J]. 当代护士 (上旬刊), 2022, 29 (2): 6-11.
[13] 杨玉强. 金天格胶囊对骨质疏松性腰椎骨折患者骨密度及骨折愈合情况的影响 [J]. 内蒙古中医药, 2022, 41 (05): 44-45.
[14] 沈忠伟, 汪海东, 邵营钢. 活血消瘀汤联合推拿干预老年股骨颈骨折术后康复效果研究 [J]. 浙江中医杂志, 2020, 55 (7): 515.
[15] 王用玉, 陈博, 许坤, 等. 口服补肾活血中药治疗老年桡骨远端骨折临床疗效的 Meta 分析 [J]. 中医正骨, 2021, 33 (9): 25-31.
[16] 王鹏, 孙齐明. 全杜仲胶囊治疗骨质疏松性下肢骨折术后 60 例临床观察 [J]. 辽宁中医杂志, 2022, 49 (4): 135-137.
[17] 郑景陆, 池科德. 分期功能锻炼对老年骨质疏松性股骨粗隆间骨折患者骨密度的影响 [J]. 江西中医药, 2022, 53 (1): 48-50.
[18] 陈修元, 张宏波. 中医传统手法复位联合经皮椎体成形术治疗骨质疏松性椎体压缩性骨折临床价值 [J]. 深圳中西医结合杂志, 2022, 32 (2): 60-63.
[19] 陈天鹏, 何才剑, 房谋昊, 等. 中成药治疗骨质疏松性骨折的有效性系统评价 [J]. 时珍国医国药, 2022, 33 (1): 252-254.

第十五章　股骨头坏死

股骨头坏死，又称为股骨头缺血性坏死，或股骨头无菌性坏死，好发于30~50岁的中青年人群，早期股骨头坏死往往没有任何症状，但该病进展迅速，若未经及时诊断与治疗，80%以上患者在3~5年内会发展为髋关节骨关节炎，进而面临着关节置换的结局。中医学认为股骨头坏死属于"骨蚀"范畴，中医药在治疗早中期股骨头坏死方面历史悠久，具有传统的优势，股骨头坏死是中医骨伤科临床治疗的优势病种。本章将详细梳理中医药防治股骨头坏死的系统评价与随机对照试验相关证据，为临床实践及未来研究提供重要参考依据。

第一节　概　　述

股骨头坏死（osteonecrosis of femoral head，ONFH）是股骨头静脉淤滞、动脉血供中断或受损引起骨细胞及骨髓成分部分死亡，随后发生修复，继而导致股骨头结构改变及塌陷，引起髋关节疼痛及功能障碍的系列病理改变与临床表现。ONFH分为创伤性和非创伤性两大类，前者主要是由髋部损伤引起，后者主要与皮质类固醇的使用、酗酒、减压病、镰状细胞贫血等因素有关。20世纪70年代Ficat等人根据X线表现和骨的功能性检查，提出了完善的四期分期体系。20世纪80年代，宾夕法尼亚大学（University of Pennsylvania）的学者们依据股骨头坏死的X射线片、骨扫描检查并结合MRI表现，提出了Steinberg分期。国际骨微循环研究协会（Association Research Circulation Osseous，ARCO）在20世纪90年代构建了ARCO分期方法，它将ONFH分为：0期（所有的检查技术均阴性）、Ⅰ期（X线和CT正常，骨显像/MRI异常）、Ⅱ期（X线异常，表现为硬化、局灶性骨溶解）、Ⅲ期（X线示"新月征"，或股骨头关节面扁平）、Ⅳ期（骨关节炎表现，关节间隙狭窄、髋臼累及、关节破坏）。此分型综合考虑了ONFH的诊断方法、坏死范围等因素，临床应用逐年广泛。在国内，中华医学会骨科学分会于2015年在Steinberg分期的基础上就临床表现、病理改变、影像学手段及坏死面积测量作了改良，制定了适合于中国的股骨头坏死分期标准，将股骨头坏死分为：Ⅰ期（亚临床期）、Ⅱ期（临床早期，无塌陷）、Ⅲ期（中期，围塌陷期）、Ⅳ期（中晚期，塌陷期）、Ⅴ期（晚期，关节炎期）。目前，国际上主要有日本股骨头坏死调查委员会（Japanese Investigation Committee，JIC）分型和我国中日友好医院（China-Japan Friendship Hospital，CJFH）分型。CJFH分型以股骨头三柱结构为依据，采用MRI或CT扫描冠状位正中层面图像，以坏死灶占据三柱结构的部位进行分型，分别为：M型（内侧型），坏死灶累及内侧柱；C型（中央型），坏死灶累及中央柱及内侧柱；L_1型（次外侧型），坏死灶累及三柱，但外侧柱有部分存留；L_2

型(极外侧型),坏死灶累及外侧柱及部分中央柱;L_3 型(全股骨头型),坏死带穿透整个股骨头三柱皮质及骨髓。早期 ONFH 可见股骨头内密度不均匀,硬化骨和囊性变同时存在,可无任何临床症状,进一步发展可形成"新月征"。典型的 ONFH 可表现为患侧髋部疼痛,一般呈隐性钝痛。急性发作时可出现剧烈疼痛,常局限于髋关节周围,无放射痛、夜间痛,休息或口服镇痛药物可缓解,患髋"4"字试验阳性,髋关节屈曲挛缩试验阳性,查体可发现腹股沟中点压痛。晚期 ONFH 可伴下肢轴向叩击诱发髋部疼痛,髋关节屈曲、外旋功能明显障碍,跛行等症状。此外,终末期 ONFH,股骨头塌陷、扁平,髋关节间隙狭窄、髋臼受累,可见患肢短缩畸形,并出现半脱位,特伦德伦堡试验(Trendelenburg test)阳性,出现骨盆代偿性倾斜。

即使无症状的 ONFH,自然病程研究揭示约 60% 最终会进展为影像学上的股骨头塌陷,最终可导致行走能力丧失及致残的发生,严重威胁人民健康,是亟须解决的临床问题之一。迄今为止,未见全球范围内股骨头坏死的流行病学研究报告。我国首次开展的大范围非创伤性骨坏死流行病学报告结果显示:该病患者累计达到 812 万,女性患病率(0.51%)明显低于男性(1.02%),南方居民患病率(0.61%)低于北方居民(0.85%),农村居民亦低于城镇居民。风险因素包括:糖皮质激素、酒精、高血脂、肥胖、高危职业(潜水员等)、吸烟、糖尿病等。

目前,股骨头坏死的机制尚未明确。股骨头坏死分为两大类,分别为创伤性和非创伤性。创伤性股骨头坏死的主要致病因素包括股骨头颈骨折、髋臼骨折、髋关节脱位、髋部严重扭挫伤(无骨折,有关节内血肿);非创伤性股骨头坏死在我国的主要病因为皮质类固醇类药物应用、长期过量饮酒、自身免疫病等。一般认为,股骨头坏死是多种危险因素所导致的,其中吸烟、肥胖会增加股骨头坏死风险。另外,股骨头坏死缺血相关的病理学假设有:动脉粥样硬化和血栓形成引起骨坏死;血液循环障碍导致骨髓内压力升高,例如骨髓水肿、静脉回流障碍、脂肪栓塞、血管内皮细胞损伤引起的局部血流量减少、髓内出血引起的出血性梗死和血管内凝血增加引起的异常纤溶。另有报告描述,ONFH 的病理过程还涉及细胞凋亡引起的细胞死亡。患者骨髓干细胞和成骨细胞功能下降可能与 ONFH 的某些病因有关,也可作为其潜在机制。但所有的这些因素仍未有临床研究支持,有待进一步研究。病理方面,股骨头缺血及骨形成相关细胞的损害使得骨形成动态平衡体系失衡,表现为骨小梁稀疏、断裂和微骨折。具体病理为:病变股骨头软骨下有功能的微血管密度下降,影响血管通透性及其再生能力,增加了骨形成相关细胞的凋亡,造成前体细胞增殖、成骨分化能力减弱、脂肪细胞肥大、炎症细胞浸润等改变,大致病理可见软骨和软骨下骨的剥离。

目前对于股骨头坏死的治疗以手术疗法与非手术治疗两类为主,非手术治疗又称保守治疗,包括保护性负重、抗凝药物、增加纤溶、扩张血管药物与降脂药物联合应用、中医药疗法、物理疗法(体外冲击波、电磁场、高压氧等)、制动和牵引等。保守治疗的主要目标是缓解疼痛,减少危险因素的暴露,改善全身和髋部血运状态,促进骨形成能力,进而达到纠正骨形成失衡、避免股骨头力学失败,尽可能保持原有髋关节及患者的生活质量。当保守治疗无效或影像及临床症状进一步发展时需要手术治疗。总体来说,手术方式包括保留患者自身股骨头为主的修复重建术和人工髋关节置换术两大类。保留股骨头的手术适用于股骨头坏死早期或中期，且坏死体积在15%以下的股骨头坏死患者，包括髓芯减压术、截骨术、带或不带血运的骨移植术等。股骨头塌陷较重出现关节功能严重丧失，或中度以上疼痛，应选择人工关节置换术。治疗需综合考虑患者的个体化因素，全面评价"保髋"和"换髋"的优缺点后，采取合适的治疗措施。中医药疗法作为非手术治疗股骨头的特色疗法，包括中药、针灸、手法、针刀等，可根据患者的不同临床证候表现选择具体的防治方法，配合保髋手术，提高保髋疗效，近年来被广泛运用于临床实践，且发表了较多临床研究及系统评价，但目前尚无中医药治疗该病循证证据的相关总结。因此，系统梳理该领域循证证据具有十分重要的意义。

第二节 临床研究证据纵览

一、非创伤性股骨头坏死

（一）中药治疗

非创伤性股骨头坏死（NONFH）的病理机制目前尚不明确，而皮质醇激素的大剂量使用以及长期酗酒是我国NONFH的两大最主要病因，约占90%以上。早中期ONFH往往不需要手术干预，但目前尚缺乏特效治疗或预防药物。补肾、活血、强骨类中药均可改善ONFH患者局部和全身血液循环、促进坏死骨修复，在早中期NONFH的治疗中具有传统优势，越来越多的中药治疗NONFH的临床研究在国内外的期刊上发表。

1. 系统评价/Meta分析　补肾活血类中药的主要功效是补肾强骨、活血祛瘀，此类中药在许多骨与关节退行性疾病的治疗中取得良好的疗效。近期发表的一项系统评价检索了补肾活血类中药治疗早中期ONFH的随机对照试验，以治疗有效率和Harris评分作为主要结局指标，血液流变学指标作为次要结局指标，共纳入11项研究，包含1 254例患者。根据干预措施不同，将11项研究进一步分为亚组1（单纯中药与单纯西药）和亚组2（中药联合西药与单纯西药）两个亚组，每亚组均纳入7项。Meta分析表明，共10项研究报道了临床有效率，其中亚组1中6项，亚组2中7项，结果无论是单纯中药组［OR=3.24，95%CI（1.61，6.52），P=0.000 1］还是中药联合西药组的临床有效率均高于单纯西药干预组［OR=4.99，95%CI（3.04，8.18），P＜0.000 01］。Harris评分方面，共纳入9篇研究，其中亚组1中7篇，亚组2中4篇，两亚组分析显示经治疗后单纯中药［MD=6.08，95%CI（4.79，7.36），P＜0.000 01］和中药联合西药组［MD=16.60，95%CI（11.31，19.22），P＜0.000 01］的Harris评分均高于单纯西药组。血液流变学指标方面，两亚组分析显示，单纯中药组和中药联合西药组对全血高切黏度、全血低切黏度、血浆黏度的改善效果均优于单纯西药组。此外，从不良反应的报道来看，中药对胃肠道的刺激较小，且不容易引起肝肾功能异常。研究认为，补肾活血类中药可以增强骨质，改善股骨头坏死区域的血供，促进坏死骨修复，但由于纳入的文献方法学证据质量较低，还需要更多高质量、大样本、多中心的 RCT 进一步证实。

此外，有学者对中医药或中医药联合常规西医疗法治疗成人 NONFH 的疗效进行系统评价。该研究检索了截至 2017 年 10 月发表的所有相关 RCT，最终纳入 54 个 RCT，包括 4 525 例受试者，其中试验组 2 282 例，对照组 2 243 例。对照组干预措施均为常规西医疗法，试验组为单纯中医药或中医药联合常规西医疗法。以临床有效率为主要结局指标，Harris 评分、VAS 评分及不良反应为次要结局指标。Meta 分析结果显示，在临床有效率方面，所有 54 项研究均有报道，涉及 4 525 例患者，研究间异质性中等（I^2=42%，P＜0.000 9），试验组有效率高于对照组［Z=9.73，RR=1.18，95%CI（1.14，1.22），P＜0.000 01］，漏斗图基本对称，说明发表偏倚较小。Harris 评分方面，共纳入 20 篇文献，其中治疗结束 1 个月时 Harris 评分比较，共纳入 4 篇文献，试验组 168 人，对照组 172 人，试验组 Harris 评分改善情况优于对照组［Z=2.12，MD=7.84，95%CI（0.58，15.11），P=0.03］；治疗结束 6 个月时 Harris 评分比较，共纳入 11 篇文献，试验组 466 人，对照组 464 人，试验组 Harris 评分改善情况优于对照组［Z=8.75，MD=11.32，95%CI（8.79，13.86），P＜0.000 01］；治疗结束 12 个月时 Harris 评分比较，共纳入 5 篇文献，试验组 184 人，对照组 184 人，试验组 Harris 评分改善情况优于对照组［Z=7.59，MD=15.11，95%CI（11.21，19.00），P＜0.000 01］。VAS 评分方面，共纳入 11 篇研究，包含受试者 1 000 人，其中试验组 501 人，对照组 499 人，研究间具有较高异质性（I^2=93%，P＜0.000 1），试验组止痛效果优于对照组［Z=5.96，MD=1.59，95%CI（1.07，2.11），P＜0.000 01］。研究认为，中医药或中医药联合常规西医疗法治疗成人 NONFH 的临床疗效优于单纯常规西医治疗，在改善髋关节功能及缓解疼痛方面具有一定优势，但所纳入的研究间异质性较高，且质量较低，尚需更多高质量的 RCT 研究来进一步佐证中医药治疗 NONFH 的疗效。

另一项 Meta 分析评价了中成药通络生骨胶囊治疗早中期股骨头坏死的临床疗效。该研究检索了 Pubmed、中国生物医学文献服务系统（SinoMed）（CBM）、中国知网（CNKI）、万方数据知识服务平台和中文科技期刊数据库（VIP）等自建库以来截至 2018 年 3 月发表的 RCT 或临床对照试验（半随机对照试验），最终纳入 5 篇研究，包含 517 例患者。以临床有效率（治愈＋显效）、影像学新骨形成情况、影像学死骨吸收情况、症状积分为观察指标。Meta 分析显示，所纳入的 5 项研究均报道了临床有效率，共纳入 812 髋，其中观察组 517 髋，对照组 295 髋，研究间异质性较好（P=0.95，I^2=0%），治疗组的总有效率高于对照组［Z=2.16，OR=1.48，95%CI（1.04，2.11），P=0.03］。其中，4 项研究均报道了影像学新骨形成情况，相比对照组，通络生骨胶囊试验组对影像学新骨形成改善情况更加明显［Z=4.28，OR=2.03，95%CI（1.47，2.81），P＜0.000 1］。3 项研究均报道了影像学死骨吸收情况，相比对照组，通络生骨胶囊试验组对影像学死骨吸收改善情况更加明显［Z=3.18，OR=1.75，95%CI（1.24，2.48），P=0.001］。2 项研究报道了症状积分，试验组与对照组症状积分无差异［Z=0.40，MD=0.37，95%CI（−1.43，2.17），P=0.69］。该系统评价认为通络生骨胶囊在促进坏死骨修复方面具有一定疗效，但 Meta 分析结论的客观性和准确性依赖高质量、大样本量的 RCT，而现阶段的研究设计质量尚存在诸多不足，有待进一步提高，以验证中医药对早中期 ONFH 的疗效。

2. 随机对照试验 仙灵骨葆胶囊是由淫羊藿、续断、丹参、知母、补骨脂、地黄六种中药组成的复方胶囊，具有滋补肝肾、活血通络、强筋壮骨的功效。它的有效成分淫羊藿苷和黄酮类提取物已在动物实验中被证实具有预防激素性骨坏死的作用。一项由中日友好医院牵头的前瞻性、多中心、双盲 RCT 报道了仙灵骨葆胶囊预防激素性股骨头坏死（steroid-induced osteonecrosis of femoral head，SONFH）的有效性和安全性。根据纳排标准，所有入组患者（419 例）均由于内科疾病长期或短时间内大剂量服用激素类药物，且在入组前行双髋 MRI 检测，均未发现 ONFH。最终 275 例患者完成试验，随机分为试验组（129 例）和对照组（146 例）。试验组予口服仙灵骨葆胶囊，4 粒 / 次，2 次 /d；对照组予口服钙剂（颜色和形状与仙灵骨葆胶囊相同），4 粒 / 次，2 次 /d。两组疗程均为 24 周，并于疗程后进行随访。在第 24 周时，两组患者再次行双髋 MRI 检测，结果对照组 ONFH 发生率为 14.4%（21 例，其中 19 例双侧，2 例单侧），试验组 ONFH 发生率为 6.98%（9 例，其中 5 例双侧，4 例单侧），差异具有统计学意义（$P<0.05$）。治疗 24 周时，对照组血清抗活化蛋白 C（activated protein C resistance，APCR）及抗凝血酶Ⅲ（antithrombin Ⅲ，ATⅢ）分别较基线升高 21.1%（$P<0.05$）和 13.8%（$P<0.05$），而试验组上述指标则较基线无明显变化（$P>0.05$）。此外，在随访期间，两组不良反应的发生率无显著差异。结果表明，仙灵骨葆胶囊对预防 SONFH 发生具有良好效果，可降低长期使用激素患者的血液黏稠度。

加味青娥丸是在传统补肾中药方青娥丸的基础上加入丹参等活血类中药，具有补肾散寒、活血祛瘀之效，由杜仲、桃仁、大蒜、补骨脂、丹参等药物混合蜂蜜制成大蜜丸。一项单中心的 RCT 研究探讨了加味青娥丸治疗早中期 NONFH 的疗效及可能机制。纳入 2012 年 3 月至 2013 年 8 月就诊的早中期 NONFH（ARCO Ⅰ～Ⅲ期）患者 96 例，随机分为试验组和对照组，最终完成试验 88 例，试验组 57 例（64 髋），对照组 31 例（36 髋）。试验组予口服加味青娥丸（1 粒 / 次，3 次 /d）+ 钙尔奇 D（600mg 钙 +125IU 维生素 D，1 片 /d），对照组予加味青娥丸模拟丸（外观与味道同加味青娥丸，1 粒 / 次，3 次 /d）+ 钙尔奇 D（600mg 钙 +125IU 维生素 D，1 片 /d），两组治疗疗程均为 6 个月。治疗前两组基线资料及各项观察指标均无统计学差异（$P>0.05$），治疗后 6 个月，试验组血清脂联素、骨形态发生蛋白 -2（BMP-2）水平均高于对照组，而血管性血友病因子（von Willebrand factor，vWF）、纤溶酶原激活物抑制物 -1（plasminogen activator inhibitor 1，PAI-1）、C 反应蛋白（C-reactive protein，CRP）及各项血液流变学指标水平均低于对照组，差异具有统计学意义（$P<0.05$）。治疗后 6 个月，试验组髋部骨密度（BMD）及 Harris 评分均显著高于对照组（$P<0.05$）。此外，该研究还发现血清脂联素与 BMP-2 水平呈正相关（$r=0.231$，$P=0.003$），与 PAI-1 水平呈负相关（$r=-0.159$，$P<0.05$），提示加味青娥丸可能通过增加血清脂联素表达、调节骨代谢、改善高凝状态来对非创伤性 ONFH 发挥保护作用。

有学者观察了活血化瘀类中药治疗系统性红斑狼疮（systemic lupus erythematosus，SLE）合并 ONFH 患者（SLE-ONFH）的临床疗效。研究纳入了 34 例（51 髋）SLE-ONFH 患者，随机分为试验组（22 例，32 髋）和对照组（12 例，19 髋）。所有对照组患者予常规抗炎和免疫抑制治疗(如羟氯喹和环磷酰胺),以代替或减少激素的使用量,试验组在对照组的基础上予口服活血化瘀类方药身痛逐瘀汤,并根据临床症状随证加减,每日 1 剂。所有患者均完成了三年的随访观察,治疗后试验组的 Harris 功能评分明显高于对照组(P<0.05),试验组的临床症状改善率为 72.73%,高于对照组的 41.67%,差异具有统计学意义(χ^2=19.67,P<0.05)。此外,在 3 年的随访中,对照组有 2 例患者接受了人工髋关节置换术,而试验组尚无患者接受人工关节置换术。表明在传统西医治疗的基础上,活血化瘀类中药可有效缓解 SLE-ONFH 患者的临床症状并改善其髋关节功能。

（二）非药物治疗

牵引与制动、保护性负重、针灸等非药物疗法在 ONFH 的治疗中也发挥着重要作用。拄拐限制负重可有效降低髋关节承担的机械应力,减轻股骨头的疼痛,降低塌陷风险,可作为一种辅助治疗手段与其他治疗方法相结合。而针灸、推拿等中医特色疗法则可起到改善患髋功能的作用。

1. 系统评价 /Meta 分析　针灸是中医的特色疗法,具有调和气血、滋养五脏六腑之功能。《素问·异法方宜论》记载:“其民食鱼而嗜咸,皆安其处,美其食。鱼者使人热中,盐者胜血,故其民皆黑色疏理,其病皆为痈疡,其治宜砭石。故砭石者,亦从东方来。”有学者检索了截至 2020 年 5 月前针灸联合常规疗法治疗早中期 ONFH 的 RCT,以有效率、优良率、Harris 评分(HHS)、不良反应发生率等作为观察指标。共检索 474 项研究,根据纳排标准,最终纳入 9 项 RCT,包含 630 例患者。有效率方面,共纳入 8 项研究,具有较高的异质性(I^2=87%,P< 0.000 01),采用随机效应模型,Meta 分析显示针灸联合常规疗法较单纯用常规疗法具有更高的有效率[RR=1.18,95%CI(1.02,1.36),P=0.02]。优良率方面,共纳入 6 项研究,研究间异质性不显著(I^2=0,P=0.49),采用固定效应模型,结果显示针灸联合常规疗法的优良率高于单纯常规疗法[RR=1.38,95%CI(1.21,1.58),P< 0.000 01]。HHS 评分方面,共纳入 4 项研究,研究间异质性显著(I^2=94%,P< 0.000 01),采用随机效应模型,Meta 分析显示针灸联合常规疗法治疗后 HHS 评分显著高于单纯常规疗法[MD=7.19,95%CI(1.08,13.29),P< 0.02]。有 3 项研究报道了不良反应时间,结果提示联合针灸疗法可降低单纯常规疗法不良反应的发生率。

另一项系统评价检索了截至 2019 年 7 月发表的针刀治疗 ONFH 的 RCT,以 Harris 评分、VAS 评分为主要结局指标,临床有效率为次要结局指标。依据干预措施不同分为两个亚组,亚组 1 为单用针刀与常规治疗,亚组 2 为针刀联合常规治疗与常规治疗,常规治疗包括针灸、推拿、牵引和髓芯减压手术等。根据纳入排除标准,最终纳入 16 项 RCT,共 1 389 例患者。Meta 分析结果显示,单独应用针刀与常规保守治疗相比,针刀在改善 Harris 评分[MD=7.30,95%CI(3.80,10.80),P< 0.000 1]、VAS 评分[MD=0.91,95%CI(0.57,1.25),P< 0.000 01]、临床有效率[RR=1.29,95%CI(1.20,1.39),P< 0.000 01]方面均更具优势,差异有统计学意义;与髓芯减压相比,针刀在改善 Harris 评分[MD=5.75,95%CI(1.90,9.60),P=0.003]方面更具优势,差异有统计学意义。针刀联合常规治疗与单独常规治疗相比,在改善 Harris 评分[MD=16.73,95%CI(9.89,23.57),P< 0.000 01]、VAS 评分[MD=2.97,

95%CI(2.52,3.41),P<0.000 01]、临床有效率[RR=1.31,95%CI(1.18,1.44),P<0.000 01]方面效果均更加明显,差异具有统计学意义。

2. 随机对照试验 ONFH 患者若未得到及时干预,病程日久,往往会出现关节囊挛缩、髋周肌肉紧张、肌腱挛缩、粘连等病理改变,从而影响患者的髋关节功能。针刀是将针刺疗法中的针与手术治疗中的刀融为一体的微创治疗方法,其可以在病变部位施以切、削、铲、磨、刮、凿和组织剥离等手术方式,恢复解除髋关节周围软组织的粘连、瘢痕和挛缩,解除病理性紧张状态,达到恢复软组织的力学动态和静态平衡,具有疼痛与功能改善迅速、疗效持久的特点。一项前瞻性 RCT 评估了针刀改善髋关节功能的有效性,研究纳入了 2014 年 2 月至 2016 年 5 月住院治疗的 NONFH 患者 100 例,采用随机数字表法进行分组,最终 95 例完成随访,试验组 47 例,对照组 48 例。试验组依据患者的髋关节功能受限情况采用不同针刀方案(如髋关节囊针刀松解,髋内侧针刀松解,髋外侧针刀松解),每种方案均为每周 1 次,2 次为 1 疗程。对照组则予髋关节推拿手法治疗,每周 5 次,2 周为 1 个疗程。两组均治疗 1 个疗程。两组患者入组前的基线资料及 Harris 评分、VAS 评分、髋关节活动度等观察指标差异无统计学意义(P>0.05)。治疗组治疗后第 7 天与第 14 天 Harris 优良率高于同期对照组,差异有统计学意义(P<0.05);治疗组治疗后 3 个月与 6 个月 Harris 评分优良率高于对照组,差异无统计学意义(P>0.05)。治疗组治疗后各随访时间点 VAS 评分均低于同期对照组,差异有统计学意义(P<0.05)。治疗组治疗后第 7 天髋关节功能总分低于对照组,差异无统计学意义(P>0.05);治疗组治疗后第 14 天、3 个月与 6 个月髋关节功能总分高于同期对照组,差异有统计学意义(P<0.05)。结果提示,对于尚不适合接受 THA 治疗的中晚期 ONFH 患者,针刀疗法具有疼痛与功能改善迅速、疗效彻底持久等优势,有助于提高患者生存质量。

一项前瞻性的临床试验探讨了推拿腹肌治疗早中期 ONFH 的临床效果。该研究纳入 2015 年 10 月 1 日至 2017 年 1 月 1 日住院治疗的早中期肝肾亏虚型 ONFH 患者 96 例,按随机数字表法分为试验组、对照组,每组 48 例。两组均予温针、冲击波、中成药辨证施治等基础治疗,温针施穴一致、中成药用药一致。试验组在基础治疗的同时进行腹肌推拿,将中医整体观念与现代医学肌筋膜理论相结合,运用推拿腹肌手法整体调衡,缓解髋周神经压迫,改善髋关节周围软组织血运、缓解肌肉痉挛、增加关节活动度;对照组采用传统推拿手法松解髋周肌群。两组推拿手法均为每日 1 次,每次 30min,7 天为一个疗程,疗程间休息 1 天,连续治疗 2 个疗程。以治疗总有效率、VAS 评分、Harris 评分、基于 X 线的 ONFH 保髋疗效评价评分作为观察指标。结果显示,治疗后观察组总有效率为 91.7%,显著高于对照组的 87.5%(P<0.05);治疗前试验组与对照组 VAS 评分、Harris 评分差异无统计学意义(P>0.05),治疗后、治疗后 9 个月、治疗后 18 个月试验组 VAS 评分均低于同期对照组,而 Harris 评分均高于同期对照组,差异具有统计学意义(P<0.05);基于 X 线的股骨头坏死保髋疗效评价评分方面,治疗前试验组与对照组分别为(3.25 ± 0.56)、(3.04 ± 0.68),无显著差异(P>0.05),治疗后 9 个月分别为(2.50 ± 1.09)、(3.00 ± 0.71),治疗后 18 个月分别为(1.58 ± 1.27)、(2.52 ± 0.72),两个随访时间段试验组评分均显著低于对照组(P<0.05)。提示

腹肌推拿手法在改善早中期 ONFH 髋关节功能及缓解疼痛方面的疗效优于传统推拿手法，值得临床推广应用。

针灸与针刀均是治疗 ONFH 的主要中医特色疗法，有学者通过临床研究对比了针灸与针刀治疗早中期 ONFH 的疗效差异。研究纳入 2014 年 11 月至 2015 年 9 月住院治疗的早、中期 ONFH 患者 60 例，随机分为试验组（针刀组）32 例，对照组（针灸组）28 例。试验组采用针刀对髋关节各治疗点进行松解治疗，每 2 周治疗 1 次，共治疗 3 次，对照组以髋关节周围阿是穴为主进行针刺，并于阿是穴行温针灸治疗，同时以环跳、肾俞、髀关、阳陵泉、承山等相关配穴针刺后接电针治疗，每日 1 次，2 周为 1 个疗程，共治疗 3 个疗程。以 Harris 评分和《中医病证诊断疗效标准》指定的疗效评定标准为观察指标。试验组（针刀组）和对照组（针灸组）治疗前的 Harris 评分分别为（75.40 ± 6.25）、（74.57 ± 6.45），差异无统计学意义（P>0.05），治疗后分别为（91.37 ± 4.40）、（83.21 ± 4.71），试验组（针刀组）显著高于对照组（针灸组）（P<0.05）。治疗后试验组（针刀组）有效率为 90.6%，对照组（针灸组）有效率为 75.0%，试验组（针刀组）疗效优于对照组（针灸组）。综合分析认为针灸具有温经活络、缓急止痛之功，而针刀在松解髋部软组织粘连和改善髋关节功能方面更具优势。但该研究存在样本量较少、随访时间短、观察指标单一等不足，尚需要进一步完善研究设计来提高证据质量。

（三）综合疗法

综合疗法是临床中治疗 ONFH 运用最广泛的治疗方法，也更符合临床实践。中医综合疗法主要包括中药内服、中药外敷、针灸、针刀、推拿、手法、牵引等。

1. 系统评价 /Meta 分析　近年来，体外冲击波被广泛用于股骨头坏死的临床治疗中，其通过空化效应及成骨效应，裂解硬化骨，刺激骨髓基质细胞分化成软骨细胞和成骨细胞，并激活成骨细胞，进而刺激血管内皮生长因子表达，从而促进新骨形成。有学者对中药联合冲击波治疗早期股骨头坏死的疗效进行了系统评价，检索了国内外 7 个常用文献数据库自建库以来截至 2021 年 4 月发表的符合主题的原始研究文献。最终纳入 6 项 RCT，共 334 例早期 ONFH 患者，以 Harris 评分、临床有效率、不良反应为观察指标，试验组以冲击波及中药或中成药的联合疗法作为干预，对照组以中药或中成药作为干预。Harris 评分方面，6 项研究均进行了报道，结果显示中药联合冲击波治疗早期股骨头坏死在改善 Harris 评分方面要优于单纯中药治疗［SMD=1.12，95%CI（0.88，1.35），P<0.05］，差异具有统计学意义。5 项研究报道了临床有效率，研究间异质性不显著（χ^2=6.07，P=0.19，I^2=34%），采用固定效应模型，结果显示中药联合冲击波治疗早期股骨头坏死的临床有效率高于单纯中药治疗［RR=1.11，95%CI（1.01，1.22），P=0.04］，差异具有统计学意义。仅有 2 项研究报道了不良事件，其中一项研究报道了在治疗 2 个月时 1 例受试者服用中药后出现胃脘部胀闷不舒感，继续原定治疗方案后自行缓解，另一项研究整个研究过程无不良事件发生。研究认为，中药联合冲击波治疗早期 ONFH 的临床疗效明显优于单纯中药治疗，但现有的 RCT 质量不高，尚需更多大样本多中心的 RCT 试验进一步证实该结论，随访时间也应该更长。

亦有学者对针刺及针刀联合中药治疗早中期 ONFH 的临床疗效进行了系统评价。该学者对 2017 年 12 月 31 日前发表的针刺及针刀治疗早中期 ONFH 的 RCT 进行全面的收集整理，最终纳入 17 篇 RCT，全部为中文文献。试验组予针刀或针刺配合其他中医疗法，对照组予其他中医疗法，其中纳入针刺联合其他中医疗法 VS 其他中医疗法研究 10 项，纳入针刀联合其他中医疗法 VS 其他中医疗法研究 7 项。总有效率方面，7 项研究报道了针刺联合中药内服 VS 中药内服，Meta 分析显示针刺联合中药治疗早中期 ONFH 的总有效率优于单纯中药治疗[RR=1.43，95%CI(1.11，1.83)，P<0.005]；7 项研究报道了针刀联合中药治疗 VS 中药治疗，结果显示针刀联合中药治疗早中期 ONFH 的总有效率优于单纯中药治疗[Z=5.89，RR=5.58，95%CI(3.15，1.35)，P<0.000 01]。Harris 评分方面，Meta 分析结果显示针刀配合其他中医疗法在改善 Harris 评分方面优于单纯其他中医疗法[Z=5.26，MD=7.50，95%CI(4.70，10.29)，P<0.000 01]。研究认为针刺或针刀联合其他中医治法治疗早中期 ONFH，在缓解疼痛、改善髋关节功能方面优于单纯其他中医疗法。

2. 随机对照试验　临床上常用针灸配合中药内服来治疗早中期 ONFH，中医认为非创伤性 ONFH 属于“骨蚀”“骨痹”范畴，其病理机制主要为瘀血内阻，故治宜活血祛瘀、补肾壮骨。股骨头坏死愈胶囊为平乐正骨经验方，具有补益肝肾、活血化瘀的功效，由连翘、黄芪、鹿茸、鸡血藤、杜仲、丹参、续断、没药等中药组成。有学者观察密集型针刺配合口服股骨头坏死愈胶囊治疗股骨头缺血性坏死的临床疗效。研究纳入 2017 年 1 月至 2019 年 3 月因 ONFH 门诊就诊的 82 例患者，随机分为试验组和对照组，每组均 41 例。对照组予股骨头坏死愈胶囊饭后温开水送服，每次 5 粒，每日 3 次，4 周为 1 个疗程；第 2 个疗程起改为每次 5 粒，每日 2 次。共治疗 3 个疗程。试验组在对照组药物治疗的基础上予密集型针刺治疗，即在股骨大转子上部、下部、前部、后部等区域选取 12~16 个针刺点，针距为 1.0~1.5cm，布针数量为 30~40 枚，采用导热巡检仪对每支银质针进行导热巡检，调温至 90℃，使针尖温度达到 40℃，针刺期间询问患者局部温感，随时调整温度。10~15min 后关闭巡检仪，待银质针冷却 3min 后依次全部拔出，每 4 周治疗 1 次，共治疗 3 次。经上述治疗后，治疗组优良率为 90.2%，显著高于对照组的 68.3%(P<0.05)，两组治疗 1 个疗程后及治疗结束后 Harris 评分和血清 VEGF、BMP-2 水平与同组治疗前比较均显著上升(P<0.05)，治疗组治疗 1 个疗程后及治疗后 Harris 评分和血清 VEGF、BMP-2 水平均显著高于同期对照组(P<0.05)。研究认为，密集型针刺可有效扩张滑膜血管，降低关节内压，增加静脉回流，提高 VEGF、BMP-2 表达，从而增强坏死区域的修复能力，并有效改善髋关节功能。

另一项 RCT 观察中医不同的治疗方法(如温针灸、推拿)治疗股骨头缺血性坏死的疗效差异性以及不同的治疗方法作用的侧重点。研究选取 2013 年至 2015 年在门诊就诊的 NONFH 患者 90 例，随机分为针灸治疗组、手法治疗组和综合治疗组，每组各 30 例。针灸组予髋三针为主穴，阿是穴、风市、髀关、环跳、足三里等为配穴，针刺得气后加艾炷温灸一壮，共留针 20 分钟；手法组予㨰法放松髋部周围压痛点以及股骨粗隆处，并被动活动患肢，进行髋关节的外展、屈曲、外旋，由轻而重，约 10 次；综合治疗组则予针灸治疗组联合手法治疗组的方法。上述三组治疗均为每周 2 次，4 周为 1 个疗程。以 Harris 评分和骨关节炎指数(WOMAC)疼痛评分为观察指标，治疗前及治疗后 1、2、3 个月分别进行随访评分。结果显示，治疗后各个随访节点与治疗前相比，针灸治疗组在 Harris 评分细目上，仅活动范围这一项差异无统计学意义（$P>0.05$），在疼痛、功能以及总分上都有改善（$P<0.05$）；手法治疗组在 Harris 评分细目中功能、活动范围两方面有改善（$P<0.05$），而在疼痛和总分上改善差异无统计学意义（$P>0.05$）；综合治疗组在 Harris 评分细目中的疼痛、功能、活动范围以及总分上都有改善（$P<0.05$）。WOMAC 疼痛评分方面，三组的疼痛评分在第 1 月末差异无统计学意义（$P>0.05$），在第 2 月末及第 3 月末时，针灸治疗组和综合治疗组的疼痛评分改善均优于手法治疗组。综合分析认为，中医保守疗法在治疗 ONFH 方面有着确实的临床疗效。针灸治疗方法侧重于缓解疼痛、改善功能受限，但在改善患肢活动度方面效果不明显；手法治疗则能更好地改善活动度、功能受限，但在缓解疼痛方面效果不明显；综合治疗组在以上三个方面均有改善。

临床实践中常用中医综合疗法联合西医治疗早中期 NONFH，一项 RCT 纳入 125 例在 2009 年 7 月至 2013 年 7 月接受诊治的 NONFH 患者，根据随机数字表法随机分为试验组 65 例，对照组 60 例。对照组予西医综合治疗，即 ONFH 髓芯减压术 + 口服阿仑膦酸钠片（70mg/ 次，1 次 / 周）。试验组在对照组的基础上，予中医综合疗法，即内服自拟补骨方（血竭 15g，地龙 15g，川芎 20g，党参 10g，桑寄生 10g，骨碎补 10g，续断 10g，乳香 10g，没药 10g，甘草 6g），每日 1 剂，分早晚两次温服，外敷自制膏药（由制川乌、乳香、没药、麝香等组成），结合股骨头电磁治疗仪，每次时间为 45 分钟，2 次 /d，同时予患肢牵引加功能锻炼。以治疗后临床总有效率和治疗前后的关节疼痛评分为疗效观察指标，治疗前后血常规与肝功能变化为安全指标。结果显示，试验组治疗后总有效率为 90.77%，显著高于对照组的总有效率 75.00%（$P<0.05$），两组治疗后关节疼痛评分均明显较各组间治疗前降低（$P<0.05$），且观察组治疗后关节疼痛评分显著低于对照组治疗后，差异具有统计学意义（$P<0.05$）。安全性指标方面，两组患者治疗前与治疗后肝功能及血常规水平差异均无统计学意义。该研究提示，相对于单纯西医治疗，中医综合疗法联合西医治疗 NONFH 的临床疗效更加显著。

二、创伤性股骨头坏死

中药治疗

创伤性股骨头坏死（TONFH）主要继发于髋部外伤，如股骨颈骨折、股骨头骨折、髋关节脱位等，其中青壮年股骨颈骨折继发骨坏死是 TONFH 的主要来源，由于青壮年股骨颈骨折受伤瞬间往往伴随着巨大的暴力，骨折移位及股骨头血运受损程度也相应更严重，更易继发 TONFH，中药预防和治疗 TONFH 的研究相对较少，研究质量也有待进一步提升。

临床实践中，股骨颈骨折以手术治疗为主，同时联合中药内服治疗以期促进骨折愈合及降低股骨头坏死发生率。有学者研究观察了空心加压螺钉联合接骨续筋口服液（院内制剂）治疗股骨颈骨折的临床疗效，评估空心加压螺钉联合接骨续筋口服液对骨折的愈合、股骨头坏死的发生以及髋关节功能的影响。研究纳入 2009 年 4 月至 2013 年 4 月住院治疗的新鲜股骨颈骨折患者 98 例，按随机数字表法分为试验组 62 例，对照组 36 例。对照组予空心加压螺钉手术治疗，试验组在对照组的基础上予接骨续筋口服液（由骨碎补、土鳖虫、川续断、自然铜、当归、延胡索等组成，主要功效为活血祛瘀、补肝肾强筋骨)，接骨续筋口服液术后第3天开始服用，每次服用20ml，每天3次，疗程为3个月。对两组患者术后12~48个月进行随访，平均随访时间为(28 ± 8.7)个月。结果显示，末次随访时，试验组治疗股骨颈骨折的不愈合率为3.23%，低于对照组的13.89%，差异具有统计学意义($P<0.05$)；末次随访时，试验组的股骨头坏死率为6.45%，显著低于对照组的22.22%($P<0.05$)；末次随访时，试验组髋关节功能活动改善的优良率为93.55%，高于对照组的75.00%，差异具有统计学意义($P<0.05$)。研究分析认为，股骨颈骨折手术内固定治疗联合接骨续筋口服液内服有利于促进骨折的愈合，降低股骨头坏死的发生率，改善髋关节的功能。

TONFH的主要病理机制即为骨折后股骨头血运中断受损，继发股骨头坏死。因此，有学者聚焦活血通络汤综合疗法降低创伤性股骨头坏死发生率的临床疗效。研究选取2014年1月至2014年9月股骨颈骨折AO加压空心钉内固定术后的患者共80例，随机分为试验组与对照组各40例。试验组于内固定术后2周行旋股内、外侧动脉介入术，并经导管依次快速注入低分子右旋糖酐160ml、血塞通注射液20ml(规格：250mg，10ml/支)、丹参注射液30ml(规格：10ml/支)、鹿瓜多肽注射液12ml(规格：2ml/支)等药物，同时予口服自拟中药方剂活血通络汤(方药组成：桃仁9g，红花6g，川芎9g，当归15g，川牛膝10g，鸡血藤10g，血竭10g，三七粉4g)，1剂/d，连续服用3个月。对照组内固定术后予口服钙片、接骨七厘片，治疗3个月。治疗后1年随访显示，试验组股骨头坏死率为5%(2/40)，显著低于对照组坏死发生率20%(8/40)，试验组治愈率为45%，对照组治愈率为20%，差异具有统计学意义($P<0.05$)。治疗后1年试验组Harris评分优良率与对照组差异无统计学意义($P>0.05$)。该研究提示，活血通络汤联合介入技术能明显降低股骨颈骨折后股骨头坏死的发生率，预防创伤性股骨头坏死的发生，提高股骨颈骨折患者的临床疗效。

亦有研究者关注中药汤剂对股骨颈骨折内固定取出术后ONFH患者的临床疗效。研究纳入48例2017年7月至2018年7月收治的股骨颈骨折内固定取出术后ONFH患者，随机分为试验组与对照组各24例。对照组在取出内固定物的同时行死骨彻底清除，打压植骨将塌陷的股骨头腾起，纠正塌陷，然后在C臂X线机透视下植入同种异体腓骨。试验组在对照组的基础上予内服自拟汤剂，药物组成为附子6g、甘草6g，桂枝9g，吴茱萸10g、菟丝子10g、川芎10g、鹿角胶10g、赤芍10g、丹参12g、当归15g、山药15g、补骨脂15g、杜仲15g、淫羊藿15g，每日1剂。两组治疗后Harris评分优良率比较，试验组为95.83%，对照组为75.00%，差异有统计学意义(χ^2=4.181，P=0.041)。试验组术后疼痛时间及内固定取出后钉孔愈合时间分别为(1.93 ± 0.22)小时、(82.68 ± 16.59)天，对照组分别为(2.14 ± 0.26)小时、(95.43 ± 18.14)天，差异具有统计学意义(t=3.020，P=0.004；t=2.540，P=0.014)。试验组治疗后有1例出现股骨头塌陷，塌陷率为4.16%，对照组有6例出现股骨头塌陷，塌陷率为25.00%，两组具有统计学差异($P<0.05$)。本研究认为，股骨颈骨折空心钉内固定取出术后打压植骨配合中药汤剂治疗ONFH疗效更好，可延缓股骨头塌陷。两组患者治疗前VAS评分、Oswestry功能障碍指数(ODI)与日常生活能力评分，差异无统计学意义($P>0.05$)；治疗后1个月，试验组VAS评分与ODI均显著低于对照组($P<0.05$)，日常生活能力评分高于对

照组，差异具有统计学意义（$P<0.05$）。

三、儿童股骨头骨骺坏死

中药治疗

儿童股骨头坏死最早是由美国学者 Legg、法国学者 Calvé、德国学者 Perthes 三人于 1910 年发现并报道，因此又称为 Legg-Calvé-Perthes 病。该病是一种自限性疾病，其病因及病理机制尚不完全清楚，目前对于儿童股骨头坏死的治疗尚存在争议，中药治疗儿童股骨头坏死的报道较少。

较早的一项 RCT 研究报道了院内制剂中成药骨复生胶囊治疗早期儿童股骨头坏死的临床疗效。研究纳入了从 2000 年 3 月至 2003 年 6 月收治的儿童股骨头坏死患儿 45 例，随机分为试验组 22 例，对照组 23 例。治疗方法上，对照组予行患侧髋关节滑膜切除、股骨头减压及带缝匠肌髂骨瓣移植术，试验组在对照组的基础上予口服骨复生胶囊（由三七、丹参、鹿角胶、骨碎补、当归、䗪虫、延胡索、牛膝、黄芪、甘草组成），用药方法为 6 粒 / 次，3 次 /d，10 天为 1 个疗程，间隔 5 天进入下一个疗程，共服用 12 个疗程。对所有患儿进行随访，随访时间为 1~4 年，其中治疗组 3 例随访 1 年，5 例随访 1~2 年，6 例随访 2~3 年，8 例随访 3~4 年；对照组 4 例随访 1 年，5 例随访 1~2 年，9 例随访 2~3 年，5 例随访 3~4 年。观察指标为治疗 6 个月后 Mckay 髋关节症状、体征评分、VAS 评分及远期治疗总有效率、优良率。两组治疗 6 个月后，VAS 评分较治疗前明显下降，差异均有显著性（$P<0.05$），治疗后 6 个月时两组 VAS 评分比较，治疗组低于对照组，差异亦有显著性（$P<0.05$）。治疗 6 个月后，两组临床症状及体征与治疗前相比均有不同程度好转（$P<0.05$），治疗组临床症状及体征评分低于对照组（$P<0.05$）。随访截至 2004 年 10 月，根据 Mckay 髋关节功能评定标准制定的总有效率及优良率比较，试验组总有效率为 90.9%，优良率为 77.3%，对照组总有效率为 65.2%，优良率为 34.8%，差异均具有统计学意义（$P<0.05$）。两组患者在治疗及随访过程中均未出现明显不良反应。研究说明，骨复生胶囊治疗儿童股骨头坏死具有良好作用，但尚需更大样本量、更严谨的随机对照双盲实验设计来提高证据质量。

另一项 RCT 研究探讨了补髓活血汤治疗小儿股骨头坏死的临床疗效。研究纳入 2017 年 3 月至 2019 年 1 月治疗的儿童股骨头坏死患儿 96 例，随机数字表法分为试验组与对照组，每组各 48 例。对照组予股骨头髓芯减压植骨术治疗，试验组在对照组的基础上予补髓活血健骨汤（由黄芪 30g，枸杞子 30g，川芎 15g，熟地黄 20g，牛膝 15g，当归 15g，红花 15g，白芍 15g，三七 15g，苏木 15g，骨碎补 25g，丹参 15g，山药 25g，鸡血藤 25g，茯苓 20g 等组成）内服，用药方法为每天 1 剂，早晚各服用 1 次，每次 250ml，疗程 1 个月。对所有患儿随访 1 年，以患儿症状改善程度及 Harris 评分作为疗效评价标准，结果 1 年后试验组的总有效率为 93.75%，显著高于对照组的 85.42%，差异具有统计学意义（$P<0.05$）。研究说明，补髓活血健骨汤治疗小儿股骨头缺血性坏死的疗效可靠，能减轻患儿疼痛，改善患者关节功能活动性，值得推广应用。

亦有学者观察中药联合支具治疗儿童股骨头坏死的临床效果。研究纳入了 2006 年 1

月至2013年3月收治的儿童股骨头坏死患儿52例，年龄2~14岁，所有患儿均为单侧发病，其中左侧20例，右侧32例。随机分为试验组和对照组，试验组予中药联合外展支具固定治疗，中药治以健脾益肾、补气养血。药用生黄芪20g，炒白芍12g，茯苓10g，山茱萸10g，怀牛膝10g，党参15g，川续断10g，蓬莪术10g，苍术6g，全当归5g，巴戟天10g，每日1剂，水煎分两次服用，1个月为1个疗程。对照组予髓芯减压手术治疗。疗效评价由患儿临床症状、髋关节活动度、患肢短缩程度、影像学变化等10项内容组成，满分20分，得分达18分以上者为优，15~17分为良，12~14分为可，小于11分为差。治疗6个月时，试验组的优良率为53.73%，对照组的优良率为33.33%，两组优良率差异无统计学意义（$P>0.05$）。治疗12个月时，试验组的优良率为67.86%，对照组的优良率为37.50%，差异具有统计学意义（$P<0.05$）。

第三节　临床指南与专家共识

一、国际临床指南与专家共识

（一）S3指南非创伤性成人股骨头坏死（2015版）

德国S3指南是德国骨科和创伤学会（DGOOC）牵头，与德国放射学会（DRG），德国物理治疗和康复学会（DGPMR）和德国骨科学会（DVO）于2013年合作完成的。并由德国学者Roth等人于2015年在*Arch Orthop Truma Surg*上撰文，对S3指南进行了简明摘要并综述了成人非创伤性股骨头坏死的诊断及治疗新发现。文献检索收集了1970年1月1日至2013年4月30日出版的文献（德语和英语）。纳入标准包括系统综述、Meta分析、同行评审文章或临床研究、德语或英语的全文出版物。工作组通过系统分析，将相关的发现以及结论以点到点的形式列出。提出的结论涉及成人非创伤性股骨头坏死（N-ANFH）的影像学检查、鉴别诊断、未经治疗的N-ANFH和风险因素 / 自然转归历史、保守治疗、保留髋关节手术、全髋关节置换术共6个方面。同时，还列出了各自的证据水平（LoE）和推荐等级（EC）及使用AMFW分级系统（ER），并在必要时会引用相关的重要文献。

在影像学诊断方面，该指南推荐临床上怀疑N-ANFH的患者应进行骨盆平片、髋关节侧位片及蛙式位片检查。如果X线检查结果正常，建议进行MRI扫描，推荐使用ARCO分类进行评估。鉴别诊断方面，提出髋关节一过性骨质疏松症（TOH）是一种重要的鉴别诊断，其他鉴别包括骨挫伤、功能不全性骨折和破坏性关节病。未经治疗的软骨下骨折通常发生在2年内。在此期间，对侧受累的风险很高，此后不太可能发生。保守治疗方面，认为单纯的N-ANFH保守治疗不能长时间缓解症状而且不能阻止疾病进展，可以尝试使用伊洛前列素和阿仑膦酸钠进行保守治疗，但其他药物或物理治疗缺乏足够证据支持有效，因此不推荐使用。不能推荐特定的保留髋关节手术，但如果坏死<30%，则重点推荐在早期阶段进行髓芯减压。在ARCO分期的ⅢC或Ⅳ期应考虑全髋关节置换术（THA），与骨关节炎进行THA

相比，其治疗效果相似。采用骨水泥和非骨水泥方式固定产生类似的效果，这两种方法均被推荐。具体治疗推荐内容详见表 15-1。

表 15-1　德国 S3 指南非创伤性成人股骨头坏死治疗推荐意见

干预措施	推荐意见
药物治疗	可以尝试使用伊洛前列素和阿仑膦酸钠进行保守治疗。 其他如抗凝药物（低分子肝素、华法林）、他汀类药物，缺乏足够证据支持有效，因此不推荐使用。
物理治疗	缺乏足够证据支持有效，因此不推荐使用。
保留髋关节手术	不能推荐特定的保留髋关节手术，但如果坏死<30%，则重点推荐在早期阶段进行髓芯减压。 对于年轻的早期患者，可以接受血管纤维移植术和矫正股骨截骨术，但技术上要求极其苛刻。
全髋关节置换术（THA）	在 ARCO 分期的ⅢC 期或Ⅳ期应考虑全髋关节置换术（THA）。但对于酒精或激素相关的 N-ANFH 患者，手术效果欠佳。 年轻是 N-ANFH 在 THA 之后翻修率较高的主要危险因素。 采用骨水泥和非骨水泥方式固定产生类似的效果。这两种方法均被推荐。

（二）ACR 适宜性标准髋关节骨坏死指南（2016 版）

随着髋关节骨坏死的发病率越来越高，在美国每年有 10 000~20 000 例有症状的病例出现，其诊治成为值得关注的临床问题之一。目前为止，没有具体的物理发现或实验室检查能够可靠地确定骨坏死的诊断。临床上怀疑的骨坏死只能通过诊断性成像或活检来确诊。有助于确定诊断的成像方法包括 X 射线、CT、放射性核素骨闪烁显影和 MRI。无论有无对比剂增强，这些方法在成本、诊断准确率和提供的信息方面存在很大差异。因此，美国放射学院（American College of Radiology，ACR）于 2016 年发布了 ACR 适宜性标准髋关节骨坏死指南。ACR 适当性标准是针对特定临床状况的循证指南，每三年由多学科专家小组进行一次审查。指南的制定和修订包括对同行评审期刊的当前医学文献的广泛分析，涉及了对不同影像学检查的概述、疾病进展、治疗方式及不同影像学检查适当性的讨论，以及应用完善的共识方法（改良德尔菲法）来评估成像和治疗程序在特定临床情况下的适当性。在缺乏证据或模棱两可的情况下，专家意见可以补充现有证据，以推荐影像学检查或治疗。这种实用的方法旨在指导医生进行临床决策时，提供确定有效和适当的影像学检查。

该指南基于对文献的系统评价和最新的循证证据，对成像和治疗程序在特定临床情况下的适当性提出了 8 条建议，重点推荐了症状侧髋关节或双髋关节前后骨盆和外侧蛙位 X 线作临床疑似骨坏死的初始影像检查；若一侧确诊骨坏死，可能需要进行 MRI 检查对侧髋关节是否存在无症状性骨坏死；若骨坏死的影像学表现不明确或症状侧正常，则推荐 MRI 来确定诊断并排除其他潜在原因；对于经影像学证实、隐匿或可疑骨坏死的成年患者，推荐使用 MRI 作诊断检查、评估疾病的程度或体积以及关节塌陷的证据。如果 MRI 不能充分评估，CT（MDCT）可用于术前评估；若无法进行 MRI 检查的成年患者，指南推荐 SPECT/CT 或 SPECT 骨闪烁扫描成像。在 X 线照片异常的患者中，CT 也可以用于确定股骨头坏死程度或受累体积以及关节塌陷的证据；对于儿童而言，推荐使用灌注增强 MRI 有助于确定诊断并评估灌注异常的程度;考虑到辐射暴露的问题,儿童很少使用CT和骨闪烁扫描术。如果MRI是禁忌证并且需要早期明确诊断的患者,则可以使用骨闪烁扫描术;及时筛选骨坏死高危患者可能对早期预防存在一定价值,详见表15-2。

表15-2 ACR适宜性标准髋关节骨坏死指南影像学检查措施及推荐意见

临床情况	推荐内容	推荐意见
成人及儿童临床疑似骨坏死的初始影像检查	髋部X线(推荐评级9)	应包括症状侧髋关节或双髋关节前后骨盆等
成人临床怀疑骨坏死且X线照片正常或可疑	髋关节MRI不伴增强扫描(推荐评级9)	MRI是首选的检查方式
儿童临床怀疑骨坏死且X线照片正常或可疑	髋关节MRI伴增强扫描或不伴增强扫描(推荐评级8)	与成人患者不同,通常提倡使用对比增强MRI
成人有疼痛和影像学证据表明由股骨头坏死导致关节塌陷及考虑进行手术治疗	髋关节MRI不伴增强扫描(推荐评级8);髋关节CT不伴增强扫描(推荐评级9)	适用于对患侧髋关节进行术前规划和检查对侧髋关节的状态。对于指导治疗选择,包括旋转截骨术或髓芯减压,通常很重要
儿童有疼痛和影像学证据表明由股骨头坏死导致关节塌陷及考虑进行手术治疗	髋关节MRI伴增强扫描(推荐评级8);或不伴增强扫描(推荐评级7)	使用对比增强MRI,包括动态减影技术,已被提倡用于评估儿童人群中的骨坏死,并可能对预后产生影响
成人或儿童临床怀疑骨坏死,X线照片正常或异常,但MRI禁忌证且需要进一步评估	髋关节CT不伴增强扫描(推荐评级9);骨闪烁扫描(推荐评级8)	CT虽然不如MRI和骨闪烁扫描术敏感,但更具特异性,并且具有允许解剖评估的优势;骨闪烁扫描比CT更敏感(如有可能,应进行SPECT/CT),尤其在X线正常的情况下

(三) 股骨头坏死治疗的循证指南(2017版)

来自美国的M.Chughtai等人于2017年发表了股骨头坏死治疗的循证指南。文献检索收集了从2006年以来发表的文章,重点分析了一级或二级研究,同时也包括一些三级和四级研究。评估了不同形式治疗方式的特征,旨在为非创伤性髋关节骨坏死的治疗提供最新的循证指南。文章将股骨头坏死的阶段定义为塌陷前、早期塌陷(塌陷≤2mm)和晚期塌陷(塌陷>2mm或继发性髋臼异常变化)。将疾病的结局定义为病情进展或转为全髋关节置换术。非手术治疗分为:口服药物和饮食、非药物治疗、非手术的联合治疗。手术治疗分为以下几个部分进行讨论:髓芯减压、股骨截骨术、非血管化骨移植(NVBG)、血管化骨移植(VBG)、基于细胞的治疗形式,以及髋关节表面置换或全髋关节置换术。

有关治疗的决定应基于病变的分期。虽然有几种非手术形式的治疗可用于塌陷前阶段,但在推荐这些治疗之前,还需要进一步研究。虽然非手术治疗或髓芯减压可用于有症状的中型塌陷前病变,但其有效性存在争议。中等到较大的病变可通过NVBG、VBG或截骨术治疗。一旦病变进展到塌陷后阶段，应使用关节保留技术（例如 NVBG 或 VBG）进行治疗。如果随后出现塌陷和髋臼受累，则需要进行关节成形术。基于细胞和生物形式的治疗已经显示出不确定的结果，需要进一步的研究来评估它们在这种疾病的管理作用。具体治疗推荐内容详见表 15-3。

表 15-3　股骨头坏死治疗的循证指南治疗方法及推荐意见

干预措施	推荐意见	是否有一级研究或循证证据支撑
非手术治疗		
保守观察	一般不考虑使用	是
口服药物或饮食	弱推荐	是
非药物治疗	考虑使用	是
非手术的联合治疗	弱推荐	是
手术治疗		
髓芯减压	考虑使用	否
非血管化骨移植（NVBG）	弱推荐	否
血管化骨移植（VBG）	弱推荐	否
基于细胞的治疗形式	弱推荐	是
髋关节表面置换或全髋关节置换术	考虑使用	否

（四）日本骨科协会 2019 股骨头坏死指南（2019 版）

该指南由日本股骨头坏死调查委员会（JIC）组织编写，并经日本骨科协会（JOA）认可。所有文献检索截至 2016 年 6 月，基于对许多证据的定性或定量 Meta 分析，对每项研究设计和结果进行了系统回顾。在 JOA 发展委员会和 ONFH JIC 工作组成员仔细讨论并客观评估公众意见后，最终确定了建议内容和建议级别。共制定了 12 个背景问题（BQ）和 13 个临床问题（CQ），涉及股骨头坏死流行病学、病理学、诊断及保守治疗和手术治疗等方面。并根据积累的证据及德尔菲法进行投票，指出每个 CQ 的推荐内容和推荐程度及证据强度。该指南的建议有助于医生和患者在医疗实践中达成共识，并做出适当的治疗决策。

在制定的 12 个背景问题（BQ）和 13 个临床问题（CQ）中，除了明确股骨头坏死的流行病学、病理学及诊断外。推荐治疗部分，保守疗法相关的拄拐、药物疗法、机械刺激或高压氧治疗虽能减轻疼痛，但对防止塌陷进展的长期影响尚未得到证据支持；外科治疗方面，目前对髓芯减压术的临床效果尚无共识，临床上推荐联合细胞疗法治疗。同时推荐了带血运的自体骨移植术，但有许多文献描述了其并发症，临床需要仔细考虑适应证，减少不良事件发生；手术治疗方面，仍推荐手术为治疗股骨头坏死的主要方法。截骨术有助于缓解症状，防止坏死面积大的 ONFH 患者的病情进展。人工关节置换术效果良好，但需考虑适应证及术后并发症。具体的治疗推荐内容详见表 15-4。

表 15-4 日本骨科协会 2019 股骨头坏死指南治疗推荐意见

干预措施	推荐意见
保守治疗	
卸载和支撑	可缓解疼痛，长期效果尚不清楚（推荐等级：无法提出明确建议，证据等级 D）
机械刺激或高压氧	可缓解疼痛，长期效果尚不清楚（推荐等级：无法提出明确建议，证据等级 D）
药物治疗	长期效果尚不清楚（推荐等级：无法提出明确建议，证据等级 D）
外科治疗	
髓芯减压	临床结果尚无共识（推荐等级：无法提出明确建议，证据等级 D）
血管化骨移植	（推荐等级：弱推荐，证据等级 C）
细胞疗法	有效性尚不明确（推荐等级：弱推荐，证据等级 C）
手术治疗	
截骨术	股内翻截骨术和经转子旋转截骨术均有助于缓解症状，防止股骨头坏死的进展（推荐等级：弱推荐，证据等级 C）
无骨水泥 THA	长期疗效总体良好，是一种有效的治疗选择（推荐等级：弱推荐，证据等级 B）
骨水泥 THA	长期结果表明是一种良好且有效的治疗方法（股骨侧，推荐等级：弱推荐，证据等级 B；髋臼侧，推荐等级：弱推荐，证据等级 C）
双极半髋置换术（BHA）	在第 3 阶段和更早阶段是一种有用的治疗方法，但需警惕术后并发症（建议等级：弱推荐，证据等级 C）
髋关节表面置换术	中短期效果总体良好，必须严格考虑手术适应证（建议等级：弱推荐，证据等级 C）

二、国内临床指南与专家共识

（一）股骨头坏死诊断和治疗的专家建议（2006 年）

随着股骨头坏死在我国发病率越来越高，造成的社会经济负担日益加重，成为值得关注的临床问题之一。目前国内对股骨头坏死的诊断存在混乱，治疗欠规范，疗效评判无统一标准，应该有规范化的诊断标准、治疗建议及科学的评定标准。2006 年 4 月，由中华医学会骨科学分会关节外科学组主办的“首届全国骨坏死与关节保留重建学术研讨会”在北京举行。会议期间，由全国 20 余位骨坏死及关节外科领域学者组成的大会专家组，就股骨头坏死的诊断和治疗标准进行了深入探讨并取得了共识。此专家共识旨在规范我国股骨头坏死临床诊断和治疗，提高临床疗效及医师对股骨头坏死疾病的诊疗水平。

该共识对股骨头坏死的定义、诊断标准、分期、治疗、不同分期的治疗选择、疗效评价等进行详细论述。首先对股骨头坏死的概念进行了定义，认为股骨头坏死是股骨头血供中断或受损引起骨细胞及骨髓成分死亡及随后的修复，继而导致股骨头结构改变、股骨头塌陷、关节功能障碍的疾病。在临床诊断方面，该共识综合了日本厚生省骨坏死研究会（JIC）和 Mont 提出的诊断标准，制定了我国股骨头坏死的 5 项主要诊断标准和 3 项次要标准，并指出了对具有类似的 X 线改变或 MRI 改变的病变鉴别事项。分期方面，共识建议采用 ARCO

分期、Steinberg分期和Ficat分期。目前尚无一种方法能治愈不同类型、不同分期及不同坏死体积的股骨头坏死，因此该共识认为应综合考虑分期、坏死体积、关节功能、患者年龄、职业及保留髋关节治疗的依从性等因素入手。在非手术治疗方面，该共识提出非手术治疗股骨头坏死的疗效尚难预料，包括保护性负重、药物治疗、物理疗法等，并且制定了股骨头坏死非手术治疗的详细治疗方案和原则。在手术治疗方面，提出了手术治疗分为保留患者自身股骨头手术和人工髋关节置换术两大类，包括股骨头髓芯减压术、带血管自体骨移植、不带血管骨移植、截骨术、人工关节置换术，针对手术治疗的各种适应证及不同分期股骨头坏死的治疗选择提出了共识。此外，专家认为对股骨头坏死的疗效评价可分为临床评价和影像学评价，两部分应分别评价，临床评价采用髋关节功能评分，影像学评价可应用X线片及MRI，观察股骨头外形、关节间隙及髋臼改变。共识指出股骨头坏死一经确诊，则应做出科学的分期诊断，以指导制定合理的治疗方案，准确判断预后。具体治疗推荐内容详见表15-5。

表15-5 《股骨头坏死诊断和治疗的专家建议》治疗推荐内容

干预措施类型	具体治疗建议
非手术治疗	
保护性负重	对减少股骨头塌陷仍有争论。使用双拐可有效减少疼痛，不提倡使用轮椅
药物治疗	适用于早期ONFH（0、Ⅰ、Ⅱ期），非类固醇消炎止痛剂、低分子量肝素、中药治疗、阿仑膦酸钠、扩血管药物均有一定疗效
物理疗法	适用于Ⅱ期和Ⅲ期早期的ONFH，包括体外震波、高频磁场等，如果应用恰当，中期疗效较好
手术治疗	
股骨头髓芯减压术	可配合自体骨髓细胞移植、骨形成蛋白（BMP）植入等，不建议在晚期（Ⅲ、Ⅳ期）使用
带血管自体骨移植	适用于Ⅱ、Ⅲ期ONFH，但需警惕手术并发症，并且手术创伤大、手术时间长、疗效差别大
不带血管骨移植	应用较多的有经股骨转子减压植骨术、经股骨头颈灯泡状减压植骨术等
截骨术	包括内翻或外翻截骨、经股骨转子旋转截骨术等，该方法适用于坏死体积中等的Ⅱ期或Ⅲ期早、中期的ONFH，但会为以后进行人工关节置换术带来较大技术难度
人工关节置换术	适用于股骨头塌陷较重（Ⅲ期晚期、Ⅳ期、Ⅴ期），各术式有其适应证、技术要求和并发症，应慎重选择

（二）成人股骨头坏死诊疗标准专家共识（2012年版）

中华医学会骨科分会显微修复学组及中国修复重建外科专业委员会骨缺损及骨坏死学组组织相关专业专家对《股骨头坏死诊断与治疗的专家建议》（2006版）进行了讨论、修改和补充，于2012年3月制定了《成人股骨头坏死诊疗标准专家共识》。在临床诊断方面，该共识认为具有股骨头坏死的临床表现；影像学检查（X线片、CT扫描的改变，MRI带状低信号及双线征象）；核素骨扫描呈灌注缺损及“面包圈样”改变；骨活检中骨小梁的骨细胞空陷窝多于 50%，且累及邻近多根骨小梁，骨髓坏死。符合上述两条或两条以上标准，或符合影像学检查和骨活检中的一条，即可确诊股骨头坏死。分型方面，共识建议采用 ARCO 分期，参考 Steinberg 和 Ficat 分期，临床可将 ONFH 分为：早期，ARCO 0 期～Ⅰ期；中期，ARCO Ⅱ期～Ⅲb 期；晚期，ARCO Ⅲc 期～Ⅳ期。治疗方面，共识认为应综合考虑分期、坏死体积、关节功能，以及患者年龄、职业及对保存关节治疗的依从性等因素。认为非手术疗法主要应用于 ONFH 早期患者。其中推荐使用中药疗法，具有预防塌陷、缓解疼痛、改善关节功能，提高手术效果的作用。以中医学整体观为指导，坚持“动静结合、筋骨并重、内外兼治、医患合作”的原则。注重于早期治疗、病证结合、早期正规治疗。对高危患者和早期无疼痛的患者，应用活血化瘀为主，辅以祛痰化湿、补肾健骨的中药，能促使坏死修复、防止塌陷的效果；对早期发生局部疼痛等问题的 ONFH，在保护性负重治疗的基础上，使用活血化瘀、利水化湿等药物，可减轻痛苦，提高关节活动能力；对中、晚期 ONFH 者，可配合外科手术，以改善术后疗效。对于 ONFH 病情进展较快、非手术治疗效果欠佳的患者则推荐手术治疗。手术方式包括保留患者自身股骨头为主的修复、重建手术和人工髋关节置换手术两大类。同时明确了临床实际应用原则和疗效评价及康复锻炼。具体治疗推荐内容详见表 15-6。

表 15-6 《成人股骨头坏死诊疗标准专家共识（2012 年版）》治疗建议

病程	应用原则
ARCO Ⅰ期	对无症状、非负重区、坏死体积<15% 者：可严密观察，定期随访； 有症状或坏死体积>15% 者：应积极进行下肢牵引及药物等非手术治疗。也可采用保留关节的手术治疗，推荐髓芯减压术（干细胞移植或浓集自体骨髓单个核细胞移植）
ARCO Ⅱ期	对股骨头尚未塌陷的病例建议采用髓芯减压术（干细胞移植或浓集自体骨髓单个核细胞移植）、带血运自体骨移植术、不带血运的骨移植术（15%<坏死体积<30%）
ARCO Ⅲa、Ⅲb 期	建议采用各种带血运自体骨移植术
ARCO Ⅲc、Ⅳ期	对症状轻、年龄小的病例，可选择保留关节手术，建议采用带血管自体骨骨移植（如带血管蒂大转子骨瓣联合髂骨移植等）； 对股骨头严重塌陷者建议采用人工全髋关节置换

（三）成人股骨头缺血性坏死（2012 年）

中华中医药学会于 2012 年 7 月发布《成人股骨头缺血性坏死》标准指南，对其分类、诊断要点、鉴别诊断、中医辨证、治疗、功能锻炼进行详细叙述。指南提出了 Ficat 分期法、Marcus 分期法及 ARCO 国际骨坏死分期标准三种分期方法。诊断方面，确定患者是否有髋部创伤史，如股骨颈骨折或长期大量服用激素史、酒精史等。患侧疼痛、髋关节活动受限、“4”字试验阳性、髋关节屈曲挛缩试验阳性、髋外展内旋试验阳性、臀中肌试验阳性，皆为股骨头坏死的症状体征。影像学检查方面，指南推荐使用 X 线作为本病诊断、分期、损伤严重程度、治疗方法选择、治疗评价等的主要手段与依据，要求摄高质量的双髋正位和蛙式位或侧位 X 线片，必要时可以摄断层片。同时认为 MRI 有很高的敏感性、特异性及准确率，是检查股骨头缺血性坏死最敏感的方法。临床上股骨头坏死应该与类风湿关节炎、髋关节骨关节炎、强直性脊柱炎做区分鉴别。在中医辨证方面，指南又将股骨头坏死分为6型。其中，气滞血瘀证为创伤所致，以髋部疼痛、跛行为主症，并伴有舌紫暗或有瘀斑，脉弦涩；筋骨劳损证为慢性劳伤所致，以髋关节功能障碍、髋周固定疼痛为主症，伴有下肢无力、酸软等症，舌淡苔薄，脉沉细弦；寒湿凝滞证多为感受寒湿所致，以髋部剧烈疼痛、局部漫肿、关节活动功能明显受限为主症，恶寒怕湿，冬春季节加重，舌苔白腻，脉弦滑；骨蚀痰湿证多为长期使用激素所致，以髋部疼痛、关节僵硬变形、跛行为主症，面色苍白、浮肿，神疲乏力，气短，舌淡，苔白腻，脉细涩；内损酒精证多为长期酗酒所致，湿热内蕴，痰瘀阻滞，以髋部疼痛、漫肿、关节活动受限为主症，肢体萎软无力，小便赤涩热痛，舌红或紫暗，苔黄腻，脉濡数或细涩；气血两虚、肝肾亏虚证多为病久所致，以髋部间歇性疼痛、下肢乏力、关节屈伸不利为主症，伴有神疲气短等虚象，舌苔薄白，脉细滑。共识强调治疗本病应以改善血液循环障碍、防止塌陷及保留髋关节功能、纠正塌陷和增生变形作为原则。治疗方面，非手术治疗的一般疗法适用于青少年及病变属Ⅰ、Ⅱ期范围较小的成年患者。手术治疗方面，病变属Ⅰ、Ⅱ期的患者推荐髓芯减压术治疗；带或不带血循环的骨移植术适用于Ⅱ、Ⅲ期；带血管蒂的骨转移或移植术填入带血循环的皮质骨，能起支撑作用；带血管蒂的骨膜移植术对股骨头坏死的修复具有积极的促进作用，但缺乏支撑力；截骨术适用于Ⅱ、Ⅲ期，坏死范围较小或不超过股骨头总面积2/3的患者；死骨清除股骨头成形术适用于Ⅲ期，对于年纪较大的后期患者，可以选择人工股骨头或人工关节置换术。介入治疗局部应用高浓度溶栓、扩血管药物，以解除血管痉挛，改善循环。功能锻炼方面，提出日常功能锻炼应以主动锻炼为主，被动锻炼为辅。术后功能锻炼则应该注重早、中、后期不同肌群的收缩和髋关节活动度的锻炼，并指导具体动作。股骨头坏死的中医药治疗部分，指南推荐建议主要见表15-7。

表15-7　成人股骨头缺血性坏死指南中医药治疗建议

干预措施类型	具体治疗建议	
中药内治	气滞血瘀证	推荐使用桃红四物汤(《医垒元戎》)加减，行气活血，破积散瘀
	筋骨劳损证	推荐使用补肾壮筋汤(《伤科补要》)加减，补益肝肾，强壮筋骨
	寒湿凝滞证	推荐使用宣痹汤(《温病条辨》)，散寒祛湿，温经通脉
	骨蚀痰湿证	推荐使用温胆汤(《三因极一病证方论》)加减，益气摄血，化痰渗湿
	内损酒精证	推荐使用苓桂术甘汤(《金匮要略》)加减，清热利湿，活血通络
	气血两虚，肝肾亏损证	推荐使用和营止痛汤、左归丸、右归丸、复方巴戟天合剂，补气血，养肝肾
中药外治	中药沐浴法	基本方药为骨碎补、透骨草、伸筋草、莪术、丹参、川芎等
	中药外洗法	基本方药为威灵仙、透骨草、钩藤、苏木、荆芥等
	中药敷贴法	对于早期症状明显者，采用双柏散类以清营凉血、消肿止痛；对于活动不利者采用狗皮膏药以舒筋活络、温经散寒、活血通痹
中成药	股骨头缺血性坏死属肝肾阴虚证者，可采用左归丸	
	股骨头缺血性坏死属肝肾阳虚证者，可采用右归丸	
	股骨头缺血性坏死属肝肾亏虚证合并骨质疏松症，可采用仙灵骨葆胶囊	

(四)股骨头坏死临床诊疗规范(2015年)

2014年底,由中华医学会骨科学分会关节外科学组召集国内从事ONFH临床和研究的20余位多专业专家讨论,并与参会的300余位医务人员互动,制定了《股骨头坏死临床诊疗规范》。该规范提出部分ONFH患者的高危人群的概念和范围,同时对亚临床及临床前期ONFH的范围进行了界定,强调了围塌陷期的概念及诊断方法。诊断方面,该规范指出有或无高危因素、临床症状和体征及符合相关的影像学条件即可确诊。分型方面,规范制定了中国分期,并采用CJFH分型。治疗方面,指南对坏死面积和体积测定提出了可操作性的方法,认为应根据病变分期及分型、患者年龄及职业、依从性、医院条件、医师技术等全面考虑,进行个体化选择。认为非手术疗法主要应用于ONFH早、中期患者。规范推荐使用中药疗法,中医预防ONFH注重于早期诊断和早期治疗的综合调理,按照中医证候遣方治疗。以活血祛瘀为主要的防治法则,辅以通络止痛、补肾健骨、健脾利湿等中药,并针对患者的各种临床证候特点而采取相应的防治手段。对未塌陷而无症状,或有症状但没有累及股骨头外侧柱的ONFH也可以应用中药,中药作为联合保髋手术治疗的手段,还可增强保髋作用。保髋手术治疗包括髓芯减压或联合自体骨髓单个核细胞植入、病灶清除,带或不带血运的骨移植、截骨术三大类。到了晚期,则需考虑人工关节置换术。同时明确了临床实际应用原则和疗效评定及预后预测,规范推荐建议主要见表15-8。

表15-8 《股骨头坏死临床诊疗规范》治疗建议

临床分期	应用原则
Ⅰ、Ⅱ期,M型	行随访,观察或安慰性治疗
Ⅰ、Ⅱ期,C型	行体外冲击波,髓芯减压或病灶清除,自体骨髓移植或打压植骨术,药物治疗
Ⅰ、Ⅱ期,L_1型	行病灶清除,支撑植骨(带血管或带血运骨移植)或打压植骨术,药物治疗;<35岁者可选择内翻截骨术
Ⅰ、Ⅱ期,L_2、L_3型	行病灶清除,支撑植骨(带血管或带血运骨移植)或打压植骨术;<35岁的L_2型可选择经股骨转子旋转截骨术
Ⅲ期	<50岁者以保髋为主;>50岁者因疼痛重、关节功能差,可选择人工关节置换术
Ⅳa、Ⅳb期	<40岁者尝试保髋;>40岁者因疼痛重、关节功能差,可选择人工关节置换术
Ⅳc、Ⅴ期	因疼痛重、关节功能差,可选择人工关节置换术

(五)股骨头坏死保髋治疗指南(2016版)

股骨头坏死是造成青壮年髋关节残疾的最常见原因之一。即使是无症状ONFH,自然病程研究揭示约60%最终会进展为影像学上的股骨头塌陷。虽然目前人工髋关节置换术愈发进步,但与之相关的并发症日益凸显。关节假体寿命有限、费用昂贵等问题限制了其广泛应用。因而,对于ONFH患者,如何进行合理有效的保髋治疗是骨科医师亟需解决的问题。中华老年骨科与康复电子杂志编辑委员会于2016年5月发布《股骨头坏死保髋治疗指南》,对其诊断和分期、保髋理论及依据、保髋适应证的个体化原则、保髋治疗方法进行详细叙述。临床诊断方面,该指南认为诊断需基于病史、症状、体征以及辅助检查结果。认为

MRI 是目前诊断早期 ONFH 的金标准，早期可见股骨头内水肿信号，坏死区 T_1 像呈带状低信号、T_2 像示双线征。分型方面，指南建议采用 ARCO 分期，参考 Steinberg 和 Ficat，以及日本骨坏死研究会（JIC）分期，临床可将 ONFH 分为 0~ Ⅳ共五期。指南认为早期、年轻的患者尤其是青少年更适宜保髋治疗。治疗需综合考虑患者的个体化因素，全面评价“保髋”和“换髋”的优缺点后，采取合适的治疗措施。保髋治疗部分，指南分为非手术和手术两大类，并介绍每种策略的适应证，并对每种治疗方法的疗效进行简要评价。具体治疗推荐内容详见表 15-9。

表 15-9 《股骨头坏死保髋治疗指南（2016 版）》保髋措施及治疗建议

干预措施类型	具体治疗建议
非手术保髋策略	
生活方式改变	常与其他保髋方式联合应用
药物	阿仑膦酸钠、阿托伐他汀、肝素、维生素 E、1,25-（OH）2-D_3、维生素 K、中药药物治疗对于早中期 ONFH 具有一定的治疗作用，也可作为其他保髋治疗方案的补充，目前尚无一种药物被广泛认可
生物物理治疗	主要包括体外高能震波和高压氧，可作为较早期 ONFH 的保髋治疗方式
手术保髋策略	
髓芯减压术	治疗 Ficat Ⅰ期和 Steinberg Ⅰ / Ⅱ期 ONFH 的金标准，进展期 ONFH 不推荐单独使用
前体细胞植入技术	可分化成为骨细胞，进而达到骨坏死修复的结果，需警惕其严重并发症
非结构性植骨术	可广泛应用于 Ficat Ⅰ / Ⅱ期和 Steinberg Ⅰ / Ⅱ/ Ⅲ期 ONFH，也可与其他治疗方法联合应用
不带血管的骨移植术	治疗 ONFH 疗效不如带血管的腓骨移植，可以用于 Steinberg Ⅰ / Ⅱ/ Ⅲ期 ONFH
带血管蒂或肌蒂的骨瓣转移术	可改善股骨头内循环，促进骨生成，需联合植骨术同时进行
吻合血管游离骨移植术	可提供有力的力学支撑，预防股骨头塌陷，起改善循环、骨诱导和骨发生的作用，但游离带血管的腓骨移植（free vascularized fibular grafting，FVFG）对显微外科技术要求较高
髋部截骨术	经转子旋转截骨术（transtrochanteric rotational osteotomy，TRO）能够缓解髋部疼痛、改善患髋功能，是青壮年保髋的有效方法之一，但其长期疗效和手术适应证仍需进一步明确
多孔金属棒植入术	对于塌陷前的 ONFH 有一定治疗作用，临床使用应谨慎

（六）成人股骨头坏死临床诊疗指南（2016）

国内《股骨头坏死诊断与治疗的专家建议》（2007）、《成人股骨头坏死诊疗标准专家共识（2012 年版）》的制定为国内股骨头坏死诊疗的规范化起到了推动作用，但其在分期规范化与治疗方式的选择方面仍存在不足之处。因此，中国医师协会骨科医师分会显微修复工作委员会、中国修复重建外科专业委员会骨缺损及骨坏死学组和中华医学会骨科分会显微修复学组共同组织国内股骨头坏死研究领域的专家，经过对既往专家共识的讨论、修改，并结合近几年的研究进展制定了《成人股骨头坏死临床诊疗指南（2016）》。在临床诊断方面，该指南认为诊断需基于临床特点、MRI、X线，以及CT扫描征象、骨组织活检、数字减影血管造影等影像学结果综合判断。认为MRI检查对股骨头坏死具有较高的敏感性，早期可见为T_1WI局限性软骨下线样低信号，或T_2WI“双线征”。鉴别诊断方面应与中晚期髋关节骨关节炎、髋臼发育不良继发骨关节炎、强直性脊柱炎累及髋关节、暂时性骨质疏松症、股骨头内软骨母细胞瘤、软骨下不全骨折、色素沉着绒毛结节性滑膜炎、滑膜疝及骨梗死作鉴别。分型方面，指南建议采用ARCO分期，其综合参考了Steinberg和Ficat，以及日本ONFH研究协会分期，临床可将ONFH分为0~Ⅳ共五期，并推荐在临床工作中与我国2015年制定的股骨头坏死中国分期同时应用。治疗原则方面，指南认为需综合考虑患者的个体化因素，如分期、分型、坏死体积、关节功能，患者年龄、职业，以及对保存关节治疗的依从性等因素。治疗部分，指南分为非手术和手术两大类，分别介绍每种策略的适应证，并对每种治疗方法的疗效进行简要评价。具体治疗推荐内容详见表15-10。

表15-10 《成人股骨头坏死临床诊疗指南（2016）》治疗建议

干预措施类型	具体治疗建议
非手术治疗	
保护性负重	避免撞击性和对抗性运动。使用双拐可有效减轻疼痛，不主张使用轮椅
药物治疗	建议选择抗凝、增加纤溶、扩张血管与降脂药物联合应用，也可联合应用抑制破骨和增加成骨的药物，药物治疗可单独应用，也可配合保髋治疗
中医药治疗	对高危人群及早期无痛患者，能促进坏死修复、预防塌陷；对早期的骨坏死配合保护性负重，能缓解疼痛、改善关节功能；中晚期配合外科修复手术，能提高保髋手术效果
物理治疗	包括体外冲击波、电磁场、高压氧等
制动与牵引	适用于股骨头坏死早中期病例
手术治疗	
髓芯减压术	手术开展时间长，疗效肯定。可分为细针钻孔减压术和粗通道髓芯减压术
不带血运骨移植术	应用较多的术式有经股骨转子减压植骨术、经股骨头颈灯泡状减压植骨术等
截骨术	目的是将坏死区移出股骨头负重区。截骨术包括内翻或外翻截骨、经股骨转子旋转截骨等，以不改建股骨髓腔为原则选择术式
带血运自体骨移植术	髋周带血管蒂骨瓣手术为增加股骨头内的强力支撑，可联合支撑材料植入，能够避免术后股骨头塌陷，其中短期疗效好，长期疗效有待确定，吻合血管腓骨移植的手术效果较为肯定，推荐使用。可根据其各自优缺点、术者的熟练程度等因素综合考虑
人工关节置换术	股骨头塌陷较重（ARCO 3C期、4期）、出现关节功能严重丧失或中度以上疼痛，应选择人工关节置换术

（七）股骨头坏死中医辨证标准（2019 年版）

股骨头坏死采用中医药治疗已经在相关的西医共识和指南中得到推荐，早中期的疗效优势也得到逐步认可。国家中医药管理局和国家药品监督管理局分别于 1994 年、2002 年制定发布了《中医病证诊断疗效标准》和《中药新药临床研究指导原则》，两者分别将股骨头坏死分为 5 种及 2 种中医证型。中华中医药学会也在 2012 年发布的《成人股骨头缺血性坏死》标准中，将本病分为气滞血瘀证、筋骨劳损证、寒湿凝滞证、骨蚀痰湿证、内损酒精证和气血两虚肝肾亏虚证 6 型，虽然股骨头坏死的中医辨证分型方法众多，但仅只有少数证型在临床中较为常用，且缺乏较为统一和规范的辨证标准。中医药治疗股骨头坏死亟需统一、规范的中医辨证标准。

本标准经过 5 轮专家咨询会，采用"文献研究法""专家问卷调查法（Delphi 法）""专家会议法"结合的研究方法，通过分析 147 篇中医药辨证论治股骨头坏死的临床研究文献，并统计 195 份调查问卷中辨证分型数、临床常用证型等问题，在参考《证候类中药新药临床研究技术指导原则》的基础上，以不同分期、不同病因辨别股骨头坏死中医证型，并制定了早、中、晚"三期"和气滞血瘀、痰瘀阻络、经脉痹阻、肝肾亏虚"四型"的辨证方法。该标准共识适用于股骨头坏死中医证型的辨识与判定，旨在指导临床医生进行临床决策，并帮助做出确定有效和适当的中医辨证。具体推荐内容见表 15-11。

表 15-11 《股骨头坏死中医辨证标准（2019 年版）》具体建议内容

中医证型	分期	症状
早期股骨头坏死		
气滞血瘀证	多见于早期（ARCO 分期Ⅰ期、Ⅱ期）创伤性股骨头坏死	主症：①髋部疼痛，痛如针刺，痛处固定；②关节活动受限 次症：①面色暗滞；②胸胁胀满疼痛；③舌紫或青或暗或有瘀斑；④脉弦或涩
痰瘀阻络证	多见于早期（ARCO 分期Ⅰ期、Ⅱ期）非创伤性股骨头坏死	主症：①髋部疼痛，或有静息痛；②关节沉重 次症：①胸脘满闷；②形体肥胖；③舌胖大、苔白腻，或舌紫 / 青 / 暗，或有瘀斑；④脉弦涩 / 滑，或脉沉涩 / 滑
中期股骨头坏死		
经脉痹阻证	多见于中期（ARCO 分期Ⅱ期、Ⅲ期）股骨头坏死	主症：①髋痛至膝，动则痛甚；②关节屈伸不利 次症：①倦怠肢乏；②周身酸楚；③舌暗或紫；④脉涩而无力
晚期股骨头坏死		
肝肾亏虚证	多见于晚期（ARCO 分期Ⅲ期、Ⅳ期）股骨头坏死	主症：①髋部疼痛，下肢畏寒；②下肢僵硬，行走无力 次症：①腰膝酸软；②下肢痿软无力；③头晕或健忘；④舌淡苔白；⑤脉沉而无力

注：具备主症 2 项与次症 1 项，或主症 1 项与次症 2 项，即可判定为本证。

（八）中国成人股骨头坏死临床诊疗指南（2020）

股骨头坏死的预防和保头治疗一直是临床骨科医生面临的巨大挑战。国内《成人股骨头坏死临床诊疗指南(2016)》等指南的制定推动了诊疗的规范化,但在分期规范化的统一认识与诊疗方法的选择方面仍存在不足。为了更加规范而有效地诊治股骨头坏死,中国医师协会骨科医师分会骨循环与骨坏死专业委员会、中华医学会骨科分会骨显微修复学组和国际骨循环与骨坏死学会中国区共同组织国内骨关节与股骨头坏死研究领域的专家,在2016版指南的基础上,于2019年8月经过对既往指南和共识的讨论、修改,结合近几年的研究进展,制定了《中国成人股骨头坏死临床诊疗指南(2020)》。该指南不仅建立了ONFH的基本诊断、治疗和评价体系,还提供了流行病学、病因学、诊断标准、病理分期、预防和治疗选择等方面的专家意见和标准。分期方面,将最新的ARCO分期也引入指南中。预防方面,当存在ONFH的可能危险因素时,建议采取一定的相应措施以避免股骨头坏死的发生。治疗方面,指南为骨坏死提供了简要的分类标准和治疗方案,其中推荐了中医药治疗。以中医学整体观为指引,坚持"动静结合、筋骨并重、内外兼治、医患合作"的原则,注重于早期治疗、病证结合、早期规范治疗护理,力求实现髋关节局部和整体稳定。对高危易感群体(长时间大剂量采用激素)采用活血化瘀、补肾健骨等中草药,进一步防止坏死的产生;对早期髋部无痛患者,根据检查发现的坏死部位,如塌陷危险性较低,可以采用活血化瘀通络为主,辅以祛痰化湿、补肾健骨等中药,以促使坏死修复;如塌陷危险性较大,则需要配合保护性负重训练以减少塌陷的风险。对存在长期髋关节疼痛症状的患者,塌陷通常早已形成,或股骨头软骨下骨板发生了断裂。若坏死、塌陷程度尚未累及股骨头前外侧壁,或塌陷严重程度轻微(少于2mm)、髋关节功能正常、再塌陷风险性较低者,可在保护性负重的基础上采取活血化瘀通络、补肾健骨等中药治疗,以求减轻痛处、促使坏死修复及避免进一步手术;对塌陷程度高(2~4mm)、塌陷时间较短(不大于六个月)、累及前或外侧壁者,在保髋手术基础上联合采用活血化瘀通络、补肾健骨等中药,也有助于改善保髋手术后的疗效。该指南认为,明确病因、综合考虑不同阶段股骨头坏死的血运状态、髋关节功能、患者的年龄和职业是诊断和制定治疗策略的重要步骤,并具体介绍了股骨头坏死的疗效评价与康复练习,指南认为疗效评价应包括临床评价和影像学评价两部分。临床评价采用髋关节功能评分,同时建议行步态分析。影像学评价可应用X线片及MRI,观察股骨头外形、关节间隙及髋臼改变,评价不同病因、坏死时期、年龄、治疗方法的疗效,有助于规范股骨头坏死的治疗。同时提出功能锻炼应以主动活动为主,被动活动为辅,由小到大,由少到多,逐渐增加,介绍了平卧分腿法、坐位踢腿法、卧位抬腿法、坐位分合法、立位抬腿法、扶物下蹲法、内旋外展法、扶拐步行训练或骑自行车等锻炼功法,倡导选择适宜的锻炼方法应对不同阶段股骨头坏死的康复练习。具体治疗推荐内容详见表15-12。

表15-12 《中国成人股骨头坏死临床诊疗指南(2020)》治疗建议

病程	应用原则
无临床症状	
非负重区坏死面积<15%	严密观察,积极抗凝及扩血管,避免负重,定期随访
负重区坏死面积>30%	积极治疗,评估血运情况,可联合应用髓芯减压术或非手术治疗手段

续表

病程	应用原则
ARCO 0 期	如果一侧确诊，对侧应高度怀疑，宜行双侧 MRI 检查，每 3~6 个月随访一次，抗凝联合扩张血管药物、活血化瘀中药进行治疗
ARCO 1、2 期	有症状或坏死面积为 15%~30%，应积极行下肢牵引及药物等非手术治疗；根据血运情况，采用保髋手术，如髓芯减压术或配合干细胞移植或浓集自体骨髓单个核细胞移植
ARCO 2C 期	用带或不带血运的骨移植术（可联合支撑材料）、截骨术等；非手术治疗应作为辅助治疗积极开展
ARCO 3 期早期	动脉缺血的血运表现，采用带血运自体骨移植术（可联合支撑材料）
ARCO 3 期晚期	根据血管闭塞的血运情况，采用带血运骨移植术（可联合支撑材料）
年轻、坏死塌陷面积小于 2/3	可考虑截骨或人工关节置换
ARCO 4 期 严重的髋关节功能丧失或疼痛	应选择人工关节置换术
症状轻、年龄小（5 岁以下）	参考血运表现情况，采用带血管自体骨骨移植联合支撑材料，保髋手术一种或两种以上的组合及配合非手术形式的综合治疗

（九）股骨头坏死临床诊疗技术专家共识（2022 年）

股骨头坏死是骨科常见难治性致残性疾病，是引起髋关节疼痛及功能障碍的常见原因之一。ONFH 指各种原因所致股骨头骨内血供中断引起的骨组织和骨髓成分死亡及随后的修复过程，基于其病理特征，也被称为“股骨头缺血性坏死”，主要影响年轻人群，常伴有股骨头进行性塌陷及关节破坏，继发髋关节骨关节炎。ONFH 的发病机制仍不清楚，目前认为主要包括凝血功能障碍、脂质代谢异常、成骨障碍、血管化修复不良等。根据病因不同，常将 ONFH 分为两大类：创伤性 ONFH 和非创伤性 ONFH。在我国，男性非创伤性 ONFH 患病率高于女性，北方居民患病率高于南方居民。全身性类固醇激素给药、习惯性酒精摄入（或酗酒）、髋部创伤（脱位和 / 或骨折）、脂质代谢异常、减压病和辐射等是 ONFH 的常见诱发因素。

ONFH 致残率高，严重影响患者的工作及生活，晚期常需行人工全髋关节置换术（total hip arthroplasty，THA）治疗，给患者、家庭及社会带来沉重负担。由于脱位、假体无菌性松动、感染等并发症的存在，以及假体使用寿命限制，患者可能需要面临多次全髋关节翻修手术。因此，ONFH 需要早期诊断、早期治疗，通过早期选择合适的诊疗技术延缓 ONFH 进展和推迟 THA 手术时机。目前临床上 ONFH 的诊疗技术众多，由于病因、分期、分型不同，治疗效果各异，对治疗方案的个体化选择缺乏统一的专家意见。为了实现 ONFH 诊疗技术规范化、科学化，中国微循环学会骨微循环专业委员会组织国内 ONFH 领域的专家，结合近年研究进展，共同制定了《股骨头坏死临床诊疗技术专家共识（2022 年）》，以期为 ONFH 诊疗技术的个体化选择提供建设性参考意见（表 15-13）。

表 15-13 《股骨头坏死临床诊疗技术专家共识(2022 年)》参考建议

干预措施类型	具体治疗意见
非手术治疗技术	
保护性负重	对于病变位于股骨头内侧及面积较小(<15%)的 ONFH 可考虑此方法
药物治疗	可单独用于治疗 ONFH,也可与保髋手术配合应用。常使用抑制破骨细胞功能和促进成骨细胞功能的药物,如膦酸盐类药物以及抗凝、降脂、扩张血管、促进纤溶等药物
中医药治疗	中医药治疗强调早期诊断、病证结合、早期治疗。对高危人群及早期 ONFH 患者,建议给予活血化瘀、补肾健骨等中药治疗,具有促进坏死修复、预防塌陷的作用;配合保髋手术使用,可提高保髋手术效果。常用药物有仙灵骨葆胶囊、强骨胶囊等
物理治疗	包括体外震波(亦称为冲击波)、电磁场、高压氧等
手术治疗技术	
髓芯减压术	对于 ARCO Ⅰ、Ⅱ期,CJFH 分型 L1、C 型的患者疗效更佳。无症状 ONFH 中坏死区仅存在于股骨头内侧时,塌陷发生率较低,应慎重考虑使用该手术治疗
游离骨移植术	常用于治疗早期 ONFH,手术去除坏死组织,植入自体骨、同种异体骨、骨替代材料或生物诱导骨基质(如 BMP-2)。常用术式有股骨头颈部开窗病灶清除打压植骨术
带或不带血管蒂骨移植术	带血管蒂骨移植术可给予股骨头结构支撑;不带血管蒂骨移植术应用较多的术式有经股骨转子减压植骨术、经股骨头颈灯泡状减压植骨术等;植骨方法包括压紧植骨、支撑植骨等;植骨材料包括自体皮质骨和松质骨、同种异体骨、骨替代材料
截骨术	适用于伴有疼痛、早期塌陷无关节间隙狭窄的 Ficat-Alert ⅡB 期和Ⅲ期、年龄<40 岁、身体质量指数<24kg/m^2 的 ONFH 患者,MRI 示股骨头未坏死面积>1/3;另外,还适用于 Perthes 病、股骨头软骨下不全骨折伴塌陷、股骨头骨骺滑脱症、早期髋关节骨关节炎股骨头负重区域磨损等

第四节 研究述评与展望

股骨头坏死是当今骨科常见的难治性疾病之一,具有发病隐匿、进展迅速、致残率高的特点。随着医学的不断进步,激素在各类疾病中的广泛滥用,酗酒人群的不断增加,股骨头坏死的发病率也在逐年上升。且该病好发于 20~50 岁的青壮年,这类人群又是社会和家庭的主力军,股骨头坏死后期将出现股骨头塌陷,进展为髋骨关节炎,严重影响髋关节功能,但在这一年龄段行关节置换,远期又将面临关节翻修问题。因此,保留患者自身髋关节并维持较高的生活质量具有很强的临床和社会价值。中医药是我国医疗卫生事业的一大特色,也拥有许多西医药无法比拟的优势。长期的临床实践与研究证实,中医药治疗股骨头坏死的疗效是确切的,且具有无创伤、无痛苦、不良反应少、方法简单、失败后不影响人工关节置换等优势,在我国易被患者接受。但同时中医药防治股骨头坏死的临床研究质量和证据等级仍然较低,不足以令人信服,尤其是不被许多西医认可。其原因既有中医药疗效局限性,同时与广大研究者对研究方案的质量把控不严格、重复进行低质量的研究密切相关。而如何提高中医药防治股骨头坏死的临床研究质量、提升证据等级，是提高全社会对中医药的认可、推动中医药走向世界的关键所在。

一、中医药防治股骨头坏死临床研究所面临的挑战

（一）股骨头坏死的早期诊断存在难度

股骨头坏死的早期通常是指 ARCO 分期的 0 期和 Ⅰ 期。由于股骨头坏死早期通常无明显症状，患者往往因为髋部疼痛而首次就诊，此时股骨头已经塌陷或将要塌陷，已非早期，错过了中医药干预的最佳时机。以激素性股骨头坏死患者为例，这一类群体主要是因为自身的风湿免疫性疾病、皮肤病等需长期服用激素类药物或接受短时间内大剂量激素冲击疗法，而大多数内科医生关注的重点是原发病的治疗，对于股骨头坏死这一类并发症重视程度不够，使得大批的股骨头坏死患者没有及时发现，待患者出现髋部疼痛不适等症状前往骨科门诊就诊时已经进展为 ARCO Ⅲ期或Ⅳ期。已有大量的研究证实，对于长期接受激素治疗的患者，同时服用活血化瘀、补肾强骨、祛湿化痰类中药可有效预防股骨头坏死的发生。此外，股骨头坏死并非多发病、常见病，各基层医疗机构医生对本病的认识程度和诊治水平参差不齐，导致常常出现漏诊、误诊的现象。以本中心为例，我们经常接诊在外院初次就诊但被误诊为腰椎间盘突出症、髋关节滑膜炎等疾病的股骨头坏死患者，来到医院就诊时股骨头已经出现严重塌陷，失去了保髋的黄金时间。而长期的临床实践与研究证明，中医药防治股骨头坏死贵在早期干预，待患者出现临床症状后再行干预，失败率将显著增加。如何获得早期诊断，运用中医药疗法在疾病的早期进行干预和预防，是验证中医药疗效的难点之一。

（二）缺乏较为统一和规范的辨证标准

中医辨证是中医进行临床治疗和开展临床研究的基础。现阶段，股骨头坏死的中医证型较为冗杂，各个医疗中心均遵循自己的辨证方法，但缺乏统一的辨证标准，这也与股骨头坏死病因较多、病理机制复杂有关。国家中医药管理局、国家药品监督管理局、中华中医药学会等均先后颁布了股骨头坏死的中医证候标准，但文献计量学显示，在临床的实际应用中，各个诊治中心所使用的辨证证型尚不统一。因此，各中心所研制的院内制剂和使用的中医药综合疗法都不尽相同，这使得各自的临床研究可重复性不高，难以进行合作（如开展大样本量、多中心的随机对照试验）。因此，制定统一公认的中医辨证标准，并在此基础上进行辨证遣方，同样是提高中医药疗效研究证据等级的难点之一。

（三）临床经验对部分中医疗法的疗效存在影响

与中医特色疗法治疗其他骨与关节慢性退行性疾病一样，临床医师操作水平和熟练度对治疗效果有不可避免的影响。针灸、针刀、功能锻炼等特色疗法在改善股骨头坏死髋关节功能和缓解疼痛方面具有不错的疗效，但这一疗效也与操作者的临床经验和技能水平有关，如针灸、针刀等技术，若操作不当甚至会引起晕针、断针、局部软组织感染等不良反应。这些差异也使得不同研究者的研究报道存在异质性，如何保证各中心研究者在“同质”的水平下开展治疗与临床评价，也是验证中医药干预措施疗效的难点之一。

（四）缺乏统一的疗效评价标准

同缺乏统一规范的中医辨证标准一样，现阶段股骨头坏死的保髋治疗尚缺乏统一的疗效评价标准。尽管中医药防治股骨头坏死的临床研究层出不穷，但其疗效尚未得到广泛认可，缺乏客观、系统、统一的疗效评价标准也是主要原因之一。查阅国内外文献可发现，绝大多数中医药治疗股骨头坏死所采用的疗效指标多以 VAS 评分、WOMAC 骨关节指数评分、髋关节 Harris 评分等为主，这一类指标均侧重于患者的主观感受，难以客观、真实评价保髋疗效，有少数研究在上述指标的基础上加用髋关节置换率作为保髋失败的终点指标，但考虑到关节置换需要经过长时间的随访，且接受率易受患者的年龄、家庭、工作性质等各种因素影响，也无法客观全面反映保髋的疗效。此外，亦有研究者以自拟的指标进行疗效评价。纵览现有的国内外股骨头坏死诊疗指南，在疗效评价这一版块描述均较为简单，且各不相同。因此，最理想的疗效评价标准应是客观指标与主观评价指标有效结合的综合疗效评价体系，而这一体系的探索和制定也将推动中医药防治股骨头坏死临床研究的发展。

（五）中医药治疗股骨头坏死具有严格的适应证

在自然的病理状态下，股骨头坏死将经历坏死、修复、塌陷、骨关节炎四个阶段，而中医药的优势在于预防坏死的发生和促进坏死区域的修复。因此，中医药防治股骨头坏死的关键在于早期干预，即在坏死发生之前或股骨头塌陷之前进行辨证论治，同时配合非负重或限制负重等措施，将取得事半功倍的效果。此外，股骨头坏死的塌陷风险与坏死范围、坏死部位、激素的使用和饮酒的控制状况紧密相关，对于股骨头塌陷风险较高或已经出现塌陷的患者，不能盲目单纯使用中医药进行干预，这样势必会增加失败的风险，而可以与现代医学中各种保髋手术相结合，发挥中医药的优势，提高保髋的成功率。同时，中医药保髋的疗程往往较长，大多需要 1 年甚至更长时间，加之需要配合拄拐等限制负重的方式，患者的依从性也将一定程度影响保髋的最终疗效。我们也应当注意到，中医药综合疗法虽然无法纠正股骨头的塌陷，但可以有效缓解症状及改善髋关节功能，提高患者生存质量，即达到“带塌陷生存”状态，这对于那些已达关节置换指征，但由于各种原因尚不适合接受关节置换的人群具有很大的临床和社会意义。综上，对于中医药干预股骨头坏死适应证的正确把握是取得良好疗效的前提，盲目运用中医药势必会增加保髋失败的风险，也同样会影响大家对中医药保髋疗效的认可。

（六）临床研究方案设计存在不足

截至目前，国内外期刊所发表的中医药治疗股骨头坏死的临床研究数目众多，但真正高质量的随机对照试验却屈指可数。随机对照试验作为可信度最高的临床研究类型，必须遵循规范的研究流程。大多数随机对照研究在样本量估算、试验组和对照组干预方式的选择、随机化的方法、盲法的实施、随访时间以及统计学方法均或多或少存在不足，以至于整体研究质量较为低下，结果可信度不高。如何设计严谨的研究方案，严格规范地开展临床研究，是提高研究结果可信度的重要挑战。

二、中医药防治股骨头坏死临床研究质量控制的保障

（一）加强学科间的合作

创伤、激素和酗酒是股骨头坏死的三大病因，这三大病因引起的股骨头坏死可占总患病人数的90%以上。酒精性股骨头坏死主要出现在长期酗酒的人群，从饮酒到开始出现股骨头坏死症状多在10~20年，有的甚至更长，且中国的饮酒人群基数庞大，因此对这一类人群进行随访筛查不太现实。创伤性股骨头坏死主要继发于股骨颈骨折、股骨头脱位等髋部严重外伤，流行病学研究显示，股骨颈骨折继发股骨头坏死的发病率在30%~40%，多在伤后6个月到2年发现，且这类患者均在骨科就诊治疗，有利于我们进行随访并获得早期诊断，而研究也表明在股骨颈骨折术后早期进行中医药干预可有效降低股骨头坏死的发生率。当然，部分医院骨科分科较细，使得股骨颈骨折与股骨头坏死在不同专科进行治疗，这就要求各专科间加强合作，建立完善的创伤性股骨头坏死随访筛查体系。也有一些医疗中心以患者年龄为界限进行科室诊疗权限划分，例如将老年股骨颈骨折归为创伤骨科，中青年股骨颈骨折归为关节骨科，这一举措也为关节骨科医生对中青年股骨颈骨折术后的早期随访和中医药干预提供了极大的方便，值得借鉴。激素性股骨头坏死患者主要来源于风湿免疫科、肾病科、皮肤科、血液科等，基于对SARS患者使用激素后的长期随访观察，李子荣教授团队发现当应用激素累积量超过2 000mg（折算成泼尼松龙），或每天用药超过30mg，连续用药超过30天，特别是有静脉大剂量（>80mg/d）冲击治疗史连续3天及以上的患者，股骨头坏死的发生率明显升高，且绝大多数股骨头坏死发生在运用激素后的6个月至1年以内，最早者可在2个月时检出。加强与上述内科科室的合作交流，提高他们对激素性股骨头坏死发病规律的认识，共同制定完整的随访筛查方案（如对有激素使用史的患者，可于运用激素后2~12个月内定期行MRI筛查），将有助于一大批早期股骨头坏死患者得到诊治。例如，由中国中医药研究促进会骨伤科分会发布的《中医药防治新型冠状病毒肺炎后股骨头坏死专家共识》中指出，应加强科室间协作，针对新型冠状病毒肺炎确诊患者制定一套从登记、筛选、随访到干预的全方位防治体系，根据激素使用情况进行风险人群分级：①对于未使用激素的低风险人群，可在新冠病毒肺炎康复后1年内根据髋关节是否出现症状或患者自身意愿，进行髋关节MRI检测，且无需进行中医药干预；②对于使用小剂量激素的中风险人群，建议自使用激素起3个月、12个月时行髋关节MRI检查，随访时长2年，若在此期间出现髋关节局部症状，应及时前往专科就诊检查，推荐自开始应用激素日算起3个月时，通过辨证论治服用中药制剂预防，共服用3个月；③对于使用大剂量激素的高风险人群，自开始应用激素日算起2个月、6个月、12个月、24个月时定期行髋关节MRI检查，随访时长2年，若在此期间出现髋关节局部症状，应及时前往专科就诊检查，推荐自开始应用糖皮质激素日算起3个月时，通过辨证论治开始服用中药制剂，服用3个月，至6个月复查时若未出现股骨头坏死，则减为一半剂量继续服用3个月。上述防治体系的建立，依赖于科室间的合作交流，可极大地提升股骨头坏死早期诊断成功率，发挥中医药早期干预的优势。

（二）采用公认的中医辨证标准

现阶段，股骨头坏死的中医证型种类繁多，国家中医药管理局1994年发布的《中医病证诊断疗效标准》推荐将股骨头坏死证型分为气滞血瘀、风寒湿痹、痰湿型、气血虚弱、肝肾不足等5个证型，国家药品监督管理局于2002年制定的《中药新药临床研究指导原则》则推荐分为筋脉瘀滞证、肝肾亏损证两个证型。而上述两个辨证标准并没有被普遍接受，多数学者均在参考上述标准的基础上结合自身辨证经验进行论治，亦有学者是根据坏死病因和患者的证候自行辨证分析。为提高股骨头坏死证型的普遍适用性，可在全国范围内进行多中心、大样本量的流行病学调查，收集整理股骨头坏死患者常见的证候，使用统计学方法进行聚类分析，再结合病因，由骨坏死领域的专家共同商讨制定普适性的辨证标准。亦可以采用“文献研究法”，利用文献计量方法分析所有已发表的股骨头坏死辨证论治的文献，得出研究者们最常运用的中医证型。

（三）建立临床技能培训与考核系统

中医外治法主要包括针灸、针刀、推拿、穴位注射、拔罐、耳穴压豆等，这些疗法均侧重于实践技能操作，而临床医师技能水平的培训、传承、考核方式一直是继续教育关注的难点。现阶段，临床医师多通过参加线下实践技能培训班或线上视频授课的方式提升自身临床技能操作水平，这些培训模式虽能短期内提升学员理论水平和实践能力，但缺乏延续性和考核标准。以针灸、针刀为例，部分医疗中心建立临床技能培训基地，构建技能培训师资队伍，采用前期理论讲解与后期教学模拟实操一对一培训相结合的模式，提升学员的参与感，并能对学员定期量化考核，帮助其稳步提升自身技能实践水平，值得借鉴。此外，将现代前沿科技虚拟现实（virtual reality，VR）技术运用到临床技能培训教学中，学员可以在特定的虚拟教学环境中与模拟对象沟通和进行操作，获得与真实环境中同等的感受和体验，具有很广阔的前景。当然，为了保证疗效，降低研究者间技能操作水平参差不齐引起的偏倚，临床研究中应尽可能保证团队中经验丰富的同一操作者对受试者进行操作，保证研究结果的可靠性。

（四）建立系统的疗效评价体系

为保证各团队间的研究结果具有可比性以及研究的可重复性，有必要探索、建立一套系统的疗效评价体系，这也有利于更多高质量的系统评价 /Meta 分析的产生。VAS 评分是最常用的疼痛评分工具，但许多患者往往很难把握疼痛程度与分值的对应关系，需要评分人员在测量前与患者耐心讲解，最好采用形象比拟的方式使患者理解每一分值对应的疼痛强度，才能保证分值的准确性。Harris 评分表是髋关节疾病运用最多的评分方法，包括疼痛、功能、畸形、关节活动度等四个方面，内容全面，从分数分配比例来看，Harris 评分更重视疼痛和功能的改善情况，其认为一个无痛功能良好的关节要比一个活动度大但疼痛的关节更加重要。但 Harris 评分量表条目过多，需患者准确理解每个条目的含义，才能获得准确真实的评分结果，且过多的量表条目容易引起患者抵触心理，影响结果的可靠性。VAS 评分与 Harris 评分均主要来源于受试者主观感受，易受患者心情、理解能力等因素影响，一套系统、公认的疗效评价体系还需要结合影像学等客观指标。

影像既是股骨头坏死诊断的客观依据，也是治疗方法选择、预后评估的客观指标，X 线片虽然难以早期发现股骨头坏死，但仍然是观察病情变化的重要手段。“十二五”国家科技支撑计划项目“股骨头坏死中医治疗”中，课题组制定了基于股骨头形态、坏死面积、骨关节炎的X线评价标准，随访的不同阶段动态比较股骨头的塌陷程度、坏死区域的修复、骨关节炎的进展情况，有助于客观地评价中医药的保髋疗效。

（五）构建人员结构合理的临床研究团队

高质量的临床研究需要一个稳定、人员构成合理的强大团队共同完成。团队成员通常需要由经验丰富的临床医生、循证医学专家、医学统计学专家、研究助理等不同领域人员构成。临床医生从临床实践中发现问题，合理选题，利用知识储备对研究结果进行合理解释，主导和协调研究的开展。循证医学专家协助临床医生设计严谨、合理的研究方案。研究助理可在实施盲法的情况下进行数据的收集和管理。统计学专家则指导数据的统计分析。团队成员各司其职，相互合作，才能推动研究有条不紊地进行。当然，临床医生在扎根临床的同时，也需要学习循证医学研究知识，掌握常用的医学统计学方法，这样既能方便与团队成员的沟通交流，也利于开拓自身的科研思路，推动课题组研究水平的不断提升。

多中心临床研究具有受试者数量大，涵盖面广的优势，可以避免单中心研究中可能存在的数据偏倚，因而所得出的结论可信度较大。但对于多中心的临床研究，各中心间的相互合作，研究者的重视程度和工作态度至关重要。为保证各中心对研究方案的认可和支持，研究方案的设计应由各参与机构的主要研究者共同商讨确定，并印发给各中心供所有参与者共同学习。在研究开始前成立研究质量监察委员会，委员会由主研究机构和各参与单位成员共同组成，委员会成员负责对各自机构的研究参与人员进行培训，制定质量监察方案，定期汇报研究进度，保证研究在各研究机构中同步进行。

三、中医药防治股骨头坏死的发展方向

近年来，中医药防治股骨头坏死的临床研究越来越多，但总体来说仍处于小规模、低质量的初级阶段，这也意味着中医药防治股骨头坏死的临床研究还有很长的路要走。

（一）普及保髋治疗理念

目前国内股骨头坏死的保髋治疗主要集中在少数的保髋中心，大多数医疗机构在面对股骨头坏死患者时，仍以髋关节置换为主要治疗手段。一方面是由于髋关节置换技术日益成熟、优良率高、普及性广，另一方面则源于大多数临床医生对股骨头坏死的保髋治疗比较陌生，缺乏信心。中国医师协会骨科分会于2014年成立了“保髋”工作组，但目前国内保髋中心仍较少，存在区域集中问题。因此，高水平的保髋研究中心应发挥带头作用，加强跨区域、跨机构的交流合作，提升广大专科医师对股骨头坏死保髋手段的认识，缩小区域间研究水平的差距。此外，高水平的保髋中心间应强强联合，加强研究合作，开展大规模、深层次的临床研究，提高中医药保髋的证据等级。为此才会有更多的专科医师相信中医药保髋疗效，加入保髋研究的队伍中，推动中医药防治股骨头坏死临床研究向更高层次发展。

（二）坚持“中西医疗法结合”原则，扩大保髋适应证

中医药防治股骨头坏死疗效确切，但适应证相对较窄。对于围塌陷期股骨头坏死，需结

合现代医学治疗手段，扩大中医药保髋的适应证。自 20 世纪 70 年代以来，各种各样的保髋手术层出不穷，如髓芯减压术、带或不带血管蒂骨瓣移植术、转子间旋转截骨术、松质骨打压支撑植骨术等，这些技术均取得了一定的效果，但长期疗效存在争议。一些物理疗法如高压氧、体外冲击波也广泛用于股骨头坏死的治疗中。

中医药的优势在于改善股骨头血液循环，促进坏死骨的修复，而上述保髋手术理念在于纠正股骨头的塌陷，重建股骨头的稳定性。理论上看，中医药联合保髋手术技术可取长补短，发挥各自优势。目前，虽有不少临床研究报道中西医结合疗法优于单一西医疗法或中医疗法，但大多研究质量较低。在实验方案设计阶段，遵循循证医学、统计学等学科原则，研究中西医结合综合疗法在股骨头坏死防治中的真实疗效，探索以中医药为导向的中西医结合防治股骨头坏死的标准化保髋治疗体系，是未来重点的临床研究方向。

四、展望

股骨头坏死的病理机制复杂，治疗方式也是万花齐放、百家争鸣。中医药防治股骨头坏死虽然历史悠久，但仍需更多高质量的循证证据提供支持。此外，由于中医药防治股骨头坏死的分子机制尚不十分清楚，也影响了学术界对中医药疗法的认可。在今后的研究中，应重视中医药作用机制的基础研究，验证中医药防治股骨头坏死的科学性，促进基础研究成果的临床转化。探索规范股骨头坏死的中医辨证分型，加强不同证型主流方药的研制。同时，应严格遵循临床研究 PICO 设计原则，构建系统客观的疗效评价体系，开展更多大样本、多中心、高质量的随机对照试验，提升中医药疗法治疗股骨头坏死的循证证据等级。高质量的临床研究与深入的基础研究紧密结合，相辅相成，才能更好地推动中医药疗法走向世界。

【参考文献】

[1] Wataru A, Takashi S, Wakaba F, et al. Japanese Orthopaedic Association 2019 Guidelines for osteonecrosis of the femoral head [J]. Journal of Orthopaedic Science, 2020, 26 (1): 46-68.

[2] G B R B, Daniel H, Corné L V, et al. The validation of the visual analogue scale for patient satisfaction after total hip arthroplasty [J]. European orthopaedics and traumatology, 2012, 3 (2): 101-105.

[3] M C, S N P, A K, et al. An evidence-based guide to the treatment of osteonecrosis of the femoral head [J]. The bone & joint journal, 2017, 99-B (10): 1267-1279.

[4] Hausdorf J, Lutz A, Mayer-Wagner S, et al. Shock wave therapy for femoral head necrosis—Pressure measurements inside the femoral head [J]. Journal of Biomechanics, 2010, 43 (11): 2065-2069.

[5] Ming X H, Cong M H, Peng Y, et al. The Therapeutic Effect of Huo Xue Tong Luo Capsules in Association Research Circulation Osseous (ARCO) Stage Ⅱ Osteonecrosis of the Femoral Head: A Clinical Study With an Average Follow-up Period of 7. 95 Years [J]. Frontiers in Pharmacology, 2021, 12 773758.

[6] Hongguang J, Linhui L, Wen Y, et al. The efficacy of acupuncture and moxibustion for early and middle-stage osteonecrosis of the femeral head: A systematic review and meta-analysis of randomized controlled trials [J]. Medicine, 2021, 100 (22): e26210.

[7] Wan J K, Jong-Keon O, Young-Soo B, et al. Incidence of Avascular Necrosis of the Femoral Head After Intramedullary Nailing of Femoral Shaft Fractures: A Multicenter Retrospective Analysis of 542 Cases [J]. Medicine, 2016, 95 (5): e2728.

[8] Cheng-Gang L, Lin S, Yan-Ping Y, et al. Effects of Modified Qing'e Pill () on expression of adiponectin, bone morphogenetic protein 2 and coagulation-related factors in patients with nontraumatic osteonecrosis of femoral head [J]. Chinese journal of integrative medicine, 2017, 23 (3): 183-189.

[9] Jia L, Zhaogang G, Wenchen J, et al. The Proosteogenic and Proangiogenic Effects of Small Extracellular Vesicles Derived from Bone Marrow Mesenchymal Stem Cells Are Attenuated in Steroid-Induced Osteonecrosis of the Femoral Head [J]. BioMed research international, 2020, 2020 4176926.

[10] Li Z, Cheng L, Wang K, et al. Herbal Fufang Xian Ling Gu Bao prevents corticosteroid-induced osteonecrosis of the femoral head—A first multicentre, randomised, double-blind, placebo-controlled clinical trial [J]. Journal of Orthopaedic Translation, 2018, 1236-1244.

[11] Yin L, Shangzhu Z, Jiuliang Z, et al. Risk of osteonecrosis in systemic lupus erythematosus: An 11-year Chinese single-center cohort study [J]. Lupus, 2021, 30 (9): 9612033211021166.

[12] A M M, S H S, S N P, et al. Nontraumatic Osteonecrosis of the Femoral Head: Where Do We Stand Today？ : A 5-Year Update [J]. The Journal of bone and joint surgery. American volume, 2020, 102 (12): 1084-1099.

[13] Murphey D M, Roberts C C, Bencardino T J, et al. ACR Appropriateness Criteria Osteonecrosis of the Hip [J]. Journal of the American College of Radiology, 2016, 13 (2): 147-155.

[14] Eugène M, Viviane M D, Manu D, et al. The apoptosis of osteoblasts and osteocytes in femoral head osteonecrosis: its specificity and its distribution [J]. Clinical rheumatology, 2014, 33 (12): 1791-1795.

[15] Yuxuan P, Bibo L, Lu L, et al. External treatment of traditional Chinese medicine for myasthenia gravis: A protocol for systematic review and meta-analysis [J]. Medicine, 2021, 100 (15): e25475.

[16] A R, J B, K B, et al. S3-Guideline non-traumatic adult femoral head necrosis [J]. Archives of orthopaedic and trauma surgery, 2016, 136 (2): 165-174.

[17] Prediction of the progression of femoral head collapse in ARCO stage 2-3A osteonecrosis based on the initial bone resorption lesion [J]. The British journal of radiology, 2020, 94 (1117): 20200981.

[18] Wei W, Jian-Ning Y, Xiao-Juan T. Systemic lupus erythematosus complicated with femoral head ischemic necrosis treated by Chinese medicine therapy for activating blood and dredging collaterals method [J]. Chinese journal of integrative medicine, 2011, 17 (2): 105-110.

[19] Wei Q, Hong G, Yuan Y, et al. Huo Xue Tong Luo capsule, a vasoactive herbal formula prevents progression of asymptomatic osteonecrosis of femoral head: A prospective study [J]. Journal of Orthopaedic Translation, 2019, 1865-1873.

[20] Shi Q W, Qi Z L, Nan Z H, et al. Predicting Collapse in Osteonecrosis of the Femoral Head Using a New Method: Preserved Angles of Anterior and Lateral Femoral Head [J]. Journal of Bone and Joint Surgery, 2022, 104 (Suppl 2): 47-53.

[21] Kai X, Yuanqing M, Xinhua Q, et al. High-energy extracorporeal shock wave therapy for nontraumatic osteonecrosis of the femoral head [J]. Journal of orthopaedic surgery and research, 2018, 13 (1): 25.

[22] 成人股骨头缺血性坏死 [J]. 风湿病与关节炎, 2013, 2 (01): 75-78.

[23] 成人股骨头坏死诊疗标准专家共识 (2012 年版)[J]. 中国骨与关节外科, 2012, 5 (2): 188-195.

[24] 李川, 王斌, 邢丹, 等. 新型冠状病毒肺炎相关股骨头坏死防治的快速临床建议 [J]. 中华关节外科杂志 (电子版), 2020, 14 (1): 4-10.

[25] 张长青. 股骨头坏死保髓治疗指南 (2016 版)[J]. 中华老年骨科与康复电子杂志, 2016, 2 (2): 65-70.

［26］中国医师协会骨科医师分会显微修复工作委员会, 中国修复重建外科专业委员会骨缺损及骨坏死学组, 中华医学会骨科分会显微修复学组. 成人股骨头坏死临床诊疗指南 (2016)[J]. 中华骨科杂志, 2016, 36 (15): 945-954.
［27］中国医师协会骨科医师分会骨循环与骨坏死专业委员会, 中华医学会骨科分会骨显微修复学组, 国际骨循环学会中国区. 中国成人股骨头坏死临床诊疗指南 (2020)[J]. 中华骨科杂志, 2020, 40 (20): 1365-1376.
［28］乔宗瑞. 中药联合支具治疗早期儿童股骨头缺血性坏死 28 例临床观察 [J]. 国医论坛, 2015, 30 (4): 45-46.
［29］何伟. 科学看待中医药治疗非创伤性股骨头坏死 [J]. 中华关节外科杂志 (电子版), 2013, 7 (3): 284-286.
［30］何伟. 精确诊断前提下股骨头坏死非手术治疗实践 [J]. 临床外科杂志, 2017, 25 (8): 580-582.
［31］何祥波, 王伟, 李伟, 等. 中药联合冲击波治疗早期股骨头坏死的 Meta 分析 [J]. 云南中医学院学报, 2021, 44 (3): 44-51.
［32］余燕娜, 汤水福. 中医辨证预防肾病综合征患者激素性股骨头坏死的回顾性分析 [J]. 中国中西医结合肾病杂志, 2017, 18 (10): 910-911.
［33］农焦, 曾平. 通络生骨胶囊治疗早期股骨头坏死临床疗效的 meta 分析 [J]. 大众科技, 2018, 20 (11): 62-65+86.
［34］刘丽丽. 回馈教学在老年全髋关节置换术患者功能恢复中的应用 [J]. 齐鲁护理杂志, 2017, 23 (8): 120-122.
［35］刘予豪, 周驰, 陈雷雷, 等. 基于股骨头坏死围塌陷期理论的保髋术式总结 [J]. 中国修复重建外科杂志, 2017, 31 (8): 1010-1015.
［36］卢非凡, 王卫国, 郭万首, 等. 糖皮质激素通过 PI3K-Akt-mTOR 信号通路诱导股骨头骨微血管内皮细胞凋亡的研究 [J]. 中国骨质疏松杂志, 2022, 28 (5): 631-636+669.
［37］吴微. 辨“形”论治下非创伤性股骨头坏死不同形态修复带与塌陷的相关性研究 [D]. 广州: 广州中医药大学, 2015.
［38］姜大伟, 贾全章. 儿童股骨头缺血坏死的治疗现状与展望 [J]. 中国矫形外科杂志, 2009, 17 (19): 1479-1481.
［39］孙伟, 李子荣. 股骨头坏死的分期与分型 [J]. 中国骨与关节杂志, 2017, 6 (6): 465-468.
［40］宜娟娟, 赫东林, 曹玉举, 等. 推拿腹肌治疗早中期股骨头坏死临床观察 [J]. 光明中医, 2019, 34 (3): 422-425.
［41］庄泽, 李智勇, 陈郁鲜, 等. 终末期肾病患者行髋关节置换的特征 [J]. 中国组织工程研究, 2013, 17 (26): 4759-4766.
［42］康书鹏, 邓斌, 戴中强. 活血通络汤预防早期创伤性股骨头坏死疗效分析 [J]. 四川中医, 2016, 34 (5): 100-102.
［43］康锦文, 杜志峰, 于国胜. 中医疗法治疗非创伤性股骨头缺血性坏死临床进展 [J]. 中医研究, 2022, 35 (2): 66-70.
［44］张阿芳. 补髓活血健骨汤治疗小儿股骨头缺血性坏死 48 例 [J]. 光明中医, 2019, 34 (21): 3289-3291.
［45］惠银银, 刘又斌, 王晶, 等. 非创伤性股骨头坏死病因的研究进展 [J]. 中医正骨, 2018, 30 (02): 33-36+40.
［46］朱蜀云, 马素英, 杨康, 等. 推拿加中药治疗由激素和酒精造成的中晚期股骨头坏死的临床观察 [J]. 中国骨质疏松杂志, 2015, 21 (4): 456-459.
［47］李子荣. 股骨头坏死诊断和治疗的专家建议 [J]. 中国医药指南, 2006 (09): 59-61.
［48］李子荣. 股骨头坏死: 早期诊断与个体化治疗 [J]. 中国矫形外科杂志, 2013, 21 (19): 1909-1911.

[49] 李子荣. 股骨头坏死临床诊疗规范 [J]. 中华关节外科杂志 (电子版), 2015, 9 (1): 133-138.
[50] 李子荣, 刘朝晖, 孙伟, 等. 基于三柱结构的股骨头坏死分型——中日友好医院分型 [J]. 中华骨科杂志, 2012, 32 (6): 515-520.
[51] 李泰贤, 沈丹青, 薛志鹏, 等. 针刀疗法改善股骨头坏死关节功能的近期疗效观察 [J]. 中国中医骨伤科杂志, 2018, 26 (4): 24-28.
[52] 李泰贤, 陈志伟, 王荣田, 等. 基于文献计量学分析中医药治疗股骨头坏死的研究现状 [J]. 中国中医骨伤科杂志, 2017, 25 (4): 41-46.
[53] 杨帆. 基于"血瘀"理论探索股骨头坏死 CT 下低密度影改变的病理特点及与预后的关系 [D]. 广州: 广州中医药大学, 2021.
[54] 林永飞, 袁红. 股骨颈骨折内固定取出术后植骨配合中药汤剂对股骨头坏死的临床应用研究 [J]. 当代医学, 2019, 25 (24): 26-28.
[55] 王占有, 周学龙, 谢利双, 等. 针刀与针灸治疗早中期股骨头缺血性坏死: 临床随机对照研究 [J]. 中国针灸, 2016, 36 (10): 1031-1035.
[56] 王均玉, 高欢欢, 何海军, 等. 麻醉下手法松解结合针刀改善股骨头坏死关节功能的临床研究 [J]. 针灸临床杂志, 2021, 37 (2): 10-14.
[57] 王堂虎. 空心加压螺钉结合接骨续筋口服液治疗股骨颈骨折的临床疗效观察 [D]. 合肥: 安徽中医药大学, 2014.
[58] 王诗玮, 李玉姝. 糖皮质激素诱导骨坏死 [J]. 中华骨质疏松和骨矿盐疾病杂志, 2021, 14 (4): 404-411.
[59] 王鼎, 林天烨, 陈伟坚, 等. 股骨头坏死用药规律及机制: 数据挖掘和网络药理学分析 [J]. 中国组织工程研究, 2021, 25 (32): 5148-5154.
[60] 白明华, 程蕾, 张自强. 中医治疗股骨头坏死的临床效果分析 [J]. 山西医药杂志, 2017, 46 (1): 59-61.
[61] 石淇允, 李无阴, 张颖, 等. 补肾活血中药治疗早中期股骨头坏死的系统评价与 Meta 分析 [J]. 云南中医学院学报, 2019, 42 (1): 47-54.
[62] 秦启宁. 股骨头坏死中医辨证分型的软骨细胞激酶信号差异性分析 [D]. 广州: 广州中医药大学, 2015.
[63] 秦宇星, 任前贵, 李子龙, 等. 骨微血管内皮细胞在股骨头坏死中的作用机制及前景 [J]. 中国组织工程研究, 2023, 27 (6): 955-961.
[64] 罗月中, 李芸, 李勇, 等. 补肾健骨法预防肾病综合征患者激素性股骨头坏死临床研究 [J]. 中医正骨, 2011, 23 (1): 3-6.
[65] 肖立. 拄拐配合中药治疗早中期股骨头坏死的临床研究 [D]. 武汉: 湖北中医药大学, 2013.
[66] 胡世鹏, 张斌, 厉志, 等. 中医治疗非创伤性股骨头缺血性坏死的随机对照研究 [J]. 光明中医, 2020, 35 (19): 2977-2980.
[67] 莫湘涛, 肖永杰, 李勇军, 等. 密集型针刺配合药物治疗股骨头缺血性坏死的疗效观察 [J]. 上海针灸杂志, 2020, 39 (5): 589-593.
[68] 薛志鹏, 李泰贤, 孙继高, 等. 针刀治疗股骨头坏死 Meta 分析 [J]. 辽宁中医药大学学报, 2020, 22 (5): 78-83.
[69] 袁普卫, 贺西京, 王国毓, 等. 骨复生胶囊治疗早期儿童股骨头缺血性坏死的临床观察 [J]. 中国中西医结合杂志, 2005, 25 (4): 330-332.
[70] 褚亚明, 张亮, 张金庆, 等. 全髋关节置换术治疗保髋失败的非创伤性股骨头缺血性坏死的中期随访结果 [J]. 中华骨与关节外科杂志, 2018, 11 (8): 596-599+605.
[71] 詹新宇, 李博乐, 张从福. 中医综合疗法联合西医治疗非创伤性股骨头坏死临床疗效观察 [J]. 中华中医药学刊, 2015, 33 (2): 498-500.
[72] 许珂, 宇文星, 宋梦歌, 等. 股骨头坏死全髋关节置换术患者的人群特征与临床特点分析 [J]. 中医正

骨, 2020, 32 (01): 51-55.
[73] 贾家园. 中医药治疗成人股骨头缺血性坏死临床疗效 Meta 分析 [D]. 沈阳: 辽宁中医药大学, 2018.
[74] 赵风朝, 李子荣, 张念非, 等. 不同病因股骨头坏死的临床特征分析 [J]. 中华骨科杂志, 2009, 29 (10): 939-943.
[75] 赵德伟. 规范激素的临床应用, 预防及早期治疗激素性股骨头坏死 [J]. 中华骨科杂志, 2019, 39 (23): 1421-1423.
[76] 赵德伟, 黄诗博, 王本杰, 等. 应用韦氏活骨 I 号胶囊治疗早中期股骨头缺血性坏死的疗效评价 [J]. 中华关节外科杂志 (电子版), 2014 (5): 563-567.
[77] 赵江, 王维利, 胡少华. 症状群集概念的分析与思考 [J]. 中华现代护理杂志, 2010, 16 (17): 2056-2060.
[78] 郑岸柳. 保守治疗 Perthes 病的早期影像学疗效评估及预后分析 [D]. 长沙: 湖南师范大学, 2020.
[79] 郭晓忠, 岳聚安. 一个世界性难题: 股骨头坏死早期治疗的挑战与机遇 [J]. 中华损伤与修复杂志 (电子版), 2020, 15 (2): 81-83.
[80] 郭雪峰, 侯德才, 孟晓媛. 股骨头坏死中医辨证客观化研究 [J]. 中华中医药学刊, 2021, 39 (6): 255-258.
[81] 陈卫衡. 中医药防治新型冠状病毒肺炎后股骨头坏死专家共识 [J]. 中医正骨, 2020, 32 (03): 4-6.
[82] 陈卫衡, 何伟, 童培建, 等. 股骨头坏死中医辨证标准 (2019 年版)[J]. 中医正骨, 2019, 31 (06): 1-2.
[83] 陈卫衡, 周宇, 何海军, 等. 健脾活骨方治疗早中期非创伤性股骨头坏死的前瞻性临床研究 [J]. 中华关节外科杂志 (电子版), 2013, 7 (3): 287-293.
[84] 陈卫衡, 许锐, 欧彤文, 等. 中药预防激素性股骨头坏死临床初步研究 [J]. 北京中医药, 2008 (10): 761-763.
[85] 陈志伟, 李泰贤, 万晓旭, 等. 股骨头坏死误诊相关因素研究 [J]. 中国骨伤, 2017, 30 (11): 1000-1003.
[86] 陈志伟, 王振涛, 李泰贤, 等. 酒精相关性股骨头坏死的发病特征分析 [J]. 中医正骨, 2017, 29 (12): 23-25+30.
[87] 陈镇秋, 何伟. 从整体观念论治股骨头坏死 [J]. 新中医, 2008 (6): 109.
[88] 陈雷雷, 张颖. 何伟教授采用中医药疗法治疗股骨头坏死的经验 [J]. 中医正骨, 2015, 27 (10): 74-77.
[89] 颜炎, 李泰贤, 傅繁誉, 等. 针刀刺激肌筋膜疼痛触发点治疗股骨头坏死的疗效观察及作用机制探讨 [J]. 中医正骨, 2020, 32 (11): 62-65.
[90] 高晨鑫, 龚旭鸣, 孙松涛, 等. 非创伤性股骨头坏死的国外诊疗进展 [J]. 骨科临床与研究杂志, 2017, 2 (5): 310-314.
[91] 魏巍. 针刺及针刀治疗早中期股骨头坏死的疗效评价及优势方案筛选 [D]. 沈阳: 辽宁中医药大学, 2018.
[92] 魏戌, 尹逊路, 朱立国, 等. 骨与关节退行性疾病中医临床研究质量控制 [J]. 中医学报, 2021, 36 (5): 998-1001.
[93] 魏秋实, 何伟, 方斌, 等. 中医药治疗股骨头坏死的疗效评价及适应证的初步探索 [J]. 中华关节外科杂志 (电子版), 2013, 7 (3): 294-300.

附录　骨与关节退行性疾病临床研究常用量表

（一）疼痛常用量表

1. 视觉模拟评分法（visual analogue scale，VAS） VAS 是最常用的一种疼痛强度的单维度测量评估工具。量表主要由一条 100mm 的直线组成，该直线的一端表示“完全无痛”，另一端表示“能够想象到的最剧烈的疼痛”或“疼痛到极点”等。患者会被要求在这条线上相应的位置做标记（用一个点或一个“X”等），以代表他们体会到的当时的疼痛强烈程度。具体见附图 1。

完全无痛____痛到极点

附图 1　视觉模拟评分法

2. 数字分级评分法（numerical rating scale，NRS） NRS 评分准确简明，曾被美国疼痛学会视为疼痛评估的金标准。NRS 有多个版本，其中最常用的是 NRS 0-10 版。患者要在 4 种大类别，共 11 种评分（0~10）中选择：即无疼痛（0）、轻度疼痛（1~3）、中度疼痛（4~6）和重度疼痛（7~10）。具体见附图 2。

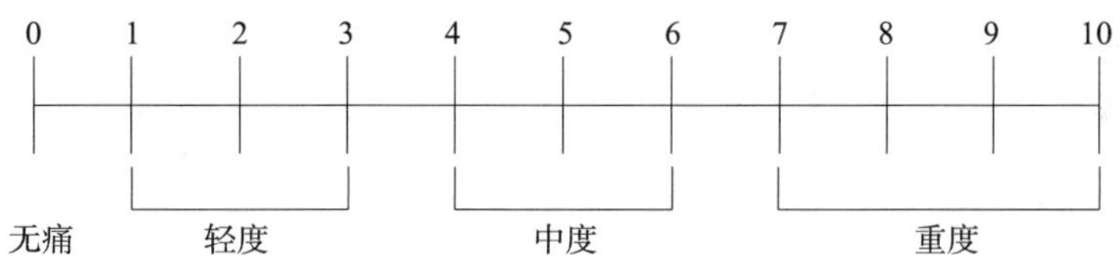

附图 2　数字分级评分法

（二）功能相关常用量表

1. 颈椎 JOA 评分　是日本骨科协会（JOA）推荐的颈脊髓功能评分法（1975 年提出），包括上肢运动功能、下肢运动功能、感觉功能和膀胱功能四部分，总分 17 分。分数越低，表明脊髓功能障碍越严重。具体见附表 1。

附表 1　颈椎 JOA 评分

项目	得分
Ⅰ上肢运动功能	
不能用筷子或勺子吃饭	0
能用勺子吃饭，但不能用筷子	1
用筷子吃饭很困难	2
用筷子吃饭有点困难	3
正常	4

续表

项目	得分
Ⅱ下肢运动功能	
无法行走	0
在平地上行走需要辅助器具，如拐杖	1
上下台阶需要扶栏杆	2
能独立行走，但速度慢	3
正常	4
Ⅲ感觉功能	
(a)上肢	
明显感觉缺失	0
轻微感觉缺失	1
正常	2
(b)下肢	
明显感觉缺失	0
轻微感觉缺失	1
正常	2
(c)躯体	
明显感觉缺失	0
轻微感觉缺失	1
正常	2
Ⅳ膀胱功能	
尿潴留或尿失禁	0
严重排尿功能(潴留感)	1
轻度排尿困难	2
正常	3

2. 改良 JOA 评分　JOA 评分是通过评估患者使用筷子的能力来评估运动功能障碍的程度。筷子的使用仅限于东亚文化，包括中国、日本、韩国等。尽管现在筷子的应用越来越广泛，但使用筷子的调查问卷也不能轻易地适用于那些没有使用过筷子或不是经常使用筷子的人(西方文化人口)。因此，为适应西方人口(欧美国家)，形成改良 JOA 评分。具体见附表 2。

附表 2　改良 JOA 评分

项目	得分
Ⅰ上肢运动功能障碍	
手无法移动	0
不能用勺子吃饭但手能移动	1
不能系衬衫纽扣，但能用勺子吃饭	2
系衬衫纽扣非常困难	3
系衬衫纽扣有点困难	4
正常	5
Ⅱ下肢运动功能障碍	
完全丧失运动和感觉功能	0
感觉存在，但无法移动腿	1
能活动腿但不能走路	2
能够使用助行器（即手杖或拐杖在平地上行走）	3
扶栏杆能上下楼梯	4
缺乏稳定性（中度到重度），但能不扶栏杆上下楼梯	5
缺乏稳定性（轻度），但无需搀扶，可平稳走路	6
正常	7
Ⅲ感觉功能障碍	
完全丧失手部感觉	0
严重感觉缺失或疼痛	1
轻度感觉缺失	2
无感觉缺失	3
Ⅳ括约肌功能障碍	
无法自主排尿	0
排尿困难（重度）	1
排尿困难（轻度到中度）	2
正常排尿	3

3. 腰椎 JOA 评分　JOA 总评分最高为 29 分，最低 0 分。分数越低表明功能障碍越明显。改善指数 = 治疗后评分 - 治疗前评分，治疗后评分改善率 = [（治疗后评分 - 治疗前评分）/（满分 29 分 - 治疗前评分）] × 100%。具体见附表 3。

附表 3　腰椎 JOA 评分

项目			评分
1. 主观症状(9 分)			
A. 下腰背痛	a 无任何疼痛	3	
	b 偶尔轻微疼痛	2	
	c 频发的轻微疼痛或偶发严重疼痛	1	
	d 频发或持续的严重疼痛	0	
B. 腿痛兼 / 或麻刺痛	a 无任何疼痛	3	
	b 偶尔轻微疼痛	2	
	c 频发的轻微疼痛或偶发严重疼痛	1	
	d 频发或持续的严重疼痛	0	
C. 步态	a 正常	3	
	b 即使感肌肉无力,也可步行超过 500 米	2	
	c 步行小于 500 米,即出现腿痛,刺痛,无力	1	
	d 步行小于 100 米,即出现腿痛,刺痛,无力	0	
2. 临床体征(6 分)			
A. 直腿抬高试验(包括加强试验)	a 正常	2	
	b 30°~70°	1	
	c<30°	0	
B. 感觉障碍	a 无	2	
	b 轻度障碍	1	
	c 明显障碍	0	
C. 运动障碍	a 正常(肌力 5 级)	2	
	b 轻度无力(肌力 4 级)	1	
	c 明显无力(肌力 0~3 级)	0	
3. 日常活动受限(ADL)(14 分)			
A. 平卧翻身	a 正常	2	
	b 轻度受限	1	
	c 明显受限	0	
B. 站立(大约 1 小时)	a 正常	2	
	b 轻度受限	1	
	c 明显受限	0	
C. 洗漱	a 正常	2	
	b 轻度受限	1	
	c 明显受限	0	
D. 前屈	a 正常	2	
	b 轻度受限	1	
	c 明显受限	0	
E. 坐位	a 正常	2	
	b 轻度受限	1	
	c 明显受限	0	

续表

项目			评分
F. 举重物	a 正常	2	
	b 轻度受限	1	
	c 明显受限	0	
G. 行走	a 正常	2	
	b 轻度受限	1	
	c 明显受限	0	
4. 膀胱功能（–6~0 分）			
a 正常		0	
b 轻度受限		–3	
c 明显受限（尿失流，尿失禁）		–6	
总分：			

4. Oswestry 功能障碍指数（Oswestry disability index，ODI）　即 ODI 评分，每个条目最低得分为 0 分，最高得分为 5 分，将 10 个条目的答案相应得分累加后，计算其占 10 个条目最高分合计（50 分）的百分比，即为 Oswestry 功能障碍指数，得分越高说明患者功能障碍越严重。具体见附表 4。

附表 4　ODI 评分

项目	内容
疼痛程度	□我目前没有任何疼痛 □目前的疼痛非常轻微 □中等疼痛 □比较疼痛 □割裂一样的疼痛 □难以想象的疼痛
生活自理情况	□我可以照顾自己，不会有额外的疼痛 □我可以照顾自己，但是会引起不适 □自理时会引起不适，所以我要非常得慢和小心 □我需要一些帮助，但是绝大部分我个人可以完成 □每一天的生活自理我都需要帮助 □我无法自己穿衣，我洗漱非常困难，我只能待在床上
持物	□我可以举起非常重的东西并且不会引起疼痛 □我可以举起重物，但是会引发额外的疼痛 □疼痛阻止我从地板上举起重物，但是如果方便的话我还是可以拾起一些物件，比如从桌子上 □我无法举起重物，但我可以举起较轻的物体并且把它们放置在方便的位置上 □我可以举起很轻的物件 □我不能举起任何物件

续表

项目	内容
行走	□行走时没有任何疼痛 □行走超过 1/4 英里时感觉疼痛 □只能卧床以及爬行去厕所 □行走超过 1 英里时会感觉疼痛 □行走超过 100 码时感觉疼痛 □需要手杖或扶拐行走
坐	□我可以坐任何我想坐的椅子 □坐下超过 1 小时就会感觉疼痛 □无法坐下 □我只能坐我最舒服的椅子 □坐下超过 10 分钟就会感觉疼痛
站立	□我可以站立很长时间并且不会有不适 □我可以站立很长时间但是会有不适 □无法站立超过 1 小时 □无法站立超过 1/2 小时 □无法站立超过 10 分钟 □无法站立
睡眠	□没有疼痛困扰的很好的睡眠 □睡眠时偶尔会感觉疼痛 □只有少于 6 小时的睡眠 □只有少于 4 小时的睡眠 □只有少于 2 小时的睡眠 □无法入睡
性生活	□性生活很好没有疼痛困扰 □性生活正常但会有不适 □性生活正常但感觉很疼痛 □由于疼痛，性生活无法连续 □由于疼痛，性生活几乎没有 □根本没有性生活
社会活动	□社交活动正常，没有感觉任何不适 □社交活动正常，但是会增加疼痛程度 □疼痛不会明显地影响我的一般社交活动，但会限制特殊的兴趣爱好，比如运动 □疼痛限制了我的社交活动，我不经常出去 □疼痛限制了我的社交活动，我只能待在家里 □由于疼痛我没有任何活动
旅游	□我到任何地方旅游 □我可以自由旅游，但是会有不适 □我只能到少于 2 小时路程的地方 □我只能到少于 1 小时路程的地方 □我只能到少于 30 分钟路程的地方 □除非我得到治疗，否则没有办法做任何旅游

5. Roland-Morris 功能障碍调查表（RMDQ）

该问卷主要用来评估下背痛患者的功能障碍程度，量表包括 24 个条目，每个问题为 1 分，回答“是”得 1 分，“否”得 0 分，最终得分为所选条目的总和，分数范围为 0~24 分，分数越高表明功能障碍越明显。具体见附表 5。

附表 5　Roland-Morris 功能障碍调查表

序号	项目	评分标准
1	由于腰痛，每天大部分时间都要待在家里	是 1　否 0
2	要不停地改变姿势，使腰部尽可能地舒服一些	是 1　否 0
3	由于腰痛，走路要比平时慢一些	是 1　否 0
4	由于腰痛，平时常做的家务事现在做不了	是 1　否 0
5	由于腰痛，上楼需要拉着楼梯扶手	是 1　否 0
6	由于腰痛，经常需要躺下休息	是 1　否 0
7	由于腰痛，必须借助抓住什么东西才能离开躺椅	是 1　否 0
8	由于腰痛，经常需要别人帮忙做一些事情	是 1　否 0
9	由于腰痛，穿衣服要比平时慢很多	是 1　否 0
10	由于腰痛，只能站立一小会儿	是 1　否 0
11	由于腰痛，尽量不弯腰或下蹲	是 1　否 0
12	由于腰痛，从椅子里站起来比较困难	是 1　否 0
13	每天大部分时间都感到腰痛	是 1　否 0
14	由于腰痛，在床上翻身困难	是 1　否 0
15	由于腰痛，食欲不是很好	是 1　否 0
16	由于腰痛，穿袜子困难	是 1　否 0
17	由于腰痛，只能走很短的一段距离	是 1　否 0
18	由于腰痛，睡眠状况没有以前好	是 1　否 0
19	由于腰痛，有时需要别人帮忙穿衣服	是 1　否 0
20	由于腰痛，每天大部分时间都要坐下来休息	是 1　否 0
21	由于腰痛，尽量避免做一些家务活	是 1　否 0
22	由于腰痛，要比平时容易激怒，脾气变坏	是 1　否 0
23	由于腰痛，上楼梯要比平时慢得多	是 1　否 0
24	由于腰痛，每天大部分时间都躺在床上	是 1　否 0
得分		

6. Macnab 疗效评价系统　该标准由加拿大多伦多韦乐兹利医院骨科的 Macnab 医生首先报道。由于该标准是用于 5 种不同原因引起的神经根受压术后的疗效（分别是间盘碎块移入椎间孔、椎弓根引起的神经根扭结、关节突对神经根的碰撞、椎管狭窄和椎间孔外侧方椎间盘突出），因此将其命名为 Macnab 疗效评定。具体见附表 6。

附表 6　Macnab 疗效评价系统

分级	标准
优	没有疼痛，无活动限制
良	偶尔的腰部或腿部疼痛，影响患者的正常生活或其业余生活
可	一定的功能改善，但因间断性疼痛使得患者无法工作，或不得不改变其工作或业余活动
差	症状没有改善，或改善不足以增加患者的活动，需要进一步手术干预

7. 魁北克腰痛障碍评分量表（Quebec back pain disability scale，QBPDS）　此量表由20个问题组成，简单易操作，可由患者独立完成，主要用于评估患者的日常活动受限情况及完成动作时的困难程度。每个问题的答案有6个选项，从0分到5分，得分越高功能障碍越严重。评分标准：0无困难，1基本无困难，2有些困难，3很困难，4相当困难，5无法完成。具体见附表7。

附表7　魁北克腰痛障碍评分量表

	项目		得分
1	起床		
2	整晚的安睡		
3	床上翻身		
4	乘车		
5	站立20~30分钟		
6	坐椅子几小时		
7	爬一层楼梯		
8	行走三四百米		
9	行走几千米		
10	触及高点的物品		
11	扔球		
12	跑一百米		
13	从冰箱中取食物		
14	整理床铺		
15	穿袜子		
16	弯腰清洁浴盆		
17	挪动椅子		
18	开关较重的门		
19	挪动20kg物品		
20	举起及搬动重箱		
总分			

（三）生活质量常用量表

1. 健康调查量表36（SF-36）　本量表评价健康相关生命质量（HRQoL）的8个方面，分属于生理健康和心理健康两大类，即生理功能（PF）、生理职能（RP）、躯体疼痛（BP）、总体健康（CH）、活力（VT）、社会功能（SF）、情感职能（RE）、精神健康（MH）。另外，SF-36量表还包括另一项指标——健康变化（HT），用于评价过去一年内的健康改变。详见附表8。

附表8　SF-36

问题编号	问题描述	选项1	选项2	选项3	选项4	选项5
1	总体来讲，您的健康状况是：	非常好	很好	好	一般	差
2	跟1年前相比，您觉得健康状况是：	好多了	好一些	差不多	差一些	差多了

续表

问题编号	问题描述	选项 1	选项 2	选项 3	选项 4	选项 5
3	您的健康状况是否限制了日常活动？（重体力活动）	限制很大	有限制	毫无限制		
	您的健康状况是否限制了日常活动？（适度活动）	限制很大	有限制	毫无限制		
	您的健康状况是否限制了日常活动？（手提日用品）	限制很大	有限制	毫无限制		
	您的健康状况是否限制了日常活动？（上几层楼梯）	限制很大	有限制	毫无限制		
	您的健康状况是否限制了日常活动？（上一层楼梯）	限制很大	有限制	毫无限制		
	您的健康状况是否限制了日常活动？（弯腰、屈膝、下蹲）	限制很大	有限制	毫无限制		
	您的健康状况是否限制了日常活动？（步行 1 600 米以上）	限制很大	有限制	毫无限制		
	您的健康状况是否限制了日常活动？（步行 800 米）	限制很大	有限制	毫无限制		
	您的健康状况是否限制了日常活动？（步行 100 米）	限制很大	有限制	毫无限制		
4	在过去 4 周，是否因为健康问题减少了工作时间？	是	不是			
	在过去 4 周，是否因为健康问题只能完成部分工作？	是	不是			
	在过去 4 周，是否因为健康问题从而限制活动种类？	是	不是			
	在过去 4 周，是否因为健康问题造成完成工作的困难增多？	是	不是			
5	在过去 4 周，是否因为情绪问题而减少了工作时间？	是	不是			
	在过去 4 周，是否因为情绪问题只能完成部分工作？	是	不是			
	在过去 4 周，是否因为情绪问题造成做事不仔细？	是	不是			
6	在过去 4 周，健康问题对社会交往的影响程度？	完全没影响	有一点影响	中等影响	影响很大	影响非常大
7	在过去 4 周，是否有身体疼痛？	完全没疼痛	稍微有一点疼痛	有一点疼痛	严重疼痛	很严重疼痛
8	在过去 4 周，身体疼痛对工作影响程度？	完全没影响	有一点影响	中等影响	影响很大	影响非常大

续表

问题编号	问题描述	选项1	选项2	选项3	选项4	选项5
9	过去1个月，您觉得生活充实的频率？	所有时间	大部分时间	比较多时间	一部分时间	一小部分时间
	过去1个月，您是一个敏感人的频率？	所有时间	大部分时间	比较多时间	一部分时间	一小部分时间
	过去1个月，情绪非常不好无法高兴的频率？	所有时间	大部分时间	比较多时间	一部分时间	一小部分时间
	过去1个月，您心里很平静的频率？	所有时间	大部分时间	比较多时间	一部分时间	一小部分时间
	过去1个月，您做事情精力充沛的频率？	所有时间	大部分时间	比较多时间	一部分时间	一小部分时间
	过去1个月，您的情绪低落的频率？	所有时间	大部分时间	比较多时间	一部分时间	一小部分时间
	过去1个月，您觉得筋疲力尽的频率？	所有时间	大部分时间	比较多时间	一部分时间	一小部分时间
	过去1个月，您是个快乐人的频率？	所有时间	大部分时间	比较多时间	一部分时间	一小部分时间
	过去1个月，您感到厌烦的频率？	所有时间	大部分时间	比较多时间	一部分时间	一小部分时间
	过去1个月，不健康影响社交生活的频率？	所有时间	大部分正确	比较多时间	一部分时间	一小部分时间
10	我好像比别人容易生病	绝对正确	大部分正确	不能肯定	大部分错误	绝对错误
	我跟周围人一样健康	绝对正确	大部分正确	不能肯定	大部分错误	绝对错误
	我认为我的健康状况在变坏	绝对正确	大部分正确	不能肯定	大部分错误	绝对错误
	我的健康状况非常好	绝对正确		不能肯定	大部分错误	绝对错误

2. **健康调查量表12（SF-12）**　SF-12是SF-36的简化版本，将问题数从36项减少到12项，具体见附表9。

附表 9　SF-12

评定内容	选项
1. 总体而言，你认为你的健康状况如何？	极好□　非常好□　好□ 相当不错□　差□
2. 下列项目可能是你在某一天的活动。现在这些活动对你的健康状况有影响吗？如果有，是多大程度？首先，适度活动，诸如搬桌子，搞卫生，打保龄球或高尔夫球，这些对你的健康状况有限制吗？	限制很多□　限制一点点□ 一点也没有限制□
3. 爬几段楼梯。现在对你的健康状况有限制吗？	限制很多□　限制一点点□ 一点也没有限制□
4. 在过去四个星期里，您会否因为身体健康的原因，在日常生活或工作中感到力不从心？	会□　不会□
5. 在过去四个星期里，您会否因为身体健康的原因，在日常生活或工作中受到限制？	会□　不会□
6. 在过去四个星期里，您会否因为情绪方面的原因（比如感到沮丧或者焦虑），而令您在日常工作或生活中感到力不从心？	会□　不会□
7. 在过去四个星期里，您会否因为情绪方面的原因（比如感到沮丧或者焦虑），而令您在日常工作或生活中受到限制？	会□　不会□
8. 在过去四周，疼痛在多大程度上妨碍你的正常工作（包括家外和家务劳动）？	一点也不□　轻微□　中度□ 有一点□　严重影响□
9. 这些问题是关于在过去四周对你身边的一些事情的感觉。对每一个问题，请给出一个接近你感觉的回答。在过去四周，你感觉有多长时间是平静的？	整个时间□　大部分时间□ 好长时间□　有些时间□ 一点时间□ 一点时间也没有□
10. 在过去四周，你精力充沛有多长时间？	整个时间□　大部分时间□ 好长时间□　有些时间□ 一点时间□ 一点时间也没有□
11. 在过去四周，你有多长时间感觉不舒服？	整个时间□　大部分时间□ 好长时间□　有些时间□ 一点时间□ 一点时间也没有□
12. 在过去四周，你的健康状况或情感问题有多长时间干涉你的社交活动（像走亲访友等）？	整个时间□　大部分时间□ 好长时间□　有些时间□ 一点时间□ 一点时间也没有□

（四）中医症状 / 证候常用量表

中医证候积分表　采用中医证候积分的方法评价中医药在改善症状与体征方面的疗效，已成为中医临床疗效评价普遍采用的结局指标之一，根据 1994 年国家中医药管理局颁布的《中医病证诊断疗效标准》及《中药新药临床研究指导原则（试行）》，将气滞血瘀型腰椎间盘突出症临床表现提取出主症和次症，并根据各症严重程度分为无、轻、中、重四级，予主症各级分别赋予 0、2、4、6 分，予次症各级分别赋予 0、1、2、3 分等不同分值，舌脉作为参考，不赋分值，制定出中医证候积分表。具体见附表 10。

附表 10 腰椎间盘突出症(气滞血瘀型)证候积分表

项目		评价标准	评分
主症	腰腿痛如刺，痛有定处，日轻夜重，痛处拒按	无：无疼痛及压痛	0 分
		轻：偶有刺痛，能忍受，时间短，痛有定处，痛处稍拒按，不影响工作	2 分
		中：常有刺痛，痛有定处，痛处拒按，多夜间发作，影响工作，一般治疗可缓解	4 分
		重：刺痛持续不止，痛有定处，痛处拒按，夜间痛甚，影响工作，一般治疗难缓解	6 分
	腰部板硬，俯仰旋转受限	无：无腰部板硬及活动受限	0 分
		轻：偶有腰部轻度板硬，可自行缓解，俯仰或旋转受限<1/3	2 分
		中：腰部板硬经常发作，需活动后才能缓解，俯仰或旋转受限<2/3，≥1/3	4 分
		重：持续腰部板硬，活动后亦无缓解，俯仰或旋转受限≥2/3	6 分
	下肢放射痛	无：无下肢放射痛	0 分
		轻：平卧时无下肢放射痛，直腿抬高 ≥45° 时下肢放射痛	2 分
		中：平卧时下肢放射痛，30° ≤ 直腿抬高<45° 时下肢放射痛明显加重	4 分
		重：下肢放射痛明显，直腿抬高<30° 时下肢放射痛明显加重	6 分
次症	下肢麻木	无：无下肢麻木	0 分
		轻：偶有下肢麻木	1 分
		中：时常下肢麻木	2 分
		重：下肢麻木持续不止	3 分
	腰膝沉重	无：无腰膝沉重感	0 分
		轻：平卧时无腰膝沉重，行走时感腰膝沉重无力	1 分
		中：平卧时感轻度腰膝沉重，行走时感腰膝明显沉重无力	2 分
		重：平卧时感腰膝沉重，行走时需借助拐杖，感腰膝明显沉重无力	3 分
舌象：			
脉象：			
总积分：			